S. Gerold, L. Schmid (Hrsg.)

Fallbuch Physiotherapie: Neurologie

In der „**Fallbuch-Reihe in der Physiotherapie**"
sind bislang folgende Titel erschienen:

Mayrhofer S, Krenek B (Hrsg.).
Fallbuch Physiotherapie: **Innere Medizin mit Schwerpunkt Kardiologie/Pulmologie,** 1.A. 2017

Luomajoki H, Pfeiffer, F (Hrsg.).
Fallbuch Physiotherapie: **Muskuloskelettales System,** 2.A. 2022

Waldvogel-Röcker K (Hrsg.).
Fallbuch Physiotherapie: **Lymphologie,** 1.A. 2021

Gerold S, Schmid L (Hrsg.).
Fallbuch Physiotherapie: **Neurologie,** 1.A. 2022

Susanne Gerold, Ludwig Schmid (Hrsg.)

Fallbuch Physiotherapie: Neurologie

1. Auflage

Mit Beiträgen von:
Donna Brenner, Dipl. PT FH, CH-Zürich; Susanne Gerold MSc, CH-Schaffhausen;
Prof. Dr. Andrea Glässel, CH-Winterthur/Zürich; Jeanne von Gunten BSc, CH-Zürich;
Stephanie Hellweg MSc, CH-Bellikon; Marcel Kluge MSc, CH-Zürich;
Marianne Meyer Dipl. PT FH, CH-Zürich; Jeannette Saner PhD, CH-Winterthur;
Rebecca Schlegel MSc, CH-Nottwil; Ludwig Schmid MSc, CH-Zürich;
Martin Schupp, CH-Münsingen; Anne Schwarz PhD, CH-Zürich;
Pascale Schweizer MSc, CH-Nottwil; Caroline Tanner MSc, CH-Zürich;
Eveline Temperli MSc, CH-Wald; Pia Wiedemeier BSc, CH-Zürich; Kerstin Ziegler BSc, München

ELSEVIER

Elsevier GmbH, Hackerbrücke 6, 80335 München, Deutschland
Wir freuen uns über Ihr Feedback und Ihre Anregungen an kundendienst@elsevier.com

ISBN 978-3-437-45206-2
eISBN 978-3-437-06039-7

1. Auflage 2022

Wichtiger Hinweis für die Benutzer*innen
Die medizinischen Wissenschaften unterliegen einem sehr schnellen Wissenszuwachs. Der stetige Wandel von Methoden, Wirkstoffen und Erkenntnissen ist allen an diesem Werk Beteiligten bewusst. Sowohl der Verlag als auch die Autorinnen und Autoren und alle, die an der Entstehung dieses Werkes beteiligt waren, haben große Sorgfalt darauf verwandt, dass die Angaben zu Methoden, Anweisungen, Produkten, Anwendungen oder Konzepten dem aktuellen Wissensstand zum Zeitpunkt der Fertigstellung des Werkes entsprechen.
Der Verlag kann jedoch keine Gewähr für Angaben zu Dosierung und Applikationsformen übernehmen. Es sollte stets eine unabhängige und sorgfältige Überprüfung von Diagnosen und Arzneimitteldosierungen sowie möglicher Kontraindikationen erfolgen. Jede Dosierung oder Applikation liegt in der Verantwortung der Anwenderin oder des Anwenders. Die Elsevier GmbH, die Autorinnen und Autoren und alle, die an der Entstehung des Werkes mitgewirkt haben, können keinerlei Haftung in Bezug auf jegliche Verletzung und/oder Schäden an Personen oder Eigentum, im Rahmen von Produkthaftung, Fahrlässigkeit oder anderweitig übernehmen.

Für die Vollständigkeit und Auswahl der aufgeführten Medikamente übernimmt der Verlag keine Gewähr.
Geschützte Warennamen (Warenzeichen) werden in der Regel besonders kenntlich gemacht (®). Aus dem Fehlen eines solchen Hinweises kann jedoch nicht automatisch geschlossen werden, dass es sich um einen freien Warennamen handelt.

Bibliografische Information der Deutschen Nationalbibliothek
Die Deutsche Nationalbibliothek verzeichnet diese Publikation in der Deutschen Nationalbibliografie; detaillierte bibliografische Daten sind im Internet über https://www.dnb.de abrufbar.

22 23 24 25 26 5 4 3 2 1

In ihren Veröffentlichungen verfolgt die Elsevier GmbH das Ziel, genderneutrale Formulierungen für Personengruppen zu verwenden. Um jedoch den Textfluss nicht zu stören sowie die gestalterische Freiheit nicht einzuschränken, wurden bisweilen Kompromisse eingegangen. Selbstverständlich sind **immer alle Geschlechter** gemeint.

Planung: Elisa Imbery
Projektmanagement: Ines Mergenhagen
Redaktion: Isabella de la Rosée, Höhenkirchen-Siegertsbrunn
Bildredaktion und Rechteklärung: Niklas Borck, München
Herstellung: Dietmar Radünz, Leipzig
Satz: Thomson Digital, Noida/Indien
Druck und Bindung: Drukarnia Dimograf Sp. z o.o., Bielsko-Biała/Polen
Umschlaggestaltung: SpieszDesign, Neu-Ulm
Titelbild: © colourbox.com/Montage SpieszDesign

Aktuelle Informationen finden Sie im Internet unter **www.elsevier.de**

Vorwort

Das Fallbuch Neurologie ist das vierte, das in der Fallbuchreihe des Elsevier Verlag erscheint. Nach den Themen Innere Medizin mit Schwerpunkt Kardiologie/Pulmologie, Muskuloskelettales System sowie Lymphologie ist es nun der Fachbereich Neurologie, der analog zu den anderen Büchern ebenfalls das Ziel verfolgt, anhand von verschiedenen praktischen Fallbeispielen das Clinical Reasoning, also die therapeutische Denkweise, nachvollziehbar und erklärend darzustellen.

Zielgruppe sind Physiotherapeuten und Ärzte, welche sich in den Fachbereich Neurologie einarbeiten, bestehendes Wissen vertiefen oder ihr eigenes Clinical Reasoning mit dem von Experten vergleichen wollen. Zudem ist das Fallbuch eine Gedankenstütze für Studierende im Bereich Physiotherapie oder deren Studierendenbetreuer.

Clinical Reasoning gilt seit geraumer Zeit sowohl in ambulanten Praxen als auch in Akutspitälern, Rehakliniken oder in Langzeitpflegeeinrichtungen als eine Schlüsselkompetenz von Therapeutinnen und Therapeuten. Dies beinhaltet als Schwerpunkt das „klinische Beurteilen" von Patienten, ausgehend vom international anerkannten Modell der International Classification of Functioning, Disability and Health, kurz ICF. ➤ Abb. 0.1 verdeutlicht, wie die ICF-Klassifikation als Strukturgabe im Befundungs- und Behandlungsprozess unterstützen kann.

Dabei beschreibt es unter anderem den „Denkweg", den ein Therapeut macht, um von der Diagnostik zu einer gewählten Therapiemethode zu kommen. Und damit auch zum Erfolg für Patienten.

Ausgangspunkt sollte dabei ein standardisiertes Assessment sein, häufig gepaart mit einer ergänzenden Messung, Befragung oder Beobachtung, die auf ein Defizit in der Struktur, Funktion oder Aktivität schließen lässt. Gleichermaßen berichten Patienten im Erstkontakt oftmals von Aktivitäten oder partizi-

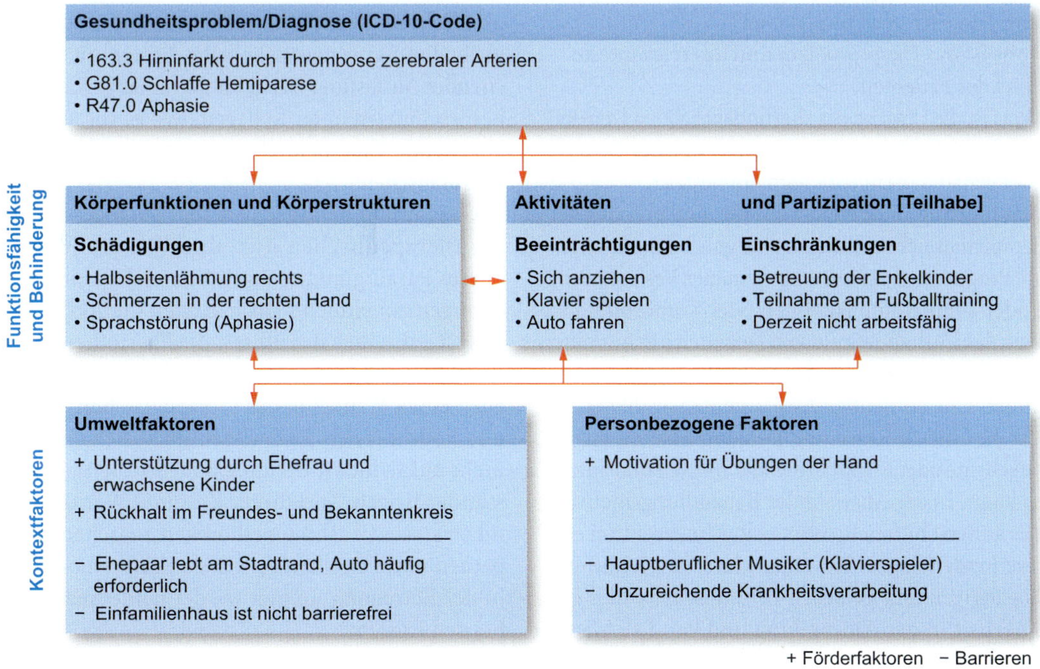

Abb. 0.1 ICF im Befundungs- und Behandlungsprozess [T1141/L231]

pativen Elementen, die sie nicht oder nur erschwert ausüben können. Basierend darauf stellt der Therapeut dann eine Arbeitshypothese auf, die darauf schließen lässt, mit welcher Behandlung man am effizientesten zum Ziel kommt. Diese Arbeitshypothese stützt sich dabei auf viele verschiedene Faktoren:

- Bisherige Erfahrungen bei der gewählten Therapiemethode bei vergleichbaren Patienten
- Auswahl an zur Verfügung stehenden Therapiemethoden
- Kenntnis über Evidenznachweise oder Leitlinien zu einer bestimmten Therapiemaßnahme oder Zielkategorie
- Tipps von therapeutischen Kollegen
- Wünsche und Vorstellungen von Patienten und Angehörigen
- Ärztliche oder pflegerische Vorstellungen und Vorgaben
- Behandlungspfade oder andere hausinterne Behandlungsvorgaben

Dieser multifaktorielle Prozess, der im Grunde bei jeder neuen Behandlung und bei jedem neuen Patienten beschritten wird, droht sich in der Praxis häufig zu verstricken, je mehr Komplexität der Patient aufweist.

Die entscheidenden Fragen sind vor allem zu Beginn einer Behandlung nur zu oft:

- Wo fange ich als Therapeut an?
- Was ist das Hauptproblem und das relevanteste Ziel des Patienten?
- Was ist die Ursache des zugrundeliegenden Defizits?
- Und welche Behandlung wirkt in welcher Dosis bei genau diesem Patienten am besten?

Erleichterung in der Auswahl der entsprechenden Therapiemaßnahme bringen eine gute oder einschätzbare Prognose, ein erwartungsgemäßer Verlauf, wenige oder keine Komplikationen oder Komorbiditäten sowie das Vorhandensein von Defiziten auf nur einer Ebene, beispielsweise in der Motorik.

Auch eine eindeutige Assessmentauswahl vereinfacht die Clinical-Reasoning-Denkprozesse, da man so Fortschritte oder Rückschritte klar messen und aufzeigen kann. In der Auswahl der Behandlungsmethode ist es äußerst hilfreich, wenn es zur Intervention eine klare Evidenzlage oder sogar klare Empfehlungen aus gängigen und aktuellen Leitlinien gibt; dies gibt Sicherheit in der Anwendung und kann sich auch positiv auf die Therapeuten-Patienten-Interaktion auswirken.

Und natürlich ist die Compliance der Patienten ein entscheidender und erleichternder Faktor. All dieses zusammen kann zu einer klaren Ursache-Wirkungs-Beziehung zwischen Defizit, Behandlungsmethode und Therapieerfolg oder -misserfolg führen.

Der Fachbereich Neurologie bringt mit sich, dass Patienten Einschränkungen auf mehreren Ebenen als nur der motorischen haben, beispielsweise der kognitiven, neuropsychologischen, sensorischen oder auch emotionalen Ebene. Diese erfordern ein hohes Maß an interprofessioneller Betreuung, was die Behandlung in gleichem Maße vielseitig und anspruchsvoll macht.

Im klinischen Alltag sind Therapeuten mehr und mehr damit konfrontiert, dass multimorbide Fälle früher aus dem Akutspital in die Rehabilitation sowie zügiger aus der Rehabilitation nach Hause oder in ein Alters- und Pflegeheim wechseln. Dies bringt mit sich, dass der Schweregrad der Patienten im jeweiligen Setting zunimmt.

Dies geht parallel mit der Entwicklung einher, dass es auch für Therapiebereiche immer weniger Zeitressourcen im klinischen Alltag gibt, sei es durch kürzere Behandlungseinheiten oder weniger Raum für Fortbildungen oder Fallbesprechungen. Meist ist dies dem zunehmenden Kostendruck in Spitälern und Heimen geschuldet. Auch im ambulanten Sektor bleibt durch eine massiv hohe Nachfrage mit entsprechender Auslastung wenig Raum für lange Patientenbesprechungen unter Kollegen, was es vor allem für angehende Therapeuten erschwert, sich bei Fragen auszutauschen.

Gleichzeitig befindet sich aber auch der Bereich der therapeutischen Aus- und Weiterbildung in einem Paradigmenwechsel. Seit mehreren Jahren erlangen zunehmend Hochschulen die Akkreditierung, Gesundheitsberufe wie die Physiotherapie auf Bachelor- und Masterniveau anzuheben. Dies bringt auch einen Wandel in der therapeutischen Aufgabe und Rolle mit sich: Fachwissen stützt sich mehr und mehr auf Evidenz, Befunde bauen zunehmend auf standardisierte Verfahren. Kommunikationstechniken sowie Coachingmethodiken zwischen Therapeuten und Patienten gelten als Kernkompetenzen in der Betreuung. Immer wieder landet man dabei bei den Fragen:

- Welche Behandlungsmethode bringt den Patienten am schnellsten ans Ziel?

- Würde ein anderer oder erfahrener Therapeut die gleiche oder eine andere Therapiemethode wählen?

In beiden Fragen gibt es sehr kontroverse Diskussionen. Einige Studien deuten zum Beispiel darauf hin, dass der Erfahrungsgrad des Therapeuten deutlich weniger Einfluss auf ein zielführendes Clinical Reasoning hat, als in der Vergangenheit angenommen.

Genau hier setzt das Fallbuch Neurologie an. Es soll angehenden Therapeuten für den Fachbereich Neurologie die Möglichkeit geben, anhand von 23 Fallbeispielen von unterschiedlichsten Autoren die Denkwege von anderen Therapeuten zu erkennen und zu verstehen, um neue Denkanstöße für eigene Behandlungen zu erhalten.

Schaffhausen/Zürich, im Sommer 2021
Susanne Gerold, Ludwig Schmid

Danksagung

Als Herausgeber danken wir allen Autorinnen und Autoren für Ihren Einsatz, die hohe Motivation und das Mitwirken an diesem Fallbuch Physiotherapie: Neurologie.

Ebenfalls bedanken wir uns herzlich beim Elsevier-Verlag, der uns als Herausgeber während der konzeptionellen und inhaltlichen Entstehung wie auch im Schreibprozess unterstützt und beraten hat. Hierbei möchten wir besonders Frau Ines Mergenhagen, Herrn Niklas Borck, Herrn Dietmar Radünz sowie Frau Elisa Imbery hervorheben.

Ebenfalls danken wir vielmals Frau Isabella de la Rosée, die die Redaktion übernommen hat.

Den Lesern des Fallbuchs Physiotherapie Neurologie wünschen wir eine erfüllende Lektüre und hoffen, damit neue Impulse in der Behandlung neurologischer und neurorehabilitativer Patientinnen und Patienten setzen zu können.

Schaffhausen/Zürich, im Sommer 2021
Susanne Gerold, Ludwig Schmid

Für jeden Fall gerüstet – die Fallbuch-Reihe in der Physiotherapie

Als examinierte TherapeutIn wie auch in der Ausbildung steht man im Praxisalltag immer wieder vor den Fragen: *Und was soll ich jetzt machen?* oder *Wie funktioniert das in der Praxis?*

Die Fallbuch-Reihe begleitet Sie als LeserIn anhand von realen Krankheitsverläufen durch zahlreiche Therapieprozesse: Anhand des Fallbuchs können Sie klinische Entscheidungsprozesse und Vorgehensweisen erfahrener AutorInnen nachverfolgen und erhalten Beispiele dafür, wie das Übertragen von Erkenntnissen aus der aktuellen wissenschaftlichen Literatur in die tägliche Arbeit mit PatientInnen gelingen kann.

Im besten Fall ergänzen sich dabei die praktische klinische Aus- und Weiterbildung in Form von *Bedside-Teaching* oder fachlicher Supervision einerseits und selbstgesteuertem Lesen andererseits. Letzteres kann zwar keine praktische Ausbildung ersetzen, diese jedoch in wesentlichen Punkten detailliert vorbereiten und begleiten sowie bei der Umsetzung von physiotherapeutischem Wissen in die Praxis unterstützen.

Die Darstellung der Fallbeispiele in diesem Buch erfolgt nach einem einheitlichen Schema: Nach der Vorstellung des Patienten und seines Problems werden Sie mittels fallspezifischer Fragestellungen ermutigt, eigene Überlegungen zur weiteren Herangehensweise anzustellen, die Sie dann in Folge mit der im Buch gewählten Vorgangsweise vergleichen und so Ihren eigenen Clinical-Reasoning-Prozess überprüfen und erweitern können. Großes Augenmerk wurde auf die Begründung der Therapieschritte gelegt, und es wurde versucht, diese mit entsprechender Literatur zu belegen (evidence-based practice) und/oder durch entsprechende (patho-)physiologische Erklärungsmodelle zu begründen.

Die Fallbeispiele sind in sich abgeschlossen. Es ist dem Leser daher möglich, entweder die Fallbeispiele der Reihe nach durchzulesen oder sich nach Interesse einzelne Fallbeispiele auszuwählen. Da sich manche Fallbeispiele überschneiden, werden bestimmte Aspekte in einem Fallbeispiel nur kurz angeführt und auf die ausführlichere Passage in einem anderen Fallbeispiel verwiesen.

In Kästen erhalten Sie Hinweise zu Vorsichtsmaßnahmen, weiterführenden praktischen Tipps sowie zu klinischen Hintergründen. Eine besondere Kategorie sind die „Was wäre wenn …"-Informationen: Da ein Fallbeispiel nicht alle Eventualitäten berücksichtigen kann, werden hier Therapieschritte vorgestellt, die bei weiteren oder anderen Symptomen bzw. Problematiken angewendet werden könnten.

Die Auswahl der hier vorgestellten Krankheitsbilder, Diagnosen und Symptome wurde anhand der Häufigkeit im physiotherapeutischen Alltag vorkommender Funktionsstörungen getroffen. Aber auch didaktische Gesichtspunkte sind mit eingeflossen, um einen möglichst breiten Überblick über den jeweiligen Fachbereich zu geben.

Die Fallbeispiele weisen unterschiedliche Schwierigkeitsgrade auf und bedürfen unterschiedlich viel Vorwissens: Bei einigen Fällen wird es vermutlich erforderlich sein, zusätzlich in Grundlagenfachbüchern nachzuschlagen oder das Internet zu Rate zu ziehen, andere werden auch für Studierende/SchülerInnen niedrigerer Semester bereits gut nachvollziehbar sein. Die Einteilung in leichte, mittlere und schwere „Schwierigkeitsstufen" ist unter der Kapitelüberschrift zu erkennen und trägt der Komplexität des geschilderten Falles Rechnung:

leicht Mit der Schwierigkeitsstufe „leicht" werden jene Fälle bezeichnet, in denen eine Erkrankung mit klarer Ursache, einem komplikationslosen Verlauf und ohne wesentliche Zusatzerkrankungen oder zusätzliche Funktionsstörungen beschrieben werden.

mittel Bei einem als „mittel"-schwer eingestuftem Fall treten zusätzlich zur Grunderkrankung weitere, für die Physiotherapie relevante und den Verlauf erschwerende Aspekte hinzu (z. B. Komplikationen, Chronifizierung, zusätzliche Erkrankungen etc.).

schwer Bei als „schwer" bezeichneten Fällen trifft dies in noch größerem Ausmaß zu als in den mittelschweren Fällen: Neben einem besonders komplexen, komplizierten Verlauf kann z. B. auch die Ursache der Symptome und/oder Erkrankung anfangs unklar sein.

Das Konzept der Fallbuch-Reihe wurde mit vielen Experten diskutiert und erarbeitet. Ein besonderer Dank des Verlags für viele innovative Ideen und Anmerkungen geht an Barbara Gödl-Purrer, Petra Auner-Gröbl, Roman Preis und Susanne Mayrhofer. Sie haben insbesondere in der Anfangsphase mit fachlicher Expertise und didaktischem Know-how die Fallbuch-Reihe entwickelt und den Grundstein für die nun vorliegenden Bände gelegt.

München, im Sommer 2021
Der Verlag

Autorenverzeichnis

Herausgeberschaft

Susanne Gerold (geb. Haus), Physiotherapeutin MSc

- 1999–2002 Ausbildung zur staatl. anerkannten Physiotherapeutin, Frankfurt am Main, Deutschland
- 2002–2010 Physiotherapeutin im Hegau-Jugendwerk, Gailingen, Deutschland
- 2006–2009 Studium mit Abschluss Master of Science in Neurorehabilitation, Donau-Universität, Krems, Österreich 2010–2014 Physiotherapeutin am Zentrum für ambulante Rehabilitation (ZAR), Zürich, Schweiz
- 2014–2020 Abteilungsleiterin ambulante Rehabilitation (ZAR) Klinik Lengg AG/EPI Klinik, Zürich, Schweiz
- 2017 Certificate of Advanced Studies in Healthcare Leadership, School of Management and Law, ZHAW Winterthur, Schweiz
- Seit 2020 Leitung Therapiestelle der Schaffhauser Sonderschulen, Schweiz
- Bisherige Publikationen/Vorträge: Neurologische Rehabilitation der unteren Extremität nach Schlaganfall; Praxis der Laufbandtherapie in der neurologischen Rehabilitation; Neurophysiotherapie nach Schädelhirntrauma von akut bis chronisch
- Lehr- und Dozententätigkeit im Fachbereich der neurologischen Rehabilitation: IB-Medizinische Akademie Reichenau, Weiterbildung Neurophysiotherapie des Deutschen Verbands für Physiotherapie (ZVK)

Ludwig Schmid, Physiotherapeut MSc

- 2004–2007 Ausbildung zum staatl. anerkannten Physiotherapeuten, Stuttgart, Deutschland
- 2008–2012 Physiotherapeut in den Kliniken Schmieder, Allensbach, Deutschland
- 2011–2014 Studium mit Abschluss Master of Science Physiotherapie, Bern, Schweiz
- 2013–2020 Leitung Therapien an der Klinik Lengg AG/EPI Klinik, Zürich, Schweiz
- 2014–2021: Weiterbildungen in Leadership, Prozessmanagement, Lean Management und Betriebswirtschaftslehre, Bern & St. Gallen, Schweiz
- seit 2020: Leitung Bauen & Prozesse, Spital Uster, Schweiz
- Bisherige Publikationen: 24h-Konzept bei schmerzhafter Schulter; Slacklinen in der Neurorehabilitation; Virtuelle Realität in der Behandlung von Patienten nach Schlaganfall; Zukunft der Therapieforschung

Autorinnen und Autoren

Donna Brenner
Dipl. Physiotherapeutin FH
Klinik Lengg AG
Bleulerstrasse 60
8008 Zürich
Schweiz

Prof. Dr. Andrea Glässel
Physiotherapeutin MSc, Gesundheitswissenschaftlerin MPH
ZHAW Departement Gesundheit
Fachstelle Interprofessionelle Lehre und Praxis
Katharina-Sulzer-Platz 9
8400 Winterthur

Universität Zürich
Institut für Biomedizinische Ethik und Medizingeschichte
Winterthurer Strasse 30
8006 Zürich
Schweiz

Jeanne von Gunten
Physiotherapeutin BSc, Hippotherapeutin CAS
Fachleitung Physiotherapie EPI Wohnwerk
Klinik Lengg AG
Bleulerstrasse 60
8008 Zürich
Schweiz

Stephanie Hellweg
Physiotherapeutin MSc
Fachexpertin Physiotherapie, neurologische Rehabilitation
Rehaklinik Bellikon
Mutschellenstrasse 2
5454 Bellikon
Schweiz

Marcel Kluge
Physiotherapeut MSc
Fachleitung Bewegungstherapien und Leitung Therapie-Forschung
Klinik Lengg AG
Bleulerstrasse 60
8008 Zürich
Schweiz

Marianne Meyer
Dipl. Physiotherapeutin FH
Klinik Lengg AG
Bleulerstrasse 60
8008 Zürich
Schweiz

Jeannette Saner
Physiotherapeutin PhD
ZHAW Departement Gesundheit
Institut für Physiotherapie
Katharina-Sulzer-Platz 9
8400 Winterthur
Schweiz

Rebecca Schlegel
Physiotherapeutin MSc
Schweizer Paraplegiker-Zentrum
Guido-A.-Zäch-Strasse 1
6207 Nottwil
Schweiz

Ludwig Schmid
Physiotherapeut MSc
Leiter Bauen & Prozesse
Spital Uster
Brunnenstrasse 42
8610 Uster
Schweiz

Martin Schupp
Physiotherapeut
Psychiatriezentrum Münsingen AG
Hunzigenallee 1
3110 Münsingen
Schweiz

Anne Schwarz
Physiotherapeutin PhD
Wissenschaftliche Mitarbeiterin
Universitätsspital Zürich
Klinik für Neurologie
Frauenklinikstrasse 26
8091 Zürich
Schweiz

Pascale Schweizer
Physiotherapeutin MSc
Schweizer Paraplegiker-Zentrum
Guido-A.-Zäch-Strasse 1
6207 Nottwil
Schweiz

Caroline Tanner
Physiotherapeutin MSc
Klinik Lengg AG
Bleulerstrasse 60
8008 Zürich
Schweiz

Eveline Temperli
Physiotherapeutin MSc
Zürcher RehaZentren Klinik Wald
Faltigbergstrasse 7
8636 Wald
Schweiz

Pia Wiedemeier
Physiotherapeutin BSc
Klinik Lengg AG
Bleulerstrasse 60
8008 Zürich
Schweiz

Kerstin Ziegler
Physiotherapeutin BSc, LSVT BIG Instruktorin
Wissenschaftliche Mitarbeiterin AG Aktivierende Therapien
Schön-Klinik München-Schwabing
Zentrum für Parkinson und Bewegungsstörungen
Parzivalplatz 4
80804 München
Deutschland

Abkürzungen

10MWT	10 Metre Walk Test, 10-Meter-Gehtest
1-RM	One-Repetition-Maximum
6MWT	6 Minute Walk Test, 6-Minuten-Gehtest
A.	Arteria
Aa.	Arteriae
ABD	Abduktion
ABS	Agitated Behavior Scale
ABS-G	Agitated Behavior Scale – German
ADD	Adduktion
ADL	Aktivitäten des täglichen Lebens
AF	Atemfrequenz
AHV	Armhalteversuch
AICA	A. cerebelli inferior anterior
AIDP	Akute inflammatorische demyelinisierende Polyradikuloneuropathie
AIS	Abbreviated Injury Scale
ALS	myotrophe Lateralsklerose
ALSFRS-R	ALS-Functional Rating Scale revised
AMAN	akute motorische axonale Neuropathie
AMSAN	akute motorische und sensible axonale Neuropathie
AOT	Action-Observation Therapy
ARAT	Action Research Arm Test
ASIA	American Spinal Injury Association
ASR	Achillessehnenreflex
AST	Ausgangsstellung
AZ	Allgemeinzustand
BBS	Berg Balance Scale
BBT	Box-and-Block-Test
BDNF	Brain Derived Neurotrophic Factors
bds.	beidseits
BESTest	Balance-Evaluation-System-Test
BHV	Beinhalteversuch
BI	Barthel-Index
BL	Bauchlage
BNP	Brain Natriuretic Peptide
BPLS	benigner paroxysmaler Lagerungsschwindel
BSR	Bizepssehnenreflex
BWS	Brustwirbelsäule
bzw.	beziehungsweise
ca.	zirka
CADASIL	Cerebral Autosomal Dominant Arteriopathy with Subcortical Infarcts and Leukoencephalopathy; zerebrale autosomal-dominante Arteriopathie mit subkortikalen Infarkten und Leukenzephalopathie
CIDP	chronische inflammatorische demyelinisierende Neuropathie
CIP	Critical-Illness-Polyneuropathie
COMT	Catechol-O-Methyl-Transferase
CRP	C-reaktives Protein
CRS-R	revidierte Coma Recovery Scale
CRT	Coin-Rotation-Test
CT	Computertomografie/-gramm
CVI	zerebrovaskulärer Insult
DD	Differenzialdiagnose
DE	Dorsalextension
DEMMI	De Morton Mobility Index
DGI	Dynamic Gait Index
Dig.	Finger
dl	Deziliter
DSS	Disability Status Scale
EBST	Einbeinstandtest
ED	Encephalomyelitis disseminata (MS)
ED	Erstdiagnose
EDSS	Expanded Disability Status Scale
EEG	Elektroenzephalografie/-gramm
EFA	Early Functional Ability
EKG	Elektrokardiografie/-gramm
EKV	Elektrokardioversion
EMG	Elektromyografie
EMG-EMS	Elektromyografie-getriggerte neuromuskuläre Elektrostimulation
ENG	Elektroneurografie
ENMF	Elektroneuromyografie
evtl.	eventuell
Ext	Extension
EUPATI	European Patients' Academy on Therapeutic Innovation
EZ	Ernährungszustand
FAC	Functional Ambulation Categories
FBL	Funktionelle Bewegungslehre
FES	Fall Efficacy Scale
FES	Funktionelle Elektrostimulation
FGA	Functional Gait Assessment
FIM	Functional Independence Measure
FLAIR	Fluid-attenuated Inversion Recovery
Flex	Flexion
FMA	Fugl-Meyer Assessment
FMA-LE	Fugl-Meyer Assessment Lower Extremity
FMA-UE	Fugl-Meyer Assessment Upper Extremity
FNV	Finger-Nase-Versuch
FOG	Freezing of gait, Einfrieren des Gehens
FOTT	fazio-orale-Trakt-Therapie
FPMS	Fachgruppe Physiotherapie bei MS
FRB	Frühreha-Barthel-Index

FS	Funktionssystem
FSS	Fatigue Severity Scale
FTSST	Five-Times-Sit-To-Stand-Test
g	Gramm
GBA	Gemeinsamer Bundesausschuss
GBS	Guillain-Barré-Syndrom
GCS	Glasgow Coma Scale
GUSS	Gugging Swallowing Screen
HCP	Healthcare Professionals
HF	Herzfrequenz
HIIT	High Intensity Interval Training
HiMAT	High Level Mobility Assessment Tool
HIV	Human Immunodeficiency Virus
HjR	Hepatojugulärer Reflux
HPA	Hypothalamus-Hypophysen-Nebennieren-Achse
HRmax	maximale Herzfrequenz
HRR	Herzfrequenzreserve
HSP	hemplegischer Schulterschmerz (Hemiplegic Shoulder Pain)
HTK	Hippotherapie-K®
Hz	Hertz
ICA	A. carotis interna
ICARS	International Cooperative Ataxia Rating Scale
ICF	International Classification of Functioning, Disability and Health
IgG	Immunoglobulin G
IL-6	Interleukin-6
IPS	idiopathisches Parkinson-Syndrom
ISG	Iliosakralgelenk
ISNCSCI	International Standards for Neurological Classification of Spinal Cord Injury
IVIG	intravenöse Immunglobuline
kg	Kilogramm
KG	Kniegelenk
KG	Kontrollgruppe
KHV	Knie-Hacken-Versuch
km	Kilometer
LBD	Lewy-Body-Demenz, Lewy-Körper-Demenz
li.	links
LiN	Lagerung in Neutralstellung
LSVT	Lee Silverman Voice Training
LWS	Lendenwirbelsäule
LZA II	Langzeitausdauertraining II
M.	Musculus
MAFT	Münchner Anti-Freezing-Training
MAO	Monoaminooxidase
MAP	mittlerer arterieller Druck
MAS	modifizierte Ashworth-Skala
MCA	Arteria cerebri media (middle cerebral artery)
MCS	Minimally Conscious State
MEP	motorisch evozierte Potenziale
MFT	Muskelfunktionstest
MI	Motricity Index
min	Minute(n)
mind.	Mindestens
Mm.	Musculi
MMN	multifokale motorische Neuropathie
MRC	Medical Research Council
MRT	Magnetresonanztomografie/-gramm
MS	Multiple Sklerose
MSA	Modifiziertes Schluckassessment
MSA	Multisystematrophie
MSQOL-54	Multiple Sclerosis Quality of Life Questionnaire
MSQPT	Multiple Sclerosis Questionnaire for Physiotherapists
MSWS	MS Walking Scale
MTT	Medizinische Trainingstherapie
N	Newton
NHPT	9-Hole-Peg-Test
NIHSS	National Institutes of Health Stroke Scale
NLG	Nervenleitgeschwindigkeit
NMES	Neuromuskuläre Elektrostimulation
NRS	numerische Rating-Skala
o. B.	ohne Befund
O_2	Sauerstoff
OEx	obere Extremität
OP	Operation
OSG	oberes Sprunggelenk
ÖV	öffentliche Verkehrsmittel
PDQ-39	Parkinson's Disease Questionnaire 39
PEG	perkutane endoskopische Gastrotomie
PF	Plantarflexion
PICA	A. cerebelli inferior posterior
PIGD	Postural Imbalance and Gait Disorder
POMA	Performance Oriented Mobility Assessment
PPMS	primär chronisch progrediente MS
pROM	passives Bewegungsausmaß
PREM	Patient-Reported Experience Measures
PROM	Patient-Reported Outcomes Measures
PSP	progressive supranukleäre Blickparese (Progressive Supranuclear Palsy)
PSR	Patellarsehnenreflex
PTA	posttraumatische Amnesie
PTH	posttraumatischer Kopfschmerz
RCT	randomized controlled trial, randomisierte kontrollierte Studie
re.	rechts
RL	Rückenlage
ROM	Range of Motion
RPE	Rating of Perceived Exertion
RR	Blutdruck nach Riva-Rocci
RRMS	schubförmig remittierende MS
RS	Rollstuhl

Rt-PA	Alteplase
s	Sekunde(n)
SAB	Subarachnoidalblutung
SAFE	Shoulder Abduction and Finger Extension
SAMW	Schweizer Akademie für Medizinische Wissenschaften
SARA	Scale for the assessment and rating of ataxia
SCA	A. cerebelli superior
SCI	Spinal Cord Injury
SCIM	Spinal Cord Independence Measure
SCT	Stair Climb Test
SF-36	Fragebogen zum Gesundheitszustand
SGH-K	Schweizer Gruppe für Hippotherapie-K®
SHT	Schädel-Hirn-Trauma
SIADH	Syndrom der inadäquaten Ausschüttung von antidiuretischem Hormon
SL	Seitenlage
SM	Sensomotorik
SMB	Syndrom des minimalen Bewusstseinszustands
sog.	sogenannt
SPMS	sekundär progrediente Multiple Sklerose
SpO2	pulsoxymetrisch gemessene Sauerstoffsättigung
SRW	Syndrom der reaktionslosen Wachheit
SSEP	somatosensibel evozierte Potenziale
STA	Arteria temporalis superficialis
TCT	Trunk Control Test
TEE	Transösophageale Echokardiografie
TENS	transkutane elektrische Nervenstimulation
THV	traumatische Hirnverletzung
TIS	Trunk Impairment Scale
TMS	transkranielle Magnetstimulation
TNF-alpha	Tumornekrosefaktor Alpha
Tr.	Truncus
TSR	Trizepssehnenreflex
TUG	Timed-Up-and-Go-Test
UEx	untere Extremität
UMNS	Upper Motor Neuron Syndrom
UWS	Unresponsive Wakefulness Syndrome
V. a.	Verdacht auf
VAS	Visuelle Analogskala
VEM	Very Early Mobilisation
VO2max	maximale Sauerstoffkapazität
WHO	World Health Organization, Weltgesundheitsorganisation
WISCI	Walking Index for Spinal Cord Injury
z. B.	zum Beispiel
ZNS	zentrales Nervensystem

Fehler gefunden?

An unsere Inhalte haben wir sehr hohe Ansprüche. Trotz aller Sorgfalt kann es jedoch passieren, dass sich ein Fehler einschleicht oder fachlich-inhaltliche Aktualisierungen notwendig geworden sind.
Sobald ein relevanter Fehler entdeckt wird, stellen wir eine Korrektur zur Verfügung. Mit diesem QR-Code gelingt der schnelle Zugriff.

https://else4.de/978-3-437-45206-2

Wir sind dankbar für jeden Hinweis, der uns hilft, dieses Werk zu verbessern. Bitte richten Sie Ihre Anregungen, Lob und Kritik an folgende E-Mail-Adresse: kundendienst@elsevier.com

Abbildungsnachweis

Der Verweis auf die jeweilige Abbildungsquelle befindet sich bei allen Abbildungen im Werk am Ende des Legendentextes in eckigen Klammern.

F1048-002 Lüthi, H.: Assess,emt: Functional Indepence Measure - Alltagsfähigkeiten zuverlässig messen. In: ergopraxis. Volume 2, Issue 1, Pages 28-29. Thieme, 2009.

F201-030 Bender, A./et al.: Persistent vegetative state and minimally conscious state—a systematic review and meta-analysis of diagnostic procedures. In: Deutsches Ärzteblatt International. Volume 112, Issue 14, Pages 235–42. Deutscher Ärzteverlag, 2015.

F201-031 Pickenbrock, H./et al.: Conventional versus neutral positioning in central neurological disease: a multicenter randomized controlled trial. In: Deutsches Ärzteblatt International. Volume 112, Issue 3, Pages 35-42. Deutscher Ärzteverlag, January 2016.

F210-010 Teasdale, G./Jennett, B.: ASSESSMENT OF COMA AND IMPAIRED CONSCIOUSNESS - A Practical Scale. In: The Lancet. Volume 304, Issue 7872, Pages 81-84. Elsevier, July 1974.

F718-002 "Berger K./ et al.: Untersuchung zur Reliabilität der deutschen Version des PDQ - 39: Ein krankheitsspezifischer Fragebogen zur Erfassung der Lebensqualität von Parkinsonpatienten. In: Aktuelle Neurologie. Volume 16, Issue 4, Pages 180-184. Thieme, 1999."

F772-008 Frank, K./Frank, U.: Bagging und Air Stacking: ein atmtherapeutischer Ansatz für Patienten in der neurologischen Frührehabilitation. In: Pneumologie. Volume 65, Issue 5, Pages 314-319. Thieme, 2011.

G1025 Browner, B.D. et al.: Skeletal Trauma: Basic Science, Management, and Reconstruction. Elsevier, 6th Ed. 2020.

G1026 Dennis, M. et al: Mechanisms of Clinical Signs. Elsevier, 2nd Ed. 2016.

G1027 Hollen, C.J./Stein, L.: Concept-Based Clinical Nursing Skills: Fundamental to Advanced. Elsevier Health Sciences, 1st Ed 2020.

G214 Berger, M.S./Prados, M.D.: Textbook of Neuro-Oncology, 1st ed. 2004, Elsevier/Saunders.

G376 Saladin, Kenneth: Anatomy & Physiology: The Unity of Form and Function, 4th edition, 2007,

H022-003 Schmitz-Hübsch, T./et al.: Scale for the assessment and rating of ataxia: development of a new clinical scale. In: Neurology. Volume 66, Issue 2, Pages 1717-1720. American Academy of Neurology, June 2006.

H032-003 Yilmaz, U./Reith, W.: Akutbehandlung des ischämischen Schlaganfalls. In: Der Radiologe. Volume 52, Pages 375–386. Springer Nature, April 2012.

H117-002 Marks, D.: Assessment: Tinnetti-Test - Sturzrisiko erkennen. In: physiopraxis. Volume 4, Issue 2, Pages 32-33. Thieme, 2006.

H211-001 Huber, M.: Posturale Kontrolle. In: pt Zeitschrift für Physiotherapeuten. Volume 66, Issue 5, Pages 12-23. Pflaum Verlag, 2014.

H212-001 Krupp, L.B./et al.: The Fatigue Severity Scale: Application to Patients With Multiple Sclerosis and Systemic Lupus Erythematosus. In: Archives of Neurology. Volume 46, Issue 10, Pages 1121–1123. American Medical Association, October 1989.

H213-001 Olkowski, B.F./Shah, S.O.: Early Mobilization in the Neuro-ICU: How Far Can We Go?. In: Neurocritical Care. Volume 27, Pages 141–150 . Springer Nature, December 2016.

H214-001 Stinear, C.M./et al.: PREP2: A biomarker-based algorithm for predicting upper limb function after stroke. In: Annals of Clinical and Translational Neurology. Volume 4, Issue 11, Pages 811-820. American Neurological Association, November 2017.

H215-001 Vanbellingen, T./ et al.: Home based training for dexterity in Parkinson's disease: A randomized controlled trial. In: Parkinsonism and Related Disorders. Volume 41, Pages 92-98. Elsevier, 2017.

H218-001 Hellweg, S./Schuster-Amft, C.: German version, inter- and intrarater reliability and internal consistency of the "Agitated Behavior Scale" (ABS-G) in patients with moderate to severe traumatic brain injury. In: Health and Quality of Life Outcomes. Volume 14 Issue 106. Springer Nature, 2016.

H219-001 Ziegler, K./et al.: A new rating instrument to assess festination and freezing gait in Parkinsonian patients. In: Movement Disorders: Official Journal of the Movement Disorder

	Society. Volume 25, Issue 8, Pages 1012–1018. John Wiley & Sons, 2010.
L106	Henriette Rintelen, Velbert
L126	Dr. med. Katja Dalkowski, Erlangen
L157	Susanne Adler, Lübeck
L190	Gerda Raichle, Ulm
L231	Stefan Dangl, München
M291	Kerstin Protz, Hamburg
O249	Dietmar Radünz, Leipzig
P1003	Anne Schwarz, Zürich
P1004	Jeanne von Gunten, Zürich
P1005	Marcel Kluge, Zürich
P1006	Rebecca Schlegel, Nottwil
P1007	Stephanie Hellweg, Bellikon
P1013	Susanne Gerold, Schaffhausen
R439	Guder, W./ Nolte, J.: Das Laborbuch für Klinik und Praxis. Elsevier, 2. Auflage 2009.
S007-3-23	Paulsen, F./Waschke, J.: Sobotta. Atlas der Anatomie des Menschen. Band 3: Kopf, Hals und Neuroanatomie. Elsevier/Urban & Fischer, 23. Aufl. 2010
S155	Stein: Technik der diagnostischen und therapeutischen Eingriffe in der inneren Medizin. Klinik der Gegenwart, Band 5, Urban & Schwarzenberg, 1957.
S700	Sobotta-Archiv
T1138	Klinik Lengg AG, Zürich
T1139	Kliniken Valens
T1140	Dr. med. Urban Fietzek, München
T1141	Dr. rer. Medic. Barbara Wellner, Kiel
V220	Paul Hartmann AG, Heidenheim
V759	Reha-Stim Medtec GmbH & Co. KG, Berlin
V889	BorgPerception AB, Akersberga (S)
V937	Assault Fitness Products, Carlsbad, CA
V938	Bioness, Valencia, CA, USA
V939	Bonner Zentrum für Ambulante Rehabilitation
V940	Dividat AG, Schindellegi, Schweiz
V941	EKSO Bionics, Richmond, USA
V942	Hocoma AG, Volketswil, Schweiz
V943	Idrogenet srl, Brescia, Italy
V944	Redance GmbH, Zürich
V945	Rees Management GmbH
V947	Rollimoden Versandhandel GmbH, Flein
V948	Tyromotion GmbH, Graz
V949	NuStep LLC, Ann Arbor, MI
W346	Schweizer Paraplegiker Stiftung
W891-001	American Spinal Injury Association: International Standards for Neurological Classification of Spinal Cord Injury; Atlanta, GA, Revised 2011, Updated 2015

Inhaltsverzeichnis

FALL

1

Anne Schwarz

Akuter Schlaganfall – die ersten 14 Tage

Leitsymptome: Armbetonte Hemiparese – Fazialisparese – Dysarthrie

mittel

Definition

Schlaganfall

Die Diagnose Schlaganfall ist definiert als eine **anhaltende Durchblutungsstörung eines oder mehrerer Hirnareale.** Ursächlich kann eine Ischämie, wie zum Beispiel durch einen Thrombus in einem versorgenden Gefäß, oder eine Blutung sein.

Beim Verdacht auf einen Schlaganfall ist eine schnellstmögliche Diagnostik wichtig für mögliche Therapieentscheidungen. Im CT oder MRT lässt sich eine Ischämie von einer Blutung unterscheiden (➤ Kap. 2.2.1). Zudem können weitere MRT-Sequenzen Aufschluss über die Durchblutungssituation und den Gewebestatus geben. Zeigt sich bis 6 Stunden nach dem Ereignis in den Diffusions- und Perfusionsaufnahmen ein Mismatch oder ein negativer Befund in der FLAIR-Bildgebung (Fluid-attenuated Inversion Recovery), wird häufig eine Intervention in Betracht gezogen, um die Wiederdurchblutung des durchblutungsgestörten rettbaren Hirngewebes zu erreichen. Eine systemische Thrombolyse (intravenös oder intraarteriell) oder eine kathetergestützte Entfernung eines Blutkoagels (Thrombektomie) kann einen entscheidenden Einfluss auf die die Erholung des Hirngewebes und Schlaganfallsymptome haben.

Folgende akutmedizinische Maßnahmen laufen in so einem Fall ab:

- Therapieentscheidung
- Lysetherapie: systemische intravenöse Lysetherapie bis zu 6 h nach Symptombeginn
- Thrombektomie: bei relevanten Defiziten, NIHSS > 8 Punkte
- Normalisierung von Blutzucker, Körpertemperatur (< 37,5 °C) und Sauerstoff (O_2 > 92 %)
- Blutdruckregulation (Cave: Darf in der Akutphase wegen der Gefahr der Minderperfusion des Gehirns nicht zu rasch gesenkt werden; systolische Werte von < 180 mmHg/< 105 mmHg diastolisch bei Hypertonikern tolerierbar), starke Blutdruckschwankungen sind zu vermeiden
- Bei schweren Hirninfarkten mit Minderung der Vigilanz (GCS > 10): Sicherung der Atemwege, Beatmung, Sedierung, ggf. operative Entlastung

Die Stroke Unit beinhaltet kontinuierliche Messung von EKG, Herzfrequenz, Blutdruck und Sauerstoff alle 30 Minuten in den ersten 24 Stunden nach Symptombeginn. In der Akutbehandlung spielt auch die Ursachensuche eine wichtige Rolle für die gezielte Auswahl der Behandlung. Folgende Ursachen werden bei einem Schlaganfall in Betracht gezogen: Herzrhythmusstörungen, kardiale Emboliequellen (Thromben im Herzohr, Herzlappenerkrankungen, offenes Foramen ovale), Gerinnungsstörungen, arteriosklerotische Veränderungen der hirnversorgenden Gefäße und des Aortenbogens, Risikofaktoren (Hypertonie, Diabetes mellitus, Fettstoffwechselstörungen, Alkohol-, Nikotinabusus), Vaskulitiden, vaskuläre Malformation, genetische Faktoren (CADASIL, Morbus Fabry, hämatologische Erkrankungen, z. B. Polyzythämie).

1

KLINISCHER HINTERGRUND

Zerebrovaskuläre Ischämie

Der Großteil der Schlaganfälle hat mit 85 % der Fälle eine ischämische Genese, wovon ca. 50 % im Mediastromgebiet und nur 5 % jeweils im vorderen bzw. hinterem Stromgebiet lokalisiert sind. Je nach Gefäßabschnitt wird zwischen Makro- (Entstehung von Territorialinfarkten) oder Mikroangiopathien (Entstehung lakunärer Infarkte) oder auch kardialen Embolien (Vorhofflimmern bedingt einen 5-fachen Risikofaktor für Schlaganfall) unterschieden, wobei Störungen in folgenden blutversorgenden Gefäßen (➤ Abb. 1.1) mit bestimmten Symptombildern assoziiert sind.

A.-cerebri-media-Syndrom

M1-Segment (Hauptstamm): typischerweise brachiofazial betonte Hemiparese, häufig mit Hemianopsie und Blickdeviation zur betroffenen Seite. Bei dominanter Seite zusätzlich Apraxie möglich, bei nicht-dominanter Seite zusätzlich Neglekt, räumlich-konstruktive Störungen, Störungen der Aufmerksamkeit, Anosognosie.

M2-Segment (Hauptast): Schweregrad abhängig von Lokalisation eher temporal, frontal oder im parietalen Abschnitt häufig mit brachiofazial betonter Hemiparese, zusätzlich Hemihypästhesie und Hemianopsie. Bei dominanter Hemisphäre zusätzlich Aphasie und/oder Apraxie möglich, bei nicht-dominanter Hemisphäre zusätzlich Neglekt, räumlich-konstruktive Störungen, Störungen der Aufmerksamkeit, Anosognosie.

M3-Segment (kortikale Mediaäste): aszendierende frontale Äste → überwiegend distal betonte Armparese, ggf. nicht-flüssige Broca-Aphasie; temporale Äste: Hemihypästhesie, ggf. flüssige Wernicke-Aphasie; parietale Äste: Agraphie, Akalkulie, Leitungsaphasie.

Perforierende Endarterien: lakunäre Infarkte in Basalganglien oder Capsula interna, motorische oder sensorische Hemisymptomatik, Dysarthrie und Feinmotorikstörung der Hand, Hemianopsie.

A.-cerebri-anterior-Syndrom

A1-Segment (Hauptast): beinbetonte Hemiparese, Inkontinenz, positiver Greifreflex, Antriebsstörung, Haltungsverharren (nicht zu Ende bringen), Neglekt, ggf. Aphasie. Bilateral ausgeprägte Persönlichkeitsstörungen möglich, Enthemmung, Antriebsarmut, Apathie, stark verlängerte Antwortlatenz.

A2–A5-Segment (kortikale Äste): neuropsychologische Symptome, Frontalhirn-Syndrom, Monoparese des kontralateralen Beines.

Tiefe Äste (Endarterien): Entstehung lakunärer Infarkte, Capsula interna mit klassischer brachiofazial betonter Hemiparese.

A.-cerebri-posterior-Syndrom

Häufig embolisch (klinisches Bild abhängig von Versorgungstyp und Kollateralisation); mit Symptomen abhängig von Lokalisation. Eine Okzipitallappenbeteiligung kann zu Gesichtsfeldausfällen (Hemianopsien, Quadranten oder auch Skotome) oder kortikaler Blindheit bei reitendem Embolus im Bereich der Bifurkation führen, bei Temporallappenbeteiligung flüssige Aphasie möglich, Thalamusbeteiligung kann zu schweren Sensibilitätsstörungen, Asterognosie, Hemiataxie oder Thalamushand führen, Betroffenheit hinterer Anteile der Capsula interna kann zu einem sensomotorischen Hemisyndrom, Okulomotorikstörungen, Tremor, Dystonie, Vigilanzstörungen oder amnestischen Syndromen führen.

Aa.-vertebralis- und -basilaris-Syndrom

Schädigungen im Bereich des Hirnstamms, ipsilateraler Ausfall eines oder mehrerer Hirnnerven in Kombination mit kontralateraler Hemisymptomatik: Hemisymptomatik mit dissoziierten Sensibilitätsstörungen, Wallenberg-Syndrom; bei Infarzierung der dorsolateralen Medulla oblongata: Horner-Syndrom (Miosis, Ptose, Enophthalmus, Hypohidrose ipsilateraler Gesichtshälfte); Ausfall Hirnnerv V, IX und X: ipsilaterale Hypästhesie, kontralaterale Analgesie, Thermästhesie.

Vaskuläre Kleinhirnsyndrome

Aufgrund enger räumlicher Verhältnisse und Nähe zu vital vegetativen Zentren des Hirnstamms.

- A. cerebelli superior **(SCA-Syndrom)**, häufig in Kombination mit A. basilaris: Wallenberg-Syndrom; Kleinhirnsymptome: häufig Extremitätenataxie, seltener Gang- und Standataxie, zerebelläre Dysarthrie, Schwindel, Erbrechen.
- A. cerebelli inferior anterior **(AICA-Syndrom)**: meist gesamtes Gebiet des Hirnstamms, Medulla oblongata, Pons betroffen: Extremitäten, Stand- und Gangataxie, Schwindel, Erbrechen, zerebelläre Dysarthrie, ipsilaterales Horner-Syndrom, kontralaterale dissoziierte Sensibilitätsstörungen, Hirnnervenausfälle V, VII, VIII.
- A. cerebelli inferior posterior **(PICA-Syndrom)**: häufigster Kleinhirninfarkt, 25 % der Fälle kombiniert mit Infarkt dorsolateraler Medulla oblongata; Wallenberg-Syndrom, Stand- und Gangataxie, Nystagmus, Schwindel, Erbrechen.

1.1 Vorgeschichte

Anamnese der Akutaufnahme Stroke Unit

In der Anamnese von Frau Bypass auf der Stroke Unit konnte erörtert werden, dass sie am Vorabend allein zuhause gestürzt sei und dann nicht mehr aufstehen habe können. Am Morgen sei sie auf dem Boden liegend erwacht und habe bei bestehender Symptomatik

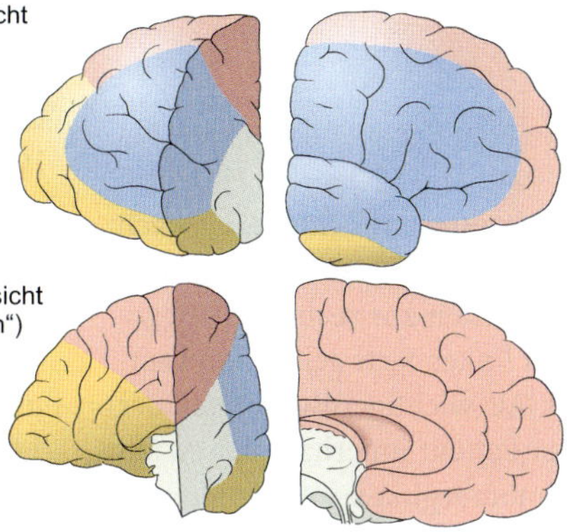

Abb. 1.1 Hirnarterien/Versorgungsgebiete [L190]

die Nachbarn alarmiert. Bei Eintreffen auf der Notfallstation zeigen sich eine Dysarthrie, eine hochgradige armbetonte Hemiparese links, eine mäßige Fazialisparese links und eine Hemihypästhesie links.

Im vorliegenden Fallbericht werden folgende Fragen beantwortet:

- Was sind relevante Aspekte der Akutversorgung nach Schlaganfall?
- Welche Bedeutung haben Prädiktoren in der Akutversorgung nach Schlaganfall?
- Was ist bei der Frühmobilisation nach Schlaganfall zu beachten?

1.2 Untersuchungsbefunde

1.2.1 Medizinische Befunde

Neben den medizinischen Befunden aus der Akutphase wie CT und/oder MRT werden in der ärztlichen Diagnostik klinische Tests durchgeführt, wie die Reflexprüfung sowie Kraft-, Balance- und Koordinationstestungen, um mögliche fokal-neurologische Defizite zu ermitteln.

Ärztliche Untersuchung

Frau Bypass weist mit ihren Symptomen einen NIHSS (➤ Tab. 6.2) von 10 Punkten auf. In der notfallmäßigen CT-Bildgebung mit Perfusion wird ein demarkierter Infarkt der Basalganglien und Capsula interna rechts beschrieben mit hämorrhagischer Transformation einer hochgradigen ICA-Abgangsstenose rechts und distalem M1-Verschluss. Nach einer frustran verlaufenen Thrombektomie werden die systolischen Blutdruck-Grenzen mittels Noradrenalinperfusor zwischen 120–140 mmHg stabilisiert. Sekundärprophylaktisch werden Aspirin und Atorvastatin verordnet.

Drei Tage nach dem Schlaganfall-Ereignis wird eine STA/MCA-Bypass-Operation (Bypass-Verbindung zwischen Arteria temporalis superficialis und temporalem M4-Gefäß) durchgeführt. Postoperativ werden eine Blutdruckeinstellung auf 140–160 mmHg, eine Oberkörperlagerung von 30° (als konservative Hirndruckbehandlung) und Mobilisation je nach Maßgabe der Beschwerden ab dem 1. Tag postoperativ verordnet. Das Liegen auf der rechten Seite ist wegen der OP-Narbe zu vermeiden. In der Verlaufskontrolle am dritten Tag postoperativ zeigen sich leichte Schmerzen im OP-Gebiet. Die Pupillenreaktion ist ca. 3 mm isokor und prompt. Symptomatisch zeigt sich eine ausgeprägte Dysarthrie bei zentraler Fazialisparese links, fragliche Dysphagie, hochgradige Hemiparese sowie ein neu beschriebener taktiler Neglekt. Die Patientin wird mit Maßgabe der Blutdruckgrenze von > 120 mmHg und Empfehlung zur Ausschleichung von Noradrenalin auf die Normalstation verlegt.

1

1.2.2 Physiotherapeutische Anamnese

Die Erstbefundung von Frau Bypass findet einen Tag nach der Bypass-OP statt. Die 52-jährige Patientin liegt im Bett mit 30° Oberkörperhochlage, ist wach und mehrheitlich orientiert. Die Aufmerksamkeit und Wahrnehmung scheinen zur rechten Seite gerichtet, kann jedoch zur linken Seite gelenkt und aufrechterhalten werden. Als wichtiger Bestandteil der Stroke Unit wird jeder Patient innerhalb der ersten 24 Stunden nach Symptombeginn auf eine mögliche Schluckstörung hin untersucht.

1.2.3 Evaluation des Gesundheitszustands nach ICF

Aktivität und Partizipation (Teilhabe)

Die Kommunikation ist durch eine verwaschene Sprache und eine veränderte Atem-Sprech-Koordination erschwert. Frau Bypass ist leicht ablenkbar (fraglich vorbestehend). Alle Lagewechsel im Liegen sind mit maximaler Hilfe durch eine Hilfsperson möglich. Das Aufsetzen an die Bettkante ist mit maximaler Hilfe von zwei Personen umsetzbar. Sie kann nicht selbstständig frei sitzen. Es besteht eine Fallneigung nach links hinten mit vermehrter Aktivität der rechten Körperseite. Der durchgeführte Trunk-Control-Test (TCT) verdeutlicht diese Symptomatik (➤ Tab. 1.1).

KLINISCHER HINTERGRUND

Trunk Control Test

Der Trunk Control Test (TCT) dient der Ermittlung der Balance und funktionellen Mobilität nach einem Schlaganfall. Getestet werden das Drehen auf die betroffene und die weniger betroffene Seite, das Aufsetzen vom Liegen und die Sitzbalance für 30 Sekunden. Maximal können 100 Punkte erreicht werden. Die vier Aufgaben werden mit je 25 Punkten bewertet, wenn sie selbstständig und physiologisch durchgeführt werden; mit 12 Punkten, wenn sie selbstständig, aber mit Kompensationen durchgeführt werden; oder 0 Punkten, wenn sie ohne Hilfe nicht bewältigt werden können.

Eine freie Sitzfähigkeit und ≥ 25 Punkte im Motricity Index untere Extremität (MI UEx) in den ersten 72 h nach Schlaganfall haben eine 98-prozentige Vorhersagekraft für eine Gehfähigkeit (FAC ≥ 4; ➤ Tab. 2.2) nach 6 Monaten. Umgekehrt sinken die Chancen bei einem Fehlen dieser Werte innerhalb der ersten 72 Stunden auf 27 % und auf 10 % am neunten Tag nach dem Ereignis.

Körperfunktion und -struktur

Funktionen der Aufmerksamkeit (b140)

Aufmerksamkeit scheint vermehrt auf die rechte Raumseite gerichtet, aber auch auf die linke betroffene Raum- und Körperseite lenkbar. Es besteht der Verdacht auf einen mäßigen visuellen/multimodalen Neglekt.

Tastsinn und Propriozeption (b260, b265)

Distal betont gemindertes Berührungsempfinden an den Fingerspitzen der betroffenen Hand, Propriozeption obere und untere Extremität unauffällig

Schmerz (b280)

Dumpfe Schmerzen im OP-Gebiet, rechte obere Schläfe (VAS 2/10), bei Husten gesteigert

Atmungsfunktionen (b440)

Intermittierend abdominale Pressatmung, wiederholte Atempausen von 3–4 Sekunden beobachtbar, fraglich vorbestehend

Schlucken (b5105)

Verminderte Schluckfunktion, Ausbleiben des Hustenreflexes bei Residuen

KLINISCHER HINTERGRUND

Schluckstörung (Dysphagie)

Eine vorübergehende Schluckstörung kann bei 50 % der Schlaganfall-Patienten in der Akutphase auftreten und in der Folge ein erhöhtes Risiko für Aspiration, Pneumonie und Malnutrition darstellen. Empfohlen sind daher in der Akutphase Schnelltests wie der Gugging Swallowing Screen (GUSS) oder das Modifizierte Schluckassessment (MSA) in den ersten 24 Stunden.

Funktion der Muskelkraft (b730)

Fehlende Kraft der betroffenen Körperseite: MI OEx 0 Punkte, UEx 9 Punkte (für Knieextension). Zudem zeigen sich bei Frau Bypass zusätzlich noch folgende Werte, die den SAFE-Score bilden: Schulterabduktion (Medical Research Council, MRC ≥ 4) + Fingerextension (MRC ≥ 4).

KLINISCHER HINTERGRUND

SAFE-Score

Der SAFE-Score (SA= Schulterabduktion, FE= Fingerextension) wird innerhalb von 72 Stunden nach dem Schlaganfall durchgeführt. Dieser errechnet sich aus der Kraftmessung von Schulterabduktion plus Fingerextension und ergibt einen SAFE-Score von 0–10 Punkten, mit je 0–5 Punkten für Schulter und Finger. Ist der SAFE-Score drei Tage nach dem Insult ≥ 8 oder höher, wird kein weiterer Test benötigt: Das Potenzial gilt dann als sehr gut (➤ Abb. 1.2).
Ein negativer SAFE-Score (< 8) ist mit einer schlechteren Prognose assoziiert. In diesem Fall besteht die Möglichkeit, anhand weiterer Diagnostik, wie transkranieller Magnetstimulation (TMS), die Intaktheit der motorischen Bahnen zwischen betroffener Hirnhälfte und betroffenem Arm zu testen, um so eine genauere Prognostik abgeben zu können (➤ Kap. 1.5, ➤ Abb. 1.3).

Funktionen des Muskeltonus (b735)
Ausgeprägter Hypotonus auf betroffener Körperseite (OEx > UEx)

Umwelt- und personenbezogene Faktoren

Frau Bypass ist aufgrund einer psychischen Erkrankung frühberentet und hat früher als Büroangestellte im IT-Bereich gearbeitet. Sie lebt allein in einer Wohnung in der zweiten Etage ohne Fahrstuhl. Vor dem Schlaganfall bekam die Patientin wöchentlich zwei Stunden psychologische Unterstützung. Es besteht ein guter Kontakt zur Mutter. In ihrer Freizeit gehe sie hin und wieder gern spazieren.

Assessments

Die zu Beginn der Physiotherapie durchgeführten Assessments ergeben die in ➤ Tab. 1.1 aufgeführten Werte.

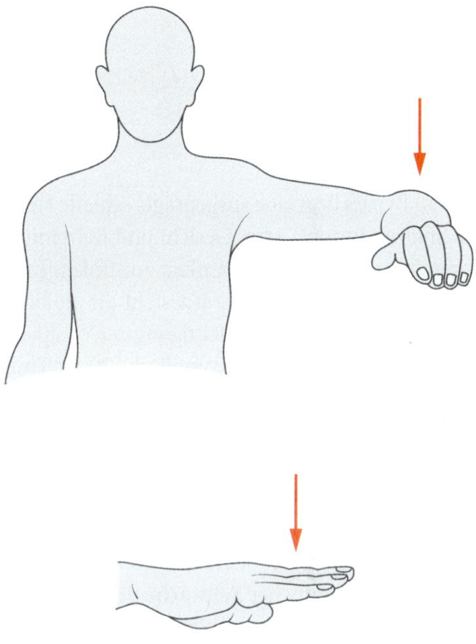

Abb. 1.2 SAFE-Score [P1003/L231]

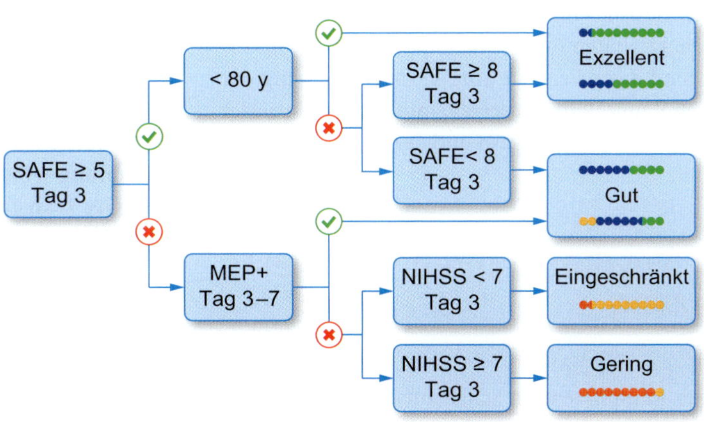

Abb. 1.3 PREP-2-Algorithmus [H214–001/L231]

Tab. 1.1 Assessments zu Beginn der Physiotherapie

Assessments	Wert
NIHSS	10 von 42 Punkten
TCT	0/100
MI	9/100
SAFE-Score	Nein
Sitting balance	0/25

1.3 Zusammenfassung der wichtigsten Befunde

Bei Frau Bypass liegt eine ausgeprägte schlaffe Hemiparese links an Rumpf, Arm, Gesicht und Bein mit einer eingeschränkten Aufmerksamkeit zur linken Körper- und Raumseite vor. Postoperativ steht die stufenweise Mobilisierung unter Berücksichtigung der Vitalparameter und Blutdruckgrenze von systolisch 120–140 mmHg im Vordergrund. Damit verbunden ist die Mobilisation am 1.Tag postoperativ auf 30° Oberkörperhochlage limitiert und ohne Lagerung auf die rechte Seite und das Bypass-OP-Gebiet. Die Patientin gibt leichte bis mäßige dumpfe Schmerzen im Narbenbereich an.

Nach der Testung der Schluckfunktion sollte eine Dysphagie bei deutlicher Schwäche der Mundboden- und Zungenmuskulatur und fehlendem Hustenreflex weiter beobachtet und abgeklärt werden. Die Nahrungsaufnahme erfolgt über eine nasogastrale Sonde ab dem sechsten Tag nach Symptomeinsetzen innerhalb der Therapieeinheiten oral mit angedickten Flüssigkeiten.

Es besteht weiterhin eine schwere schlaffe Plegie der gesamten linken Körperseite mit deutlich verminderter Gesichts- und Rumpfmotorik und mit geringen Eigenaktivitäten in Knieflexion und -extension. Ergänzend dazu weist sie eine Vernachlässigung der linken Raum- und Körperseite mit leicht reduzierter Sensibilität in den Fingern und der Hand auf.

1.4 Physiotherapeutische Zielsetzung

In der Akutphase nach Schlaganfall stehen die gesicherte und stufenweise Mobilisation, die Prävention akutmedizinischer Komplikationen (u. a. Aspirations- und Pneumonierisiko, tiefe Beinvenenthrombose), ggf. eine Verbesserung der Vigilanz und die Einschätzung der motorischen Beeinträchtigungen im Vordergrund.

Mittelfristig:
Ziele auf der Stroke Unit: Abklärung der Schluckfunktion innerhalb der ersten 24 Stunden durch einen dafür speziell ausgebildeten Therapeuten, angepasste Frühmobilisation zur Verbesserung der kardiopulmonalen Belastbarkeit von 5 Minuten am Bettrand auf 30 Minuten. Monitoring der Dynamik der Schlaganfall-bezogenen motorischen Einschränkungen zu Prognose- und Planungszwecken.

Langfristig:
Poststroke Unit: Selbstständige Nahrungsaufnahme von flüssigen und festen Konsistenzen. Steigerung der Eigenaktivitäten bei Lagewechseln im Liegen, beim Aufsetzen an die Bettkante und dem halbhohen Transfer über die rechte Seite (0–25 % auf 25–75 % Eigenaktivität) sowie freie Sitzstabilität für mind. 1 Minute unter Aufsicht. Die Frage nach einer Rehabilitationsplanung ist ein interdisziplinäres Ziel und wird bei Bedarf vom Sozialdienst beantragt.

1.5 Physiotherapeutische Maßnahmen/Therapieplan

Für die genannten Zielsetzungen bestehen folgende Therapieschwerpunkte:

- **Förderung der Schluckfunktion** mit fazio-oraler-Trakt-Therapie (FOTT), ergänzt durch funktionelles Dysphagietraining
- **Förderung der Eigenaktivitäten im Liegen:** Ausbau der groben Kraft, der kardiopulmonalen Belastbarkeit und als Sekundärprophylaxe
- **Schulung selbstständiger Lagewechsel und teilaktiver Transfer an die Bettkante**
- **Erarbeitung der freien Sitzstabilität:** Statisch und dynamisch für den Sitz mit externem Stimulus und/oder verbaler Unterstützung (und Dual-Task) sowie beidseitiges Drehen im Sitz, kombiniert mit dem Entgegennehmen und Reichen von Gegenständen.

⚠ VORSICHT

Körperliche Aktivität und Lagewechsel haben einen Einfluss auf die kardiopulmonale und orthostatische Regulation und sollten insbesondere in den ersten Tagen nach einem Schlaganfall angemessen eingesetzt werden.
Als allgemeine Richtlinien nach Schlaganfall gelten bei zerebraler Ischämie ohne Thrombolyse 100–220/60–120 mmHg, mit Thrombolyse 100–185/60–110 mmHg, bei intrazerebraler Blutung eher niedriger bis 180/105 mmHg. Patienten, die eine Lysetherapie erhalten haben oder antikoaguliert sind, sollten einen systolischen Wert von 185 mmHg in der Akutphase aufgrund der erhöhten Blutungsgefahr nicht überschreiten.
Auf der anderen Seite birgt auch ein zu niedriger Blutdruck Gefahren, wie eine weitere zerebrale Minderperfusion oder Ischämie. Insbesondere beim Übergang vom Liegen zum Sitzen sollte in der Akutphase auf eine mögliche **orthostatische Hypotonie** geachtet werden. Sinkt nach dem Aufsetzen (2–5 Minuten danach) der systolische Blutdruck auf > 20 mmHg oder der diastolische Blutdruck auf > 10 mmHg im Vergleich zum gemessenen Blutdruck im Liegen, spricht man von orthostatischer Hypotonie.

Im Folgenden kann man den Verlauf und die Inhalte der ersten 14 Tage nach dem aktiven Ereignis aus therapeutischer Perspektive nachverfolgen:

1. Tag nach Schlaganfall Abklärung der Schluckfunktion innerhalb der ersten 24 Stunden nach Symptomeinsetzen und Übergabe an Stationsteam. Keine Mobilisation nach Thrombektomie mit Femoraliskatheter und orthostatischer Hypotonie.

4. Tag nach Schlaganfall Keine Mobilisation in den Sitz bei < 24 Stunden nach Bypass-OP und Anlage eines Noradrenalinperfusors. FOTT und Pilotsitz > 30° Oberkörperhochlage. Testung der sensormotorischen Funktionen im betroffenen Arm und Bein.

Evidenz

Vorhersagefaktoren für die Erholung der Armfunktion

Studien zu Vorhersagefaktoren haben einen wichtigen Stellenwert in der Schlaganfall- und Versorgungsforschung eingenommen. Die Vorhersagekraft eines positiven SAFE-Scores in den ersten 72 Stunden für die Erholung der Armfunktion liegt bei 98 % für gewisse motorische Zugewinne und bei 60 % für eine vollständige motorische Erholung (gemessen mit dem ARAT-Score [Action Research Arm Test]). Patienten mit einem negativen SAFE-Score haben hingegen nur 25 % Chancen auf motorische Erholung (14 % am 9. Tag nach Schlaganfall).

Komplexere Modelle wie der PREP-2-Algorithmus (= Predict Recovery Potential) kombinieren klinische Tests wie den SAFE-Score (➤ Kap. 1.2.3) mit neurophysiologischer Diagnostik (z. B. TMS).

Der PREP-2-Algorithmus beinhaltet einen Entscheidungsbaum aus klinischen und neurophysiologischen Tests innerhalb der ersten 3–7 Tage nach Schlaganfall, um die Erholung der Armfunktion 3 Monate nach Schlaganfall als „excellent", „good", „limited" oder „poor" vorhersagen zu können (➤ Abb. 1.3).

Für Patienten mit einem SAFE-Score ≥ 5 oder ≥ 8 bei 80-Jährigen am 3. Tag bestehen gute bis exzellente Erholungschancen. Patienten mit einem SAFE-Score < 5, die in der TMS-Diagnostik am 3–7. Tag motorisch evozierbare Potenziale im betroffenen Arm zeigen, haben überwiegend gute Erholungschancen. Patienten mit einem SAFE-Score < 5 und keinen evozierbaren Potenzialen in der TMS-Diagnostik haben eingeschränkte bis keine guten Erholungschancen der Armfunktion nach 3 Monaten. Diese Informationen bilden wichtige Faktoren für die Ausrichtung der Behandlungsstrategie und Behandlungsauswahl in den folgenden Monaten.

6. Tag nach Schlaganfall Mobilisation an die Bettkante mit zwei Hilfspersonen und maximaler Hilfe 100 %. Im Sitzen Fallneigung nach links hinten bei mäßiger Drucktendenz der rechten Körperseite. Sitz mit Unterstützung für 7 Minuten toleriert, dann Blutdruckabfall (von 134/64 auf 114/56 mmHg).

7. Tag nach Schlaganfall Mobilisation an die Bettkante mit zwei Hilfspersonen und maximaler Hilfe 100 %, Sitzen für 10 Sekunden unter Aufsicht frei, Sitzen mit Unterstützung 5 Minuten toleriert, dann Blutdruckabfall (von 117/59 auf 114/64 mmHg).

WAS WÄRE, WENN …

… bei Frau Bypass die Raum- und Körperwahrnehmung deutlich beeinträchtigter gewesen wäre?

In diesem Zusammenhang kann eine Halbseitenvernachlässigung oder eine Drucksymptomatik aufgrund einer subjektiv verschobenen Mittellinie bei ersten Mobilisationsversuchen deutlicher auftreten. Die erste Mobilisation sollte dann zwingend zu zweit erfolgen oder Maßnahmen beinhalten, um eine mögliche Instabilität nach hinten oder zur betroffenen Seite abzusichern. Die Drucksymptomatik ist im Verlauf erfreulicherweise häufig regredient.

PRAKTISCHER TIPP

Mobilisation intensivpflichtiger Patienten

Eine der sichersten Möglichkeiten, intensivpflichtige Patienten zu mobilisieren, ist unter kontinuierlicher Puls- und Blutdruckkontrolle.

Für die ersten Tage nach Symptomeinsetzen empfiehlt sich ein Mobilisationsprotokoll (➤ Abb. 1.4). Darin können der Zeitpunkt nach Schlaganfall, der Zeitraum der Mobilisation, das Niveau der Mobilisation und bei Bedarf Anmerkungen, wie Vitalparameter, dokumentiert werden. Das Niveau der Mobilisation lässt sich in vier Level unterteilen; Level 1 – Kopfteil hochstellen, Level 2 – Sitz

Mobilisationsprotokoll

Datum erster Mobilisation:	☐☐ / ☐☐ / ☐☐☐☐	(TT / MM / JJJJ)
Zeit erster Mobilisation:	☐☐ : ☐☐	(HH : MM)
Niveau erster Mobilisation:	☐ Level 1 – Kopfende ☐ Level 2 – Bettkante ☐ Level 3 – aus dem Bett ☐ Level 4 – Gang (Flur)	
Dauer erster Mobilisation:	☐☐☐ Min	

Übersicht der Mobilisation in den ersten 7 Tagen

Datum: ☐☐ / ☐☐ / ☐☐☐☐

(eine Zeile pro Mobilisation)

Zeit	Level (1-4)	Anmerkungen
von ____ : ____ bis ____ : ____		
von ____ : ____ bis ____ : ____		
von ____ : ____ bis ____ : ____		
von ____ : ____ bis ____ : ____		
von ____ : ____ bis ____ : ____		
von ____ : ____ bis ____ : ____		
von ____ : ____ bis ____ : ____		
von ____ : ____ bis ____ : ____		
von ____ : ____ bis ____ : ____		
von ____ : ____ bis ____ : ____		
von ____ : ____ bis ____ : ____		
von ____ : ____ bis ____ : ____		
von ____ : ____ bis ____ : ____		
von ____ : ____ bis ____ : ____		
von ____ : ____ bis ____ : ____		
von ____ : ____ bis ____ : ____		
von ____ : ____ bis ____ : ____		
von ____ : ____ bis ____ : ____		
von ____ : ____ bis ____ : ____		

Olkowski BF, Shah SO. Early Mobilization in the Neuro-ICU: How Far Can We Go? Neurocrit Care (2017) 27:141–150.

Abb. 1.4 Mobilisationsprotokoll [H213–001/P1003]

an Bettkante, Level 3 – Sitz in Stuhl, Level 4 – Gehen auf Station. Bei Bedarf kann auch die subjektive Schwierigkeit mit VAS- oder Borg-Skala erfasst werden.

8. Tag nach Schlaganfall Mobilisation an die Bettkante mit zwei Hilfspersonen und 75 % Hilfe, Sitzen mit Unterstützung für 5 Minuten toleriert, statische und dynamische Sitzstabilität.

9. Tag nach Schlaganfall Mobilisation an die Bettkante mit 75 % Hilfe einer Person, Sitz für 45 Minuten gut toleriert (von 142/78 auf 125/64 mmHg innerhalb der ersten 30 Minuten).

10. Tag nach Schlaganfall Mobilisation in den Sitz, teilaktiver Transfer in Rollstuhl mit 75 % Hilfe.

14. Tag nach Schlaganfall Mobilisation und Transfer, Austrittsbericht und Abschlusstestungen.

Evidenz

Akutphase (Frühmobilisation)

Bei der Frühmobilisation in der Akutphase nach einem Schlaganfall werden zum einen das Niveau, die Dauer und die Frequenz der Mobilisation unterschieden und zum anderen die Zeitpunkte der Mobilisation. Very Early Mobilisation (VEM) wird als Mobilisation innerhalb der ersten 24 Stunden nach dem Ereignis definiert und wurde in einer großen multizentrischen Beobachtungsstudie an 2104 Schlaganfall-Patienten untersucht. Die Resultate dieser Studie wie auch darauffolgende systematischen Reviews sind weitgehend neutral und unterstützen die aktuellen Empfehlungen zur Frühmobilisation nicht. In einer großen multizentrischen, randomisiert kontrollierten Studie zur Frührehabilitation (A Very Early Rehabilitation Trial Phase III, AVERT III) wurden keine signifikanten Unterschiede zwischen der Frühmobilisationsgruppe (VEM) und der Kontrollgruppe (KG) beschrieben. Die erste Mobilisation unterschied sich im Mittel um nur 4 Stunden, und Endpunkte wie Tod (VEM: 8 % zu KG: 7 %) oder schwere Nebenwirkungen (19 % zu 20 %) waren in beiden Gruppen vergleichbar. Ein Cochrane Review des Jahres 2018 kommt zu dem Ergebnis, dass die Effekte von VEM auf mögliche Komplikationen weiterhin unklar sind. Es gibt keine Hinweise, dass VEM die Überlebensrate nach Schlaganfall steigert, jedoch eine geringe Evidenz, dass durch VEM die Dauer der Hospitalisation um im Mittel einen Tag verkürzt werden kann. Eine zusätzliche Dosis-Wirkungs-Analyse gibt Hinweise darauf, dass kürzere (ca. 13 Minuten) und häufigere frühe Mobilisation positive Effekte auf die Ergebnisse 3 Monate nach dem Schlaganfall hat. Weiterhin ungeklärt bleibt der Effekt von VEM auf unterschiedliche Schlaganfall-Arten, wie hämorrhagische Infarzierungen, Lokalisationen mit Einfluss auf das autonome Nervensystem und kardiopulmonale Regulation, oder auch der Effekt von VEM nach Akutinterventionen. Demnach sollte der Blutdruck insbesondere bei kardiopulmonal instabilen Patienten vor und während der Mobilisation in die Vertikale mitgemessen werden.

Generell wird eine Frühmobilisation < 24 h zur Vermeidung von sekundären Komplikationen immer angestrebt. Bei Vorliegen von intrazerebralen Blutungen, einem NIHSS ≥ 20, einer relevanten orthostatischen Hypotonie oder hämodynamischer Instabilität gelten 24–48 Stunde Bettruhe.

Nach Abschluss des Aufenthalts auf der Stroke Unit konnte Frau Bypass moderate Zugewinne an Eigenaktivitäten in den basalen Lagewechseln im Liegen, Sitzen und beim Umsetzen erreichen, die in der Rehabilitation weiter ausgebaut werden. Die kardiopulmonale Belastbarkeit und Ausdauer in erhöhten Ausgangsstellungen, wie Sitzen, konnte von 5 auf 30 Minuten gesteigert werden. Es besteht weiterhin eine schwere Arm- und Beinparese, ohne Aktivitäten in den Fingern, der Hand oder dem betroffenen Fuß. Die Dysphagie zeigte sich im Verlauf rückläufig, sodass die Ernährung in Begleitung oral erfolgen kann. Insgesamt haben sich innerhalb des Behandlungszeitraums die Sitzstabilität und mäßig geringe Eigenaktivitäten im linken Arm und Bein verbessert (➤ Tab. 1.2).

Tab. 1.2 Assessments nach Beendigung des Intensivintervalls

Assessment	Tag 1	Tag 14
NIHSS	10 Punkte	13 Punkte
• 1a–c Bewusstseinslage	0	0
• 2 Augenbewegungen	0	1
• 3 Gesichtsfeld	0	0
• 4–8 Motorik (Gesicht, Arme, Beine)	8	9
• 9 Ataxie	x	x
• 10 Sensibilität	1	1
• 11 Sprache	0	0
• 12 Dysarthrie	1	1
• 13 Neglekt	0	1
SAFE	0/10 Punkten	1/10 Punkten
Sitzstabilität für 30 Sekunden	0	25
MI OEx	0/100 Punkten	18/100 Punkten
MI UEx	0/100 Punkten	23/100 Punkten

1.6 Evidenzbasierte Zusammenfassung

Die Dynamik der motorischen Erholung in den ersten 14 Tagen nach Schlaganfall zeigt vor allem Fortschritte im Bereich der Rumpfkontrolle und der Mobilität sowie kleine motorische Zugewinne im MI und Fugl-Meyer Assessment (FMA; ➢ Tab. 1.3). Die flache Dynamik des SAFE-Scores spricht für Chancen von weniger als 14 % auf eine vollständige Erholung der Armfunktion. Mit den Zugewinnen bezüglich der Sitzstabilität steigen die Chancen auf das Wiedererlangen der Gehfähigkeit, wenngleich offen bleibt, welche Gehstrecke und Selbstständigkeit dabei wiedererlangt werden können und inwiefern ein Zurückkehren in das häusliche Umfeld nach Abschluss der Rehabilitationsphase möglich ist oder ob Alternativen miteinbezogen werden sollten. Ein fortlaufendes Überprüfen der motorischen Funktionen und Aktivitäten orientiert sich an Expertenempfehlungen zu Kern-Assessments (*) und einheitlichen Messzeitpunkten (*).

Tab. 1.3 Übersicht der Assessments

Assessment	Tag 1	Tag 4/24 h post OP	Tag 7	Tag 14
NIHSS*	10	11	13	13
Barthel-Index (BI)*	-30	-75	-75	30
SAFE	0	0	1	1
MI OEx	0	0	9	18
MI UEx	0	9	23	23
TCT	0	0	24	37
FMA-UE*	0	4	4	6
ARAT*	-	-	0	0
FMA-LE*	4	6	8	8
10-Meter-Gehtest (10MWT)*	-	-	Nicht möglich	Nicht möglich
Timed-up-and-Go-Test (TUG)*	-	-	Nicht möglich	Nicht möglich
Berg Balance Scale (BBS)*	-	-	2	4

LITERATUR

Allen C, Glasziou P, Del Mar C. Bed rest: a potentially harmful treatment needing more careful evaluation. Lancet 1999; 354: 1229–1233.

Allen LM, Hasso AN, Handwerker J, Farid H. Sequence-specific MR imaging findings that are useful in dating ischemic stroke. RadioGraphics 2012; 32: 1285–1297.

Bernhardt J and the AVERT Trial Collaboration group. Efficacy and safety of very early mobilisation within 24 h of stroke onset (AVERT): a randomised controlled trial. Lancet 2015; 386(9988): 46–55.

Bernhardt J, Churilov L, Ellery F et al. AVERT Collaboration Group. Prespecified dose-response analysis for A Very Early Rehabilitation Trial (AVERT). Neurology 2016; 86(23): 2138–2145.

Brott T, Adams HP Jr, Olinger CP et al. Measurements of acute cerebral infarction: a clinical examination scale. Stroke 1989; 20(7): 864–870.

Collin C, Wade D. Assessing motor impairment after stroke: a pilot reliability study. J Neurol Neurosurg Psychiatr 1990; 53: 576–579.

Karnath HO, Johannsen L, Broetz D, Ferber S, Dichgans J. Prognosis of contraversive pushing. J Neurol 2002; 249: 1250–1253.

Langhorne P, Collier JM, Bate PJ, Thuy MNT, Bernhardt J. Very early versus delayed mobilisation after stroke. Cochrane Database of Systematic Reviews 2018, Issue 10. Art. No.: CD006187.

Li Z, Zhang X, Wang K, Wen J. Effects of Early Mobilization after Acute Stroke: A Meta-Analysis of Randomized Control Trials. Journal of Stroke and Cerebrovascular Diseases 2018; 27(5): 1326–1337.

Nijland RMH, van Wegen EEH, Harmeling-van der Wel BC, Kwakkel G, on behalf of the EPOS Investigators. Presence of Finger Extension and Shoulder Abduction Within 72 Hours After Stroke Predicts Functional Recovery Early Prediction of Functional Outcome After Stroke: The EPOS Cohort Study. Stroke 2010; 41: 745–750.

Olkowski BF, Shah SO. Early Mobilization in the Neuro-ICU: How Far Can We Go? Neurocrit Care 2017; 27: 141–150.

Pohl J, Held JPO, Verheyden G et al. Consensus-Based Core Set of Outcome Measures for Clinical Motor Rehabilitation After Stroke – A Delphi Study. Front Neurol 2020; 11: 875.

Stinear CM, Byblow WD, Ackerley SJ, Smith MC, Borges VM, Barber PA. PREP2: A biomarker-based algorithm for predicting upper limb function after stroke. Ann Clin Transl Neurol 2017; 4(11): 811–820.

Trapl M, Enderle P, Nowotny M et al. Dysphagia Bedside Screening for Acute-Stroke Patients. The Gugging Swallowing Screen. Stroke 2007; 38: 2948–2952.

Veerbeek JM, Van Wegen EE, Harmeling-Van der Wel BC, Kwakkel G; EPOS Investigators. Is accurate prediction of gait in nonambulatory stroke patients possible within 72 hours poststroke? The EPOS study. Neurorehabil Neural Repair 2011; 25(3): 268–274.

Woldag H. Vaskuläre Erkrankungen des Nervensystems – Zerebrovaskuläre Ischämien. In: Hengelmolen-Greb A, Jöbges M (Hrsg). Leitfaden – Physiotherapie in der Neurologie. München: Elsevier; 2018.

FALL

2

Susanne Gerold

Intensivtherapie in der Spätphase nach Schlaganfall

Leitsymptome: Hemiparese – Wallenberg-Syndrom – Intensivtherapie

mittel

Definition

Wallenberg-Syndrom

Unter dem Wallenberg-Syndrom versteht man einen **Infarkt in der dorsolateralen Medulla oblongata,** der aufgrund eines Verschlusses der A. cerebelli inferior posterior (PICA) oder der Arteria vertebralis entsteht. Im klinischen Bild zeigen sich ipsilateral auftretende Symptome wie ein abgeschwächter Kornealreflex, Sensibilitätsstörungen im Gesicht, Stimmbandlähmung, Gaumensegelparese oder auch eine Hemiataxie. Kontralateral können dissoziierte Sensibilitätsstörungen am Körper auftreten. Typisch sind außerdem eine Fallneigung zur erkrankten und ein Nystagmus zur ipsilateralen Seite. Je nach Ort der Schädigung treten die Symptome in unterschiedlicher Ausprägung auf.

Das Wallenberg-Syndrom wurde erstmals 1808 von Gaspard Vieusseux erwähnt, ist aber nach dem deutschen Neurologen Adolf Wallenberg benannt. Es gehört mit seinem Symptomkomplex zu einer seltenen Form des Schlaganfalls.

2.1 Vorgeschichte

Vor drei Jahren erlitt Frau Wallenberg im Alter von 56 Jahren einen zerebrovaskulären Insult. Vorbestehend lag neben einer Spinalkanalstenose L3/4 und L2/3 eine Ischialgie rechts bei degenerativen Veränderungen der LWS und einer rechtskonvexen Skoliose vor.

Die Erstversorgung von Frau Wallenberg erfolgte zunächst auf der neurologischen Abteilung eines regionalen Krankenhauses und im weiteren Verlauf dann in einer Neurologischen Universitätsklinik. Im Rahmen des durchgeführten MRTs wurde bei Frau Wallenberg ein Verschluss der A. cerebelli inferior posterior (PICA, ➤ Abb. 2.1) festgestellt, wodurch es zu einem Infarkt der dorsolateralen Medulla oblongata rechts kam. Resultierend hieraus zeigten sich bei Frau Wallenberg ein Wallenberg-Syndrom (ICD-10: G46.3) links mit einer Hemiparese links und eine Dysarthrophonie.

Nach der Erstversorgung mit Stabilisierung des gesundheitlichen Zustandes wurde Frau Wallenberg nach 25 Tagen weiter in die postakute stationäre Rehabilitation verlegt. Die Verweildauer dort betrug 6 Monate. Entlassen wurde Frau Wallenberg danach ins häusliche Umfeld mit externer Hilfe über einen ambulanten Pflegedienst und ambulante Physio- und Ergotherapie.

Seither geht Frau Wallenberg regelmäßig (2× wöchentlich) in die Ergo- und Physiotherapie. Dort trainiert sie sowohl die Motorik der linken oberen Extremität als auch das Gehen mit 4-Punkte-Stock und das freie Stehen. Weitere Aufenthalte in Rehabilitationskliniken hatten stattgefunden. Seit einem halben Jahr erhält Frau Wallenberg zum Erhalt ihrer motorischen Funktionen 1× pro Woche Physiotherapie und Ergotherapie über die Krankenkasse finanziert. Ein zweites Mal Physiotherapie pro Woche bezahlt sie selbst.

Trotz chronischem Stadium der Erkrankung hat die Patientin eine Verbesserung ihres Zustandes

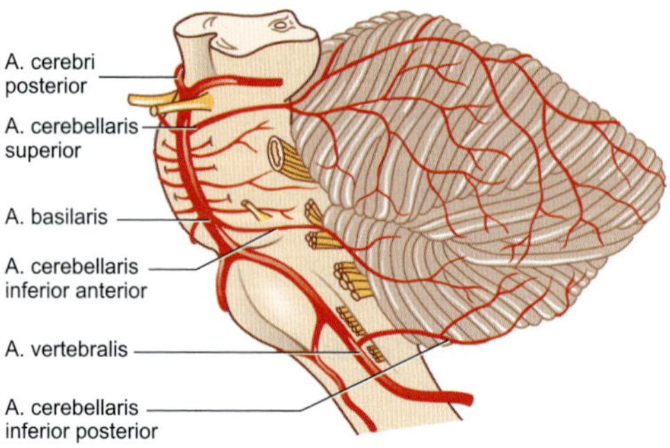

Abb. 2.1 Arterien des Cerebellums [L126]

noch nicht aufgegeben und kommt daher zu einem 4-wöchigen Intensivprogramm 3 Jahre nach Ereignis in die Ambulanz.

Im vorliegenden Fallbericht werden folgende Fragen beantwortet:

- Wie wichtig sind klare und messbare Zielsetzung mit Einbezug des Patienten und der Angehörigen?
- Wie kann das UMNS-System bei der Strukturierung der Therapieinhalte helfen?
- Unterstützen Therapien die Krankheitsverarbeitung?
- Wie können zusätzliche orthopädische Probleme die neurologische Rehabilitation erschweren?

2.2 Untersuchungsbefunde

2.2.1 Medizinische Befunde

Neben den medizinischen Befunden aus der Akutphase wie CT und/oder MRT werden im Verlauf der Rehabilitation innerhalb der ärztlichen Diagnostik Reflexe geprüft, Kraft getestet und mittels standardisierter Testungen eine Aussage zum Gleichgewicht gemacht (➤ Tab. 2.1).

Ärztliche Untersuchung

59-jährige Rechtshänderin, wach und zu allen Qualitäten orientiert. Kein Meningismus. HWS frei beweglich. Gesichtsfeld fingerperimetrisch intakt. Normale Pupillo- und Okulomotorik. Gesichtssensibilität rechts eingeschränkt, Gesichtsmotorik intakt. Kaudale Hirnnerven regelrecht. Stand und Gang nur mit starker Unterstützung möglich bei ausgeprägten Gleichgewichtsstörungen und ataktischem Gangbild mit Fallneigung nach rechts. Fingerstreckung Hand rechts M0 mit Ausnahme des Zeigefingers M3, Handextension M4-, Handflexion M4-, Ellenbeugung M4+, Ellenextension M4+, Bein links Hüftbeugung M4+, Kniestreckung M5-, Kniebeugung M5-. AHV links nicht prüfbar, BHV links ataktisch. Muskeleigenreflexe an den Armen linksbetont lebhaft auslösbar, an den Beinen knapp beidseits auslösbar. Hypästhesien für Berührung rechtsseitig.

KLINISCHER HINTERGRUND

Bildgebende Untersuchungen

Computertomografie (CT)

Hier handelt es sich um ein spezielles Röntgenverfahren, welches sog. Querschnittbilder von Körperteilen erstellt. Mit Hilfe einer Röntgenröhre und Blenden werden die Körperabschnitte mit Röntgenstrahlen durchzogen und durch die unterschiedlichen Strukturen wie Haut, Fett, Muskeln und Knochen verschieden abgeschwächt. Sensoren im Gerät empfangen diese Signale und bereiten sie elektronisch auf. Ein Computer rechnet die verschiedenen Projektionen zu einem Stufenbild um, welches dann auf dem Bildschirm betrachtet werden kann. Ein CT wird z. B. durchgeführt bei Verdacht auf Blutungen, Gehirntumoren, degenerative altersbedingte Veränderungen, Erweiterung von Blutgefäßen, Schlaganfall.

Magnetresonanztomografie (MRT)

Bei der Kernspin- oder auch Magnetresonanztomografie werden mittels starker Magnetfelder die Strukturen von Gehirn und Rückenmark ohne Strahlenbelastung dargestellt. Unter anderem können nicht nur die Strukturen, sondern auch stoffwechselbedingte Veränderungen im Gehirn aufgezeigt werden. Im Kernspin befindet sich ein starkes Magnetfeld, das die Atome, aus denen unser Körper besteht (98 % Wasserstoffatome), in eine bestimmte Richtung zwingt. Durch Radiowellen werden die Atome aus ihrer vorgegebenen Position ausgelenkt. Werden diese Radiowellen wieder ausgeschaltet, springen die Atome zurück in ihre aufgezwungene Position und senden dabei Signale aus, die vom Computer aufgenommen und umgerechnet werden.
Ebenso wie beim CT kann auch beim MRT Kontrastmittel dazugegeben werden, um Strukturen noch genauer darzustellen und ggf. Schädigungen im Bereich der Blut-Hirn-Schranke aufzuzeigen.

Tab. 2.1 Ärztliche Diagnostik

Untersuchung	Beschreibung	Beispiele
Reflexprüfung	Reflexe sind Reaktionen des Nervensystems auf einen Reiz. Diese Reaktionen laufen unwillkürlich und immer gleich ab. Der Arzt achtet dabei vor allem auf eine Seitendifferenz oder eine Reflexsteigerung, ggf. treten auch pathologische Reflexe auf, z. B. Babinski-Zeichen (➤ Abb. 2.2).	• Muskeleigenreflexe: Bizepssehnenreflex, Trizepssehnenreflex, Patellarsehnenreflex • Fremdreflexe: Bauchhautreflex • Primitivreflexe als Zeichen einer fortgeschrittenen organischen Hirnschädigung: Saugreflex
Prüfung von Beweglichkeit, Kraft und Muskeltonus	• Die Einteilung der Parese wird mit Hilfe des Muskelfunktionstests durchgeführt (➤ Kap. 18.2.3). • Beweglichkeitsveränderungen werden in Neutral-Null-Methode notiert. • Die Spastik wird anhand der modifizierten Ashworth-Skala beurteilt.	
Koordinationsprüfung	Getestet wird das Zusammenspiel verschiedener Muskeln. Hierbei erhält der Arzt Hinweise auf mögliche Schädigungsorte und prüft die verschiedenen neurologischen Systeme. Geachtet wird unter anderem auf Zielsicherheit, Bewegungsfluss, das Auftreten eines Tremors oder Ataxie.	• Finger-Nase-Versuch: in weitem Bogen mit dem Zeigefinger zur Nase; mit offenen und geschlossenen Augen • Knie-Hacke-Versuch: Ferse des einen Beines auf die Patella des anderen setzen und der Schienbeinkante entlang nach distal bewegen • Diadochokinese: Hände im Wechsel schnell pro- und supinieren • Romberg-Versuch: Patient steht mit geschlossenen Füßen, zuerst mit offenen und dann mit geschlossenen Augen
Sensibilitätsprüfung	Es wird zwischen Dermatomen und Hautnervenarealen unterschieden, ebenso wie die Oberflächen- und Tiefensensibilität. Angaben des Patienten zu Missempfindungen wie Hyper-, Hyp- oder Dysästhesien und Schmerzen gehören in der Untersuchung der Sensibilität dazu.	Temperatur, Vibration (mit Stimmgabel an Knochenvorsprung), Berührung, Schmerz (Spitz-Stumpf-Diskrimination), Stereognosie (Erkennen von Zahlen auf der Haut), Zeitpunktdiskrimination
Prüfung des vegetativen Nervensystems	Über Befragung zu den wichtigsten Funktionen wird eine Aussage getroffen.	z. B. Blasen- und Darmfunktion; Atmung und Kreislauf

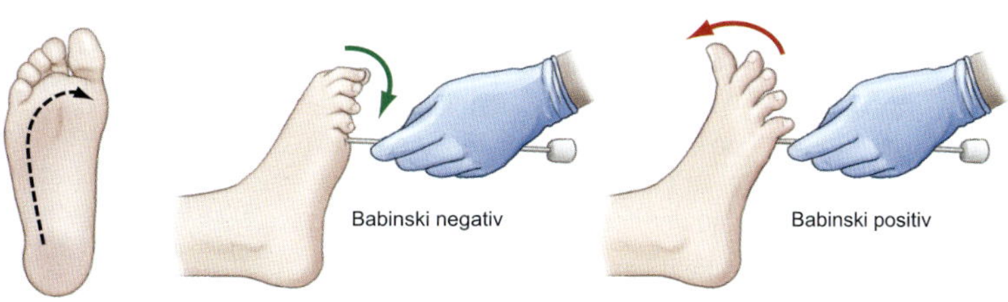

Abb. 2.2 Babinski-Zeichen [G1027]

Diese Befunde fließen in die weitere physiotherapeutische Anamnese und Befundung ein.

Um Doppelspurigkeiten in der Befundung zu vermeiden, empfiehlt es sich, die medizinische Untersuchung in das Clinical Reasoning mit aufzunehmen.

2.2.2 Physiotherapeutische Anamnese

In der Anamnese berichtet Frau Wallenberg, weiterhin ihren linken Arm nicht benutzen zu können, auch als Hilfshand könne sie diesen nicht einsetzen. Das Gehen am 4-Punkte-Stock funktioniere gut, allerdings fühle sie sich gelegentlich unsicher und gehe daher nur in Begleitung im Haus. In der letzten Zeit habe sie wieder vermehrt Schmerzen im Rücken mit Ausstrahlung ins rechte Bein, was ihr das Gehen zusätzlich erschwere und sie verunsichere.

In der weiteren Untersuchung wird ein Augenmerk auf die vorliegende Rückensituation gelegt. Hier zeigen sich bei Frau Wallenberg nach längerem Sitzen Ausstrahlungen ins rechte Bein, die über den Lasègue-Test ausgelöst werden konnten. Frau Wallenberg berichtet, bezüglich der Problematik am Rücken ebenfalls in physiotherapeutischer Behandlung zu sein, diese aber aktuell für das Intensivintervall zu pausieren.

2.2.3 Evaluation des Gesundheitszustands nach ICF

Aktivität und Partizipation (Teilhabe)

Frau Wallenberg ist zum Zeitpunkt der Aufnahme in die Ambulanz selbstständige Rollstuhlfahrerin und mit Begleitung an einem 4-Punkt-Stock bedingt gehfähig (FAC 1, ➤ Tab. 2.2). In den Aktivitäten des täglichen Lebens (ADL) ist sie eigenständig und auch den 2-stündigen Anfahrtsweg mit den öffentlichen Verkehrsmitteln in die Ambulanz bewältigt sie ohne eine Begleitperson. Bei sämtlichen Transfers ist Frau Wallenberg selbstständig.

Tab. 2.2 Functional Ambulation Categories (FAC)

Wert	Level	Beschreibung
FAC 0	Unfähig	Patient kann nicht gehen oder benötigt Hilfe von 2 Personen.
FAC 1	Abhängig Level 2	Patient benötigt dauerhafte Unterstützung einer Person, die bei Gewichtsübernahme und Balance hilft.
FAC 2	Abhängig Level 1	Patient benötigt kontinuierlichen oder zeitweise Unterstützung von einer Person, die bei der Balance und der Koordination hilft.
FAC 3	Abhängig unter Supervision	Patient benötigt verbale Überwachung oder „Standby-Hilfe" von einer Person ohne Berührung.
FAC 4	Unabhängig auf ebenem Boden	Patient kann frei auf ebenem Grund laufen, benötigt aber Hilfe für Treppen, Schwellen oder unebene Untergründe.
FAC 5	Unabhängig	Patient kann unabhängig überall gehen.

KLINISCHER HINTERGRUND

Functional Ambulation Categories (FAC)

Der FAC dient der Ermittlung des Schweregrades einer Gangstörung bei neurologischen Patienten. Hierzu wird die Gehfähigkeit des Patienten in Hinblick auf die Umgebung (drinnen, draußen, eben, uneben) und die Notwendigkeit einer personellen Unterstützung in einer 6-stufigen Skala beurteilt (➤ Tab. 2.2).
Hilfsmittel jeglicher Art werden nicht berücksichtigt, was bedeutet, dass Patienten, die mit einem Gehstock mobil sind, auch einen FAC 5 erreichen können.

Körperfunktion und -struktur

Minussymptomatik (Funktionen der Muskelkraft, b730)
Fehlende Kraft der linken Körperseite: Motricity Index (MI) OEx 34 Punkte, UEx 53 Punkte
Plussymptomatik (Funktionen des Muskeltonus, b735)
Erhöhter Muskeltonus, gemessen mit der modifizierten Ashworth-Skala: oberes Sprunggelenk (OSG) links 2+ mit erschöpflichem Klonus
Adaptive Phänomene (Funktionen der Gelenkbeweglichkeit, b710)
Beweglichkeit OSG links:

- Mit gebeugtem Kniegelenk: 10/0/40
- Mit gestrecktem Kniegelenk: 0/0/40

KLINISCHER HINTERGRUND

Upper Motor Neuron Syndrom (UMNS)

Um die motorischen Beeinträchtigungen eines Patienten nach Schlaganfall zu beschreiben, werden häufig sichtbare neurologischen Symptome unter Begriffen wie spastische Parese, spastisches Syndrom bzw. spastisches Muster subsumiert.
1958 wurde der Begriff des Syndroms des oberen Motoneurons von John Hughlings-Jackson eingeführt und über die Jahre überarbeitet.
Heute beschreibt das UMNS typische Symptome, die nach Schädigung des ersten motorischen Neurons auftreten, und unterteilt diese in Plussymptome, Minussymptome und adaptive Phänomene (➤ Tab. 2.3).
Das UMNS bildet einen Modellrahmen, der hilft, therapeutische Entscheidungen zu treffen.

Tab. 2.3 UMNS

Plussymptome	Minussymptome	Adaptive Phänomene
Spastik	Parese	Viskositätsveränderungen
Klonus	Verlangsamte Kontraktionsgeschwindigkeit	Actin-Myosin-Crossbridges
Ko-Kontraktionen	Verlangsamte Dekontraktionsgeschwindigkeit	Intermuskuläre bindegewebige Veränderungen
Assoziierte Reaktionen	Gesteigerte Ermüdbarkeit	Umbau von Muskelfasertypen
Aktionsinduzierte spastische Dystonie	Eingeschränkte „Contraction Steadiness"	Sarkomerverlust
	Verlust der Geschicklichkeit	Verkürzte Muskel-Sehnen-Einheit (Kontraktur)

Umwelt- und personenbezogene Faktoren

Frau Wallenberg lebt mit ihrem Mann in einem Einfamilienhaus mit Garten. Sie hat 3 Kinder, wovon eine Tochter seit Geburt behindert ist und noch im Haushalt mit betreut werden muss.

Das Haus erstreckt sich über 3 Stockwerke. Frau Wallenberg bewegt sich ausschließlich in den 2 unteren Stockwerken, hier muss sie zwischen den Stockwerken 28 Stufen bewältigen.

Aufgrund der Behinderung der Tochter ist das Haus insgesamt barrierefrei umgebaut, sodass die Fortbewegung auf einer Ebene im Haus mit Rollstuhl gut möglich ist.

Der Ehemann arbeitet im Schichtdienst als Bahnbeamter. Für die Betreuung der Tochter hat Frau Wallenberg tagsüber Unterstützung durch einen externen Betreuer.

Frau Wallenberg selbst ist pensioniert, ist gerne und viel unterwegs, liest in ihrer Freizeit gern Bücher und besucht Kunstausstellungen.

Assessments

Die zu Beginn der Intensivtherapie durchgeführten Assessments ergeben die in ➤ Tab. 2.4 aufgeführten Werte.

Tab. 2.4 Assessments zu Beginn der Intensivtherapie

Assessment	Wert
FAC	1
10MWT	53 Schritte/2:12 min (mit therapeutischer Unterstützung)
TUG	2:10 min
BBS	26/56 Punkten
Chedoke McMaster Stroke Assessment	Hand 2/7, Arm 3/7
FMA	27/66
Dynamometer	10 kg

2.3 Zusammenfassung der wichtigsten Befunde

Bei Frau Wallenberg liegt eine armbetonte Hemiparese links mit erheblichen Einschränkungen der Kraft und Willkürmotorik vor. Im Bereich der Teilhabe ist sie mit dem Rollstuhl gut mobil, ist aber in ihrer Gehfähigkeit erheblich eingeschränkt. Ebenso zeigen sich Einschränkungen der posturalen Kontrolle in Stand und Gang. Die linke obere Extremität ist ebenfalls in ihren Aktivitäten eingeschränkt, sodass ein Gebrauch als Hilfshand aktuell nicht möglich ist.

Frau Wallenberg zeigt im Bereich der Körperstruktur und -funktion sowohl Plus- als auch Minussymptome. Hier ist zu erwähnen, dass vor allem die Minussymptome und dort vorrangig das Kraftdefizit einen Einfluss darauf hat, dass sie bestimmte Aktivitäten nicht durchführen kann.

2.4 Physiotherapeutische Zielsetzung

Gemeinsam mit Frau Wallenberg und ihrem Ehemann werden folgende Ziele in der Physiotherapie vereinbart:

- **Mittelfristig:** Selbstständiges Gehen im Inneren des Hauses
- **Langfristig:** Sicheres Gehen mit Hilfsmittel über kurze und mittellange Strecken auch außerhalb des Hauses
- Als **Nebenziel** gibt Frau Wallenberg noch eine höhere Sicherheit bei Transfer aus und in den Rollstuhl an.

Innerhalb der Ergotherapie wird am Einsatz der linken oberen Extremität als Haltehand bei Alltagsaktivitäten gearbeitet.

2.5 Physiotherapeutische Maßnahmen/Therapieplan

Geplant werden für Frau Wallenberg 4 Wochen Intensivtraining mit 3–4 Therapien 5 Tage die Woche, darunter Physiotherapie, Ergotherapie, roboterunterstütztes Gangtraining am Lokomaten und roboterunterstütztes Armtraining am Armeo Spring (➤ Abb. 5.4).

Innerhalb der ersten Woche musste eine Anpassung des Therapieplans vorgenommen werden, da Frau Wallenberg aufgrund der langen Anreise zeitweise in den Therapien sehr müde ist. In Absprache mit der Patientin und den Angehörigen wird auf einen Turnus von 3–4 Therapien an 4 Tagen pro Woche gewechselt.

WAS WÄRE, WENN …

… innerhalb der Behandlung von Frau Wallenberg Schmerzen im Bereich beider Beine auftreten?

Es könnte sich zum einen um eine Überlastung aufgrund des hohen Trainingspensums handeln. Aus der Anamnese wissen wir aber auch, dass bei Frau Wallenberg eine Spinalkanalstenose L3/4 und L2/3 mit einer Ischialgie rechts bei degenerativen Veränderungen der LWS und einer rechtskonvexen Skoliose vorliegt. Eine Diagnostik im Bereich der Wirbelsäule würde mittels Slump-Tests oder Straight-Leg-Raise-Test eine Aussage erlauben, ob eine Irritation der Nervenwurzel vorliegt. Sind die Tests positiv, so ist weiter damit zu rechnen, dass die Kraft des rechten Beines nicht nur aufgrund veränderter zentraler Steuerung abgenommen hat, sondern die periphere Symptomatik ebenfalls ein Kraftdefizit verursacht.

Um die Zielsetzung, nämlich das sichere Gehen mit Hilfsmittel im Inneren des Hauses zu erreichen, wird innerhalb der physiotherapeutischen Behandlung mit Frau Wallenberg an der Steh- und Gehfähigkeit gearbeitet. Therapieschwerpunkte sind hierbei:

- **Krafttraining an der Beinpresse:** Monopedal links 4 Serien à 20 Wiederholungen bei einem Gewicht von anfangs 30 kg; konnte in den 4 Wochen Training auf 40 kg gesteigert werden
- **Sit-to-stand-/Stand-to-sit-Übungen:**
  - Begonnen wird mit einer Sitzhöhe von 51 cm; konnte auf eine Sitzhöhe von 47 cm reduziert werden
  - Variationen durch:
    - Stockeinsatz ja/nein
    - Fußstellung: parallel od. mit leichter Schrittstellung
- **Freies Stehtraining** vor der Bank; Variation durch Drehung zu beiden Seiten oder Schrittstellung beidseits
- **Alltagsorientiertes Gangtraining** mit Stock im Raum; Variation durch unterschiedliche Bodenbeschaffenheit; Fokus auf Gangtempo und Schrittlänge

Evidenz

Aufgrund der eindeutigen Evidenz ist bekannt, dass die Ganggeschwindigkeit sich am besten auf dem Laufband trainieren lässt, da unter gleicher Therapiezeit mehr Wiederholungen/Gangzyklen absolviert werden als auf dem Boden. Dies ist vor allem bei noch nicht gut gehfähigen Patienten sinnvoll. Ebenso sinnvoll ist dort der Einsatz von elektromechanischen Gangtrainern.

In der chronischen Phase nach Schlaganfall ist die Evidenz für ein reines Geschwindigkeitstraining auf dem Laufband allerdings nicht robust. Hier sollte ein optimales Training immer aus der Kombination beider Therapieoptionen bestehen.

PRAKTISCHER TIPP

Geschwindigkeitstraining am Boden

Eine Möglichkeit, am Boden mit den Patienten Geschwindigkeit zu trainieren, ist der Einsatz eines **auditiven Cueings** (= akustische Stimulation einer Aktivität). Diese Therapieoption ist vor allem bei Parkinson-Patienten bekannt, kann aber auch in der Schlaganfall-Rehabilitation bzw. grundsätzlich zur Verbesserung der Ganggeschwindigkeit eingesetzt werden. Hierbei dient der Cue als externer Fokus im motorischen Lernprozess.
Weitere Variationen der Trainingsgestaltung am Boden:

- Gehgeschwindigkeit
  - Strecke abstecken, Zeit messen
  - 2. Durchgang: -10 %
- Definierte Zeit
  - Meter zählen
  - 2. Durchgang: +10 %
- Kadenz
  - Schritte zählen
  - 2. Durchgang: -10 %

Auf dem Lokomaten geht Frau Wallenberg sehr gerne, sie empfindet diese zusätzliche Therapie als sehr gewinnbringend, da sie ihrer Aussage nach nie die Möglichkeit hat, mehr als 1 km am Stück zu gehen (➤ Tab. 2.5).

Nach Abschluss des 4-wöchigen Therapieintervalls konnte Frau Wallenberg kleinere Erfolge im Bereich ihrer Gehfähigkeit erreichen. Frau Wallenberg gibt allgemein Angst vor Stürzen als Grund für die fehlenden Selbstständigkeit beim Gehen an. Insgesamt haben sich innerhalb der intensiven Therapiezeit die Ganggeschwindigkeit und die subjektive Gangsicherheit (von Seiten der Patientin) leicht verbessert (➤ Tab. 2.6).

Tab. 2.6 Assessments nach Beendigung des Intensivintervalls

Assessment	T1	T2
FAC	1	2
10MWT	53 Schritte/2:12 min	45 Schritte/ 1:27 min
TUG	2:10 min	1:50 min
BBS	26/56 Punkten	30/56 Punkten

T1: Beginn des 4-wöchigen Intensivprogramms
T2: Ende des 4-wöchigen Intensivprogramms

Als Nebenziel gab Frau Wallenberg das selbstständige Aufstehen und sichere Stehen vor der Bank oder dem Stuhl an. Die Bankhöhe konnte im Training sukzessive herabgesetzt werden und so ist es Frau Wallenberg nach Abschluss des Intensivprogramms möglich, unter Supervision aus dem Rollstuhl selbstständig aufzustehen.

2.6 Evidenzbasierte Zusammenfassung

Objektiv messbare Veränderungen konnten nach dem Intensivintervall nicht erzielt werden. Nach Aussagen von Frau Wallenberg gaben ihr die Therapien gute

Tab. 2.5 Daten aus dem Lokomaten

Training	Trainingszeit (min.)	Zurückgelegte Strecke (m)	Durchschnittliche Geschwindigkeit (km/h)	Gewichtsreduktion in Prozent
1	32:38	1153,00	2,14	50 %
2	29:53	1115,00	2,28	50 %
3	28:01	907,00	1,96	45 %
4	29:19	961,00	2,01	45 %
5	30:37	1012,00	2,01	45 %
6	30:34	947,00	1,92	40 %
7	30:21	1090,00	2,18	40 %
8	25:42	834,00	1,98	30 %
9	25:26	777,00	1,90	30 %
10	24:51	801,00	1,96	30 %
11	25:55	835,00	2,06	30 %

Tab. 2.7 Übersicht der Assessments

Assessment	T1	T2	T3	T4
FAC	1	2	2	2
10MWT	53 Schritte/2:12 min	45 Schritte/ 1:27 min	47 Schritte/ 1:40 min	47 Schritte/ 1:59 min
TUG	2:10 min	1:50 min	2:00 min	2:03 min
BBS	26/56 Punkten	30/56 Punkten	30/56 Punkten	28/56 Punkten

T1: Beginn des 4-wöchigen Intensivprogramms
T2: Ende des 4-wöchigen Intensivprogramms
T3: Halbes Jahr nach Intensivprogramm
T4: 1 Jahr nach Intensivprogramm

Anstöße für zuhause und sie konnte die Fortschritte vor allem im Bereich der posturalen Kontrolle im Stand und beim Aufstehen aus dem Rollstuhl noch bis zu 3 Monate nach dem Intensivblock feststellen (➤ Tab. 2.7).

Aus Studien ist bekannt, dass auch Patienten in der chronischen Phase nach Schlaganfall von einem intensiven Therapieangebot profitieren können.

Hier scheint es besonders wichtig, dass das Training alltagsrelevante und bedeutungsvolle Aufgaben für den Patienten enthält.

In internationalen Leitlinien werden Handlungsempfehlungen für nicht gehfähige Patienten zur Verbesserung der Gehfähigkeit, aber auch der Gehgeschwindigkeit und Gehstrecke gegeben (KNGF Stroke Guidelines):

- Nicht gehfähige Patienten auf Gangtrainer trainieren
- Maßgebend ist eine hohe Anzahl an Gehbewegungen.
- Unabhängig, ob mit Gerät oder rein personenunterstützt; ohne Gerät meist enorme personelle und zeitliche Ressource
- Wahl der Geräteunterstützung (Exoskelett vs. Endeffektor) aktuell noch Gegenstand von Diskussion, aktuell keine dezidierte Empfehlung innerhalb der Leitlinien

Vor allem aber in der chronischen Phase nach Schlaganfall ist die Evidenz für ein gerätegestütztes Training nicht robust. Patienten geraten in eine Art Teufelskreis mit wenig Mobilität, die das jeweilige Aktivitätslevel reduziert und somit Fatigue und Sturzangst erhöhen kann.

Im Fall von Frau Wallenberg scheint auch eine Sturzangst vorzuliegen, die innerhalb der Behandlung kaum eine Rolle gespielt hat. Hier hätte sich zur Evaluation die Fall Efficacy Scale (FES) angeboten. Sie misst in Form eines Fragebogens, wie viele Bedenken ein Patient bei Aktivitäten im und außerhalb des Hauses hat.

LITERATUR

Ada L, Dean CM, Vagas J, Ennis S. Mechanically assisted walking with body weight support results in more independent walking than assisted overground walking in non-ambulatory patients early after stroke: a systematic review. J Physiother 2010; 56(3): 153–161.

Ada L. Relation between spasticity, weakness and contracture of the elbow flexors and upper limb activity after stroke: an observational study. Disabil Rehabil 2006; 28(13–14): 891–897.

Carr J, Shepherd R. Stroke Rehabilitation Guidelines for Exercise and Training to Optimize Motor Skill. Edinburgh: Butterworth-Heinemann, 2002.

Eng JJ, Chu KS, Dawson AS, Kim CM, Hepburn KE. Functional walk test in individuals with stroke: relation to perceived exertion and myocardial exertion. Stroke 2002; 33(3): 756–761.

Ferrarello F, Baccini M, Rinaldi LA et al. Efficacy of physiotherapy interventions late after stroke: a meta-analysis. J Neurol Neurosurg Psychiatry 2011; 82(2): 136–143.

Fritz S, Merlo-Rains A, Rivers E et al. Feasibility of intensive mobility training to improve gait, balance and mobility in persons with chronic neurological conditions: a case series. J Neurol Phys Ther 2011; 35(3): 141–147.

Holden MK, Gill KM, Magliozzi MR et al. Clinical gait assessment in the neurologically impaired: reliability and meaningfulness. Physical Therapy 1984; 64: 35–40.

KNGF Stroke Guidelines. 2014. http://neurorehab.nl/wp-content/uploads/2012/03/stroke_practice_guidelines_2014.pdf (letzter Zugriff: 18.02.2021)

Mehrholz J. Electromechanical-assisted gait training after stroke: A systematic review comparing end-effect or an exoskeleton device. J Rehabil Med 2012; 44: 193–199.

Peurala SH, Airaksinen O, Huuskonen P et al. Effects of intensive therapy using gait trainer or floor walking

exercises early after stroke. J Rehabil Med 2009; 41(3): 166–173.
Pohl M, Mehrholz J, Ritschel C, Rückriem S. Speed-dependent treadmill training in ambulatory hemiparetic stroke patients: a randomized controlled trial. Stroke 2002; 33(2): 553–558.
Roerdink M, Lamoth CJ, Kwakkel G, van Wieringen PC, Beek PJ. Gait coordination after stroke: benefits of acoustically paced treadmill walking. Phys Ther 2007; 87(8): 1009–1022.
Thaut MH, Mc Intosh GC, Rice RR. Rhythmic facilitation of gait training in hemiparetic stroke rehabilitation. J Neurol Sci 1997; 151: 207–212.
van de Port IG, Kwakkel G, van Wijk I, Lindeman E. Susceptibility to deterioration of mobility long-term after stroke: a prospective cohort study. Stroke 2006; 37(1): 167–171.
Yardley L, Beyer N, Hauer K, Kempen G, Piot-Ziegler C, Todd C. Development and initial validation of the Falls Efficacy Scale-International (FES-I). Age Ageing 2005; 34(6): 614–619.

FALL

3

Anne Schwarz

Chronischer Schlaganfall

Leitsymptome: Chronische, brachiofazial betonte Hemiparese

leicht

Definition

Brachiofazial betonte Hemiparese

Die brachiofazial betonte Hemiparese ist charakterisiert durch eine **ausgeprägte Arm- und einseitige Gesichtsparese, begleitet durch eine weniger starke Beinparese.** Dies ist häufig eine Folge eines Infarktes im A.-cerebri-media-Stromgebiet. Die A. cerebri media versorgt unter anderem Teile der Capsula interna, Teile des Nucleus caudatus, Putamen und des Globus pallidus – Hirnstrukturen, die neben dem primärmotorischen Kortex vor allem an der motorischen Kontrolle beteiligt sind. Ein wie in diesem Fall vorliegender lakunärer Infarkt im Bereich der Stammganglien und der Corona radiata kann zu rein motorischen Ausfällen führen.

Neben rein bildgebenden Verfahren können auch funktionelle MRT- oder TMS-Diagnostik bei der Diagnosespezifikation und Prognostik helfen. Es kann so beurteilt werden, welche Hirnareale bei bestimmten Aktivitäten, wie z. B. Fingertippen oder Sprechen, aktiv sind (einen höheren Stoffwechselumsatz haben), oder auch, ob die Aktivierung bestimmter oberflächlicher Hirnareale (über Magnetimpulse) zu einer Aktivität im Endeffektor, z. B. dem betroffenen Arm, führt.

3.1 Vorgeschichte

Vor zwei Jahren erlitt der sonst gesunde und sportliche Herr Manus am Morgen einen zerebrovaskulären Insult, der sich durch ein Taubheitsgefühl auf der rechten Körperseite, Sprachprobleme und anschließende schlaffe Lähmung der rechten Gesichtshälfte, des rechten Armes und Beines zeigte.

Die bildgebende Diagnostik mittels MRT im erstaufnehmenden Krankenhaus ergab eine frische Ischämie im tiefen Mediastromgebiet (Stammganglien und Corona radiata; ➢ Abb. 3.1). Aufgrund des verstrichenen Zeitfensters von > 4,5 Stunden nach Symptomeinsetzen und hypertensiven Mikroblutungen entschieden sich die zuständigen Ärzte gegen eine Lysetherapie. In der Nachbeobachtung wurden Sekundärprophylaxen mit Aspirin und Plavix verordnet.

Nach 8 Tagen auf der Stroke respektive Poststroke Unit eines Akut-Krankenhauses wurde Herr Manus in eine stationäre Rehabilitationsklinik verlegt, in der er für 13 Wochen an einem intensiven Therapieprogramm von durchschnittlich 5 Stunden Einzeltherapien pro Tag teilnahm. Im Vordergrund der Intensivrehabilitation standen die schwere armbetonte Hemiparese rechts, eine Dysarthrie sowie eine schwere Aufmerksamkeits- und Gedächtnisstörung mit der Zielstellung, zurück ins häusliche Umfeld zu können und die Fahreignung zurückzuerlangen. Innerhalb der Reha konnten eine mäßige Verbesserung der Willkürmotorik im Bereich der rechten Schulter und des Ellbogens und eine Verbesserung der Gehgeschwindigkeit beim 10-Meter-Gehtest im Norm-

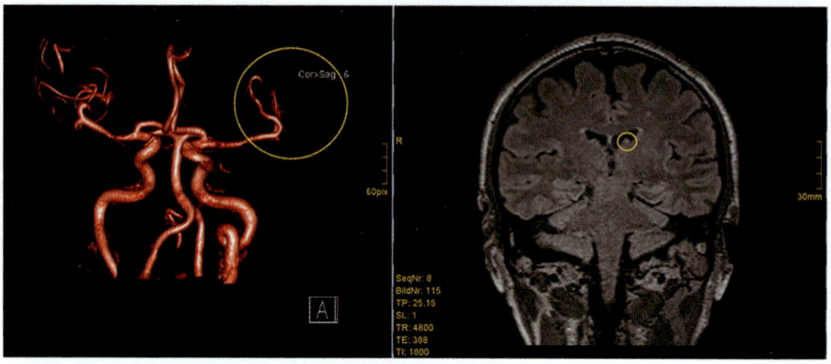

Abb. 3.1 MRT-Angiografie (links, mit Kreis um Gebiet mit schlechter arterieller Durchblutung) und 3D-Flair koronar mit Ischämie im Corpus des Nucleus caudatus (rechts, Kreis) [P1003]

wertbereich erreicht werden. Die Verbesserungen in der neuropsychologischen Leistungsfähigkeit wurden über die stationäre Rehabilitation hinaus angestrebt, verbunden mit der Empfehlung zu einer 3-monatigen Nachkontrolle.

Herr Manus ging 3 Monate nach dem Akutereignis zurück in das häusliche Umfeld und ist nach erfolgreicher Nachkontrolle 3 Monate später wieder mit dem Auto mobil. Im Rahmen eines ambulanten Intensivtherapieprogramms arbeitete er in wöchentlichen Intervallen von 3 Einheiten an der Verbesserung der Gangsicherheit und -symmetrie und am Ausbau der deutlich eingeschränkten Hand- und Armfunktion.

Seit einem Umzug in eine andere Region vor ca. 4 Monaten konnte Herr Manus keine weiteren Therapien wahrnehmen und kommt nun für eine Überbrückungsserie von 9 Behandlungen in die ambulante Therapie der Rehabilitationsklinik. Ziel dieser Serie sind eine Bestandsaufnahme der aktuellen motorischen Fähigkeiten und Defizite, die Anpassung des Eigentraining-Programms und die Unterstützung im Aufbau des therapierelevanten Netzwerks in seinem neuen Umfeld.

Im vorliegenden Fallbericht werden folgende Fragen beantwortet:

- Welche Schwerpunkte bestehen in der Behandlung einer schweren Armparese?
- Wie können Zielsetzungen in der chronischen Phase erarbeitet werden?
- Welche Analyse- und Behandlungsoptionen gibt es für Gangsymmetrie?

3.2 Untersuchungsbefunde

3.2.1 Medizinische Befunde

Ärztliche Untersuchung

72-jähriger Rechtshänder. Verhalten adäquat und kooperativ. Stimmung ausgeglichen. Kognition im Gespräch unauffällig. Kein Meningismus. Gesichtsfelder normal. Normale Pupillo- und Okulomotorik, außer leichtgradig sakkadierte Blickfolge. Mäßige Dysarthrie. Zentrale Fazialisparese rechts in Form einer Mundastschwäche. Der vorwiegend motorisch einschränkende Schlaganfall zeigt sich in einer distal betonten Hemiparese mit einem formalen Kraftdefizit im M. biceps brachii 2/5, im M. triceps brachii 2–3/5 und 0/5 für Hand- und Fingergelenke. Im rechten Bein bestehen eine mäßige Fußheberschwäche und eine mäßig verminderte intersegmentale Koordination im Knie-Hacke-Versuch. Die Muskeleigenreflexe sind seitengleich mittellebhaft auslösbar. Babinski-Zeichen (➤ Abb. 2.2) bds. negativ. Sensibilität für alle Modalitäten erhalten.

Internistischer Status: afebril, RR 200/118, P84, arhythmisch, 78 kg, guter AZ und EZ, keine Ödeme, Lungen beidseits belüftet, Abdomen weich, keine Resistenz.

Diese Befunde fließen in die weitere physiotherapeutische Anamnese und Befundung ein.

3.2.2 Physiotherapeutische Anamnese

Herr Manus kommt als freier Fußgänger zur Erstuntersuchung der ambulanten Physiotherapie. Laut Eigenanamnese sei er im Alltag im Wesentlichen trittsicher auf verschiedenen Untergründen und könne eine Gehstrecke von ca. 1 km ohne Probleme zurücklegen. Allerdings störten ihn das „steife" Gefühl im rechten Bein beim Gehen, sowie die verminderte Gehgeschwindigkeit im Alltag. Durch die verminderte Koordination zwischen Abdruck- und Schwungphase im rechten Bein seien auch Rennen und Springen kaum möglich. Seit dem Schlaganfall sei Herr Manus einmal innerhalb der ambulanten Therapie Rad gefahren. Ski fahre er seit dem Schlaganfall nicht mehr.

Die fehlende Arm- und Handfunktion ist auch zwei Jahre nach dem Ereignis noch deutlich beeinträchtigt, da er den rechten Arm nur sehr gering im Alltag einsetzen kann. Herr Manus gibt an, die Finger am Morgen im Bett liegend beugen und strecken zu können, was jedoch aufgrund der zunehmenden Spannung in den Fingern sowie im Hand- und Ellenbogengelenk im Tagesverlauf nicht wiederholt abrufbar sei. Je nach Aktivitätsintensität zeigen sich eine mäßige Tonuserhöhung der Beugemuskulatur und synergistische Armbeugemuster beim Gehen.

3.2.3 Evaluation des Gesundheitszustands nach ICF

Aktivität und Partizipation (Teilhabe)

Herr Manus war vor seinem Schlaganfall als Skilehrer in der Wintersaison aktiv und ist regelmäßig in den Bergen Rad gefahren. Seit dem Schlaganfall fehle ihm der sportliche Ausgleich. Zuhause trainiert er mehrmals in der Woche auf dem Stepper und Trampolin.

Darüber hinaus ist er froh, den Ruhestand und gemeinsame Erlebnisse mit seiner Ehefrau teilen zu können. Einmal im Jahr fahren sie mit dem Auto in das 700 km entfernte Ferienhaus seiner Schwester in Frankreich.

Körperfunktion und -struktur

Minussymptomatik (Funktionen der Muskelkraft b730)
Fehlende Kraft der linken Körperseite: MI OEx 28 Punkte, UEx 69 Punkte. Verminderte Kontraktionsgeschwindigkeit des M. triceps surae rechts mit Zehenspitzenstand 6-mal rechts und 12-mal links möglich. Willkürmotorik im Arm ist in Form einer kraftgeminderten Beugesynergie möglich, Hand und Finger können auf Aufforderung nicht spontan bewegt werden.

Plussymptomatik (Funktionen des Muskeltonus b735)
Erhöhter Muskeltonus, gemessen mit der modifizierten Ashworth-Skala (MAS): M. biceps brachii rechts 1+, Unterarmflexoren 3, Fingerflexoren 3, assoziierte Reaktionen der Armbeuger beim Gehen.

Funktionen der Bewegungsmuster beim Gehen (b770)
Gangbild mit ungleicher Schrittlänge (rechts > links), verkürzter Standbeinphase rechts und zu früher und prolongierter Initiation des Pre-Swing (➤ Abb. 3.2). Tagesformabhängig besteht beim Gehen zudem ein assoziierter Beugetonus im Arm und in der Hand.

Adaptive Phänomene
Alle Gelenke sind passiv altersentsprechend frei beweglich. Normale Hauttrophik in der rechten Hand, Thenar und interosseale Muskulatur atrophiert.

Schmerzen
Zeitweise stechender Schmerz im Bereich des ISG, M. gluteus medius links (beim Laufen in der Standbeinphase, VAS 4), Schmerz tritt nicht in Ruhe auf, ist mit Druckberührung provozierbar (VAS 6).

Umwelt- und personenbezogene Faktoren

Herr Manus arbeitete als Elektrotechniker und ist seit dem 63. Lebensjahr pensioniert. Er hat zwei erwachsene Kinder, ein 12-jähriges Enkelkind und eine Schwester in Südfrankreich. Seit einem Jahr lebt er gemeinsam mit seiner Frau in einer 4-Zimmer-Wohnung in der 3. Etage mit Fahrstuhl in einer neuen Wohnregion und betreut wöchentlich 1- bis 2-mal seine Enkelin. Ein Stepper und ein Trampolin sind vorhanden.

Assessments

Die zu Beginn der Physiotherapie durchgeführten Assessments ergeben die in ➤ Tab. 3.1 aufgeführten Werte.

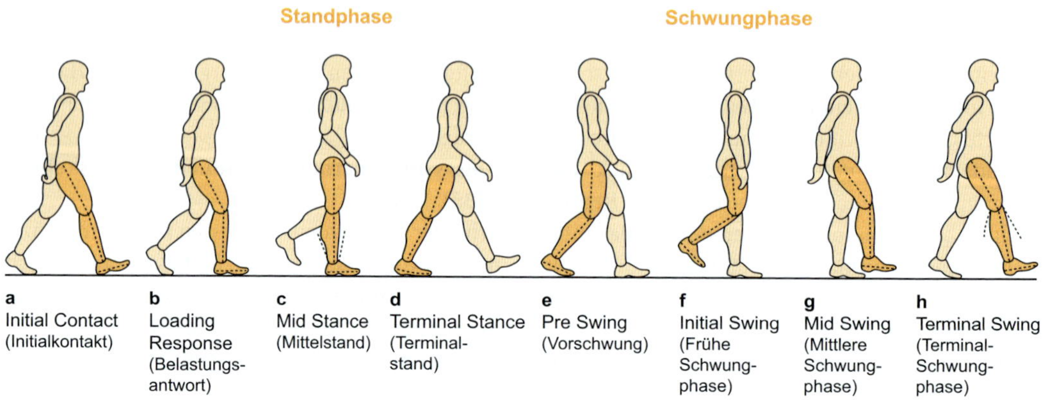

Abb. 3.2 Gangzyklus [L106]

Tab. 3.1 Assessments zu Beginn der Physiotherapie

Assessment	Wert
BBS	56/56 Punkte
10MWT • Langsame Geschwindigkeit • Moderate Geschwindigkeit • Maximale Geschwindigkeit	 23,37 s/27 Schritte 16,63 s/23 Schritte 11,53 s/20 Schritte
EBST (Einbeinstandtest) links	60,00 s
EBST rechts	24,21 s
FMA-LE	20/28 Punkte
FMA-UE	22/66 Punkte
MAS M. biceps brachii	1+
MAS Unterarmflexoren	2
MAS Fingerflexoren	1+

3.3 Zusammenfassung der wichtigsten Befunde

Bei Herrn Manus liegt eine brachiofazial betonte spastische Hemiparese rechts mit erheblichen Einschränkungen der Eigenaktivitäten im rechten Ellenbogen, Handgelenk und den Fingergelenken vor, die den Einsatz im Alltag deutlich limitieren und nach wie vor eine psychische Belastung darstellen.

Im Gangbild zeigen sich ein asymmetrisch manifestiertes Muster mit einer deutlich größeren Schrittlänge rechts als links sowie eine Verkürzung der Standbeinphase rechts mit mäßiger Instabilität der Hüfte in der Transversalebene und zu früher Initiierung der Schwungphase rechts.

Allgemein besteht durch die Folgen des Schlaganfalls und das geringere Aktivitätsniveau seit dem Ereignis eine reduzierte Kraft-Ausdauer.

3.4 Physiotherapeutische Zielsetzung

In der chronischen Phase nach Schlaganfall steht die Sekundärprophylaxe im Vordergrund. Die motorische Spontanerholung ist 3–6 Monate nach Schlaganfall weitestgehend stabilisiert und Adaptionen sowie kompensatorische Bewegungsmuster sind etabliert. Demnach stehen Ziele bezüglich motorischer Zugewinne in der chronischen Phase im Spannungsfeld zwischen der subjektiven Erwartungshaltung und Hoffnungen des Patienten und den geringen Erholungschancen bei schweren chronischen Plegien. Vor dem Hintergrund der geringen Therapiedichte in dieser Phase sollten die persönlichen Ressourcen des Patienten und personenbezogenen Umweltfaktoren stärker in die Zielsetzungen miteinbezogen werden, um effektive aktivitätsbezogene und gesundheitsfördernde Anpassungen im Alltag des Patienten zu unterstützen.

PRAKTISCHER TIPP

Vermittlung der Evidenz vor dem Hintergrund realistischer Therapieziele

Die Hoffnung auf Erholung ist auch Jahre nach dem Schlaganfall häufig ein wichtiges Thema für die Betroffenen. Eine klare Kommunikation der Fakten zu Erholungschancen kann dabei die Krankheitsverarbeitung unterstützen und realistische Zielsetzungen fördern. Bei der Vermittlung der Evidenz sollte auf eine klare und genaue Formulierung geachtet werden. Wie ein Arzt z. B. von einer 60-prozentigen Chance auf Therapieerfolg spricht, sollte auch therapeutisches Fachpersonal konkrete und fachlich korrekte Formulierungen verwenden. Im vorliegenden Fall kann Herr Manus informiert werden, dass die aktuelle Studienlage die Chancen auf Erholung der Arm- und Handfunktion bei fehlender Fingerstreckung in den ersten Tagen bei 24 % schätzt und diese bis 6 Monate nach Schlaganfall weiter auf 14 % sinkt. Demzufolge sind Ziele zur Verbesserung der Hand- und Armfunktion nur geringfügig und überwiegend über Substitution fehlender Motorik über Hilfsmittel erreichbar.

Folgende Zielsetzungen wurden mit dem Patienten zusammen besprochen:

- **Mittelfristig:** Analyse und Schulung, welche Faktoren das asymmetrische Gangbild und das Ausmaß des assoziierten Beugetonus im rechten Arm bedingen. Ein Schwerpunkt der Schulung soll das Erlernen von Feedbackstrategien für eine bessere Bewegungskontrolle sein.
- **Langfristig:** Steigerung der kardiopulmonalen sowie der allgemeinen Kraft-Ausdauer. Erhalt und Ausbau von Belastbarkeit und Kraft sind wichtige Bestandteile der Sekundärprophylaxe nach einem Schlaganfall und sollen Herr Manus weiter dabei unterstützen, näher an sein Aktivitätsniveau vor dem Schlaganfall zu gelangen. Hinzukommend gibt es Evidenz dafür, dass sich durch eine verbesserte Ausdauerbelastbarkeit eine Minderung der Schlaganfall-Symptomatik einstellen kann. Intensität soll über Steigerung gezielter Aktivitäten und Ausbau des bestehenden Eigentrainings realisiert werden.
- Als **Nebenziel** werden mögliche Behandlungsoptionen und Hilfsmittel für die plegische Hand erörtert.

3.5 Physiotherapeutische Maßnahmen/Therapieplan

Die Behandlungsperiode verläuft in folgenden Phasen:

- Prüfen der Arbeitshypothese und Feedbackstrategien zur Harmonisierung des Gangbildes
- Kraft- und Schnellkraftdefizit rechter M. triceps surae
- Unzureichende Gewichtsübernahme auf linkes Bein bei Pre-Swing rechts
- Assoziierter Beugetonus im Arm als Indikator für mangelnden Haltungshintergrund, mangelnde Kraft-Ausdauer beim Gehen

PRAKTISCHER TIPP

Ganganalyse im therapeutischen Alltag

Neben der klassischen Ganganalyse und subjektiven Beschreibungen der einzelnen Gangphasen durch den Therapeuten ist die instrumentierte Ganganalyse (➤ Abb. 3.3) ein hilfreiches Werkzeug für die Darstellung objektiv gemessener qualitativer Gangparameter. Im Rehabilitationsalltag werden diese Analysen zunehmend mit Hilfe von Laufband-Analysen, Kinect-Kamera für den 10MWT oder tragbaren Fuß-Sensoren umgesetzt.

- Anpassungen des bestehenden Trampolintrainings
- Parcours-Training
- Laufband- und Ausdauertherapie

WAS WÄRE, WENN …

… bei Herrn Manus im Training ein erhöhter Muskeltonus, Muskelkloni, andere Symptomverstärkungen oder auch belastungsabhängige Schmerzen auftreten?

In diesem Fall sollte das Training kurzzeitig pausiert werden und Maßnahmen wie Dehnungs- und Lockerungsübungen eingebaut werden. Eine Verstärkung der Symptomatik kann als Hinweis für den Schwierigkeitsgrad des Trainings, die Herausforderung des sensomotorischen Systems und den fordernden und fördernden Charakter der Aktivität angesehen werden. Aktivitätsbezogene Schmerzen sollten vermieden werden bzw. in einem tolerierbaren Rahmen bis VAS 3–4 liegen.

Für die Steigerung der Ausdauer- und Kraftbelastbarkeit werden folgende Therapieschwerpunkte vereinbart:

3

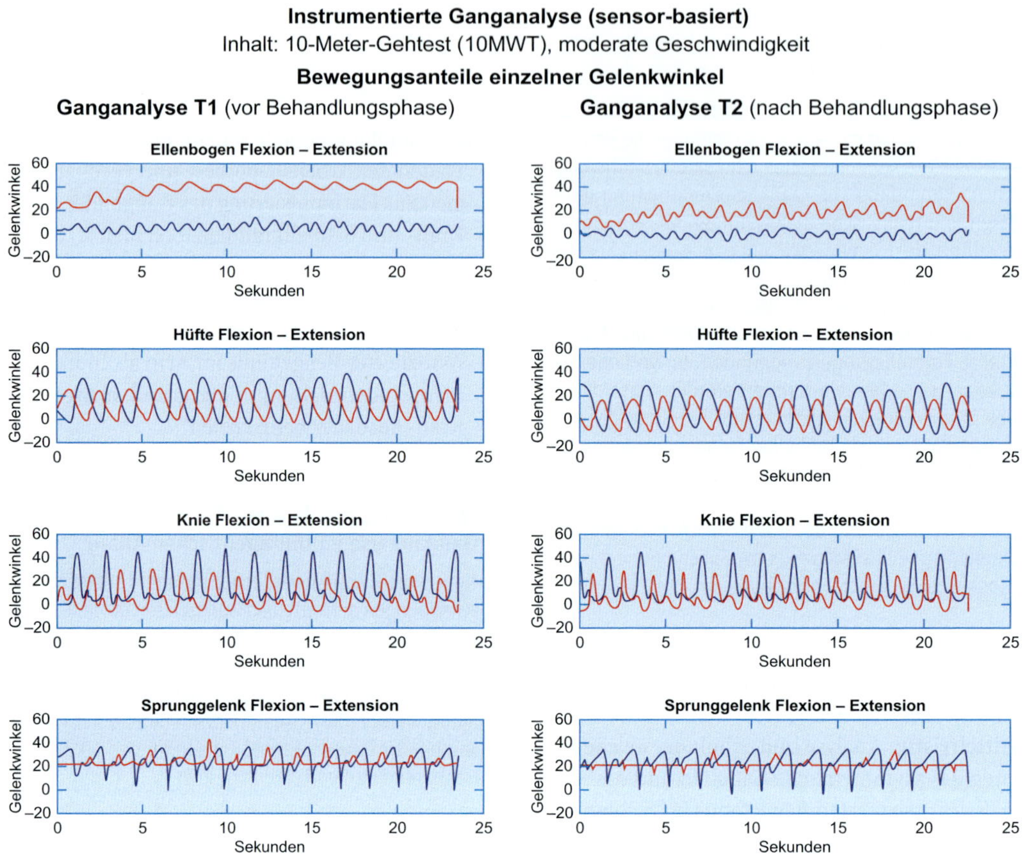

Analyse T1	Hüfte links	Hüfte rechts	Knie links	Knie rechts	Sprunggelenk links	Sprunggelenk rechts	Ellenbogen links	Ellenbogen rechts
Max	36.5712	23.2405	62.9172	42 .7543	19. 9059	26.5567	14.08361	46.6932
Median	10.3658	4.7291	13.6005	6.9306	2.7116	0	5.6623	40.7609
IQR	33.3985	19.3086	20.1414	18.7964	12.6728	1.6689	4.45457	5.1351
Mean	10.8058	5.7611	21.4484	9.7932	3.0835	1.9822	5.6355	38.9742
Std.	16.5507	10.3667	17.4863	12.4255	10.2216	4.1618	3.0348	5.9030
Min.	−14.6166	−12.05291	3. 3000	−6.1073	−29.5190	−2.4961	−2.0244	22.1491

Analyse T2	Hüfte links	Hüfte rechts	Knie links	Knie rechts	Sprunggelenk links	Sprunggelenk rechts	Ellenbogen links	Ellenbogen rechts
Max	28.1853	17.2089	60.5476	42.2493	19.6301	16.3248	6.9920	35.9264
Median	3.8724	−1.7156	16.0490	10.5350	4.7419	0	1.9518	20.1401
IQR	32.0429	19.903 9	16.7382	12.9342	11.1843	0	3.3064	5.8154
Mean	4.2764	−1.1086	22.5490	12.8672	3.9764	0.4564	1.7732	20.3215
Std.	15.7462	10.5123	15.4013	10,8976	10.2216	2,6246	2,3603	5,1866
Min.	−20.0057	−18.7649	7.2170	−2.7885	−30.3558	−9.1498	−4.5505	7.3545

Abb. 3.3 Instrumentierte Ganganalyse [P1003/L231]

- **Ausbau des Eigentrainings:** 3× pro Woche empfohlen
  - Fahrradergometer mit Pulskontrolle (60–80 % des Maximalpulses) für 20 Minuten, alternativ zuhause mit Training auf dem Stepper
  - Calf Push-ups (Zehenspitzenstand) einbeinig mit Halteoption, je 10× pro Seite beginnend
  - Tandemstand mit Gewichtsverlagerung nach hinten und vorne (auf festem Boden oder Trampolin)
  - Trampolintraining:
    - Gewichtsverlagerung aufs rechte und linke Bein
    - Leichtes Hüpfen auf der Stelle, von rechts nach links, von hinten nach vorne
    - Sprungvariationen: 2 kleine, ein hoher Sprung, oder mit angezogenen Knien
    - Hüpfen/Springen mit Dual-Task (kognitive Aufgabe, Fangen, Werfen)
  - Aktivierung und Kräftigung des M. biceps brachii (Arbeit mit Gewichtsmanschette ca. 1 kg bei 1,5 kg Maximalgewicht): Hand zur anderen Schulter respektive zum Gesicht heben, beginnend sind 5 Wiederholungen möglich
- **Laufbandtraining mit Tempovariationen**
  - Begonnen wird mit einer subjektiv moderaten Geschwindigkeit von 3,0 km/h. Nach einer Aufwärmungsphase von 1–2 Minuten werden anschließend Temposteigerungen in Schritten von 0,5 km/h durchgeführt, die jeweils 10 Sekunden getestet und für 1–2 Minuten beibehalten werden. Insgesamt sollte das Training für 20–30 Minuten durchgeführt werden.
  - Sicherheit am Seitengeländer über den linken Arm, wobei ein aktiver Stütz vermieden wird
  - Therapeut achtet vor allem bei Tempowechsel auf mögliche Unsicherheiten im betroffenen Bein (z. B. Stolpern)

Evidenz

Verbesserung des Gangmusters in der chronischen Phase

Ein Schlaganfall ist mit einer deutlich reduzierten kardiopulmonalen Fitness (maximale Sauerstoffkapazität, VO_2max) in der chronischen Phase assoziiert und überschreitet nur knapp die Minimalwerte der VO_2max, die für ein selbstständiges Leben erforderlich sind. Damit einhergehend ist der O_2-Bedarf beim Gehen ungefähr 2-mal so hoch wie in der Normpopulation.

Die Förderung der körperlichen Aktivität in der chronischen Phase ist demzufolge nicht nur entscheidend zur Vermeidung sekundärer Risikofaktoren (kardiovaskulär und muskuloskelettal), sondern auch für eine Minderung der schlaganfallbezogenen Einschränkungen und den Erhalt der Teilhabe am täglichen Leben. Ein möglichst individuell auf den Patienten abgestimmtes Training erhöht die Chancen für eine ausreichende Trainingsfrequenz und -intensität. Die aktuellen Richtlinien zu körperlicher Aktivität nach Schlaganfall orientieren sich an denen zu körperlicher Aktivität nach Myokard-Infarkt.

Aerobes Ausdauertraining beinhaltet Aktivitäten großer Muskelgruppen (z. B. Gehen, stufenweises Gehen, Fahrradergometer-Training, Bein- oder Arm-Ergometer-Training, Übungen im Sitzen) und findet im Bereich von 40–80 % der Herzfrequenzreserve statt (➤ Kap. 11.5). Das Training sollte 3–5× wöchentlich für 20–60 Minuten plus je 5–10 Minuten Auf- und Abkühlungsphase durchgeführt werden und kann mit Aktivitäts-Trackern ergänzt werden.

Krafttraining, bestehend aus 8–10 Übungen für die großen Muskelgruppen (z. B. Widerstandstraining, gewichttragende Aktivitäten, elastische Bänder, Hanteln, Gewichtsmanschetten), wird mit 50–80 % der Maximalkraft für 10–15 Wiederholungen in 1–3er Sets 2–3× wöchentlich durchgeführt.

Sprung- und Trampolintraining kann bei Schlaganfallpatienten mit einer Gehfähigkeit von mindestens FAC 3 sicher durchgeführt werden und sinnvoll für die Verbesserung der Kraft-, Koordinations- und Gleichgewichtsfunktion sein. Eine kleine Pilot-RCT (Miklitsch et al. 2013) konnte nachweisen, dass ein 3-wöchiges Trampolintraining zu stärkeren Verbesserungen in der Mobilität (BBS, TUG, 6MWT) und Selbstständigkeit im Alltag (gemessen mit dem Bartel-Index, BI) führt als in der Kontrollbehandlung. Eine andere Studie konnte bestätigen, dass ein 30-minütiges Trampolintraining 3× pro Woche für 6 Wochen mit einer Verbesserung des Gleichgewichts und der Gehgeschwindigkeit sowie verminderter Sturzangst verbunden ist.

- **Anpassung einer Handlagerungsschiene:** Herr Manus nutzt für sein Armtraining zuhause eine Brettkonstruktion, die die Öffnung der Hand und Finger während der Übungen ermöglicht. Zur besseren Separierung der einzelnen Finger wurde eine individuelle Schiene mit flexiblem Cast-Material angepasst. Herr Manus kann diese Schiene selbstständig an- und ablegen und ist angehalten, sie nicht länger als eine Stunde am Stück zu tragen und mögliche Druckstellen zu kontrollieren.

Evidenz

Behandlung ausgeprägter Armparesen

Eine Entscheidungs-Rahmenstruktur zur Behandlung der oberen Extremität empfiehlt bei ausgeprägten Armparesen Kräftigungstraining, aufgabenorientiertes Training, Elektromyografie(EMG)-gesteuertes Training, Bewegungsvorstellung, Spiegeltherapie, sensorisches Training, robotergestütztes Training und Videospiele. Der Einsatz von Handlagerungsschienen, insbesondere bei kompletten Armparesen und in der Akutphase, wird nicht empfohlen. Im Fall von Herr Manus dient die Handlagerungsschiene als Hilfsmittel für sein Eigentraining und wird nach Aufklärung und mit limitierter Tragezeit angewendet.

Nach Abschluss der Behandlungsperiode gibt Herr Manus an, im Verlauf zeitweise harmonischer und etwas flüssiger gehen zu können. Mittels Referenzen wie einer verkürzten Schrittlänge rechts kann Herr Manus den Körperschwerpunkt besser verlagern und die Schritt- und Standbeinphasen rechts sicherer ausführen. Seine Frau bemerke, dass er bei Spaziergängen trittsicherer sei. Zudem gibt er an, dass in der Therapie stattgefundene Aufklärungsgespräche und der Austausch zu möglichen Therapieoptionen für ihn lehrreich waren und ihn in seiner Krankheitsverarbeitung unterstützten. In ➤ Abb. 3.3 sind zwei Ganganalysen aus dem 10MWT mit moderater Geschwindigkeit abgebildet, vor und nach dem Behandlungsintervall.

In beiden Ganganalysen wird eine starke Diskrepanz der Dorsalextension und Plantarflexion im betroffenen Fuß (rot) im Vergleich zur nicht betroffenen Seite (blau) deutlich. Daraus lässt sich ableiten, dass die verminderte Schnellkraft und Koordination der rechten M. triceps surae mit ursächlich für das asymmetrische Gangbild ist und mit hoher Priorität trainiert werden sollte. Im Vergleich zur Vortestung zeigen sich in der Ganganalyse der Nachuntersuchung im betroffenen Bein (rot) eine leichte Verminderung der Knie-Extension (-6,1° auf -2,8°) in der Standbeinphase, eine leichte Steigerung der Plantarflexion (-2,5° auf -9,1°) in der Terminal-Stance-/Pre-Swing-Phase und größere Bewegungsamplituden im betroffenen Ellbogen (Median 40,8° zu 20,1°, Range 24,6° zu 28,6°), was für eine vermehrte Pendelbewegung beim Gehen spricht.

Mit dem erweiterten Eigentraining und der angepassten Handlagerungsschiene kann Herr Manus das Training im häuslichen Umfeld ausbauen und ist angehalten, dies in einem Trainingsprotokoll festzuhalten.

Die zeitweisen stechenden Schmerzen im ISG sind im Therapieverlauf nicht weiter aufgetreten. Ihm wird empfohlen, das geschwindigkeitsabhängige Laufbandtraining in der nachfolgenden Therapie weiterzuführen.

Als Nebenziel gab Herr Manus die Förderung der Eigenaktivitäten in der plegischen Hand an. Im Verlauf wurden Hilfsmittel für die Handöffnung erörtert und ausprobiert. Diese Testungen haben dabei geholfen, nachvollziehbare Hoffnungen auf einen Funktionsrückgewinn in einen realistischen Kontext zu setzen, aber auch zukünftige Ansätze für Hilfsmittel aufzuzeigen.

3.6 Evidenzbasierte Zusammenfassung

Objektiv messbare Veränderungen konnten nach dem Behandlungsintervall geringfügig erzielt werden. Durch den Ausbau des Eigentrainings und geschwindigkeitsabhängiges Laufbandtraining konnten die Gangsicherheit und Gehgeschwindigkeit geringfügig gesteigert werden (➤ Tab. 3.2). Zudem zeigt Herr Manus ein leicht symmetrischeres Gangbild und gibt eine verbesserte Kontrolle in wechselnden Situationen an. Die Ergebnisse aus der Ganganalyse unterstützen die Hypothese, dass die reduzierte Kraft

Tab. 3.2 Assessments zu Beginn und nach Beendigung des Behandlungsintervalls

Assessment	T1	T2
10MWT • Langsame Geschwindigkeit • Moderate Geschwindigkeit • Maximale Geschwindigkeit	 27 Schritte/23,37 s 23 Schritte/16,63 s 21 Schritte/11,53 s	 26 Schritte/22,7 s 22 Schritte/15,8 Sekunden 19 Schritte/9,95 Sekunden
Einbeinstand rechts/links	26/56 s	29/42 s

T1: Vor Behandlungsbeginn
T2: Nach Behandlungsphase (9 Behandlungen)

des M. triceps surae und die Abdruckaktivität, wie in der geringen Plantarflexion im Terminal-Stance-/Preswing-Phase-Übergang verdeutlicht (Plantarflexion [Min Ankle] 29,5° links/2,5° rechts in T1 auf 30,4° links/9,1° rechts in T2; ➤ Abb. 3.3), entscheidend für das asymmetrische Gangbild sein können. Die vermehrte Pendelbewegung in der zweiten Ganganalyse im betroffenen Arm gibt Hinweise darauf, dass das allgemeine körperliche Leistungsniveau durch die Steigerung des selbstständigen Kraft- und Ausdauertrainings im Verlauf erhöht werden konnte.

Diese Ergebnisse werden unterstützt von Studien und Empfehlungen zu gesteigerter körperlicher Aktivität und Ausdauertraining nach Schlaganfall und zeigen, wie wichtig diese Therapieinhalte für entscheidende Effekte auf viele Schlaganfall-assoziierte Defizite sind. Die Förderung der körperlichen Aktivität nach Schlaganfall sollte ein Hauptbestandteil in der physiotherapeutischen Praxis sein, um der signifikant verminderten Arbeitsleistung, Puls- und Blutdruckanpassungen sowie Muskelatrophie und Umbauprozessen entgegenzuwirken. Hinzukommend können der signifikant höhere Energieverbrauch beim moderaten Gehen im Vergleich zur Normpopulation und Schlaganfall-assoziierte Symptome, wie assoziierte Armbeuge-Synergien beim Gehen, gesenkt werden. Eine verbesserte Ausdauerleistung kann mit einer Verbesserung der Gangsymmetrie einhergehen und auch lange nach der Phase der Spontanerholung zu einer vermehrten Belastbarkeit und Reduktion der Risikofaktoren führen. Ein gezieltes und sicheres Ausdauertraining sollte vorab medizinisch (u. a. durch Belastungs-EKG, Spiroergometrie) abgeklärt werden.

Der Fall von Herr Manus zeigt zudem, dass auch zwei Jahre nach dem Akutereignis der Verlust der Handfunktion eine schwere Alltagseinschränkung und psychische Belastung für den Betroffenen darstellt. Es ist wichtig, diese Belastung ernst zu nehmen und Maßnahmen vor dem Hintergrund der geringen Evidenz und Erkenntnissen aus Verlaufs- und Vorhersagestudien kritisch auszuwählen und einzusetzen.

LITERATUR

Balasubramanian CK, Bowden MG, Neptune RR et al: Relationship between step length asymmetry and walking performance in subjects with chronic hemiparesis. Arch Phys Med Rehabil 2007; 88: 43–49.

Basaran A, Emre U, Karadavut KI, Balbaloglu O, Bulmus N. Hand Splinting for Poststroke Spasticity: A Randomized Controlled Trial. Top Stroke Rehabil 2012;19(4): 329–337.

Billinger SA, Arena R, Bernhardt J et al. Physical activity and exercise recommendations for stroke survivors: a statement for healthcare professionals from the American Heart Association/American Stroke Association. Stroke 2014; 45(8): 2532–2553.

Billinger SA, Coughenour E, Mackay-Lyons MJ, Ivey FM. Reduced cardiorespiratory fitness after stroke: biological consequences and exercise-induced adaptations. Stroke Res Treat 2012; 2012: 959120.

Danielsson A, Willén C, Sunnerhagen KS. Measurement of energy cost by the Physiological Cost Index in walking after stroke. Arch Phys Med Rehabil 2007; 88: 1298–1303.

Drużbicki M, Guzik A, Przysada G, Kwolek A, Brzozowska-Magoń A, Sobolewski M. Changes in Gait Symmetry After Training on a Treadmill with Biofeedback in Chronic Stroke Patients: A 6-Month Follow-Up From a Randomized Controlled Trial. Med Sci Monit 2016; 22: 4859–4868.

Dorsch S, Ada L, Canning CG. Lower Limb Strength Is Significantly Impaired in All Muscle Groups in Ambulatory People With Chronic Stroke: A Cross-Sectional Study. Arch Phys Med Rehabil 2016; 97(4): 522–527.

Hahn J, Shin S, Lee W. The effect of modified trampoline training on balance, gait, and falls efficacy of stroke patients. J Phys Ther Sci 2015; 27: 3351–3354.

Hunnicutt JL, Gregory CM. Skeletal muscle changes following stroke: a systematic review and comparison to healthy individuals. Top Stroke Rehabil 2017; 24(6): 463–471.

Lannin NA, Cusick A, McCluskey, Herbert RD. Effects of splinting on Wrist Contracture After Stroke – A randomized Controlled Trial. Stroke 2007; 38: 111–116.

Macko RF, Ivey FM, Forrester LW et al. Treadmill exercise rehabilitation improves ambulatory function and cardiovascular fitness in patients with chronic stroke: a randomized, controlled trial. Stroke 2005; 36(10): 2206–2211.
Madhavan S, Lim H, Sivaramakrishnan A, Iyer P. Effects of high intensity speed-based treadmill training on ambulatory function in people with chronic stroke: A preliminary study with long-term follow-up. Scientific Reports 2019; 9: 1985.
Mehrholz J, Rutte K, Pohl M. Jump training is feasible for nearly ambulatory patients after stroke. Clinical Rehabilitation 2006; 20: 406–412.
Miklitsch C, Krewer C, Freivogel S, Steube D. Effects of a predefined minitrampoline training programme on balance, mobility and activities of daily living after stroke: a randomized controlled pilot study. Clin Rehabil 2013; 27(10): 939–947.
Oberlin LE, Waiwood AM, Cumming TB, Marsland AL, Bernhardt J, Erickson KI. Effects of Physical Activity on Poststroke Cognitive Function. A Meta-Analysis of Randomized Controlled Trials. Stroke 2017; 48: 3093–3100.
Pohl M, Mehrholz J, Ritschel C, Rückriem S. Speed-Dependent Treadmill Training in Ambulatory Hemiparetic Stroke Patients – A Randomized Controlled Trial. Stroke 2002; 33: 553–558.
Shepard RJ. Maximal oxygen intake and independence in old age. Br J Sports Med 2009; 43: 342–346.
Wist S, Clivaz J, Sattelmayer M. Muscle strengthening for hemiparesis after stroke: A meta-analysis. Ann Phys Rehabil Med 2016; 59(2): 114–124.
Wolf SL, Kwakkel G, Bayley M, McDonnell ML for the Upper Extremity Stroke Algorithm Working Group. Best practice for arm recovery post stroke: an international application. Physiotherapy 2016; 102: 1–4.

FALL

4

Eveline Temperli

Kleinhirninfarkt – Ataxie

Leitsymptome: Stand- und Gangataxie mit Fallneigung – Rumpfataxie – (Blickrichtungs-) Nystagmus – Schwindel

mittel

Definition

Ataxie

Der Begriff Ataxie kommt aus dem Griechischen und bedeutet „Unordnung" oder „Unregelmäßigkeit". In der Medizin ist Ataxie ein Sammelbegriff für verschiedene **Störungen der Gleichgewichtsregulation, Haltungsinnervation und der Bewegungskoordination,** welche durch Krankheiten des Kleinhirns und seiner Verbindungen (Hirnstamm und Hinterstrangbahnen) entstehen.

Formen der Ataxie:

- Standataxie: Unfähigkeit, frei zu stehen, nur noch stehfähig mit Stützen
- Gangataxie: breitspuriges, unsicheres Gangbild mit Gangdeviationen
- Rumpfataxie: Unfähigkeit, aufrecht zu sitzen ohne Stützen
- Extremitäten- oder Gliedmaßenataxie: überschießende, ausfahrende Bewegungen (Hypermetrie) der Extremitäten, Danebenzeigen bei Zielbewegungen (Dysmetrie), Unfähigkeit einer raschen Folge von antagonistischen Bewegungen (Dysdiadochokinese)

Mögliche klinische Manifestationen:

- Herabgesetzter Haltetonus/Muskeltonus des Rumpfes und der Extremitäten
- Intentionstremor
- Dysmetrische Zielbewegungen
- Dysdiadochokinese
- Skandierende Sprache
- Fehlender Rebound (Fähigkeit zum Abbremsen einer Bewegung aufgrund gestörter Koordination von Muskel-Agonist und -Antagonist)
- Ataktische Atmung
- Nystagmus
- Diplopie (Doppelsehen, Doppelbilder)
- Kompensatorische Steifigkeit: „Fixationen" über die Augen, die Halswirbelsäule, Arme und Schultergürtel sowie das Becken

Mögliche Ursachen:

- Läsion des Kleinhirns (Blutung/Ischämie/Tumor): zerebelläre Ataxie
- PICA-Insult: Wallenberg-Syndrom mit Hemiataxie (➤ Kap. 1, ➤ Kap. 2)
- Erkrankung der Hinterstrangbahnen des Rückenmarks (Multiple Sklerose, Tumore): spinale oder sensible Ataxie
- Genetisch bedingte (hereditäre) Ataxie: bekannteste ist die Friedreich-Ataxie
- Durch Viren verursacht wie Zoster, HIV, etc.
- Toxisch verursacht durch Alkohol, Drogen, Kohlenmonoxid, Schwermetalle

4.1 Vorgeschichte

Vor zehn Tagen begab sich Frau Ataxia wegen plötzlich auftretendem Schwindel und Unwohlsein in die Notaufnahme eines Krankenhauses. Eine CT-Untersuchung des Schädels zeigte keine Ischämie-Frühzeichen und keine intrakranielle Blutung, worauf Frau Ataxia wieder nach Hause entlassen wurde. Als sich die Symptome innerhalb der drei folgenden Tage massiv verstärkten und Frau Ataxia kaum mehr gehen konnte, weil sie so schwankte, ließ sie sich erneut ins

Krankenhaus einweisen. Das darauf angefertigte MRT des Schädels zeigte einen frischen Kleinhirninfarkt rechts median im Bereich des Kleinhirnwurms (Vermis). Zusätzlich wurde eine leichtgradige, vaskulär bedingte Leukenzephalopathie diagnostiziert.

Zur Erstversorgung blieb Frau Ataxia eine Woche im Krankenhaus, wo sie medikamentös mit Blutverdünnern und Cholesterinsenkern eingestellt wurde. Eine erste Mobilisation erfolgte in diesem Zeitraum nur bis an die Bettkante, da die Patientin unter Doppelbildern und starkem Schwankschwindel mit Übelkeit litt, sowie bereits im Sitzen eine starke Falltendenz nach rechts aufwies.

Rund zehn Tage nach dem Auftreten der ersten Symptome wurde Frau Ataxia in die stationäre neurologische Rehabilitation verlegt.

Im vorliegenden Fallbericht werden folgende Fragen beantwortet:

- Was versteht man unter Ataxie?
- Welche Symptome weisen auf eine Ataxie hin?
- Welche Ziele verfolgt die Physiotherapie bei der Behandlung von Ataxie-Patienten?
- Wie sehen die Therapieansätze bei einer Rumpf-, Stand- und Gangataxie aus?

4.2 Untersuchungsbefunde

4.2.1 Medizinische Befunde

Ärztliche Untersuchung

67-jährige Patientin, GCS 15, wach und zu allen Qualitäten orientiert. Kein Meningismus, Pupillen isokor und isoreaktiv, Hirnnerven III–XII unauffällig, Sensomotorik an allen Extremitäten unauffällig, BSR +/+, TSR +/+, PSR +/+, ASR +/+, Babinski beidseits negativ, unauffälliger Finger-Nase- und Knie-Hacke-Versuch, Romberg-Stehversuch mit Falltendenz nach rechts, Kopfimpulstest beidseits unauffällig, Test of skew unauffällig, Hallpike-Manöver nicht durchführbar bei ausgeprägter Nausea.

Diese Befunde fließen in die weitere physiotherapeutische Anamnese und Befundung mit ein.

Um das Krankheitsbild von Frau Ataxia zu verstehen, ist es notwendig, die funktionelle Neuroanatomie des Kleinhirns genauer zu betrachten.

KLINISCHER HINTERGRUND

Funktionen und Neuroanatomie des Kleinhirns

Das Kleinhirn ist zuständig für die Steuerung, Feinabstimmung und das Erlernen motorischer Funktionen. Dabei wird die Motorik der **ipsilateralen** Körperhälfte beeinflusst.

Funktionell wird das Kleinhirn in drei Bereiche gegliedert: das Vestibulocerebellum, das Spinocerebellum und das Cerebrocerebellum (➤ Abb. 4.1).

- Das **Vestibulocerebellum** erhält den Hauptteil seiner Afferenzen vom Gleichgewichtsorgan (Vestibulum bzw. den Vestibulariskernen) im Innenohr und bekommt somit Informationen zur Lage und Bewegung des Körpers im Raum. Seine Efferenzen führen zu den okulomotorischen Zentren in der Formatio reticularis. Dadurch ist es an der Feinabstimmung der Augenbewegungen beteiligt. Insbesondere wird die Blickmotorik (Stabilisierung des Blickes auf ein Ziel) angesteuert und koordiniert. Indirekt (über Efferenzen zu den Vestibulariskernen, welche über extrapyramidale Bahnen ins Rückenmark weitergeleitet werden) beeinflusst das Vestibulocerebellum auch die Stützmotorik des Rumpfes. Die Hauptfunktionen des Vestibulocerebellums sind somit die Steuerung der Augenbewegungen, die Stabilisierung des Standes und Ganges und dabei die Koordination mit dem Vestibulum.
- Das **Spinocerebellum** erhält Afferenzen vorwiegend aus dem Rückenmark, von dem es propriozeptive Informationen (Tiefensensibilität) über die Stellung des Rumpfes und der Extremität sowie den Muskeltonus der ipsilateralen Körperseite empfängt. Die Efferenzen führen zum Nucleus ruber und zur Formatio reticularis, welche korrigierende Impulse zurück ans Rückenmark leiten. Das Spinocerebellum koordiniert damit den Muskeltonus und die Bewegungen der proximalen Extremitätenmuskeln und (gemeinsam mit dem Vestibulocerebellum) die der Schwerkraft entgegenwirkenden Muskeln (Stützmotorik). Das aufrecht Stehen und Gehen wird dadurch ermöglicht.
- Das **Cerebrocerebellum** erhält hauptsächlich Afferenzen von den Brückenkernen (Nucleus pontis) und steht über den Pons in enger Verbindung mit dem Großhirn. Die Efferenzen gehen größtenteils zum Nucleus ruber und zum Thalamus. Das Cerebrocerebellum ist damit zuständig für die Feinabstimmung und Koordination von Zielbewegungen, welche im Großhirn geplant wurden. Die vom Großhirn entworfene feine Zielmotorik der Extremitäten wie auch der Sprache wird somit präzise koordiniert und abgestimmt.

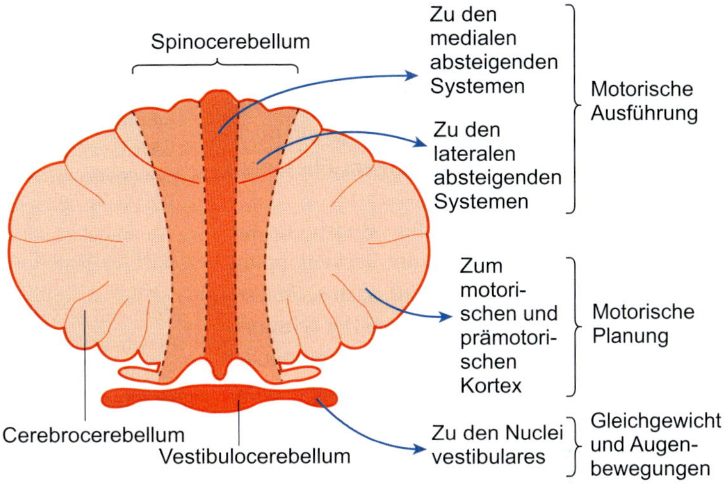

Abb. 4.1 Funktionelle Gliederung des Kleinhirns [G1026]

4.2.2 Physiotherapeutische Anamnese

Bei Eintritt in die Neurorehabilitation wird Frau Ataxia von der Ergo- und Physiotherapie gemeinsam begrüßt und eine Anamnese erhoben: Die 67-jährige Patientin ist pensionierte Grundschullehrerin, geschieden und wohnt allein in einem alten Bauernhaus abgelegen auf dem Land. Sie habe zwei Hunde, einen jungen Deutschen Schäferhund und eine ältere Dogge, mit welchen sie täglich lange Spaziergänge in der Natur unternehme, erzählt sie. Die Hunde seien momentan bei ihrem Partner untergebracht, der in der Stadt in einer eigenen Wohnung lebe. Mehrmals wöchentlich hüte Frau Ataxia ihre Enkelkinder. Ihre beiden Töchter wohnten ca. 15 Autominuten entfernt. Frau Ataxia sei selbst oft mit dem Fahrrad und dem Auto unterwegs, die öffentlichen Verkehrsmittel seien in ihrem Wohnort nicht gut erschlossen. Einmal wöchentlich nimmt Frau Ataxia an einer Volkstanzgruppe teil, was ihr viel Freude bereite. In den Sommerferien, in drei Monaten, habe sie mit ihren Töchtern und den Enkeln eine Planwagen-Tour durch die Westschweiz geplant. Bis zum Zeitpunkt des Schlaganfalls habe sich Frau Ataxia gesund und beschwerdefrei gefühlt.

Aktuell berichtet Frau Ataxia über einen dumpfen Schwankschwindel, sobald sie ihre Position verändere, insbesondere wenn sie sich aufsetze oder aufstehe. Zusätzlich verschwimme ihr das Bild vor Augen, wenn sie nach rechts oder links schaue, und bei Ermüdung träten Doppelbilder auf. So könne sie nur kurze Texte in der Zeitung oder auf ihrem Handy lesen. Stehen und Gehen sei aktuell überhaupt nicht möglich, sie fühle sich wie betrunken und schwanke stark hin und her. Sie sei deshalb zu Hause auch einmal gestürzt, bevor sie ins Krankenhaus gebracht wurde. Schmerzen seien keine vorhanden.

Objektiv zeigt sich eine im Gespräch allseits orientierte und kommunikative Patientin. Die Sprache ist unauffällig. Inspektorisch zeigt sich die Patientin in Rückenlage in einer Lateralflexion nach links im Bett liegend. Auf die Aufforderung, sich bitte gerade im Bett hinzulegen, antwortet sie, dass sie dies doch bereits tue. Nach taktiler Korrektur des Oberkörpers durch die Therapeutin verspürt Frau Ataxia keinen Unterschied zur vorhergehenden Position. Beim Anstellen der Beine im Bett fällt eine verwackelte, abgehackte aktive Hüftflexion rechts auf (Dyssynergie). Der Knie-Hacke-Versuch zeigt im Seitenvergleich eine leichte Dysmetrie rechts. Beim aktiven Bewegen der Beine ist eine Hyperlordose der Lendenwirbelsäule ersichtlich. Die Testung der Tiefensensibilität der unteren Extremität durch Mirroring ist beim Kopieren der rechten Hüftposition auffällig, die distalen Bereiche sind unauffällig.

Erste Hypothesen

Bei der funktionellen Demonstration werden zwei Aktivitäten angeschaut: der freie Sitz am Bettrand und das Stehen, wenn möglich ohne taktile Sicherung.

Im Sitz am Bettrand muss sich die Patientin mit beiden Armen seitlich abstützen, um nicht zu fallen. Beim Versuch, frei zu sitzen, zeigt sich eine Falltendenz nach rechts. Bei der langsamen Blickfolge (Smooth Pursuit) nach rechts und links ist ein Blickrichtungsnystagmus bei endgradigem Blick nach rechts und links erkennbar.

Im Stand fällt eine deutliche Plus-Spurbreite auf, eine Fixierung des Oberkörpers mit Beckenkippung nach rechts und starker Falltendenz nach rechts, sodass Frau Ataxia nicht frei stehen kann. Der Schwankschwindel verstärkt sich im Stehen mit beginnender Übelkeit, sodass Frau Ataxia sich nach knapp 10 Sekunden Stehen wieder setzen muss.

Die Befunde aus diesen Aktivitäten lassen einen Hypotonus im Rumpf rechts sowie der proximalen Extremitätenmuskulatur, insbesondere der Hüfte rechts, vermuten, passend zu einer Schädigung im Bereich des Spinocerebellums. Der Schwankschwindel, der Blickrichtungsnystagmus und die Diplopie sprechen für eine Schädigung der Bahnen im Vestibulocerebellum.

Bereits am Eintrittstag erhält Frau Ataxia einen Rollstuhl ausgeliehen. Nach Instruktion des Rollstuhl-Handlings (Bremsen, Seitenlehnen hochklappen etc.) durch die Therapeuten ist Frau Ataxia in der Lage, sich im Rollstuhl selbstständig im Zimmer und auf der Station fortzubewegen.

KLINISCHER HINTERGRUND

Das Functional Gait Assessment (FGA)

Das FGA ist ein standardisiertes, valides Instrument zur Beurteilung der Balancefähigkeit während des Gehens, insbesondere bei Patienten mit vestibulären Störungen. Durch die Beurteilung des Gleichgewichts beim Gehen kann die Gefahr eines Sturzes beim Gehen sensitiv eingeschätzt werden. Ebenso kann das Assessment zur Verlaufstestung verwendet werden. Das FGA beinhaltet zehn Aufgaben, welche eine Weiterentwicklung und Modifikation des Dynamic Gait Index sind zur Verbesserung der Reliabilität und zur Reduktion eines Deckeneffekts.

Das FGA beurteilt das dynamische Gleichgewicht beim Gehen in den zehn folgenden Aufgaben:

1. Gehen in der Ebene
2. Wechsel der Gehgeschwindigkeit
3. Gang mit horizontalen Kopfdrehungen
4. Gang mit vertikalen Kopfdrehungen
5. Gang und Drehung
6. Übersteigen eines Hindernisses
7. Gang mit schmaler Unterstützungsfläche
8. Gang mit geschlossenen Augen
9. Rückwärtsgehen
10. Treppen steigen

Beurteilungskriterien: Gehgeschwindigkeit, Zeichen von Gleichgewichtsverlust, Abweichung von der Gehstrecke, Gangmuster und beim Treppensteigen das Nutzen eines Handlaufs sowie Anstellschritt oder Wechselschritt.

Die Aufgaben werden vom Untersucher verbal instruiert oder bei Bedarf auch demonstriert. Jede Aufgabe wird nach einem vorgegebenen Kriterienkatalog mit einem Wert von 0–3 Punkten bewertet. Insgesamt können 30 Punkte erzielt werden. Die Referenzwerte für gesunde Erwachsene im Alter bis 50 Jahre liegen bei 29–30 Punkten, im Alter von 80–89 Jahren bei einer Spanne von 21–30 Punkten. Das Assessment wurde in die deutsche Sprache übersetzt und validiert.

4.2.3 Evaluation des Gesundheitszustands nach ICF

Aktivität und Partizipation (Teilhabe)

Frau Ataxia ist bei Eintritt in die Neurorehabilitation aufgrund der stark eingeschränkten Mobilität bei fast allen Aktivitäten des täglichen Lebens (ADL) auf Unterstützung angewiesen. Auch Transfers vom Bett in den Rollstuhl oder vom Rollstuhl auf die Toilette sind wegen der starken Falltendenz nach rechts und der daraus resultierenden Sturzgefahr nur mit einer Hilfsperson möglich (➤ Tab. 4.1). Eine Rückkehr ins häusliche Umfeld als alleinstehende Person in einem alten Bauernhaus auf dem Land, die Versorgung der Hunde und Betreuung der Enkelkinder sowie die Ausführung der Hobbys sind nicht möglich. Die Fahreignung ist aufgrund des eingeschränkten Visus und des Schwindels ebenfalls nicht gegeben.

Körperfunktion und -struktur

Funktionen des Sehens (Sehsinn, b210)
Diplopie vorhanden

Funktionen von Strukturen, die in Verbindung mit dem Auge stehen (b215)
Blickrichtungsnystagmus vorhanden

Mit den Hör- und vestibulären Funktionen verbundene Empfindungen (b240)

Auftreten von Schwankschwindel bei Positionsänderung sowie Übelkeit bei zunehmendem Schwindel
Die Propriozeption betreffende Funktionen (b260)
Reduzierte Wahrnehmung der Position des Rumpfes und der proximalen rechten unteren Extremität in Relation zum restlichen Körper
Funktionen des Tastens (Tastsinn, b265)
Oberflächensensibilität obere und untere Extremität (OEx, UEx): im Seitenvergleich unauffällig
Artikulationsfunktionen (b320)
Keine Dysarthrie vorhanden
Funktionen der Muskelkraft (b730)
Kraft UEx: im Seitenvergleich unauffällig, Muskelfunktionstest (MFT)-Werte von > 4
Kraft OEx: im Seitenvergleich unauffällig, MFT-Werte von > 4
Funktionen des Muskeltonus (b735)
Verminderter Muskeltonus im Bereich des Rumpfes und der Hüfte rechtsbetont
Funktionen der unwillkürlichen Bewegungsreaktionen (b755)
- *Statisches Gleichgewicht:* freier Sitz nur mit Stützen beidseits möglich bei Fallneigung nach rechts, Stand mit breiter Spur und Stützen 10 s möglich, freier Sitz und Stand nicht möglich (➢ Tab. 4.1)
- *Dynamisches Gleichgewicht:* Gehen am Rollator mit breiter Spur und Fallneigung nach rechts (➢ Tab. 4.1)
- *Reaktives Gleichgewicht:* Schutzschritte zur rechten Seite verzögert

Tab. 4.1 Assessments zu Beginn der stationären Neurorehabilitation

Assessment	Wert
Functional Ambulation Categories (FAC)	1/5
Scale for assessment and rating of ataxia (SARA)	21/40
De Morton Mobility Index (DEMMI)	27/100
Berg Balance Scale (BBS)	1/56 Punkten
Trunk Control Test (TCT)	87/100
Trunk Impairment Scale (TIS)	Test nicht durchführbar
Functional Gait Assessment (FGA)	Test nicht durchführbar

Funktionen der Kontrolle von Willkürbewegungen (b760)
- Romberg-Test: Falltendenz zur rechten Seite
- Finger-Finger-Versuch: rechte Hand im Seitenvergleich leicht verlangsamt
- Knie-Hacke-Versuch: rechtes Bein leicht dysmetrisch

Umwelt- und personenbezogene Faktoren

Fördernde Faktoren:
Motivation: Frau Ataxia ist sehr motiviert, täglich ein intensives Therapieprogramm und zusätzlich individuell zusammengestellte Eigentrainingsübungen durchzuführen. Sie möchte nach der Rehabilitation auf jeden Fall wieder in ihr gewohntes Umfeld zurückkehren.

Prognose bei Kleinhirninfarkt: Grundsätzlich kann bei einem Kleinhirninfarkt ohne Komplikationen in der Akutphase (wie Bewusstseinsverlust oder epileptische Anfälle aufgrund eines Hirndruckanstiegs bei Hirnödem) von einer guten Erholung bis zu einer vollständigen Remission ausgegangen werden, insbesondere, wenn vor dem Ereignis keine relevanten Nebendiagnosen oder Vorerkrankungen bestanden. Da Frau Ataxia vor dem Schlaganfall keinerlei körperliche Beschwerden oder Vorerkrankungen hatte, ist von einem positiven Rehabilitationsverlauf auszugehen.

Hemmende Faktoren:
Wohnsituation: Frau Ataxia wohnt allein in einem alten Bauernhaus, welches viele Schwellen und steile Treppen teilweise ohne Handläufe hat. Das Haus liegt abgelegen auf dem Land und ist nicht von öffentlichen Verkehrsmitteln erschlossen. Die nächste Bushaltestelle liegt etwa 1 km entfernt. Frau Ataxia benutzt daher für alle Besorgungen ihr Fahrrad oder das Auto.

Soziales Umfeld: In unmittelbarer Umgebung hat Frau Ataxia keine Unterstützung durch ihr soziales Umfeld. Ihre Töchter wohnen einige Autominuten von ihr entfernt, ebenso ihr Partner. Zusätzlich hat sie zwei Hunde, welche viel Auslauf und Betreuung benötigen. Nachbarn hat sie keine.

4

Assessments

Die zu Beginn der stationären Neurorehabilitation durchgeführten Assessments ergeben die in ➤ Tab. 4.1 aufgeführten Werte.

4.3 Zusammenfassung der wichtigsten Befunde

Strukturell liegt ein ischämischer Infarkt im zentralen Bereich des Kleinhirns mit Schädigung der Bahnen des Vestibulo- und des Spinocerebellums vor. Eine Ischämie in diesen Bereichen des Kleinhirns verursacht eine zerebelläre Ataxie. Bei Frau Ataxia sind folgende Symptome bei der Befundaufnahme erkennbar: Die gestörte Blickmotorik in Form eines Blickrichtungsnystagmus führt zu einem eingeschränkten Visus mit verschwommenem Sehen und Diplopie. Der Schwindel bei Positionswechsel und in höheren Ausgangsstellungen deutet auf eine gestörte Verarbeitung der Informationen vom Gleichgewichtsorgan hin. Durch die verminderten propriozeptiven Informationen über die Stellung des Rumpfes und die gestörte Stützmotorik des Rumpfes mit einer rechtsbetont hypotonen Rumpfmuskulatur resultiert eine ungenügende Stabilisierung des Körpers im Sitz, Stand und Gang mit Fallneigung nach rechts.

Die Rumpfataxie beeinträchtigt Frau Ataxia in den Funktionen der unwillkürlichen Bewegungsreaktionen, dem statischen, dem dynamischen und dem reaktiven Gleichgewicht.

Aufgrund der reduzierten posturalen Kontrolle, des eingeschränkten Visus und der Schwindelsymptomatik ist Frau Ataxia bei Eintritt in die Neurorehabilitation stark sturzgefährdet und in allen Aktivitäten des täglichen Lebens auf Hilfe angewiesen. Sitzen ist nur mit Armeinsatz oder angelehnt möglich. Das Stehen und Gehen ist breitbasig mit Stützen auf ein Hilfsmittel und naher Supervision einer Hilfsperson möglich.

4.4 Physiotherapeutische Zielsetzung

Gemeinsam mit Frau Ataxia werden folgende Ziele in der Physiotherapie vereinbart:

- **Kurzfristig (innerhalb einer Woche):**
  - Selbstständige Mobilität im Zimmer mit Hilfsmittel (Rollstuhl/Rollator) und selbstständiger Transfer auf die Toilette
  - Sicherer freier Sitz bei Alltagsaktivitäten wie Körperpflege, Essen, Zeitung lesen etc.
- **Mittelfristig (innerhalb eines Monats):**
  - Stabiler freier Stand, z. B., um selbstständig Duschen zu können
  - Selbstständiges Gehen ohne Hilfsmittel im Inneren des Hauses
  - Selbstständiges Treppensteigen mit Halten am Handlauf
- **Langfristig (nach zwei Monaten):**
  - Sicheres Gehen an Wanderstöcken über mindestens einen Kilometer auch über unebene Wege außerhalb des Hauses
  - Selbstständiges Treppensteigen im Wechselschritt ohne Halten an einem Handlauf
- Als **Nebenziel** gibt Frau Ataxia an, auch wieder mit einem Hund an der Leine gehen können zu wollen.

4.5 Physiotherapeutische Maßnahmen/Therapieplan

In der ersten Woche der stationären Rehabilitation erhält Frau Ataxia täglich 3–4 Therapien à 45Minuten. Darin enthalten sind Einzelphysiotherapie und Einzelergotherapie, ein auf ihre Bedürfnisse abgestimmtes Selbsttrainingsprogramm, welches sie einesteils im Zimmer selbstständig und andernteils unter Aufsicht von Therapeuten in der Turnhalle durchführt, sowie Ausdauertraining auf einem Liege-Cross-Trainer (z. B. NuStep, ➤ Abb. 4.2) oder Fahrradergometer mit Lehne und seitlichen Armstützen.

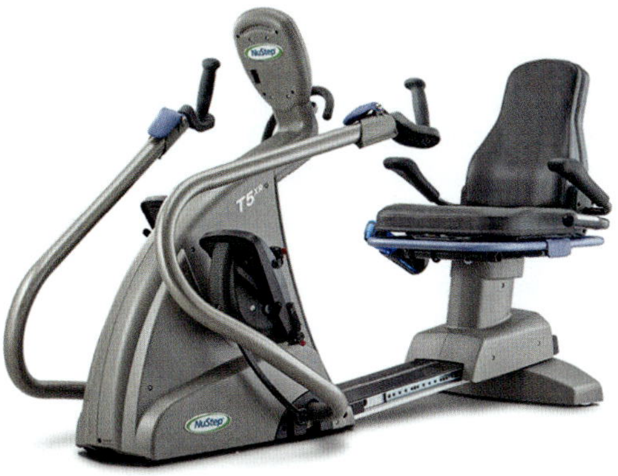

Abb. 4.2 NuStep (Copyright NuStep, LLC. T5XR image used with permission) [V949]

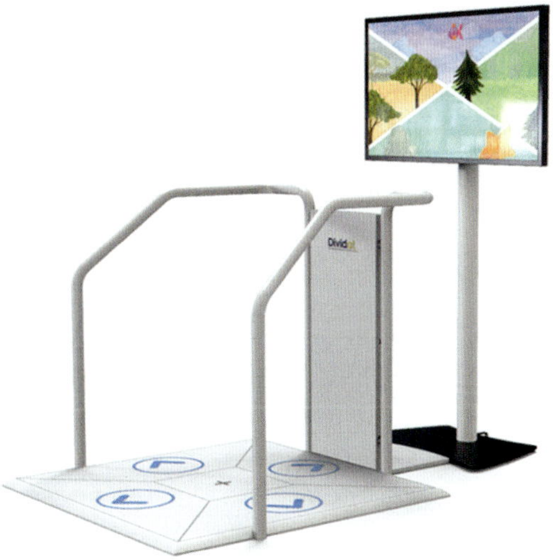

Abb. 4.3 Dividat Senso [V940]

Nach Abklingen der Schwindelsymptome und Doppelbilder werden in der zweiten Woche zusätzlich Gehtraining auf dem Laufband mit Gurtsicherung und Gleichgewichts- und Koordinationstraining mit virtuellen Spielen (z. B. Dividat Senso [➤ Abb. 4.3], Nintendo Wii, Tymo-Tyromotion [➤ Abb. 4.4]) als Therapieeinheiten dazugenommen. Das Gehen in einem Parcours um und über Hindernisse sowie über labile Unterlagen, anfangs am Rollator und später ohne Hilfsmittel, wird dreimal wöchentlich in der Gehtrainingsgruppe geübt.

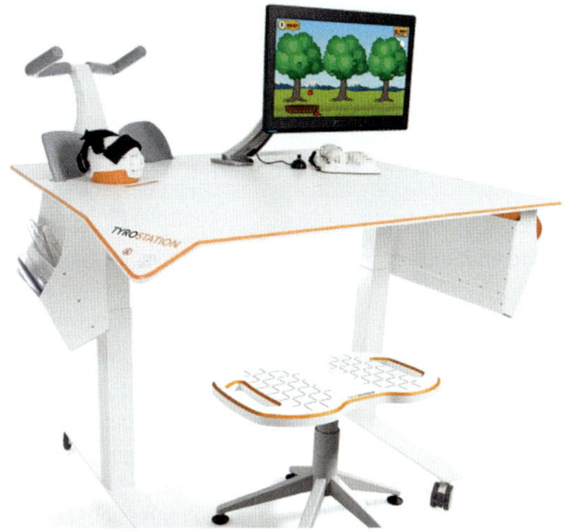

Abb. 4.4 Tyromotion Tyrostation [V948]

WAS WÄRE, WENN ...

... der Schwankschwindel nicht spontan regredient gewesen wäre und die Doppelbilder längere Zeit bestehen geblieben wären?

Bei persistierendem Schwindel, Diplopie und dadurch ausgelöster Nausea soll mit einem Training der Okulomotorik und Blickstabilisation begonnen werden. Der Patient soll in einer entspannten, möglichst schwindelfreien Position wie angelehnter Sitz oder auch im Liegen bestimmte stabile Punkte im Raum fixieren, welche er scharf sieht. Dies kann anfangs in einem kleinen Radius im Raum sein, sodass keine großen Kopfbewegungen nötig sind. Der Schwindel darf dabei leicht bemerkbar sein, es sollte aber keine Nausea auftreten, um die Compliance des Patienten nicht zu beeinträchtigen. Die Progression erfolgt über Vergrößerung des Radius der Punkte im Raum, unterschiedliche Distanzen der Punkte, Verfolgen von sich bewegenden Punkten (z. B. einem Ball, der von einer Hand in die andere geworfen wird, nachschauen) und Änderung der Ausgangsposition des Patienten. Als Leitfaden dazu kann das Übungsprogramm zur vestibulären Rehabilitation von Cawthorne und Cooksey dienen. Leidet der Patient unter starkem Schwindel bei der Fortbewegung, so soll er die Geschwindigkeit, mit welcher er sich bewegt, verlangsamen und Fixpunkte im Raum anvisieren, zu denen er sich bewegt. Diese „Fixationspunkte" müssen bei Besserung der Symptomatik unbedingt wieder abtrainiert werden, sodass sich der Patient frei im Raum bewegen und gleichzeitig umherschauen kann.

Um die Zielsetzung, nämlich eine selbstständige Gehfähigkeit inner- und außerhäuslich zu erreichen, muss Frau Ataxia die posturale Kontrolle in den ver-

Tab. 4.2 Physiotherapeutische Maßnahmen

Ziel	Maßnahmen	Verlaufszeichen
1. Freier Sitz	Training der Rumpfkontrolle und des posturalen Alignements im Liegen, Sitzen und im Vierfüßlerstand mit stabilisierenden und mobilisierenden Übungen des Rumpfes aus der FBL (Funktionellen Bewegungslehre), Pilates und Yoga mit und ohne visuelle Kontrolle (Spiegel)	TCT, TIS
2. Freier Stand	• Statisches Gleichgewichtstraining anfangs mit taktilen Referenzen (Wand am Rücken/Therapieliege auf Höhe des Beckens) • Progression: mit Ablenkung, Dual-Task	BBS
3. Gehen ohne Hilfsmittel im Innenbereich	• Gangtraining auf dem Laufband mit Gurtsicherung mit/ohne Gewichtsentlastung, mit Geschwindigkeitsveränderungen • Gehtraining und Gangvariationen auf der Ebene, Einsatz von auditivem (Metronom) und visuellem Feedback (Koordinationsleiter) • Progression: auf labiler Unterlage, mit Ablenkung, mit Dual-Task etc.	FGA, DEMMI, FAC
4. Gehen an Wanderstöcken im Außenbereich	• Dynamisches Gleichgewichtstraining • Gehen auf verschiedenen Untergründen, Gefälle/Steigungen • Ausdauertraining	FGA, FAC
5. Treppensteigen im Wechselschritt ohne Halten am Handlauf	• Dynamisches Gleichgewichtstraining • Treppensteigen mit/ohne Handlauf • Exzentrisches und konzentrisches Krafttraining	FGA, FAC

schiedensten Ausgangsstellungen wie auch mit Ablenkung und Dual-Task wiedererlangen. Innerhalb der physiotherapeutischen Behandlung wird mit Frau Ataxia daher an der Rumpfkontrolle, anfangs im Liegen und im Sitzen, später im Stand und beim Gehen gearbeitet (➢ Tab. 4.2).

PRAKTISCHER TIPP

Hilfsmittelwahl zur Reduktion der Sturzgefahr

Patienten mit Ataxie weisen eine erhöhte Sturzgefahr auf. Verschiedene Symptome der Ataxie sind dafür verantwortlich: Die gestörte Verarbeitung von vestibulären Inputs führt zu einer veränderten Körper-Raum-Wahrnehmung. Die Patienten spüren nicht oder verzögert, wenn sie schräg sitzen, schief stehen oder beim Gehen zur Seite kippen. Kompensatorisch führt eine unökonomisch erhöhte Muskelspannung zu Steifigkeit und Fixationen im Bereich des Nackens, Schultergürtels, Rückens und Beckens sowie häufig überstrecken Kniegelenken beim Gehen. Diese unbewussten Fixationen verhindern eine adäquate Reaktion auf Umweltfaktoren wie Schutzschritte oder andere Gleichgewichtsreaktionen bei Gleichgewichtsverlust.

Die Auswahl eines geeigneten Hilfsmittels zur Förderung der Mobilität und Reduktion der Sturzgefahr bei Ataxie ist daher essenziell. Je nach Form der Ataxie und nach Gewohnheiten des Patienten muss ein passendes Hilfsmittel gefunden und angepasst werden. Ein Gehstock kann bei einer Extremitätenataxie aufgrund der dysmetrischen Armbewegungen zur Stolperfalle werden. Ein Gehbock kann beim Anheben und Vorsetzen bei einer Rumpfataxie zu verstärkter Rumpf-Instabilität führen. So gilt es, individuell auf den Patienten abgestimmt ein möglichst optimales Hilfsmittel zu finden. Ein Rollator muss eventuell mit Gewicht beschwert werden, um ein Kippen zur Seite zu verhindern. Geh- oder Walkingstöcke sollten mit Haftnoppen am unteren Ende versehen sein, um ein Wegrutschen zu verhindern. Unter Umständen kann auch nur eine Alarmglocke, mit welcher der Patient bei einem Sturz Hilfe anfordern kann, das Hilfsmittel der Wahl sein. Auf das Schuhwerk sollte ebenso ein Augenmerk gelegt werden: Modische Turnschuhe mit superweicher Sohle verhindern einen sensorischen Input über die Füße, wohingegen Schuhe mit harter Sohle oder Anti-Rutschsocken einen unmittelbaren sensorischen Input vom Boden erlauben.

Frau Ataxia bleibt insgesamt acht Wochen in der Neurorehabilitation. Sie kann anschließend als selbstständige Fußgängerin nach Hause (➢ Tab. 4.3) in das alte Bauernhaus zurückkehren. Für lange Spaziergänge über unebene Wege benutzt sie noch Wanderstöcke zur Sicherheit. Ihr Partner zieht zu ihr, um sie bei der Betreuung der Hunde und Einkäufen unterstützen zu können. Die Fahreignung kann erst nach einer

Tab. 4.3 Assessments nach Beendigung der stationären Neurorehabilitation

Assessment	T1	T2
FAC	1/5	5/5
SARA	21/40	2/40
DEMMI	27/100	85/100
BBS	1/56 Punkten	54/56 Punkten
TCT	87/100	100/100
TIS	--	18/23
FGA	0/30	21/30

T1: bei Eintritt in die Neurorehabilitation
T2: vor Austritt aus der Neurorehabilitation acht Wochen später

erneuten medizinischen Untersuchung frühstens drei Monate nach dem Ereignis neu beurteilt werden.

PRAKTISCHER TIPP

Als Nebenziel gab Frau Ataxia an, wieder mit einem Hund an der Leine gehen zu können. Dies wurde sowohl beim Gehen durch einen Parcours wie auch beim Gehtraining draußen auf unebenem Boden geübt. Dazu hielt Frau Ataxia das eine Ende eines Seils in der Hand, die Therapeutin, welche das andere Ende des Seils hielt, gab unvermittelt Zug über das Seil oder ließ einen anhaltenden Zug plötzlich los, sodass Frau Ataxia ihre Stabilitätsgrenzen beim Gehen immer wieder neu ausloten musste.

4.6 Evidenzbasierte Zusammenfassung

Regelmäßige Physiotherapie oder eine neurologische Rehabilitation mit Training des Gleichgewichts und der Koordination ist für Patienten mit Ataxie aller Formen zu empfehlen. Dennoch ist das Evidenzlevel der Studien niedrig bis moderat (III–IV).

Folgende physiotherapeutische Interventionen werden in der Literatur empfohlen:

- Intensives statisches und dynamisches Gleichgewichtstraining
- Koordinatives Training, beispielsweise mit Einsatz von virtueller Realität
- Laufbandtraining mit oder ohne Gurtsicherung und Gewichtsentlastung
- Gehtraining auf verschiedenen Untergründen
- Gehtraining mit visuellen/taktilen/auditiven Feedbacks
- Sorgfältige Auswahl von Hilfsmitteln zur Sturzprophylaxe; je nach Form der Ataxie kann ein Hilfsmittel die Mobilität zusätzlich behindern und die Sturzgefahr erhöhen
- Hydrotherapie
- Kraft- und Ausdauertraining, Yoga/Pilates
- Bei Tremor der oberen Extremität: Kryotherapie, Einsatz von Robotik

Empfehlungen zur Dosierung oder zur Trainingsintensität werden derzeit noch kontrovers diskutiert. Bis zum aktuellen Stand zeigen Forschungen, dass mehr Therapie zu besseren Outcomes führt.

LITERATUR

Bonney H, de Silva R, Giunti P, Greenfield J, Hunt B. Management of the ataxias towards clinical practice. 3rd ed 2016. Retrieved from ataxia.org.uk https://www.ataxia.org.uk/wp-content/uploads/2020/11/Ataxia_UK_Medical_Guidelines._Third_Edition._v3m_Dec_2016_-_updated_Sep_2019.pdf (letzter Zugriff: 19.02.2021).

Carr J, Shepherd R. Stroke Rehabilitation Guidelines for Exercise and Training to Optimize Motor Skill. Edinburgh: Butterworth-Heinemann, 2002.

Cawthorne T. The physiological basis for head exercises. J Chart Soc Physiother 1944; 29: 106e.

Cooksey FS. Physical medicine. Practitioner 1945; 155: 300e.

Herdman SJ, Whitney SL. Treatment of Vestibular Hypofunction. In: Herdman SJ (ed): Vestibular rehabilitation. Philadelphia: F.A. Davis Company, 2000: 387–423.

Horst R. Neuroorthopädische Therapie bei Ataxie – Vom Schwanken und Schlucken. Physiopraxis 2017; 15(04): 24–29.

Kelly PJ, Stein J, Shafqat S, et al. Functional recovery after rehabilitation for cerebellar stroke. Stroke 2001; 32(2): 530–534.

Klockgether T, et al. Ataxien des Erwachsenenalters, S1-Leitlinie 2018. In: Deutsche Gesellschaft für Neurologie (Hrsg.): Leitlinien für Diagnostik und Therapie in der Neurologie. www.dgn.org/leitlinien (letzter Zugriff: 04.11.2020).

Marquer A, Barbieri G, Pérennou D. The assessment and treatment of postural disorders in cerebellar ataxia: A systematic review. Annals of Physical and Rehabilitation Medicine 2014; 7: 67–78.

Schädler S. Schwindel – komplex, aber oft behandelbar. Physioactive 2010; 5: 23–29.

Trepel M. Neuroanatomie Struktur und Funktion. München: Elsevier, 2017.

Thieme H, Ritschel C, Zange C. Functional Gait Assessment – deutsche Version: Übersetzung eines Instruments zur Beurteilung der Balancefähigkeit während des Gehens. Physioscience 2009; 5: 5–11.

Wrisley DM, Marchetti G, Kuharsky DK, et al. Reliability, Internal Consistency, and Validity of Data Obtained With the Functional Gait Assessment. Physical Therapy 2004; 84(10): 906–918.

FALL

5

Caroline Tanner

Ischämischer Insult bei Verschluss der A. cerebri media links

Leitsymptome: Kontralaterale armbetonte Hemiparese – somatosensible Empfindungslosigkeit – Aphasie – Hemianopsie

mittel

Definition

Aphasie

Unter einer Aphasie versteht man eine **Sprachstörung,** die bei Läsionen der dominanten Hemisphäre (meistens die linke) auftreten kann. Je nach Lokalisation wird unterschieden zwischen der motorischen Aphasie (Broca-Aphasie) oder sensorischen Aphasie (Wernicke-Aphasie).

Bei der **motorischen Aphasie** versteht der Betroffene das Geschriebene bzw. Gesprochene gut, kann aber nicht gut sprechen. Teilweise kommt es zu unverständlichen Satz- und Wortneubildungen (Neologismen), manchmal zu abgehackten Wörtern/Sätzen oder der Betroffene kann gar nicht sprechen.

Bei der **sensorischen Aphasie** ist das Sprachverständnis eingeschränkt. Wörter können häufig nachgesprochen, deren Sinn aber nicht verstanden werden.

5.1 Vorgeschichte

Herr Telmed erlitt vor zwei Monaten einen zerebrovaskulären Insult im Bereich der A. cerebri media links. Nachmittags stellte er eine plötzliche Arm- und Beinschwäche der rechten Seite fest. Zudem hatte er Mühe zu sprechen. Aufgrund der oben genannten Symptomatiken stellte sich Herr Telmed in der Notaufnahme vor. Diese überwiesen ihn an das Universitätskrankenhaus.

Das CT zeigte einen stationären Verschluss der A. cerebri media links im Bereich des M1-Segmentes (➤ Kap. 1) ohne Einblutung (➤ Abb. 5.1). Es wurde eine Thrombektomie durchgeführt. Einen Tag später wurde im CT ein erneuter Verschluss des M1-Segmentes links festgestellt. Zudem konnten neu aufgetretene Thromben in der A. carotis interna links diagnostiziert werden. Um die Thromben zu entfernen, wurde erneut eine interventionelle Angiologie durchgeführt. Anschließend wurde eine Schlaganfallkomplexbehandlung in der Stroke Unit begonnen. Nach neun Tagen konnte Herr Telmed direkt in eine neurologische Rehabilitationsklinik übertreten.

KLINISCHER HINTERGRUND

Thrombektomie

Bei einem thrombotischen Verschluss der Hirnarterien gibt es zwei Möglichkeiten zur Behandlung:

1. **Medikamentöse Thrombolyse:** Dabei wird das Medikament Alteplase (rt-PA) mittels Infusion injiziert, welches das Gerinnsel auflöst.
2. Die **Thrombektomie** ist die neuere Therapieoption. Über die Leiste wird ein Katheter bis zum Thrombus vorgeschoben. Mit einem Stent kann der Hohlkatheter den Thrombus absaugen. Diese Methode wird besonders bei schwer betroffenen Patienten eingesetzt (NIHSS 17; ➤ Kap. 6.2.1). Gemäß der Studienlage wurde die Technik vor allem bei Carotis- oder M1-Verschlüssen untersucht. Die Behandlung erfolgt innerhalb von 6 Stunden nach Symptombeginn. Auch eine Kombination der beiden Methoden ist üblich.

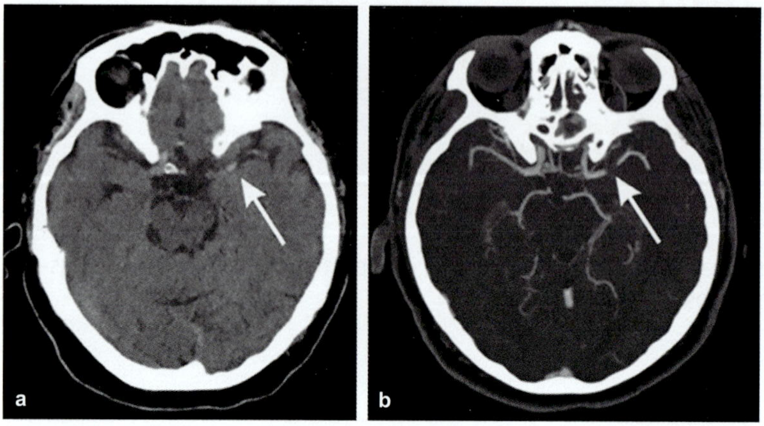

Abb. 5.1 Kranielles CT (a) und CT-Angiografie (b) mit akut aufgetretener Aphasie und Hemiplegie rechts: Mediazeichen (a, Pfeil) mit einer entsprechenden Kontrastmittelaussparung in der CT-Angiografie (b, Pfeil) [H032–003]

Im vorliegenden Fallbericht werden folgende Fragen beantwortet:

- Was ist eine Aphasie und wie beeinflusst diese den Rehabilitationsverlauf?
- Welche Therapieansätze existieren bei einer schweren Armparese?
- Wie können Technologien in die Rehabilitation integriert werden?

5.2 Untersuchungsbefunde

5.2.1 Medizinische Befunde

Ärztliche Untersuchung

Bei Eintritt in die neurologische Rehabilitation präsentiert sich der 45-jährige Herr Telmed mit einem reduzierten Allgemeinzustand (➢ Tab. 5.1).

5.2.2 Physiotherapeutische Anamnese

Aufgrund der schweren motorischen Aphasie muss für die Erhebung der physiotherapeutischen Anamnese die Ex-Frau von Herr Telmed hinzugezogen werden. Die italienische Muttersprache erschwert die Anamnese zusätzlich.

Die Zeit vor dem Schlaganfall war für Herrn Telmed emotional sehr aufwühlend gewesen. Er arbeitete Vollzeit in einem italienischem Spezialitätenladen. Da dieses Geschäft Konkurs ging, wurde Herr Telmed vor drei Monaten entlassen. Herr Telmed wohnt mit seiner Ex-Frau (Konkubinat) in einer 3-Zimmer-Wohnung im Erdgeschoss. Die beiden haben ein gemeinsames neugeborenes Kind (5 Monate). Die Ex-Frau arbeitet in Teilzeit (60 %) als Reinigungskraft. Ihre Schwester hütet währenddessen das Kind. Den gesamten Haushalt erledigt ebenfalls die Ex-Frau. Für handwerkliche und administrative Aufgaben ist Herr Telmed zuständig. In seiner Freizeit mag er Spaziergänge und trifft sich gerne mit Freunden im nahegelegenen Café, um Kartenspiele zu spielen.

Das subjektive Hauptproblem kann aufgrund der schweren motorischen Aphasie nicht eruiert werden. Aus physiotherapeutischer Sicht liegt das Hauptproblem einerseits in der stark eingeschränkten Mobilität, aber auch in der paretischen rechten oberen Extremität, welche die Selbstständigkeit im Alltag stark einschränkt. Beim Gehen benötigt Herr Telmed die Unterstützung von einer Hilfsperson. Zudem besteht eine starke Falltendenz zur rechten Seite, welche er nicht selbstständig ausgleichen kann. Die gesamte rechte obere Extremität kann im Alltag aufgrund der stark verminderten Muskelkraft noch nicht eingesetzt werden.

Auch die Feststellung der persönlichen Zielsetzung ist durch die motorische Aphasie erschwert. Übergeordnet soll Herr Telmed am Ende der Rehabilitation wieder in der Lage sein, mit seiner Ex-Frau und dem gemeinsamen neugeborenen Kind zu Hause zu wohnen, gegebenenfalls mit externer Unterstützung. Hierbei muss er selbstständig und sicher mobil sein und sich weitgehend selbstständig versorgen bzw. pflegen können. Eine Reintegration in das soziale Umfeld soll bestmöglich angestrebt werden. Des Weiteren soll die berufliche Wiedereingliederung beurteilt werden.

Tab. 5.1 Eintrittsuntersuchung

Untersuchung	Befunde
Inspektion	• Haut: trockene, schuppige Hautverhältnisse Hand rechts • Lymphknoten: ohne Befund • Kopf: ohne Befund • Endokrinum/Schilddrüse: ohne Befund • Thorax: ohne Befund • Abdomen/Niere: ohne Befund • Bewegungsapparat: Fallneigung nach rechts
Hirnnerven	Hemianopsie rechts, Normale Okulo- und Pupillomotorik, Hypästhesie im Trigeminusbereich rechts, Fazialisparese rechts, Fingerreiben im Seitenvergleich unauffällig, kein Spontan- oder Blickrichtungsnystagmus, flüssige Blickfolgebewegungen, normale Sakkaden, Zunge mittig und frei beweglich, Gaumensegel seitengleich, Dysarthrie
Neurostatus	• Psychisch ausgeglichen und auslenkbar, fraglich pathologisches Lachen • Apraxie • Rechtshänder • Keine Klopf- oder Druckschmerzen am Kopf • Nervenaustrittspunkte frei • Freie Kopfbeweglichkeit • Kein Meningismus, kein Lhérmitte
Neuropsychologische Befunde	• Schwere motorische Aphasie • Eingeschränkte geteilte Aufmerksamkeit • Verlangsamte Aufmerksamkeitszuwendung nach rechts • Reduzierte Lernleistung bei nonverbalen Gedächtnisleistungen • Flexibilität und Umstellfähigkeit auffällig • Hemianopsie nach rechts (kein Neglekt)
Familienanamnese	• Geschieden, wohnt mit der Ex-Frau (Konkubinat) zusammen in einer Wohnung im Erdgeschoss, 5 Treppenstufen • Ein neugeborenes Kind • Seit 1 Monat arbeitslos, bis dahin Verkäufer in einem italienischen Spezialitätenladen • Davor: Baustellen-Hilfsarbeiter • Fährt Auto

Erste Hypothesen

PRAKTISCHER TIPP

The Oxford Stroke Classification System

Die Forschungsgruppe benutzte Daten von Schlaganfallpatienten aus dem Oxfordshire Community Stroke Project, einer großen prospektiven Schlaganfallstudie, um Schlaganfallpatienten in vier Gruppen einzuteilen. Je nachdem, welche blutversorgenden Gefäße beim Schlaganfall betroffen sind, können in der Klinik ähnliche Symptomatiken beobachtet werden. Die Klassifizierung dient auch zur Prognosestellung.
Die vier Gruppen sind:

Lakunärer Infarkt (LACI)	Kompletter Infarkt des anterioren Stromgebietes (TACI)	Teilinfarkt des anterioren Stromgebietes (PACI)	Infarkt des posterioren Stromgebietes (POCI)
Eine der folgenden Komponenten: • Rein motorischer/rein sensorischer Infarkt • Motorisch/sensorisch gemischter Infarkt • Ataxie	Alle drei Komponenten: • Unilaterale Schwäche sensorisch und/oder motorisch • Höhere zerebrale Dysfunktionen, z. B Dysphasie etc. • Gesichtsfeldeinschränkung	Zwei der folgenden Komponenten: • Unilaterale Schwäche sensorisch und/oder motorisch • Höhere zerebrale Dysfunktionen	Eine der folgenden Komponenten: • Unilaterale Schwäche sensorisch und/oder motorisch • Bilaterale Schwäche sensorisch/und oder motorisch • Zerebelläre Dysfunktion: Ataxie • Gesichtsfeldeinschränkung

Bei der Hypothesengenerierung ist die Oxford Stroke Classification besonders hilfreich. Bereits beim Lesen der Diagnose können somit Hypothesen gebildet werden, welche klinischen Symptomatiken beim Patienten vorhanden sein können. Dies gibt vorab schon Hinweise für mögliche Testungen in der Befundung. Somit kann beim Erstkontakt eine effiziente Befunderhebung erfolgen.

Da bei Herrn Telmed das gesamte anteriore Stromgebiet der Hirnarterien betroffen ist, sind gemäß Oxford Stroke Classification folgende Symptomatiken in der Klinik möglich: unilaterales Kraftdefizit (und/oder sensorisches Defizit), Hemianopsie sowie höhere zerebrale Dysfunktionen (Dysphasie, visuospatiale Defizite).

Für die funktionelle Demonstration ist das Gehen interessant. Bei dieser Aktivität werden vor allem Kraftminderungen der Muskulatur sichtbar. Eine genaue Testung der Oberflächen- und Tiefensensibilität ist wichtig. Auch die rechte obere Extremität sollte auf Funktionsebene genauer getestet werden.

5.2.3 Evaluation des Gesundheitszustands nach ICF

Aktivität und Partizipation (Teilhabe)

Partizipation

Herr Telmed kann aufgrund seiner eingeschränkten Mobilität seine täglichen Spaziergänge nicht mehr ausführen. Die eingeschränkte Mobilität sowie die schwere motorische Aphasie machen es unmöglich, dass Herr Telmed seine Kollegen im nahegelegenen Café treffen und an Kartenspielen teilnehmen kann. Die soziale und familiäre Teilhabe ist momentan eingeschränkt. Zudem kann Herr Telmed seine Arbeit als Verkäufer nicht ausführen.

Aktivität

In stehender Position verbleiben (d755)
Der freie Stand ist asymmetrisch mit Mehrbelastung des linken Beines, höhere Anforderungen an das Gleichgewicht können nicht gestellt werden. Der freie Stand mit schmaler Spur, der Tandem- sowie der Einbeinstand sind unmöglich.

Gehen ohne Hilfsmittel (d450)
Das Gehen ohne Hilfsmittel ist mit kontinuierlicher taktiler Führungshilfe einer Hilfsperson möglich. In der rechten Standbeinphase wird das Kniegelenk rechts hyperextendiert. Die rechte Schwungbeinphase ist verkürzt, der Fuß schleift auf dem Boden. Es fehlt der Initialkontakt rechts.

Sich in verschiedenen Umgebungen fortbewegen (d460)
Mit Halt am Geländer links kann Herr Telmed die Treppe im Nachstellschritt bewältigen. Das rechte Standbein muss teilweise durch eine Hilfsperson stabilisiert werden.
Mit den Armen tragen (d4302)
Das Tragen von Gegenständen oder des Kindes sind momentan nur mit links möglich. Die rechte obere Extremität kann beim bimanuellen Tragen nicht eingesetzt werden.
Hand- und Armgebrauch (d445)
Die rechte obere Extremität kann für Reichbewegungen nicht eingesetzt werden.
Feinmotorischer Handgebrauch (d440)
Als Rechtshänder kann Herr Telmed keine Gegenstände greifen bzw. loslassen.
Sich waschen (d510)
Das Duschen ist sitzend möglich. Hierbei kann die rechte Hand nicht benutzt werden.
Sich kleiden (d540)
Herr Telmed kann selbstständig einen Pullover und eine Hose anziehen. Hilfestellungen sind beim Anziehen der Socken, beim Schließen von Knöpfen oder beim Schuhe binden notwendig.
Essen (d550)
Herr Telmed kann keine Flasche öffnen. Die rechte Hand kann momentan noch nicht als Haltehand eingesetzt werden. Für das Zerkleinern von Speisen mit dem Messer benötigt er aktuell Hilfe von einer Hilfsperson.
Sprechen (d330)
Das Führen eines einfachen Gesprächs ist erschwert. Es besteht eine mittelschwere Aphasie. Herr Telmed produziert in der Spontansprache viele phonematische Paraphrasien und Neologismen.
Kommunizieren als Empfänger gesprochener Mitteilungen (d310)
Das auditive Sprachverständnis ist ebenfalls eingeschränkt. Das nicht-situative Sprachverständnis ist auf Wort- und Satzebene teilweise gegeben.

Ergänzend hier die Befunde aus der neuropsychologischen Diagnostik: mittelschwere Funktionsstörung mit alltags- und berufsrelevanten Einschränkungen in den Bereichen visuelle Informationsverarbeitung, Aufmerksamkeit, Gedächtnis und Exekutive Funktionen. Zudem gibt es Hinweise auf Beeinträchtigungen hinsichtlich kognitiver Flexibilität und Fehler- und Handlungskontrolle.

Körperfunktion und -struktur

Funktionen der unwillkürlichen Bewegungsreaktionen (b755)

Statisches Gleichgewicht: freier Stand mit breiter Spur mit Mehrbelastung des linken Beines stabil; freier Stand mit schmaler Spur, Tandem- und Einbeinstand unmöglich.

Dynamisches Gleichgewicht: mit permanenter taktiler Unterstützung mobil, keine weiteren Anforderungen an das Gleichgewicht möglich

Reaktives Gleichgewicht: keine adäquaten Schutzschritte auslösbar, hohe Sturzgefahr
Funktionen der Muskelkraft (b730)
Kraft der unteren Extremität (UEx) rechts/links (➤ Tab. 5.2)
Kraft der oberen Extremität (OEx) rechts/links (➤ Tab. 5.3)

Tab. 5.2 Kraftwerte der unteren Extremität rechts/links (Muskelfunktionstest, MFT)

Muskulatur	Kraftwert
Hüftextensoren/-flexoren	3/5
Hüftaußenrotatoren/-innenrotatoren	3/5
Hüftabduktoren/-adduktoren	3/5
Knieextensoren/-flexoren	3/5
Fußheber	2/5
Fußsenker	3/5

Tab. 5.3 Kraftwerte der oberen Extremität rechts/links

Muskulatur	Kraftwert
Fingerflexoren	1/5
Fingerextensoren	0/5
Ellbogenextensoren	1/5
Ellbogenflexoren	2/5
Unterarmpronatoren	2/5
Unterarmsupinatoren	1/5
Handgelenksextensoren	1/5
Handgelenksflexoren	2/5
Daumenabduktoren/-extensoren/-adduktoren	0/5
Daumenflexoren	1/5
Glenohumerale Flexoren/Extensoren/Abduktoren/Außenrotatoren	1/5
Glenohumerale Innenrotatoren-/-adduktoren	2/5

Tab. 5.4 Tiefensensibilität

UEx (Malleolus lateralis)	OEx (Processus styloideus)
Rechts: 3,0	Rechts: 4,0
Links: 4,0	Links: 6,0

Funktionen des Tastens (Tastsinn; b265)
Oberflächensensibilität: leichte Hypästhesie rechte UEx und rechte OEx im Seitenvergleich, nicht quantifizierbar
Die Propriozeption betreffende Funktionen (b260)
Auffällige Tiefensensibilität im Seitenvergleich (➤ Tab. 5.4)
Funktionen des Sehens (Sehsinn; b210)
Hemianopsie rechts

Umwelt- und personenbezogene Faktoren

Fördernde Faktoren:
Wohnsituation: Die Familie wohnt im Erdgeschoss und die Wohnung ist rollstuhlgängig. Es sind wenige Treppenstufen zu überwinden.
Motivation: Herr Telmed ist sehr motiviert in der Therapie. Im Zimmer trainiert er oft selbstständig.
Hemmende Faktoren:
Soziale Situation: Herr Telmed hat kürzlich seinen Job verloren. Seither hat seine Ex-Frau, mit welcher er in einem Konkubinat zusammenlebt, das Pensum als Reinigungskraft erhöhen müssen. Die beiden haben ein 5 Monate altes Baby. Die Familie hat zwar Unterstützung durch die Schwester der Ex-Frau, dennoch ist diese Situation für alle sehr belastend.

Assessments

Zu Beginn der Rehabilitation zeigen die Assessments bezüglich der Mobilität die in ➤ Tab. 5.5 aufgeführten Werte.

Tab. 5.5 Assessments zu Beginn der Rehabilitation – Mobilität

Assessment	Wert
Functional Ambulation Categories (FAC)	1/5 ohne Hilfsmittel
Berg Balance Scale (BBS)	20/56

KLINISCHER HINTERGRUND

Fugl-Meyer Assessment (FMA)

Das Fugl-Meyer Assessment (FMA) ist ein häufig angewandtes Assessment bei Patienten nach Schlaganfall und bewertet folgende Modalitäten: sensomotorische Funktionen, Gleichgewicht, Gelenkbeweglichkeit und Gelenkschmerzen.
Es umfasst 113 Items, welche in einer 3-stufigen Skala bewertet werden: 0 = keine Funktion, 1 = teilweise Funktion und 2 = vollständige Funktion. Der Zeitumfang für die Durchführung liegt bei 35–50 Minuten.
Der maximal mögliche Score beträgt 226 Punkte (0: sehr schwere Schädigung, 226: keine Schädigung) und wird durch folgende Subskalen berechnet:

- Motorik der OEx: 0–66 Punkte
- Motorik der UEx: 0–34 Punkte
- Gleichgewicht: 0–14 Punkte
- Sensibilität: 0–24 Punkte
- Gelenkbeweglichkeit: 0–44 Punkte
- Gelenkschmerzen: 0–44 Punkte

Das FMA kann getrennt für die obere (FMA-UE) oder untere Extremität (FMA-LE) durchgeführt werden. Da der Zeitaufwand relativ hoch ist, empfiehlt es sich, in der Physiotherapie vor allem die obere Extremität mit dem FMA zu testen. Für die Testung des Gleichgewichts eignen sich spezifischere Tests, so zum Beispiel die Berg Balance Scale (BBS).
Hier die Auswertung des FMA Motorik (UEx inkl. OEx):

- < 50 Punkte: schwere motorische Schädigung
- 50–84 Punkte: beträchtliche motorische Schädigung
- 85–94 Punkte: mittlere motorische Schädigung
- 96–100 Punkte: leichte motorische Schädigung

Aktuell existiert zwar eine deutsche Version, diese wurde jedoch noch nicht validiert.

Herr Telmed erhält im FMA-UE Motorische Funktionen folgende Auswertung: Die rechte OEx weist eine beträchtliche motorische Beeinträchtigung auf (32 Punkte; ➤ Tab. 5.6).

Tab. 5.6 FMA-UE Motorische Funktionen bei Beginn der Rehabilitation

Modalität	Wert
Obere Extremität	20/36
Handgelenk	5/10
Hand	7/14
Koordination/Geschwindigkeit	0/6
Total A-D (Motorik)	32/66

5.3 Zusammenfassung der wichtigsten Befunde

Auf struktureller Ebene ist der zerebrovaskuläre Insult im Bereich des Mediastromgebietes für die unilaterale motorische Schwäche der rechten Körperhälfte verantwortlich. Die rechte untere Extremität präsentiert sich paretisch mit Kraftwerten von MFT 2–3. Diese verhindern eine adäquate Gewichtsübernahme auf dem rechten Standbein mit daraus resultierender Hyperextension im Kniegelenk. Aktivitäten wie Stehen und Gehen sind mit taktiler Unterstützung einer Hilfsperson möglich. Treppensteigen ist nur im Nachstellschritt möglich. Sämtliche weitere Anforderungen an das Gleichgewicht können nicht gestellt werden.

In der rechten oberen Extremität besteht ein hohes Kraftdefizit mit Werten von MFT 0–2. Demnach kann sie im Alltag selbst bei bimanuellen Tätigkeiten nicht als Haltehand eingesetzt werden. Herr Telmed kann keine Gegenstände tragen und hat Mühe beim Zerkleinern seiner Mahlzeit mit dem Besteck. Das neugeborene Kind kann nicht gehalten bzw. getragen werden. Bei Alltagsaktivitäten wie z. B. Duschen oder Ankleiden benötigt er teilweise noch Hilfestellung. Die verminderte Oberflächen- und Tiefensensibilität erschweren das Ganze noch zusätzlich. Auch die Hemianopsie nach rechts erschwert sämtliche Aktivitäten des täglichen Lebens (ADL). Durch den zerebrovaskulären Insult im Mediastromgebiet ist das sprachliche Zentrum betroffen, sodass eine motorische Aphasie besteht.

Insgesamt führt dies zu erheblichen Einschränkungen im Alltag (Selbstversorgung, Mobilität, administrative Tätigkeiten) und erschwert die Partizipation. Somit kann Herr Telmed weder seiner beruflichen Tätigkeit noch seinen Hobbys (spazieren gehen/Freunde treffen und Kartenspiele spielen) weiter nachgehen.

WAS WÄRE, WENN ...

... Herr Telmed zusätzlich eine Apraxie hätte?

Apraxie tritt häufiger bei zerebrovaskulären Insulten der linken Hemisphäre auf. In der Klinik unterscheidet man die ideomotorische von der ideatorischen Apraxie. Bei der **ideomotorischen Apraxie** sind dem Patienten Bewegungsabfolgen vorstellbar, können aber motorisch nicht ausgeführt werden. Bei der **ideatorischen Apraxie** können hingegen die Bewegungsabläufe nicht geplant werden. Die Handlungsplanung ist gestört. In der Therapie werden daher häufig Strategien mit dem Patienten erlernt. Hätte Herr Telmed zusätzlich noch eine Apraxie, würde dies zu erheblichen Einschränkungen im Alltag führen. Das alltags- oder aufgabenorientierte Training wäre hierbei erschwert. In diesem Fall wäre es wichtig, noch enger mit anderen Berufsgruppen wie der Ergotherapie und Neuropsychologie zusammenzuarbeiten und das Problem interdisziplinär anzugehen. Im Kliniksetting spielt auch die enge Zusammenarbeit mit der Pflege eine bedeutende Rolle.

Herr Telmed zeigt nur noch leichte apraktische Probleme. In der Ergotherapie hat er bereits einige Strategien erlernt.

5.4 Physiotherapeutische Zielsetzung

Gemeinsam mit Herrn Telmed und dessen Ex-Frau werden folgende Ziele in der Physiotherapie vereinbart:

- **Kurzfristig:**
  - Sicherer freier Stand für Alltagsaktivitäten
  - Bewältigung kurzer Strecken allein im Zimmer
  - Alternierendes Treppensteigen mit Halten am Geländer
- **Mittelfristig:**
  - Selbstständiger und sicherer Fußgänger ohne Hilfsmittel im Innen- und Außenbereich, schwierige Untergründe in Begleitung
  - Einsatz der rechten Hand bei bimanuellen Tätigkeiten als Haltehand
  - Gegenstände mit der rechten Hand greifen und wieder loslassen
- **Langfristig:**
  - Kurze Spaziergänge bis zu einer Stunde
  - Selbstständiges Duschen und Ankleiden.
  - Kartenspiele mit seinen Freunden, Reintegration in das soziale Umfeld
  - Erledigung administrativer Arbeiten mit Hilfe einer Hilfsperson

Bezüglich Fahreignung werden im Verlauf weitere Abklärungen, unter anderem Orthoptik, stattfinden müssen. Auch über eine mögliche berufliche Wiedereingliederung soll diskutiert werden.

5.5 Physiotherapeutische Maßnahmen/Therapieplan

Um die vereinbarten Ziele zu erreichen, werden in der Physiotherapie folgende Maßnahmen angewendet und mit Verlaufszeichen überprüft (> Tab. 5.7).

Statisches Gleichgewichtstraining

Der freie Stand wird zunächst auf stabiler Unterstützungsfläche erarbeitet. Durch die Wahrnehmungsproblematik fällt es Herrn Telmed schwer, einen symmetrischen Stand einzunehmen. Über ein visuelles Feedback gelingt es ihm besser, da hierbei über einen externen Fokus gearbeitet wird. Therapeutisch lassen sich hier z. B. verschiedene videobasierte Spielekonsolen oder Trainingsgeräte einsetzen.

Gangtraining auf dem Laufband

Zu Beginn der Rehabilitation benötigt Herr Telmed einen Sicherungsgurt. Damit kann er in einer geschützten Umgebung trainieren. Durch die Kamera bekommt er visuelles Feedback und kann sich selbstständig korrigieren. Das Laufbandtraining soll im Rahmen eines Grundlagenausdauertrainings mindestens dreimal wöchentlich für 45–60 Minuten durchgeführt werden.

Krafttraining UEx/OEx

In der frühen Rehabilitationsphase wird vorerst im Kraftausdauerbereich trainiert. Im weiteren Verlauf sollen aber auch die Maximal- sowie die Schnellkraft trainiert werden. Folgende Dosierung wird empfohlen: 3–5 Serien mit 20–30 Wiederholungen und einer Pausendauer von 30–60 Sekunden zwischen den Serien. Im Idealfall finden die Trainings im Wechsel von oberer und unterer Extremität statt.

Training UEx:

- Beinübungen mit dem robotischen Personaltrainer von ddrobotec® (> Abb. 5.2): Der robotische Personaltrainer ist ein dynamisches Beintrainingssystem mit visuellem Echtzeit-Feedback. Die Beinpresse ermöglicht auch ein unilaterales Training. Durch das visuelle Feedback kann sich Herr Telmed stetig kontrollieren und seine Wahrnehmung schulen. Selbstverständlich kann für das Training auch eine herkömmliche Beinpresse verwendet werden.

Tab. 5.7 Physiotherapeutische Maßnahmen

Ziel	Maßnahmen	Verlaufszeichen
1. Freier Stand	• Statisches Gleichgewichtstraining	BBS
2. Im Zimmer selbstständig ohne Hilfsmittel mobil	• Gangtraining auf dem Laufband • Krafttraining UEx, robotischer Personaltrainer von ddrobotec® • Gehtraining ohne Hilfsmittel	FAC 1-RM (One-Repetition-Maximum) einbeinige Beinpresse
3. Sicher alternierend Treppensteigen am Handlauf	• Treppe steigen mit/ohne Handlauf • Krafttraining UEx, evtl. Einsatz robotischer Personaltrainer von ddrobotec®	FAC 1-RM einbeinige Beinpresse
4. Selbstständiger Fußgänger im Innen- und Außenbereich ohne Hilfsmittel	• Dynamisches Gleichgewichtstraining • Gehen auf verschiedenen Untergründen, Gefälle/Steigungen	FAC
5. Einsatz rechte Hand bei bimanuellen Tätigkeiten	• Armeo Spring • Amadeo • Krafttraining OEx • Alltagsaktivitäten	FMA
6. Gegenstände greifen und loslassen können	• Gloreha, Elektrostimulation • Krafttraining OEx • Alltagsaktivitäten	FMA

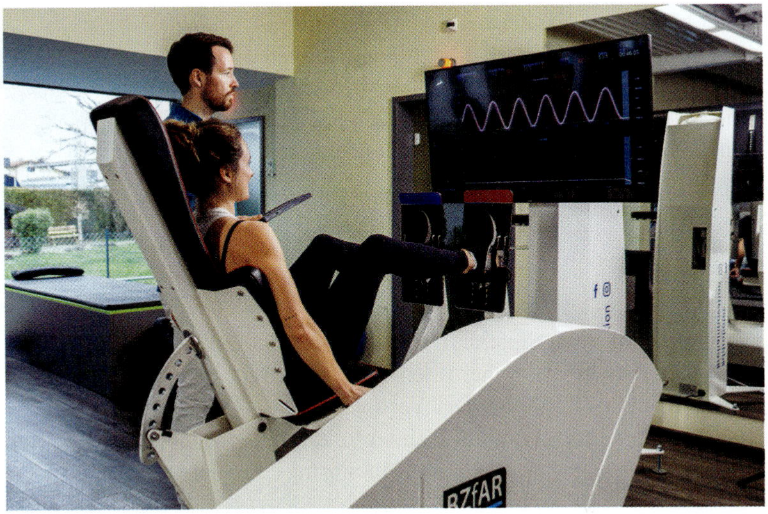

Abb. 5.2 ddrobotec® Pro – dynamische Beinpresse [V939]

- Hip Thrusts: Kräftigung der Hüftextensoren
- Step-ups: Training der Oberschenkelmuskulatur durch das Hochsteigen von Treppenstufen
- Hüft-Abduktoren am Seilzug

Training OEx:

- Aktivierung Ellbogenextensoren, -supinatoren
- Aktivierung Faustschluss, Faust öffnen
- Aktivierung Handgelenksextensoren
- Aktivierung Pinzettengriff
- Aktivierung Schulterelevation und Schulteraußenrotation

In der Frühphase gelingt das Krafttraining vorerst hubarm und ohne Zusatzgewichte.

Dynamisches Gleichgewichts- und Gangtraining ohne Hilfsmittel

Gehen auf stabilem und unebenem Untergrund mit Tempovariationen. Richtungswechsel, Steigung/Gefälle und erschwerte Gangarten, wie beispielsweise vorwärts/rückwärts/seitwärts gehen, sollen ebenfalls trainiert werden. Um die Übung zu erschweren, können auch logopädische Aufgaben eingebaut werden. Im Falle von Herr Telmed ist es beispielsweise sinnvoll, während des Gehens die Wochentage oder Monate aufzählen zu lassen.

Bimanueller Handeinsatz

Beim bimanuellen Armtraining werden repetitive Bewegungen simultan ausgeführt. Für die Bewegungen können auch auditorische Cues eingesetzt werden. So kann beispielsweise die Ellbogenflexion und -extension unter Einsatz von Rhythmus trainiert werden. Bei diesem Training sitzt Herr Telmed an einem Tisch und bedient einen Apparat, bei welchem zwei Griffe vor- und zurückgeschoben werden können (z. B. Rehaslide, > Abb. 5.3). Bei schwer betroffenen Patienten können die Hände an diesen Griffen festgemacht werden. Ein Metronom gibt den Rhythmus vor. Beim Rehaslide können folgende Bewegungsrichtungen trainiert werden: vorwärts, rückwärts, seitwärts und Handgelenksrotationen.

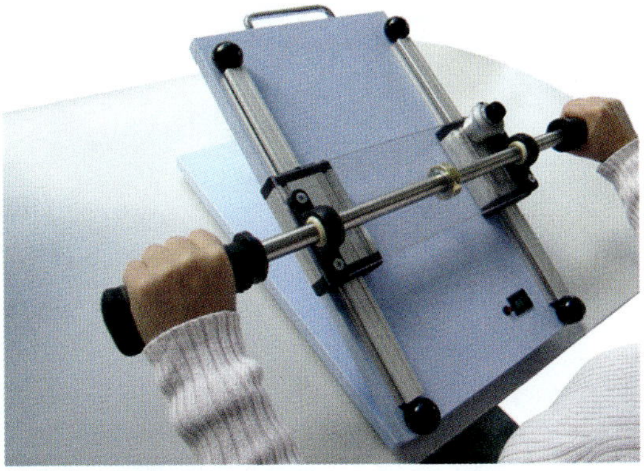

Abb. 5.3 Rehaslide [V759]

Der bimanuelle Handeinsatz kann in einem späteren Verlauf auch wunderbar bei Alltagsaktivitäten trainiert werden. So dient die rechte Hand als Haltehand beispielsweise beim Öffnen einer Zahnpastatube, beim Öffnen einer Flasche oder beim Bestreichen des Frühstückbrotes.

Armrobotik

Die Armrobotik ist eine interaktive Trainingsmethode, welche erlaubt, mit hoher Intensität repetitive Bewegungen zu trainieren. Der Vorteil dabei ist, dass Patienten semi-autonom trainieren können. Die Robotik ermöglicht ein reliables Monitoring der Fortschritte.

Armeo

Mit dem Armeo (➢ Abb. 5.4) kann sowohl der Arm- als auch die Handfunktion in einem 3D-Bereich trainiert werden. Patienten haben die Möglichkeit, durch die Gewichtsentlastung aktiv mitzuarbeiten und Bewegungen zu initiieren. Für den Alltag relevante Bewegungsmuster werden durch Augmented Performance Feedback spielerisch beübt.

Amadeo

Der Amadeo (➢ Abb. 5.5) ist ein roboter- und sensorgestütztes Finger- und Handtrainingsgerät. Bewegungen von einzelnen Fingern und Daumen können assistiv trainiert werden.

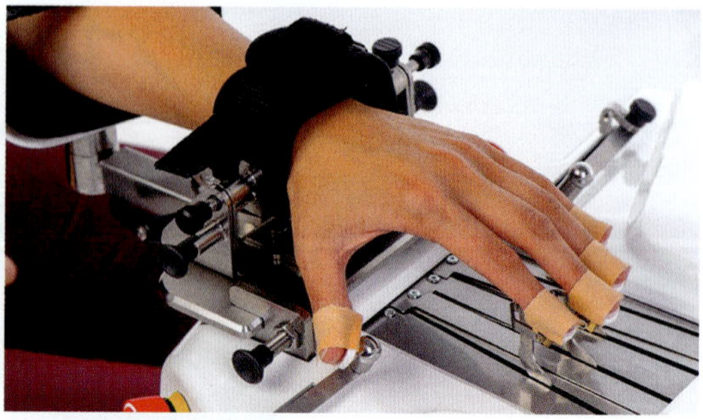

Abb. 5.5 Amadeo [V948]

Herr Telmed bekommt drei- bis fünfmal pro Woche ein Armrobotik-Training (45 min). Teilweise trainiert er am Amadeo oder am Armeo.

Aufgabenorientiertes Training: Greifen/Loslassen

Gloreha

Gloreha (➢ Abb. 5.6) ist ein robotergestützter Handschuh für die hemiparetische Hand. Er kann in unterschiedlichen Phasen der Rehabilitation eingesetzt werden: In der Frühphase dient der Handschuh zur passiven Mobilisation der Hand- und Fingergelenke. In der späteren Phase können auch zwei Handschuhe angezogen werden, damit bilateral trainiert werden kann. An der weniger betroffenen Hand ist der Handschuh mit Sensoren versehen, welche die Zielbewe-

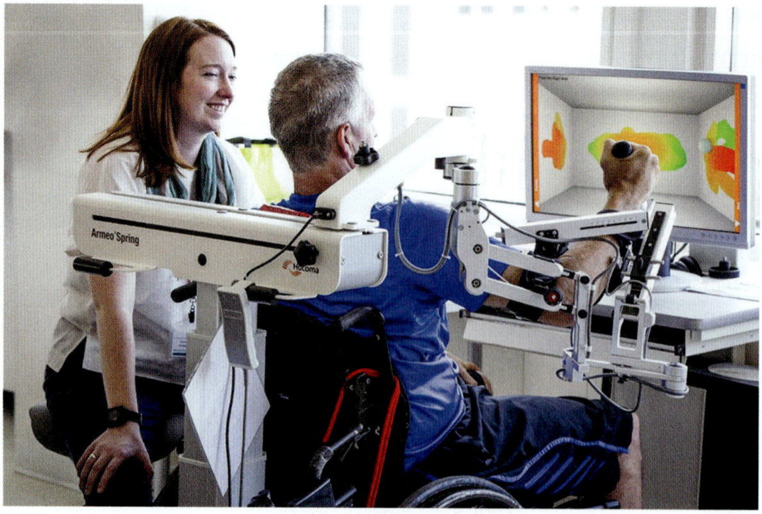

Abb. 5.4 Armeo Spring [V942]

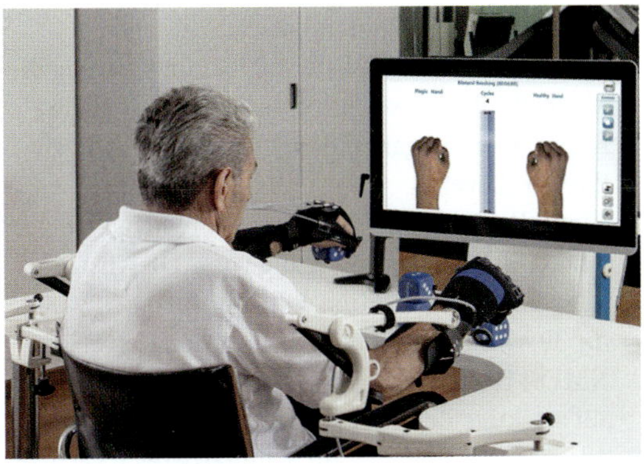

Abb. 5.6 Gloreha Sinfonia [V943]

gung aufzeichnet. Der Handschuh an der betroffenen Hand führt die vom Sensor erfasste Bewegung aus. Die Bewegungen können auch mit richtigen Objekten ausgeführt werden und sind über einen Bildschirm sichtbar. So können Objekte ergriffen, transportiert und wieder losgelassen werden.

Eine weitere Möglichkeit ist die Action-Observation Therapy (AOT), bei welcher der Patient die weniger betroffene Hand bei einer spezifischen motorischen Aufgabe beobachtet. Der Gloreha-Handschuh an der betroffenen Hand unterstützt den Patienten anschließend bei derselben motorischen Aufgabe.

Da sich Herr Telmed in der Frühphase befindet und noch wenig Funktionen in der Hand vorhanden sind, wird der Gloreha-Handschuh vor allem für die passive Mobilisation, aber auch für die AOT eingesetzt. Herr Telmed erhält 5 × 30 min Therapieeinheiten mit dem Gloreha.

Elektrostimulation

Bei Herrn Telmed wurde keine Elektrostimulation angewendet, da er dies als unangenehm empfand. Die möglichen Stimulationsarten werden hier nur der Vollständigkeit halber beschrieben (➤ Kap. 19.5).

Bei der Elektrostimulation werden mittels Elektroden die peripheren Nerven stimuliert. In der Therapie unterscheidet man zwischen drei unterschiedlichen Arten:

- *Neuromuskuläre Elektrostimulation (NMES)*: Elektrostimulation von Muskelgruppen, welche zu sichtbaren Kontraktionen führt. Diese kann in funktionelle Aktivitäten integriert werden (Funktionelle Elektrostimulation, FES).
- *Elektromyografie-getriggerte neuromuskuläre Elektrostimulation (EMG-EMS):* Elektrostimulation von Muskelgruppen, welche durch EMG-Aktivität getriggert wird. Diese Methode kann ebenfalls mit funktionellen Aktivitäten kombiniert werden.
- *Transkutane elektrische Nervenstimulation (TENS):* niederfrequente Elektrostimulation von Muskeln oder Muskelgruppen ohne sichtbare Muskelkontraktionen.

WAS WÄRE, WENN ...

... Herr Telmed Schulterschmerzen entwickeln würde?

In einer hemiparetischen Schulter gibt es zahlreiche Gründe für Schulterschmerzen. Häufig wird die Subluxation damit in Verbindung gebracht. Aber auch andere Gründe können dafür verantwortlich sein: Capsulitis, Neuritis des N. suprascapularis, subdeltoide Bursitis, Tendovaginitis der langen Bizepssehne, Neuropathie des Plexus brachialis, Arthritis, Thalamusschmerzen, wiederkehrende Traumata bei der Mobilisation etc.

Es existiert keine ausreichende Evidenz, die belegt, dass Armschlingen oder Taping hemiplegische Schulterschmerzen verhindern können. Beim Gehen oder Stehen kann jedoch eine Armschlinge unterstützend wirken und die Diastase mindern. Die KNGF-Guidelines empfehlen zudem, auf eine gute Armlagerung im Rollstuhl zu achten. NMES im Bereich der Schultermuskulatur vermag die glenohumerale Subluxation vermindern.

⚠ VORSICHT

Vorsichtsmaßnahmen/Kontraindikationen Armrobotik

Kontraindikationen:

- Ossäre Instabilität (nicht konsolidierte Frakturen, schwere Osteoporose)
- Instabile Vitalfunktionen
- Kontraindizierte Sitzhaltung

Vorsichtsmaßnahmen:

- Offene Hautläsionen
- Subluxation im Schultergelenk oder Schmerzen im Schultergelenk
- Schwere Spastizität im Bereich der OEx
- Ausgeprägte, feste Kontrakturen
- Ernsthafte kognitive Defizite
- Verwirrte oder nicht kooperative Patienten
- Parästhesie
- Schwerwiegende spontane Bewegungen, z.B Ataxie, Dyskinesie, Myoklonie
- Epilepsie
- Virtuelle Realitätskrankheit

5

Nach einem sechswöchigen Aufenthalt in der neurologischen Rehabilitationsklinik hat Herr Telmed folgende Ziele erreicht: Er kann sicher stehen, um Alltagsaktivitäten wie z. B. stehendes Duschen zu verrichten. Das Ankleiden gelingt ihm mit Einhänderstrategien selbstständig. Im Innenbereich ist er ohne Hilfsmittel mobil. Die Treppe steigt er alternierend mit Halt am Geländer hinauf und herunter. Im Außenbereich geht er ohne Hilfsmittel sicher. Bei unebenem Untergrund benötigt er teilweise noch Begleitung. Spaziergänge führt er daher mit einer Begleitperson aus.

Nun kommt Herr Telmed ambulant zweimal pro Woche zur Medizinischen Trainingstherapie/Physiotherapie und arbeitet an der Kraft der Oberen Extremität. Er trainiert hierbei auch mittels der Armrobotik. In der Ergotherapie beübt er vor allem das Greifen von Gegenständen für den Alltagsgebrauch einmalig pro Woche. Zudem übt er administrative Tätigkeiten.

Herr Telmed erhält zweimal pro Woche Logopädie, um seine Kommunikation zu verbessern, und einmal pro Woche Neuropsychologie.

In ➤ Tab. 5.8 sind die Werte der Assessments am Ender der Rehabilitation ersichtlich.

Tab. 5.8 Assessments am Ende der Rehabilitationsphase

Assessment	Wert
FAC	4/5 ohne Hilfsmittel
BBS	56/56
Sensibilität OEx rechts	5,0
Sensibilität UEx rechts	3,5
Kraftwerte OEx rechts	1–3
Kraftwerte UEx rechts	4
FMA-UE	48/66

5.6 Evidenzbasierte Zusammenfassung

Bei schwerer bis mittelschwerer Hemiparese der oberen Extremität empfehlen Leitlinien wie z. B. die australischen Clinical Guidelines for Stroke Management oder die KNGF-Guidelines folgende Therapiemaßnahmen in der akuten Phase (bis sechs Monate nach Ereignis):

- **Armrobotik:** Sowohl unilaterales als auch bilaterales roboterassistiertes Training vermag die Muskelkraft und selektive Bewegungsmöglichkeiten bei Schlaganfallpatienten positiv zu beeinflussen (Level 1).
- **Virtuelle Realität:** Der Einsatz von virtueller Realität für die Verbesserung von ADL wird empfohlen. Die Intervention sollte fünfmal pro Woche für 30 Minuten durchgeführt werden (Level 1).
- **NMES:** Der Einsatz von NMES zeigt einen Effekt auf selektive Bewegungen und Kraft in der paretischen Hand (Level 1). Im Schulterbereich vermag er Subluxationen zu mindern (Level 1).
- Ob das **bimanuelle Armtraining** dem unilateralen Armtraining überlegen ist, ist noch nicht abschließend geklärt. Bei leicht betroffenen Patienten zeigt die Constraint Induced Movement Therapy sehr gute Resultate. Diese kann jedoch bei schwer betroffenen Patienten nicht angewendet werden. Zumindest die Handgelenksdorsalextension und die Fingerextension müssen vorhanden sein (Level 1).
- Somatosensorische Funktionen sollten gemäß KNGF nicht isoliert trainiert, sondern in Übungen integriert werden (Level 2).

Bei der Behandlung von schweren Armparesen in der Akutphase nach Schlaganfall sind Krafttraining, bimanuelles/unilaterales, repetitives und aufgabenorientiertes Training geeignete physiotherapeutische Behandlungsmethoden. Neue Technologien dienen als wertvolle Ergänzung zur Physiotherapie. Für die Rehabilitation nach einem Schlaganfall ist es jedoch sehr wichtig, dass alle Fachdisziplinen gemeinsam an den Zielen des Patienten arbeiten, um das Größtmögliche zu erreichen. Häufig gibt es auch Schnittstellen zwischen den Disziplinen, was es unabdingbar macht, engmaschig zusammenzuarbeiten.

LITERATUR

Australian Stroke Foundation. Clinical Guidelines for Stroke Management 2017. https://strokefoundation.org.au/What-we-do/For%20health%20professionals%20and%20researchers/Clinical-guidelines (letzter Zugriff: 23.04.2021).

Bamford J, Sandercock P, Dennis M, Burn J, Warlow C. Classification and natural history of clinically identifiable subtypes of cerebral infarction. Lancet 1991; 337: 1521–1526.

Ringleb PA, Hamann GF, Röther J, Jansen O, Groden C, Veltkamp R. Akuttherapie des ischämischen Schlaganfalls.

2016. www.awmf.org/leitlinien/detail/ll/030-140.html (letzter Zugriff: 23.04.2021).
Lüthi H. Erholung nach Schlaganfall bestimmen. Physiopraxis 2010; 4.
Royal Dutch Society for Physical Therapy. KNGF Guideline Stroke. 2014. www.dsnr.nl/wp-content/uploads/2012/03/stroke_practice_guidelines_2014.pdf (letzter Zugriff: 22.02.2021).
Schädler S, Kool J, Lüthi H, Pfeffer A, Oesch P, Wirz M. (2012). Assessments in der Rehabilitation- Band 1: Neurologie. Sensomotorische Funktionen nach Schlaganfall: Fugl-Meyer- Assessment (FMA). Bern: Hans Huber; 2012: 486–490.
Trepel M. Neuroanatomie. Struktur und Funktion. München: Elsevier; 2017.

5

FALL 6

Donna Brenner

Ambulante Physiotherapie in der Spätphase nach Schlaganfall

Leitsymptome: Ischämischer rechtshemisphärischer Hirninfarkt bei M1-Verschluss rechts – Sensomotorisches Hemisyndrom links – Spastik – Neglekt nach links

mittel

Definition

Mediainfarkt

Als Mediainfarkt wird eine **besonders lokalisierte Form des ischämischen Schlaganfalls** bezeichnet. Es kommt dabei zu einem **Verschluss der A. cerebri media,** welche eines der Hauptgefäße des Gehirns bildet. Mit ca. 50 % sind dies die häufigsten zerebralen Ischämien.

Das Gehirn wird durch drei arterielle Hauptgefäße versorgt, wovon die A. cerebri media eines ist. Sie stammt aus der A. carotis interna und ist Bestandteil des arteriellen Gefäßrings an der Gehirnbasis (Circulus arteriosus Willisii, auch Circulus arteriosus cerebri genannt; ➤ Abb. 6.1). Dieser hat eine große klinische Bedeutung, da ein Verschluss in einem, manchmal auch mehreren zuführenden extrakraniellen Gefäßen lange toleriert werden kann, da das betroffene Gebiet über andere Gefäße mit Sauerstoff und Nährstoffen versorgt werden kann.

An der A. cerebri media werden **vier Segmente (M1–M4)** unterschieden (➤ Kap. 1 Definition/Klinischer Hintergrund).

Die A. cerebri media ist das größte hirnversorgende Gefäß und beliefert vor allem die lateralen Flächen von Stirn-, Scheitel- und Schläfenlappen.

Aber auch wichtige Schaltzentren des Zwischenhirns, wie Thalamus, Basalganglien, die Capsula interna und die Inselrinde werden durch die A. cerebri media versorgt.

A.-cerebri-media-Syndrome äußern sich typischerweise mit gesichts- und armbetonter Halbseitenlähmung und Spastik der gegenüberliegenden Körperhälfte sowie Gefühlsstörungen der entsprechenden Körperzonen. Gesichtsfeldstörungen, Sprachstörungen, Neglekt und Apraxien sind ebenfalls häufig. Welche Körperfunktionen nach einem Hirnschlag beeinträchtigt werden und wie schwerwiegend die Folgen sind, hängt vom Umfang und der Lage des betroffenen Bereichs ab.

6.1 Vorgeschichte

Im Alter von 53 Jahren erlitt Herr Herz vor 3 Jahren einen zerebrovaskulären Insult. Der Patient meldete sich selbst in der Notaufnahme mit Atembeschwerden und Herzrasen. Vorbestehend lagen eine arterielle Hypertonie und eine Adipositas Grad II vor.

Das Elektrokardiogramm (EKG) zeigte ein atypisches Vorhofflattern mit Tachykardiomyopathie. Es wurden eine Transösophageale Echokardiografie (TEE), ein erfolgloser Elektrokardioversions-Versuch (EKV) sowie auch ein CT des Thorax durchgeführt. Noch im Krankenhaus erlitt Herr Herz einen zerebrovaskulären Insult, am ehesten thrombolisch bedingt. Klinisch zeigten sich ein sensomotorisches Hemisyn-

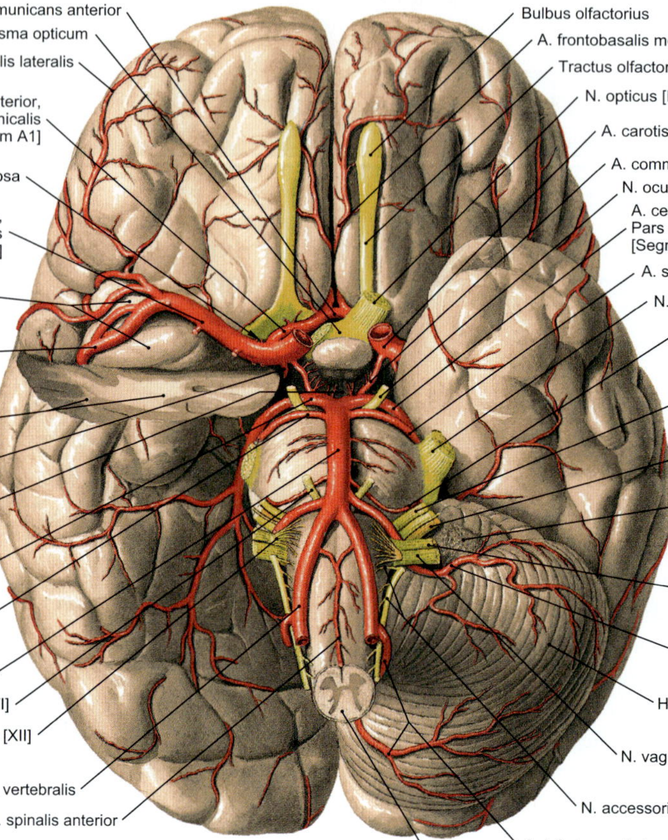

Abb. 6.1 Blutversorgung des Gehirns [S007-3-23]

drom links, Blickdeviation nach rechts, Dysarthrie und Neglekt nach links.

Nach der Erstversorgung in einer Neurologischen Universitätsklinik wurde Herr Herz nach 5 Wochen in eine stationäre Neurorehabilitation überwiesen. Nach 3 Monaten erfolgte dann der Übertritt in die ambulante Rehabilitation. Hier wurde mit 3× pro Woche Physiotherapie und 3× pro Woche Ergotherapie begonnen. Im Verlauf erhielt Herr Herz noch Neuropsychologie zur Beurteilung der Fahrtauglichkeit.

Im vorliegenden Fallbericht werden folgende Fragen beantwortet:

- Was sind die Ursachen und Folgen einer verminderten Fußfunktion bei der Ganganalyse?
- Was sind zentrale Punkte bei der Schienenversorgung der unteren Extremität?
- Wie entscheidend sind Ganggeschwindigkeit und Ausdauer für die Partizipation?
- Transfer Therapie – Alltag: Was muss vor dem Therapieende beachtet werden?

6.2 Untersuchungsbefunde

6.2.1 Medizinische Befunde

Aufgrund der ärztlichen Anamnese vor dem Schlaganfall wurden bei Herrn Herz diverse Untersuchungen, wie EKG, TEE und EKV durchgeführt. In der Akutphase wurden ein CT und ein MRT durchgeführt.

KLINISCHER HINTERGRUND

EKG, TEE und EKV

Elektrokardiogramm (EKG)

Bei der Elektrokardiografie (EKG) werden die elektrischen Aktivitäten des Herzens abgeleitet und in Form von Kurven im Elektrokardiogramm aufgezeichnet. Mittels des EKGs kann der gesamte Ablauf der elektrischen Herzaktivität vom Sinusknoten über die Vorhöfe bis zu den Ventrikeln veranschaulicht werden. Herzfrequenz und Herzrhythmus werden aufgezeichnet, was wichtige Hinweise auf Herzerkrankungen (z. B. Verengung der Herzkranzgefäße, Herzinfarkt) oder Rhythmusstörungen (z. B. Vorhofflimmern) geben kann.

Transösophageale Echokardiografie (TEE)

Die transösophageale Echokardiografie (TEE) ist eine besondere Form der Echokardiografie. Die transthorakale Echokardiografie (TTE) ist nichtinvasiv durchführbar, wo hingegen bei der TEE eine Ultraschallsonde in die Speiseröhre eingeführt wird. Die TEE bietet eindeutige Vorteile im Nachweis von intrakardialen Thromben, Septumveränderungen und arteriosklerotischen Veränderungen des Aortenbogens. Je länger mit der Durchführung einer TEE nach einem Schlaganfall gewartet wird, desto geringer ist Wahrscheinlichkeit, eine Emboliequelle zu finden.

Elektrokardioversion (EKV)

Bei der Elektrokardioversion wird versucht, mit Hilfe eines Defibrillators den normalen Herzrhythmus, den sogenannten Sinusrhythmus, wiederherzustellen. Es wird ein Stromimpuls an das Herz abgegeben, wodurch die Herzrhythmusstörung wie Vorhofflimmern unterbrochen werden soll. Idealerweise kann der Herzmuskel danach ordnungsgemäß kontrahieren und das Herz schlägt wieder im normalen Sinusrhythmus.

Bei akuten Schlaganfällen, insbesondere innerhalb der ersten 3 Stunden, ist die zerebrale Bildgebung (CT, MRT) die wichtigste diagnostische Maßnahme. Mit dieser Vorgehensweise kann zwischen Blutung und Ischämie differenziert werden, was anhand der klinischen Symptomatik nicht möglich ist. Für die Akutversorgung ist diese Unterscheidung sehr entscheidend, um das weitere Vorgehen zu bestimmen. Beim ischämischen Schlaganfall ist bis zu 3 Stunden nach Symptombeginn die intravenöse Lyse am wirksamsten. Durch die Gabe von Medikamenten wird versucht, das Gefäß wieder zu öffnen. In Ausnahmefällen kann sie bis zu 4,5 Stunden nach Symptombeginn erfolgen, aber der Outcome verschlechtert sich mit der Zeit (Ecass-III-Studie). Die intraarterielle Lyse kann bis zu 6 Stunden nach Beginn des ischämischen Schlaganfalls erfolgen.

Auf der NIHSS erzielte Herr Herz 18/42 Punkten.

KLINISCHER HINTERGRUND

National Institutes of Health Stroke Scale (NIHSS)

Im Rahmen der neurologischen Befunderhebung kann mit der National Institutes of Health Stroke Scale (NIHSS bzw. NIH Stroke Scale) der Schweregrad eines akuten Schlaganfalls quantitativ festgestellt werden. Die NIHSS besteht aus 11 Bereichen, wobei jeder Bereich mit einem Wert zwischen 0 und 4 bewertet werden kann (➤ Tab. 6.2). Bei einer normalen Funktion wird der entsprechende Bereich mit 0 bewertet. Je höher die Bewertung ausfällt, desto größer sind die die neurologischen Ausfälle. Die Einzelbewertungen jedes Elements werden summiert, um die Gesamt-NIHSS-Bewertung eines Patienten zu berechnen. Je höher die Punktzahl, desto ausgedehnter ist der Schlaganfall (➤ Tab. 6.1). Mit der NIHSS können Symptomatik und Verlauf eines akuten Schlaganfalls objektiv beurteilt werden und sie gibt Hinweise auf Therapiebedarf in den verschiedenen Fachdisziplinen.

6.2.2 Physiotherapeutische Anamnese

Beim Erstkontakt berichtet Herr Herz, dass die bisherigen Fortschritte für ihn erfreulich seien, er sich jedoch wieder viel mehr Selbstständigkeit in seinem Alltag wünsche. Die Abhängigkeit, vor allem in Bezug auf die Mobilität, empfinde er als belastend. Subjektiv fehle ihm hierfür beim Gehen aber noch die nötige Sicherheit, vor allem im Außenbereich. Bei zusätzlicher Ablenkung fühle er sich noch sehr unsicher und noch viel zu langsam. Zusätzlich müsse er sich sehr stark auf das Gehen konzentrieren, wodurch er seine Umwelt nicht wahrnehmen könne. Auch sei es ihm sehr wichtig, wieder arbeiten gehen zu können.

Tab. 6.1 Schweregrad des Schlaganfalls nach NIHSS

Punktwert	Schweregrad
0	Keine Schlaganfallsymptome
1–4	Kleiner Schlaganfall
5–15	Mäßiger Schlaganfall
16–20	Mäßiger bis schweren Schlaganfall
21–42	Schwerer Schlaganfall

Tab. 6.2 Klinische Diagnostik in der Akutphase NIHSS

Item	Beschreibung	Bewertung
1a	Bewusstseinszustand	0 = wach (unmittelbar antwortend) 1 = benommen (aber durch geringe Stimulation zum Befolgen von Aufforderungen, Antworten oder Reaktionen zu bewegen) 2 = soporös (bedarf wiederholter Stimulation, um aufmerksam zu sein) oder somnolent (bedarf starker oder schmerzhafter Stimulation zum Erzielen von Bewegungen) 3 = Koma (antwortet nur mit motorischen oder vegetativen Reflexen oder reagiert gar nicht, ist schlaff und ohne Reflexe)
1b	Fragen zum Bewusstseinszustand (Frage nach Monat und Alter)	0 = beide Fragen richtig beantwortet 1 = eine Frage richtig beantwortet 2 = keine Frage richtig beantwortet
1c	Befolgung von Aufforderungen (Augen und nicht paretische Hand öffnen und schließen)	0 = beide Aufforderungen richtig befolgt 1 = eine Aufforderung richtig befolgt 2 = keine Aufforderung richtig befolgt
2	Blickbewegungen (Okulomotorik)	0 = normal 1 = partielle Blickparese (wenn die Blickrichtung von einem oder beiden Augen abnormal ist, jedoch keine forcierte Blickdeviation oder komplette Blickparese besteht, z. B. Augenmuskelparese) 2 = forcierte Blickdeviation oder komplette Blickparese (die durch Ausführen des okulozephalen Reflexes z. B. auch bei komatösen Patienten nicht überwunden werden kann)
3	Gesichtsfeld	0 = keine Einschränkung 1 = partielle Hemianopsie 2 = komplette Hemianopsie 3 = bilaterale Hemianopsie (Blindheit oder kortikale Blindheit)
4	Fazialisparese	0 = normale symmetrische Bewegungen 1 = geringe Parese (abgeflachte Nasolabialfalte, Asymmetrie beim Lächeln) 2 = partielle Parese (vollständige oder fast vollständige Parese der unteren Gesichtshälfte) 3 = vollständige Parese von einer oder beiden Seiten (fehlende Bewegungen unterer und oberer Teil des Gesichts)
5a	Motorik Arme – rechts	0 = kein Absinken (der Arm wird über 10 Sekunden in der 90°-/45°-Position gehalten) 1 = Absinken (der Arm wird zunächst bei 90°/45° gehalten, sinkt aber im Verlauf von 10 Sekunden ab) 2 = Anheben gegen Schwerkraft möglich (der Arm kann die 90°-/45°-Position nicht erreichen oder halten, sinkt auf die Liegefläche ab, kann aber gegen Schwerkraft angehoben werden) 3 = kein (aktives) Anheben gegen Schwerkraft (der Arm fällt nach passivem Anheben sofort auf die Liegefläche) 4 = keine Bewegung Anmerkung: bei Amputation oder Gelenkversteifung 0 Punkte
5b	Motorik Arme – links	0 = kein Absinken (der Arm wird über 10 Sekunden in der 90°-/45°-Position gehalten) 1 = Absinken (der Arm wird zunächst bei 90°/45° gehalten, sinkt aber im Verlauf von 10 Sekunden ab) 2 = Anheben gegen Schwerkraft möglich (der Arm kann die 90°-/45°-Position nicht erreichen oder halten, sinkt auf die Liegefläche ab, kann aber gegen Schwerkraft angehoben werden) 3 = kein (aktives) Anheben gegen Schwerkraft (der Arm fällt nach passivem Anheben sofort auf die Liegefläche) 4 = keine Bewegung Anmerkung: bei Amputation oder Gelenkversteifung 0 Punkte

6

Tab. 6.2 Klinische Diagnostik in der Akutphase NIHSS *(Forts.)*

Item	Beschreibung	Bewertung
6a	Motorik Beine – rechts	0 = kein Absinken (das Bein bleibt über 5 Sekunden in der 30°-Position) 1 = Absinken (das Bein sinkt am Ende der 5-Sekunden-Periode, berührt aber die Liegefläche nicht) 2 = aktive Bewegung gegen die Schwerkraft (das Bein sinkt binnen 5 Sekunden auf die Liegefläche ab, kann aber gegen die Schwerkraft gehoben werden) 3 = kein (aktives) Anheben gegen die Schwerkraft (das Bein fällt nach passivem Anheben sofort auf die Liegefläche) 4 = keine Bewegung Anmerkung: bei Amputation oder Gelenkversteifung 0 Punkte
6b	Motorik Beine – links	0 = kein Absinken (das Bein bleibt über 5 Sekunden in der 30°-Position) 1 = Absinken (das Bein sinkt am Ende der 5-Sekunden-Periode, berührt aber die Liegefläche nicht) 2 = aktive Bewegung gegen die Schwerkraft (das Bein sinkt binnen 5 Sekunden auf die Liegefläche ab, kann aber gegen die Schwerkraft gehoben werden) 3 = kein (aktives) Anheben gegen die Schwerkraft (das Bein fällt nach passivem Anheben sofort auf die Liegefläche) 4 = keine Bewegung Anmerkung: bei Amputation oder Gelenkversteifung 0 Punkte
7	Extremitätenataxie	0 = fehlend 1 = in einer Extremität vorhanden 2 = in zwei Extremitäten vorhanden
8	Sensibilität	0 = normal (kein Sensibilitätsverlust) 1 = leichter bis mittelschwerer Sensibilitätsverlust (Patient empfindet Nadelstiche auf der betroffenen Seite als stumpf oder er nimmt diese nur als Berührung wahr) 2 = schwerer bis vollständiger Sensibilitätsverlust (Patient nimmt die Berührung von Gesicht, Arm und Bein nicht wahr; auch bei Koma)
9	Sprache	0 = normal (keine Aphasie) 1 = leichte bis mittelschwere Aphasie (deutliche Einschränkung der Wortflüssigkeit oder des Sprachverständnisses, keine relevante Einschränkung von Umfang oder Art des Ausdruckes, die Einschränkung des Sprachvermögens und/oder des Sprachverständnisses macht die Unterhaltung schwierig bis unmöglich) 2 = schwere Aphasie (die Kommunikation findet über fragmentierte Ausdrucksformen statt, der Untersucher muss das Gesagte in großem Umfang interpretieren, nachfragen oder erraten, der Untersucher trägt im Wesentlichen die Kommunikation) 3 = stumm, globale Aphasie (Sprachproduktion oder Sprachverständnis nicht verwertbar; auch bei Koma)
10	Dysarthrie	0 = normal 1 = leicht bis mittelschwer (der Patient spricht zumindest einige Worte verwaschen und kann nur mit Schwierigkeiten verstanden werden) 2 = schwer, anarthrisch (die verwaschene Sprache des Patienten ist unverständlich und beruht nicht auf einer Aphasie) Anmerkung: bei Intubation o. ä. 0 Punkte
11	Extinktion und Unaufmerksamkeit	0 = keine Abnormalität 1 = visuelle, taktile, auditive oder personenbezogene Unaufmerksamkeit oder Auslöschung bei Überprüfung von gleichzeitiger bilateraler Stimulation in einer der sensiblen Qualitäten 2 = schwere halbseitige Unaufmerksamkeit, kein Erkennen der eigenen Hand oder Orientierung nur zu einer Seite des Raumes

6.2.3 Evaluation des Gesundheitszustands nach ICF

Aktivität und Partizipation (Teilhabe)

Beim Eintritt in die ambulante Rehabilitation ist Herr Herz in FAC 3 einzustufen (➤ Tab. 6.4). Im Innenbereich ist er selbstständig mobil mit einem Gehstock, jedoch mit Sicherheitsbedenken und hohem Zeitaufwand. Es besteht ein erhöhtes Sturzrisiko wegen ungenügender Schutzreaktionen, sowie eine visuelle Neglektproblematik nach links. Ohne Hilfsmittel ist Herr Herz unter Supervision für ca. 20 m mobil, aber mit deutlichem Verlust des Gangtempos. Im Außenbereich ist er für längere Strecken mit dem Rollstuhl mobil, kürzere Strecken (300 m) bewältigt er mit Gehstock und unter Supervision. Treppen sind im Nachstellschritt mit Handlauf rechts hinauf und herunter selbstständig möglich. In die Therapie wird er entweder von seiner Ehefrau oder von einem Fahrdienst gefahren.

Der linke Arm und die Hand können im Alltag eingesetzt werden. Bei Stehpausen kann er den Gehstock passiv in die linke Hand einfädeln, um die rechte Hand frei zu haben. Er kann eine Türe mit der linken Hand öffnen und schließen und Gegenstände in einem nicht selektivem Faustschluss halten. Gegenstände loslassen ist nicht selektiv möglich.

Die Körperpflege kann Herr Herz selbstständig ausführen, aber mit einer deutlichen Verlangsamung. Beidhändige Aktivitäten finden statt, dies wird aber noch sehr bewusst gemacht. Zu einer spontanen Integration kommt es noch nicht. Herr Herz ist außerdem Rechtshänder, was die Vernachlässigung der betroffenen linken Seite zusätzlich begünstigt.

Die Bereiche Arbeit und Freizeit sind im Moment noch sehr reduziert. Der gelernte Informatiker ist aktuell 100 % arbeitsunfähig.

Körperfunktion und -struktur

Funktionen der Bewegungsmuster beim Gehen (b 770)

Beim Gehen ist während der Standbeinphase eine verminderte Hüft- und Kniestabilität zu sehen. Die Hüfte ist flektiert mit einer Innenrotations- und Adduktionskomponente. Beim Knie kann die Hyperextension nicht kontrolliert werden und es besteht eine ungenügende Abdruckphase links mit einer reduzierten Gewichtsübernahme auf das linke Bein. Während der Schwungbeinphase kann die Dorsalextension nicht gehalten werden, wodurch es zu keinem initialen Bodenkontakt über die Ferse kommt. Der Bodenkontakt wird über den Vorfuß hergestellt und rollt dann weiter über den lateralen Fußrand ab. Daher hat Herr Herz eine individuell angepasste Fußorthese, welche während der stationären Rehabilitation angefertigt wurde.

Minussymptomatik (Funktionen der Muskelkraft, b 730)

Fehlende Kraft der linken Körperseite und im Rumpf (➤ Tab. 6.3)

Plussymptomatik (Funktionen des Muskeltonus, b735)

Erhöhter Muskeltonus, gemessen mit der modifizierten Ashworth-Skala: OSG links: 2, mit erschöpflichem Klonus (➤ Kap. 17.2.3)

Adaptive Phänomene (Funktionen der Gelenkbeweglichkeit, b 710)

Beweglichkeit OSG links:

- Mit gebeugtem Kniegelenk: 10/0/40
- Mit gestrecktem Kniegelenk: 0/0/40

Die Propriozeption betreffende Funktionen (b 260)

- Propriozeption/Tiefensensibilität sind stark vermindert
- Oberflächensensibilität vermindert
- Verminderte Wahrnehmung wegen Restsymptomatik eines Neglekts. Der linke Außenraum und die linke Körperseite werden vernachlässigt. Die Vernachlässigung geht über die Körpermitte hinaus, es besteht eine eigene subjektive Mitte.

Tab. 6.3 Kraftwerte

Muskulatur	Kraftwert
Plantarflexoren	½ Bewegungsweg ohne Eigengewicht möglich
Dorsalextensoren	Selektiv nicht möglich, Kompensation über Supination
Hüftextensoren	2/5
Hüftabduktoren	2/5
Hüftflexoren	3/5
Knieextensoren	3/5
Knieflexoren	3/5

Funktionen der unwillkürlichen Bewegungsreaktionen (b 755)

- Kompensiert die verminderte Propriozeption visuell, Dual-Task wie Kopfrotationen sind kaum möglich.
- Gleichgewichtsreaktionen der linken unteren Extremität aufgrund der verminderten Muskelaktivität deutlich vermindert. (V. a. Fußfunktion)
- Reduziertes Gleichgewicht aufgrund veränderter subjektiver Körpermitte. Auch das dynamische Gleichgewicht über der nicht betroffenen rechten Seite ist deutlich vermindert.

Mentale Funktionen (Funktionen der Aufmerksamkeit, b 140)

Wegen Restsymptomatik eines Neglekts verminderte Aufmerksamkeitsleistung und vor allem Defizite in der vorausschauenden Awareness. Bezüglich auftauchender Awareness ist im Moment des Geschehens Einsicht vorhanden (➤ Tab. 6.5).

Funktionen der kardiorespiratorischen Belastbarkeit (b 455)

Anstrengungsdyspnoe beim Gehen in der Ebene

Umwelt- und personenbezogene Faktoren

Herr Herz wohnt gemeinsam mit seiner berufstätigen Ehefrau in einer Wohnung ohne Lift (10 Treppenstufen), die Wohnung ist rollstuhlgängig.

Sie haben drei Kinder, welche alle bereits ausgezogen sind. Es besteht ein guter Kontakt zu den Kindern. Da seine Ehefrau viel arbeitet, ist Herr Herz oft allein zuhause. Dafür reicht seine Selbstständigkeit jedoch aus, sodass sie auf keine externe Hilfe angewiesen sind. Seine Frau übernimmt die Aufgaben des Haushalts, inklusive Einkaufen. Der Verzicht auf externe Hilfe ist allerdings mit einem enormen Zeitaufwand für ihn und seine Ehefrau verbunden.

Assessments

Die Assessments zu Beginn der ambulanten Rehabilitation zeigen die in ➤ Tab. 6.4 aufgeführten Werte.

Tab. 6.4 Assessments zu Beginn der ambulanten Rehabilitation

Assessments	Wert
Functional Ambulation Categories (FAC)	3/5
10-Meter-Gehtest (10MWT)	28 Schritte/24 s mit Gehstock (1,5 km/h)
6-min-Gehtest (6MWT)	106 m mit Gehstock (1,1 km/h)
Berg Balance Scale (BBS)	40/56 Punkten
Einbeinstand re./li.	18 s/1 s
Stand Füße zusammen und geschlossene Augen	10 s
Stand Füße zusammen auf Airex-Matte	9 s
Stand Füße zusammen auf Airex-Matte mit geschlossenen Augen	Nicht möglich

6.3 Zusammenfassung der wichtigsten Befunde

Der Bewegungsradius von Herr Herz ist sehr reduziert, daher ist die Teilhabe in den Bereichen Arbeit und Freizeit noch stark limitiert.

Das objektive Hauptproblem ist die eingeschränkte Mobilität. Das Gehen ist mit enormem Zeitaufwand und Unsicherheiten verbunden, und die Gehstrecke ist deutlich vermindert.

Auf Funktionsebene ist dies einerseits auf die verminderte Perzeption und Kraft der linken Seite zurückzuführen. Zudem werden aufgrund der reduzierten Propriozeption die Position von Hüfte, Knie und Fuß im Raum sowie die Art des Bodenkontaktes des Fußes sehr reduziert wahrgenommen. Folglich weiß Herr Herz auch nicht, wann er ungefährdet das Körpergewicht auf sein linkes Bein verlagern kann. Schutzreaktionen sind wegen der deutlichen Muskelschwäche auf der linken Seite und dem verminderten dynamischen Gleichgewicht der rechten Seite nicht möglich. Daher geht Herr Herz langsam und vorsichtig mit verminderter Gewichtsverlagerung. Die verminderte Propriozeption versucht Herr Herz visuell zu kompensieren, wodurch Dual-Task kaum möglich ist. Die visuelle Kompensation äußert sich mit Blick auf den Boden und visueller Kontrolle des Fußes beim Gehen, was u. a. auch das Gangtempo verlangsamt.

Motorische Dual-Task-Aktivitäten wie Kopfrotationen sind während des Gehens nicht möglich, wodurch die Umwelt nicht wahrgenommen werden kann. Andererseits beeinflussen die veränderte Wahrnehmung der Körpermitte aufgrund der Restsymptomatik eines Neglekts wie auch die verminderte Fußfunktion das Gleichgewicht ebenfalls erheblich (➤ Tab. 6.5). Weitere limitierende Faktoren für die Mobilität sind die Spastik in den Plantarflexoren und die reduzierte kardiopulmonale Ausdauerleistung.

Aufgrund der sehr reduzierten Fußfunktion werden Kontrollen bezüglich Schienenversorgung Teil der ambulanten Rehabilitation sein.

PRAKTISCHER TIPP

Diagnostik und therapeutisches Vorgehen beim Neglekt-Syndrom

Der Neglekt wurde bei Herrn Herz im Rahmen der neuropsychologischen Untersuchung bestätigt.
Zur Diagnostik stehen unter anderem folgende Verfahren/Tests zur Verfügung:

- Beobachtung des Spontanverhaltens (Kopf-, Blickbewegung, Nichtbeachtung von Personen/Gegenständen etc.)
- Zeichnen (Kopieren oder freies Zeichnen von Figuren, Abbildungen, Uhren etc.)
- Durchstreich- und Suchaufgaben
- Computerbasierte Tests (z. B. TAP Neglekt)
- Lesen oder Schreiben einzelner Wörter oder Zeilen

Klassische therapeutische Ansätze:

- Durchführen von Übungen, die ein vermehrtes und aktives Hinwenden zur kontralateralen Seite verlangen (Verbesserung des taktilen und visuellen Explorierens)
- Einüben von kompensatorischen Suchstrategien
- Entwickeln von „Awareness" für das eigene Defizit, um das Potenzial im Rehabilitationsverlauf möglichst auszuschöpfen

Auch wurden bei therapeutischen Ansätzen wie Nackenmuskelvibration, Abdeckung der Augen, Prismenadaption oder motorischer Aktivierung Verbesserungen erzielt.
Förderung der Awareness:

- Direktes Feedback: geführtes Scheitern einer Handlung, herbeigeführte Konfrontation mit Defiziten in Alltagssituationen
- Im Moment des Auftauchens des Problems Rückmeldung an den Patienten
- Kontinuierlicher Vergleich mit eigenen Leistungen und Verbesserungen in Therapie
- Feedback von Mitpatienten: Wird eher angenommen als von „Professionals"
- Information von Angehörigen wichtig

Tab. 6.5 Awareness beim Neglekt-Syndrom

Phase	Beschreibung
1. Phase Globale Unawareness	Leugnen des Neglekts, der Hemianopsie oder der Parese bei Konfrontation
2. Phase Informelle Unawareness	Patient beschreibt sein Defizit verbal, reagiert aber nicht auf Konfrontation, keine Handlungskonsequenz
3. Phase Auftauchende Awareness	Defizit wird im Moment des Versagens wahrgenommen, hat jedoch keine weiteren Konsequenzen
4. Phase Vorausschauende Awareness	Patient berichtet Defizit spontan und berücksichtigt es bei seinen Handlungen im Alltag, Erwägen von Konsequenzen

6.4 Physiotherapeutische Zielsetzungen

Die Zielvereinbarungen stehen am Ende des Clinical Reasoning und werden sowohl interdisziplinär als auch fachspezifisch gesetzt. Die fachspezifischen Zielsetzungen werden auf allen Ebenen des ICF definiert.

PRAKTISCHER TIPP

Top-down-Modell

Die Ziele sollten möglichst nach dem Top-down-Modell und nicht nach dem Bottom-up-Modell definiert werden. Beim Top-down-Modell dienen die Einschränkungen in der Teilhabe als Ausgangslage, wohingegen beim Bottom-up-Modell die Struktur- und Funktionsstörung die Basis darstellt (➤ Abb. 6.2). Der Ansatz des Top-down-Modells erleichtert immer wieder das Erreichen von Zielen auf Partizipationsebene, wobei die Patienten eine realistische Vorstellung davon haben, was sie erreichen wollen. Bei kognitiven Störungen oder fehlender Krankheitseinsicht kann eine andere Arbeitsweise erforderlich sein, da die Zielsetzung sich dann schwieriger gestaltet. In diesem Fall bietet das Bottom-up-Modell einen guten Ansatz für die Vorgehensweise bei der Zielfindung.

Ziele beziehen sich darauf, was in nächster Zeit erreichbar ist. Eine genaue Zielidentifikation gemeinsam mit dem Patienten ist für den Therapieerfolg von entscheidender Bedeutung. Daher sollten Ziele, wann immer möglich, nach der SMART-Methode (➤ Tab. 6.6) definiert werden.

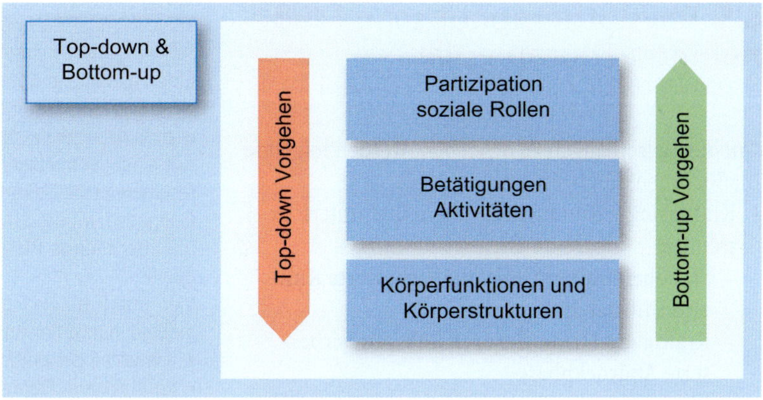

Abb. 6.2 Top-down- & Bottom-up-Modell [L231]

Tab. 6.6 SMART-Methode

Die Abkürzung SMART steht für:	
S	Specific (spezifisch)
M	Measurable (messbar)
A	Attendable (erreichbar)
R	Relevant (bedeutsam)
T	Time limited (zeitlich bestimmt)

Ziele müssen laufend evaluiert und neu angepasst werden. Man sollte sie stets hinterfragen und reflektieren, was auch die Hypothesenbildung und das Durchführen von Maßnahmen einschließt.

Gemeinsam mit Herrn Herz werden folgende Ziele vereinbart:

Übergeordnete Rehabilitationsziele:

- Teilzeitarbeit in der zuletzt ausgeübten Tätigkeit
- Autofahren

Aktivitäts- und Partizipationsebene:

- **Mittelfristig:**
  - Selbstständiges Benutzen der öffentlichen Verkehrsmittel
  - Sicheres Gehen im Innenbereich ohne Hilfsmittel
  - Mittellange Strecken im Außenbereich ohne Supervision, mit Stock
  - Treppen selbstständig alternierend hinauf und herunter mit Handlauf
- **Langfristig:**
  - Kurze Strecken im Außenbereich ohne Stock
  - Lange Strecken im Außenbereich mit Stock
  - Treppen selbstständig im Nachstellschritt mit Stock

Struktur- und Funktionsebene:

- Verbesserung der Kraft im linken Bein
  - Knie- und Hüftstabilität während der Standbeinphase
  - Verbesserte Fußfunktion
- Verbesserung Tonusregulation der Plantarflexoren
- Verbesserung des Gleichgewichts
  - Abbau von visuellen Kompensationen, um Dual-Task-Aktivitäten zu ermöglichen
  - Erarbeiten einer verbesserten Wahrnehmung und Körpermitte
- Exploration nach links für eine verbesserte vorausschauende Awareness und Integration der linken Körperhälfte
- Verbesserung der Ganggeschwindigkeit
- Verbesserung der kardiopulmonalen Ausdauerleistung

Innerhalb der Ergotherapie wird am Einsatz der linken oberen Extremität als Haltehand bei Alltagsaktivitäten gearbeitet. Erweiterter Einsatz beim Stock halten, Reißverschluss schließen und eine Türklinke herunterdrücken.

Der Kontakt mit dem Arbeitgeber ist gut. Als Arbeitsversuch ist eine stundenweise Wiederaufnahme einzelner Tätigkeiten von zuhause aus über den PC geplant. In diesem Zusammenhang wird auch das Anwenden des Computers mit der rechten Hand geübt.

Aufgrund der Restsymptomatik eines Neglekts und dem expliziten Wunsch, wieder Autofahren zu können, wird der Patient für Neuropsychologie angemeldet.

6.5 Physiotherapeutische Maßnahmen/Therapieplan

Um die Zielsetzungen zu erreichen, werden folgende Maßnahmen durchgeführt:

- Krafttraining Rumpf, linke obere und untere Extremität
  - Standbeintraining links für verbesserte Knie- und Hüftstabilität
  - Kräftigung Plantarflexoren links für verbesserte Abdruckphase
  - Mattentraining (Stützaktivitäten, Kniestand, Halbkniestand)
  - Medizinische Trainingstherapie (MTT)
- Dehnen der Plantarflexoren auf Keil
- Gleichgewichtstraining im Stand und Gang
  - Erarbeiten der Körpermitte und Gewichtsübernahme auf das linke Bein, fördern der Propriozeption
  - Statisches und dynamisches Training auf labiler Unterstützungsfläche
  - Dual-Task im Stand
  - Dual-Task im Gang (Seitblicke, Rucksack tragen, über Hindernisse steigen mit Gehstock-Handling)
- Integration der linken Seite und des linken Außenraums in Bewegungsabläufe, Exploration nach links, Erarbeiten von Strategien
- Gehtraining auf dem Laufband für Ganggeschwindigkeit und Ausdauer
- Gehtraining im Innenbereich ohne Stock
- Gehtraining im Außenbereich mit und ohne Stock, auch unter erschwerten Bedingungen
- Treppentraining

PRAKTISCHER TIPP

Clinical Reasoning innerhalb der visuellen Ganganalyse

Normalerweise erfolgt im Kniegelenk während der Standphasen ein fließender Übergang von Flexion in Extension (➤ Abb. 3.2). In der Standphase führt ein pathologisches Muster, das unzureichende Flexion verursacht (während der Belastungsantwort oder in der initialen Schwungphase), häufig auch zu übermäßiger Extension. Zu Hyperextension kann es in der mittleren oder terminalen Standphase kommen. Diese Stellung wird dann bis in die Vorschwungphase beibehalten. Funktionsstörungen in der Schwungphase haben meist andere Ursachen.

Eine zusätzliche Komplikation ergibt sich aus der Abhängigkeit der Kniegelenksfunktion von der Steuerung und Beweglichkeit von Hüft- und oberem Sprunggelenk. Aus einer übermäßigen Plantarflexion in den Standphasen resultieren eine verkürzte Schrittlänge und eine reduzierte Ganggeschwindigkeit. In den Schwungphasen behindert die übermäßige Plantarflexion das Vorschwingen des Beines.

Vier grundlegende Funktionsstörungen haben eine übermäßige Plantarflexion zur Folge:

- Schwäche der prätibialen Muskeln
- Kontraktur in Plantarflexion
- Spastik des M. soleus
- Willkürliche Platzierung zum Ausgleich eines schwachen M. quadriceps femoris

Eine übermäßige Plantarflexion ist primäre Ursache einer Hyperextension des Kniegelenks während der Standphasen. Aufgrund übermäßiger Plantarflexion kommt es zu Abweichungen beim initialem Bodenkontakt. Entweder setzt nur der vordere Fersenabschnitt auf oder es kommt zum Bodenkontakt über den Vorfuß. Weiter wird in der mittleren Standphase die Vorbewegung der Tibia gehemmt. Der Progressionsverlust kann unterschiedlich kompensiert werden:

- Vorzeitiges Ablösen der Ferse vom Boden
- Hyperextension des Kniegelenks
- Vorneigung des Rumpfes

Der M. quadriceps hat die Aufgabe, das flektierte Kniegelenk zu stabilisieren. Wenn seine Kraft dazu nicht ausreicht, wird mit Kompensationsmechanismen versucht, die Stabilität unter Gewichtsbelastung zu gewährleisten. Hyperextension des Kniegelenks ist daher häufig auch Kompensation eines schwachen M. quadriceps.

PRAKTISCHER TIPP

Schienenversorgung

Hilfsmittel können fehlende oder nur unzureichend wiederherstellbare Funktionen ersetzen oder kompensieren. Das Tragen einer Orthese kann die Gangparameter positiv beeinflussen. Die Gewichtsübernahme auf das paretische Bein sowie auch die Gangsymmetrie und die Geschwindigkeit können verbessert werden. Die Schienenversorgung sollte daher möglichst früh in der Rehabilitation erfolgen und auch immer wieder überprüft und angepasst werden. Aus der Erklärung der Ganganalyse wird klar, wie wichtig die Position des oberen Sprunggelenks ist (➤ Abb. 3.2). Eine Neutralstellung ist für ein ergonomisches Gangbild essenziell, um den Initial Contact über die Ferse zu ermöglichen. Setzt der Fuß falsch auf (Initial Contact über den Vorfuß in Supinationsstellung), wird u. a. die Plus-

symptomatik der Wade und die übermäßige Plantarflexion verstärkt. Weiterführend kann es zu einer verminderten Extension und Abduktion der Hüfte sowie zu einer Hyperextension im Knie führen. Dadurch wird die Schwungbeinphase des gesunden Beines, v. a. die Schrittlänge und das damit verbundene Gangtempo, negativ beeinflusst.
Mit einer Orthese soll der initiale Bodenkontakt über die Ferse ermöglicht und die Hyperextension im Kniegelenk kontrolliert werden. Welche Schiene sich hierfür eignet oder ob eine speziell angefertigt werden muss, hängt von vielen Faktoren ab. Die Zusammenarbeit mit den Orthopädietechnikern ist dabei sehr wertvoll: Sie stehen bei der Schienenversorgung zur Seite, um mit der komplexen Biomechanik ein bestmögliches Outcome auszuschöpfen. Entscheidende Faktoren sind, ob es sich um eine schlaffe oder spastische Fußheberparese handelt, die Beweglichkeit im oberen Sprunggelenk und die Kraft der Fußheber und des M. quadriceps.
Nicht zu vernachlässigen, was die Wahl der Schiene betrifft, ist auch die Einstellung und Situation des Patienten: Die Compliance des Patienten wie auch die Fähigkeit, die Schiene allein anzuziehen, können entscheidend sein.

Evidenz

Lokomotion

Die ICF-Klassifikation differenziert das „Gehen" (d450) folgendermaßen:

- d4500: Kurze Entfernungen gehen: Weniger als einen Kilometer gehen
- d4501: Lange Entfernungen gehen: Mehr als einen Kilometer gehen

Ganggeschwindigkeit

Für eine erfolgreiche Partizipation spielt die Geschwindigkeit beim Gehen eine entscheidende Rolle.

Generell wird eine Ganggeschwindigkeit von ca. 1,3 m/s für Distanzen von 13–27 m als kritische Größe für außerhäusliches Gehen angesehen.

Weil die Ganggeschwindigkeit so wichtig ist für die Partizipation, sollte sie intensiv trainiert werden. Sie kann mit dem 10MWT gut evaluiert werden.

Ausdauer

Um den Bewegungsradius des Patienten zu erweitern, ist die Ausdauer beim Gehen ein entscheidender Faktor.

Eine Strecke von 300 m in ca. 11,5 min zu bewältigen ist das Kriterium für außerhäusliches Gehen. Auch wenn Patienten mit zentraler Parese als gehfähig gelten, können nur wenige längere Entfernungen bewältigen. Ein Grund dafür kann die mangelnde kardiopulmonale Belastbarkeit sein. Daneben beeinflussen aber auch andere Parameter wie posturale Kontrolle, Kraft oder Spastik die Ausdauer beim Gehen.

Die Ausdauerkapazität kann gut mit dem 6MWT beurteilt werden. Für das subjektive Belastungsempfinden ist die Borg-Skala eine praktikable Messmethode.

Der Normwert für gesunde Männer beträgt ca. 576 m und bei Frauen ca. 494 m.

Dual-Task

Das Gehen unter Alltagsbedingungen erfordert Dual-Task-Fähigkeiten. Kognitive Aufgaben, aber auch eine zweite motorische Aufgabe erschweren das Gehen. Gehen und gleichzeitig sprechen, anderen Menschen ausweichen, auf den Verkehr achten, eine Tasche tragen oder das Handhaben des Stockes sind für die Teilhabe sehr wichtig und müssen daher in der Therapie trainiert und integriert werden.

Im Rahmen der ambulanten Rehabilitation konnte Herr Herz Fortschritte erzielen. Die ➤ Tab. 6.7 gibt hierzu einen Überblick.

6.6 Evidenzbasierte Zusammenfassung

Zum Zeitpunkt des Therapieendes ist Herr Herz mit dem Gehstock im Innenbereich mit ausreichender Geschwindigkeit sicher mobil, im Außenbereich für Distanzen von ca. 800 m selbstständig mit dem Gehstock, ebenfalls mit der nötigen Geschwindigkeit für den Alltag. Ohne Gehstock im Außenbereich zu gehen ist wegen der verbliebenen Sturzgefahr, v. a. unter Dual-Task-Anforderung, nur mit Supervision

Tab. 6.7 Übersicht der Assessments

Assessment	T1	T2	T3
FAC	3/5	4/5	4/5
10MWT	28 Schritte/24 s mit Gehstock (1,5 km/h)	20 Schritte/20 s mit Gehstock (1,8 km/h) 27 Schritte/41 s ohne Gehstock (0,9 km/h	19 Schritte/11 s ohne Gehstock (3,2 km/h)
6MWT	106 m mit Gehstock (1,1 km/h)	165 m mit Gehstock (1,7 km/h) 90 m ohne Gehstock (0,9 km/h)	285 m ohne Gehstock (2,9 km/h)
BBS	40/56 Punkten	46/56 Punkten	49/56 Punkten
Einbeinstand re./li.	18 s/1 s	52 s/1 s	> 60 s/1 s
Stand Füße zusammen und geschlossene Augen	10 s	> 60 s	> 60 s
Stand Füße zusammen auf Airex-Matte	9 s	> 60 s	> 60 s
Stand Füße zusammen auf Airex-Matte mit geschlossenen Augen	Nicht möglich	7 s	> 60 s

T1: Zu Beginn der ambulanten Rehabilitation
T2: Nach 10 Monaten ambulanter Rehabilitation
T3: Am Ende der ambulanten Rehabilitation

möglich. Das Stockhandling ist sehr gut, Schwellen und Stufen können sicher bewältigt werden und auch das Fahren mit öffentlichen Verkehrsmitteln (ÖV) ist selbstständig möglich.

Der Einstieg ins Erwerbsleben war erfolgreich. Herr Herz konnte in einer angelehnten Tätigkeit stufenweise einsteigen. Zur Gestaltung seiner Freizeit hat Herr Herz mit einem Studium begonnen, was ihn sehr erfüllt und ihm Freude bereitet.

Die Fahreignung wurde wegen der verbliebenen Restsymptomatik des Neglekts nicht wiedererlangt. Daher hat er sich für weitere Distanzen einen elektrischen Scooter zugelegt.

Herr Herz konnte in der ambulanten Rehabilitation sehr gute Fortschritte erzielen. Die Kraft im linken Bein und im Rumpf, das Gleichgewicht und die kardiopulmonale Belastbarkeit konnten verbessert werden. Auch die Entwicklung der Awareness ist erfreulich und es konnten Kompensationsstrategien für eine vorausschauende Awareness erarbeitet werden. Nur noch in Stresssituationen fällt Herr Herz in alte Muster zurück und ist weniger aware nach links. All diese Fortschritte liefern die Basis und unterstützen Herrn Herz beim Wiedererlangen einer verbesserten Gehfähigkeit in Bezug auf Sicherheit und Geschwindigkeit.

PRAKTISCHER TIPP

Top-down und Bottom-up

Verbesserungen auf der Impairment-Ebene führen nicht zwangsläufig zu einer Verbesserung von Aktivität und Teilhabe. Es ist möglich, dass die Gehfähigkeit anhand von Assessments am Ende der Rehabilitation als gut eingestuft wird, was nicht unbedingt bedeutet, dass diese Patienten dann außer Haus tatsächlich selbständig gehen. Eine Übertragung der erworbenen motorischen Fähigkeiten in den Alltag ist entscheidend. Dies kann nur geschehen, wenn diese fest im Alltag integriert sind und so auch regelmäßig geübt werden. Ziel der Rehabilitation ist es daher, dass die Patienten die in der Therapie erzielten Fortschritte erfolgreich in ihren Alltag und damit in ihre Teilhabe umsetzen können. Ob der Transfer in den Alltag und somit die Partizipation gelingt, ist auch von den Kontextfaktoren abhängig. Es kann sein, dass z. B. Angehörige die notwendigen Veränderungen nicht mittragen und überfordert sind. Die Beratung und Unterstützung der Angehörigen ist somit ein essenzieller Teil der Therapie. Dabei ist auch die Rolle des Patienten aufzuzeigen, der sich seiner Eigenverantwortung für ein positives Outcome bewusst sein muss.

Faktoren, die einen Transfer motorischer Fertigkeiten in die Teilhabe begünstigen, sind:

- Therapieziele müssen auf der Aktivitäts- und Partizipationsebene gesetzt werden.
- Training muss alltagsnah stattfinden (z. B. ÖV-Training, Training im häuslichen Umfeld).

- Kontextfaktoren, sowohl personen- als auch umweltbezogen, müssen evaluiert werden, ggf. Beratung der Angehörigen.

Frühzeitige Edukation des Patienten hinsichtlich Freizeitgestaltung, Förderung sozialer Kontakte und Eigenverantwortung. Motivation und Compliance können Verbesserung der Teilhabe limitieren.

Dieses Patientenbeispiel zeigt auf, was bei guter Zusammenarbeit von Therapeuten und Patient in Bezug auf Partizipation alles erreicht werden kann. Herr Herz hat sich mit Unterstützung und Coaching der Therapeuten einen neuen Alltag aufbauen und viel Lebensqualität erlangen können.

LITERATUR

Faller A, Schünke M. Der Körper des Menschen. Einführung in Bau und Funktion. 13. Auflage. Stuttgart: Thieme; 1999.

Fries W, Lössl H, Wagenhäuser S. Teilhaben! Neue Konzepte der Neurorehabilitation. Stuttgart: Thieme; 2007.

Hengelmolen-Greb A, Jöbgers M. Leitfaden Physiotherapie in der Neurologie. München: Elsevier; 2018.

Kerkhoff G, Schmidt L. Neglekt und assoziierte Störungen. Göttingen: Hogrefe; 2018.

Mewis C, Riessen R, Spyridopoulos I. Kardiologie compact. 2. Auflage. Stuttgart: Thieme; 2006.

Pang MY, ENG JJ, Dawson AS. Relationship between ambulatory capacity and cardiorespiratory fitness in chronic stroke: influence of stroke-specific impairments. Chest 2005; 127(2): 495–501.

Perry J. Ganganalyse. Norm und Pathologien des Gehens. München: Elsevier; 2003.

Poeck K, Hacke W. Neurologie. 12. Auflage. Berlin: Springer; 2006.

Roth EJ, Lovell L, Harvey RL, Heinemann AW, Semik P, Diaz S. Incidence of and risk factors for medical complications during stroke rehabilitation. Stroke 2001; 32(2): 523–529.

Schädler S, Kool J, Lüthi H, et al. Assessments in der Rehabilitation. Band 1: Neurologie. Bern: Hans Huber; 2012: 471–478.

Silbernagel S, Despopoulus A. Taschenatlas der Physiologie. Stuttgart: Thieme; 2003.

Marcel Kluge

FALL 7 Stationäre Rehabilitation nach akutem Verschluss der A. carotis interna dexter bei ICA-Dissektion

Leitsymptome: Faziobrachiokrurale Hemiparese links – Blickdeviation nach rechts – Dysarthrophonie – Dysphagie – motorische Aphasie – fluktuierende Vigilanz – gestörte Impulskontrolle– multimodaler Neglekt nach links

schwer

Definition

Neglekt und Hemianopsie

Der Neglekt ist eine **neuropsychologische Aufmerksamkeitsstörung,** die durch die Schädigung entsprechender Assoziationsareale im Gehirn, die für die sensorische und bewusste Wahrnehmung des Raums, von Objekten oder Körperteilen verantwortlich sind, hervorgerufen wird. Dabei kommt es zu den sogenannten „Extinktionsphänomenen" auf der kontralateralen Seite der neuronalen Schädigung. Diese Extinktionsphänomene können visueller, akustischer, olfaktorischer und/oder taktiler/somatosensorischer Natur sein, aber auch als massive Funktionseinschränkung des Vorstellungsvermögens, z. B. des Raumes, auftauchen. Gehäuft ist diese Symptomatik nach rechtshemisphärischen Läsionen zu beobachten.

Der Neglekt ist zwingend von einem Gesichtsfeldausfall (z. B. Hemianopsie) abzugrenzen. Hierbei wäre lediglich das Sehen an sich beeinträchtigt, ohne dass dabei ein Auslöschungsphänomen auf Verarbeitungs- bzw. Bewusstseinsebene hervorgerufen wird. Allerdings können solche Gesichtsfeldausfälle und weitere neurologische Störungen, wie Anosognosie und Aphasien, in Kombination mit einem Neglekt auftreten. In schweren Fällen ist eine Blickdeviation mit Kopfrotation zur nicht betroffenen Körperhälfte anzutreffen.

Der **„multimodale" Neglekt** beschreibt dabei das synchrone Auftreten mehrerer dieser beteiligten sensorischen Extinktionsphänomene. Je nach Literatur kann davon ausgegangen werden, dass sich die Symptomatik des akuten Neglekts bei 50–75 % der Betroffenen innerhalb der ersten 6–9 Monate nach dem Ereignis vollständig oder teilweise zurückbildet. Ursächlich für die Entstehung eines Neglekts sind Hirnschädigungen insbesondere im Gyrus supramarginalis, aber auch im präfrontalen Kortex, dem Thalamus und dem Putamen. In der Regel ist dem Betroffenen nicht bewusst, dass die Umwelt, die er wahrnimmt, unvollständig in seiner Vorstellung abgebildet ist. Zudem kann das eigene Körperschema massive Störungen aufzeigen. Dem Betroffenen ist beispielsweise nicht bewusst, dass sich zwei Arme oder zwei Beine an seinem Körper befinden.

In ➤ Abb. 7.1 ist die schematische Darstellung des ungefähren normalen Wahrnehmungsbereiches eines Menschen ohne und mit Neglekt dargestellt.

Anhand von ➤ Abb. 7.2 kann ungefähr nachvollzogen werden, wie sich die Welt eines Patienten mit zumindest einem visuellen Neglekt darstellt. Das obere Bild zeigt das Yellow Cab vollständig, das untere Bild nur zur Hälfte, wobei dem Patienten initial nicht bewusst ist, dass das Yellow Cab auch noch einen hinteren Teil hat.

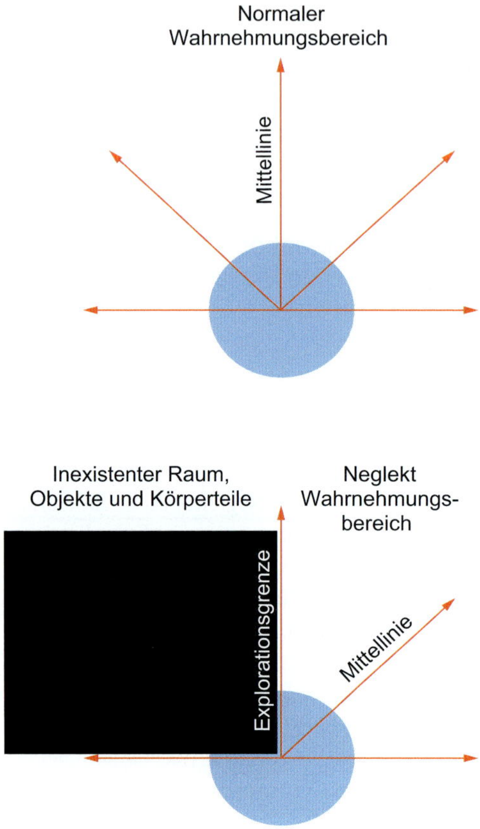

Abb. 7.1 Schematische Darstellung des Wahrnehmungsbereichs mit und ohne Neglekt [P1005/L231]

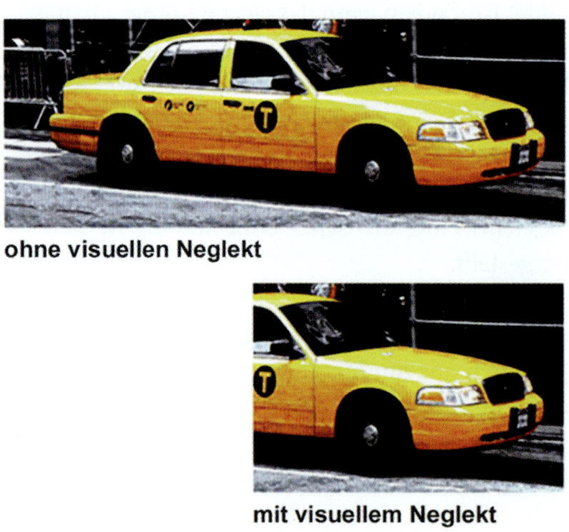

Abb. 7.2 Praktisches Beispiel Wahrnehmungsbereich mit und ohne Neglekt [P1005]

7.1 Vorgeschichte

Bis zum Schlaganfall lebte der 50-jährige Herr Stroke mit seiner Ehefrau, seinem Sohn und seiner schulpflichtigen Tochter in einer Wohnung in der dritten Etage eines Mehrfamilienhauses. Die berufliche Situation als Koordinator für ein Modehaus war geprägt von hohem zeitlichem Termindruck und überwiegend sitzender Tätigkeit. Herr Stroke wachte an einem Sonntag morgens auf und klagte über massive rechtsbetonte Cephalgien und Nuchalgien. Zudem konnte Herr Stroke seine komplette linke Körperhälfte nicht mehr willkürlich bewegen. Durch den Notarzt erfolgte eine notfallmäßige Einweisung in das nächste Krankenhaus mit Stroke Unit. Mit einem NIHSS-Score (➤ Tab. 6.2) von 24 von 42 möglichen Punkten (➤ Tab. 7.2) musste bei Einlieferung von einem sehr schweren Schlaganfall ausgegangen werden. In der Bildgebung zeigte sich, dass Herr Stroke während des Schlafens in der Nacht einen akuten Hirninfarkt im Mediastromgebiet rechts infolge einer ICA-Dissektion (ICA = A. carotis interna) auf Höhe der Schädelbasis rechts erlitten hatte. Die Kurzbezeichnung für dieses Krankheitsgeschehen wird auch als „Wake-Up-Konstellation" bezeichnet. Resultierend hieraus ergaben sich eine akute sensomotorische faziobrachiokrurale Hemiparese links, ein multimodaler Neglekt nach links, kognitive Störungen sowie leichte Störungen des Sprach- und Sprechvermögens. Im Rahmen der akutmedizinischen Therapie stellten sich weitere lebensbedrohliche Komplikationen ein. Bei rasch progredienter Hirnparenchymschwellung mit Verschmälerung des rechten Seitenventrikels und deutlichem Mittellinienshift nach links musste eine chirurgische Entlastungshemikranektomie durchgeführt werden.

Nach 14-tägiger intensivmedizinischer Überwachung kam es zu einer erneuten akuten Blutung innerhalb des bekannten Parenchymdefekts rechts zentral, die ebenfalls akutmedizinisch behandelt wurde. Nach Abschluss der mehrwöchigen medizinischen Komplexbehandlung im Stroke Center wurde Herr Stroke in stabilem Allgemeinzustand der stationären Neurorehabilitation zugewiesen.

Im vorliegenden Fallbericht werden folgende Fragen beantwortet:

- Was ist ein Neglekt und welche Ausprägungen können vorliegen?
- Wie wird in der interprofessionellen Therapie bei Neglekt vorgegangen?
- Welche Kernpunkte sind für die Rehabilitation einer kompletten faziobrachiokruralen Hemiparese zu beachten?

7.2 Untersuchungsbefunde

7.2.1 Medizinische Befunde

Ärztliche Untersuchung

Bei Eintritt in die stationäre Neurorehabilitation zeigte sich folgender motorischer Status (➤ Tab. 7.1).

Zudem bestand eine dezente motorische Aphasie bei zeitgleicher Dysarthrophonie und Dysphagie. Imponierend war eine Blickdeviation mit endgradiger Kopfrotation nach rechts und auftretendem Explorationsstopp an der vertikalen Mittellinie.

Neuropsychologische Defizite:

Neuropsychologisch zeigten sich ein Neglekt mit allen Modalitäten nach links, eine Verschiebung der zeitlichen Orientierung um 2 Wochen in die Zukunft, eine deutliche Einschränkung der Aufmerksamkeit und eine Störung der Impulskontrolle sowie weitere leichte bis mittelgradige Einschränkungen der verbalamnestischen Funktionen und Exekutivfunktionen.

7.2.2 Physiotherapeutische Anamnese

Innerhalb des physiotherapeutischen Erstkontakts am Eintrittstag in die stationäre Neurorehabilitation erfolgen zugleich die anamnestische Erhebung aller relevanten persönlichen und kontextuellen Faktoren sowie eine assessmentgesteuerte Funktionsuntersuchung (➤ Tab. 7.2) mit dem Hintergrund der Feststellung eines Eintrittsstatus.

Allgemeiner kognitiver Zustand

Herr Stroke ist zu allen Qualitäten (außer zeitlich) sicher orientiert, dezent psychomotorisch verlangsamt und im Sprachabruf leicht verzögert. Serbokroatisch ist seine Muttersprache und Deutsch seine erste Fremdsprache, die er vor dem Ereignis sicher und flüssig gesprochen hatte. Eigenanamnestisch gibt Herr Stroke an, mit der Wortfindung in beiden Sprachen Mühe zu haben. Zudem imponiert Herr Stroke mit einer mittelgradig ausgeprägten Affektstörung (rasch wechselhaft weinerlich bis lachend im Verlauf). Weiterhin zeigen sich ein allgemeines körperliches und geistiges Schwächeempfinden, eine stark reduzierte Konzentrations- bzw. Aufmerksamkeitsfähigkeit bei deutlich erhöhter Ablenkbarkeit und massiv eingeschränkter Fehlerkontrolle.

Sozial- und Berufsanamnese inkl. Hobby

Herr Stroke ist seit 25 Jahren mit seiner Frau verheiratet, hat einen 21-jährigen Sohn, der aktuell den Militärdienst leistet, und eine 16-jährige, schulpflichtige

Tab. 7.1 Motorischer Status bei Eintritt in die stationäre Neurorehabilitation

Lokalisation	Kraft	Beweglichkeit	Sensorik	Schmerz	Reflexe
Obere Extremität (OEx) links	Vollständige Hemiplegie	Passiv frei	Extinktion	Verneint	Normgerecht
Obere Extremität (OEx) rechts	Normgerecht	Passiv/aktiv frei	Intakt	Verneint	Normgerecht
Untere Extremität (UEx) links	Vollständige Hemiplegie	Passiv frei	Extinktion	Verneint	Normgerecht
Untere Extremität (UEX) rechts	Normgerecht	Passiv/aktiv frei	Intakt	Verneint	Normgerecht

7

Tab. 7.2 Assessments zu Beginn der stationären Rehabilitation

Assessment	Wert
Functional Ambulation Categories (FAC)	0
Berg Balance Scale (BBS)	0
Stair Climb Test (SCT)	Nicht ausführbar
6-Minuten-Gehtest (6MWT)	Nicht ausführbar
National Institutes of Health Stroke Scale (NIHSS)	24

Tochter. Die Ehefrau ist Mutter und Hausfrau und geht keiner weiteren beruflichen Beschäftigung nach. Weitere Angehörige (Eltern, Geschwister, Nichten, Neffen etc.) leben mit engem Kontakt in naher örtlicher Entfernung. Herr Stroke selbst ist im Außendienst für ein internationales Modeunternehmen tätig und daher täglich auf den Gebrauch eines PKW angewiesen. Neben den langen Überland- und Stadtfahrten, die einen großen Teil seiner Arbeitszeit ausmachen, muss Herr Stroke Kunden beraten, Bestellungen auslösen, Änderungen vornehmen und Waren ausliefern. Als Hobby trainiert Herr Stroke mehrmals pro Woche Ju-Jutsu.

Aktivitäten und sensomotorischer Befund

Die eigenständige Transferfähigkeit im Sinne einer autonomen Lageveränderung des Körpers von Rückenlage in Seitlage in den Sitz, in den Stand und zurück ist vollkommen aufgehoben und bedarf massiver taktiler Unterstützung und zeitgleicher verbaler Anleitung mindestens einer Hilfsperson. Der freie Sitz und der Stand sind aufgrund der massiv ausgeprägten „Post-Stroke-Weakness" nicht möglich. Die Gehfähigkeit ist ebenfalls nicht vorhanden.

Der Muskelstatus der linken unteren Extremität zeigt bei allen getesteten Funktionen den Wert „0", analog dazu das gleiche Ergebnis der kompletten oberen Extremität links. Hierbei ist zudem bereits eine deutliche, noch schmerzlose Subluxation des Schultergelenks nach ventrokaudal mit einer gut 2 cm breiten, weichteilgedeckten Spaltbildung zwischen Akromion und Humeruskopf erkennbar. Oberflächensensibilität beider betroffenen Extremitäten und des hemilateralen Rumpfes sind nicht vorhanden.

Neglektausprägung

Der multimodale Neglekt präsentiert sich kombiniert somatosensorisch und visuell. Visuell insbesondere körpernah bis zu einer Entfernung von ca. 3 Metern und einem spontanen Explorationsfeld bis 90° vom lateralen Ende der rechten Seite bis exakt zur normalen Mittellinie. Die Mittellinie des Herrn Stroke liegt etwa bei 45° Rotation nach rechts verschoben. Olfaktorische und akustische Modalitäten sind zum Zeitpunkt des Erstkontakts bereits kompensiert bzw. wieder unauffällig. Die Kopfhaltung ist mit einhergehender Blickdeviation nach rechts rotiert. Der linke Arm und das linke Bein werden bei der Statuserhebung vollkommen negiert. Des Weiteren kann eine deutliche Neglektdyslexie festgestellt werden.

Somatische und vegetative Funktionen

Die Abfrage organischer Funktionen (Blasen-/Darmentleerungsfunktion, erektile Funktion, Atmung) ergibt keinerlei beeinträchtigendes Bild und wird auch durch die vorangegangene klinische Dokumentation gestützt. Vegetativ präzisiert Herr Stroke unverhältnismäßig stark zu schwitzen und immer wieder lageunabhängige Schwindelattacken mit einhergehender Übelkeit zu haben.

Partizipation und Rollenerfüllung

Aufgrund der massiven sensomotorischen und neurokognitiven Defizite ist Herr Stroke aktuell nicht in der Lage, seinen Verpflichtungen und Rollenbildern als Partizipant im sozialen und beruflichen Umfeld nachzukommen.

Erste Hypothesen

Die Kombination der vorliegenden neuropsychologischen Defizite lässt den Schluss zu, dass Herr Stroke hochgradig sturzgefährdet ist. Zudem kann zu diesem

Zeitpunkt davon ausgegangen werden, dass er ein erhöhtes Risiko zur Entwicklung eines hemiplegischen Schulterschmerzes (HSP) trägt. Grund zur Annahme sind die deutlich ausgeprägte Vernachlässigung und die nicht bestehende Interaktion mit dem betroffenen Arm.

Assessments

Die durchgeführten Assessments und ihre Werte werden in ➤ Tab. 7.2 aufgeführt.

In den Testungen bei Herrn Stroke fallen eine motorische Impulskontrollstörung und Schwierigkeiten in der Vermittlung von Befund und Behandlung auf.

KLINISCHER HINTERGRUND

Störung der motorischen Impulskontrolle

In diesem Fall zeigte sich eine schwerwiegende Störung der motorischen Impulskontrolle bei zeitgleicher Diskonnektion. Hierbei agiert die betroffene Person vorschnell und kann sich während der Ausführung der motorischen Aktion nicht selbst stoppen. Auch die verbale externale Instruktion durch Begleitpersonen führt oftmals nicht zum Erfolg. In solchen Situationen muss der Betroffene taktil gebremst werden. Die Diskonnektion bezieht sich hierbei auf die Tatsache, dass der Patient tatsächlich hört, versteht und wiedergibt, welchen Auftrag er erhalten hat – sich dessen also bewusst ist –, die initiierte Handlung aber nicht willkürlich oder nur deutlich verzögert anhalten kann. Ein Beispiel: Zur klinischen Instruktion „Bitte stehen Sie aus dem Bett auf, wenn ich es sage" geschieht Folgendes: Der Betroffene startet die Handlung, ohne dass diese bereits mit der entsprechenden Instruktion angeleitet wurde – auf Nachfrage, was gerade passiert, kann der Betroffene genau beschreiben, was abläuft, braucht aber einen externen Stopper, um die Handlung zu unterbrechen. In solchen Fällen funktionieren die unterschiedlichen Gehirnareale nicht mehr abgestimmt aufeinander, sondern unverbunden nebeneinander her. Eine Kontrolle ist dem Betroffenen nicht oder nur erschwert möglich. Insbesondere innerhalb therapeutischer Interventionen ist dies mit größter Vorsicht und Geduld zu behandeln, da damit eine gesteigerte Unfallgefahr einhergeht.

KLINISCHER HINTERGRUND

Soziokulturelle Kontextfaktoren – „Cultural Awareness"

Aufgrund der soziokulturellen Prägung von Herrn Stroke und seines familiären Umfelds muss in Betracht gezogen werden, dass bestimmte kulturell bedingte, erlernte Verhaltensmuster zu einem anspruchsvolleren Rehabilitationsverlauf führen können. Gerade die verschiedenen Erwartungshaltungen von Healthcare Professionals (HCP) und dem Patienten bzw. dessen Angehörigen könnten zu unterschiedlichen Sichtweisen auf den Ablauf der Rehabilitation und zu inter- und intrapersonellen Konflikten führen.

Es ist eine unumstößliche Tatsache, dass es kulturelle Kreise gibt, in denen der „Kranke" alle Zuwendung und Unterstützung aus dem sozialen Umfeld erhält, auch wenn diese erwiesenermaßen hinderlich für die Wiederherstellung eines hohen Grades an Unabhängigkeit und Selbstständigkeit sind. Dieser Zustand kann als sekundärer Krankheitsgewinn bezeichnet werden. Diverse wissenschaftliche Arbeiten befassten sich in der Vergangenheit mit dem Thema „Cultural Competence in Healthcare Professionals and Providers" und konnten feststellen, dass es von entscheidender Bedeutung für eine erfolgreiche medizinische Intervention ist, den sozialen und kulturellen Unterschied von HCP und Patienten wahrzunehmen, hervorzuheben und ihm Rechnung zu tragen. Hierbei geht es nicht darum, dass die eine der jeweils anderen Seite die eigenen Werte und Normen aufdrängen möchte, sondern zu akzeptieren, dass evidenzbasierte Herangehensweisen innerhalb der Medizin oder Therapie nicht zwingend vom Patienten gewollt sind. Hintergrund dafür können religiöse Ansichten oder zum Beispiel Bildungseinflüsse eines bestimmten Kulturkreises sein. Wenn es für die Angehörigen eines Patienten als besonders ehrenvoll erachtet wird, diesem alles abzunehmen und immer zu helfen, auch wenn das in der Konsequenz bedeuten würde, dass die betroffene Person ggf. weniger motorisches Potenzial ausschöpfen muss, dann besteht wenig Aussicht auf Erfolg beim Versuch, diese Sichtweise verändern zu wollen, da ein entgegengesetztes Verhalten innerhalb dieser Gesellschaft als inakzeptabel gilt.

So kann es durchaus vorkommen, dass sich Männer nicht von Frauen behandeln lassen (oder umgekehrt), körperliche Anstrengung als nicht zielführend oder das Krankheitsereignis als „Prüfung" hingenommen wird.

Auch wird eine geistige, seelische oder körperliche Behinderung nicht in allen kulturellen Kreisen gleich schwer oder bedeutsam wahrgenommen. Einerseits können bestimmte Krankheiten als Stigmatisierung erlebt, andererseits als wertschätzende Besonderheit hervorgehoben werden.

Die Herausforderung für den HCP ist es, den soziokulturellen Unterschied des Patienten und das damit verbundene Verhalten innerhalb der eigenen Grenzen von soziokulturellen Normen und Werten wahrzunehmen und entsprechend zu handeln.

7.2.3 Evaluation des Gesundheitszustands nach ICF

Aktivität und Partizipation (Teilhabe)

Herr Stroke kann in der aktuellen Situation weder seiner Rolle als Vater und Ehemann (e310) noch seiner beruflichen Rolle (d8451) als Fachmann in seinem angestammten Unternehmen nachkommen. Während der Hospitalisationsphase von Herrn Stroke ist die Teilhabe am familiären, gesellschaftlichen, kulturellen und beruflichen Leben nicht oder nur eingeschränkt möglich. Auch können seine bürgerlichen Rechte und Pflichten (d999) nicht in Persona, sondern nur in juristischer Vertretung wahrgenommen oder erfüllt werden.

Die autonome Geh- und Transferfähigkeit (d450, d410) ist bei Eintritt in die stationäre Neurorehabilitation nicht gegeben. Es ist nicht möglich, eine passiv eingestellte Körperposition, z. B. angelehnter oder freier Sitz, eigenständig zu sichern und beizubehalten (d415).

Körperfunktion und -struktur

Aufgrund des massiven hirnschädigenden Ereignisses kam es zu einem totalen Verlust aller sensomotorischen Funktionen und Fähigkeiten der gesamten linken Körperhälfte. Daraus resultieren einschneidende Beeinträchtigungen aller koordinativen und konditionellen Fähigkeiten (b730, b740, b760, b260 usw.).

Die globale Beweglichkeit ist in allen Richtungen schmerzlos und passiv frei.

Aufgrund der ausgeprägten neurokognitiven bzw. neuropsychologischen Defizite ist im vorliegenden Schultergelenksbefund aus der physiotherapeutischen Untersuchung als Komplikation zu erwarten, dass Herr Stroke möglicherweise eine HSP entwickeln wird.

Umwelt- und personenbezogene Faktoren

Folgende **fördernden Faktoren** herrschten bei Herrn Stroke wie auch seinem Umfeld vor:

- Hohe Motivation beim Patienten selbst
- Enorme familiäre Unterstützung durch sein soziales Umfeld

Hinzu kamen aber auch diese **hemmenden Faktoren:**

- Ambivalente emotionale Zustände beim Patienten selbst
- Fehlende Fähigkeit zur Krankheitseinsicht
- Erhebliche neuropsychologische Defizite und entsprechende Ängste (z. B. Sturzangst) beim Patienten

7.3 Zusammenfassung der wichtigsten Befunde

Herr Stroke zeigt einen vollkommenen Verlust aller sensomotorischen Fähigkeiten auf der betroffenen Körperhälfte. Der multimodale Neglekt und weitere kognitive Defizite erschweren den Start in eine zielgerichtete interprofessionelle Neurorehabilitation. Die fehlende Fähigkeit zur Krankheitseinsicht lässt das Risiko für Unfälle innerhalb der Therapiemaßnahmen, der Pflegeprozesse und in unbeobachteten Zeiträumen stark ansteigen. Aufgrund der Kalottenentfernung trägt Herr Stroke einen Helm, um bei etwaigen Stürzen zumindest einen geringfügigen Schutz zu gewährleisten.

7.4 Physiotherapeutische Zielsetzung

Die globalen Rehabilitationsziele sind die Rückkehr nach Hause, eine entsprechende Hilfsmittelversorgung sowie die Organisation einer fortführenden ambulanten Nachbetreuung. Durch edukative Maßnahmen und die Hilfe zur Selbstbefähigung soll der Lebensstil entsprechend der neuen medizinischen Lebenssituation angepasst werden.

Kurzfristig (innerhalb einer Woche):

- Transfers werden selbstständig unter Supervision ausgeführt.
- Die sensorische Exploration führt über die Mittellinie hinaus.
- Taktil gesicherte Gehfähigkeit für bis zu 50 Meter

- Es kann eine Etage im Treppenhaus bewältigt werden.
- Risikobehaftetes Verhalten wird reduziert.
- Die Familie wird in alle Therapien von Beginn an involviert und übernimmt die Rolle der Motivatoren.

Mittelfristig (innerhalb eines Monats):

- Transfers werden weitestgehend eigenständig durchgeführt.
- Die sensorische Exploration ist dem motorischen Programm entsprechend angepasst.
- Gehfähigkeit in Begleitung mit Hilfsmittel
- Der betroffene Arm wird in alle Alltagsaktionen mit einbezogen.

Langfristig (nach zwei Monaten):

- Eigenständiges, sicheres Gehen mit oder ohne Hilfsmittel mit Pausen
- Es werden mindestens 6 Etagen mit Halt am Handlauf sicher und selbstständig bewältigt.
- Strategien zur Kompensation des Neglekts können automatisiert abgerufen und umgesetzt werden.
- Die Familie tut so wenig wie möglich und so viel wie nötig.
- Tägliches eigenständiges Training

7.5 Physiotherapeutische Maßnahmen/Therapieplan

Armlagerung und Handling

Noch bevor über die sensomotorischen Therapieansätze der oberen Extremität gesprochen wird, ist es sowohl für den HCP als auch für den Patienten wichtig festzustellen und zu kommunizieren, dass der Arm initial nicht als „kaputt" angesehen wird. Lediglich das für die Funktion zuständige Hirnareal hat durch den Schlaganfall Schaden genommen. Diese bewusste Sichtweise auf das symptomatische Bild kann für beide Seiten ein besseres Verständnis für die komplexen Hintergründe der Problematik hervorrufen.

Der Armlagerung und dem integrativen Umgang mit der betroffenen Extremität kommt in der Rehabilitation besonders hohe Aufmerksamkeit zu. Einerseits soll die vulnerable Extremität vor unnötigen Verletzungen bewahrt werden, andererseits soll das Gehirn wieder einen routinierten, selbstverständlichen Umgang mit dem Körperteil erlernen.

Aus diesem Grunde ist es unumgänglich, dass der Patient, die Angehörigen und alle beteiligten HCPs immer und bei jeder Aktivität darauf achten, wo sich die Extremität befindet und wie diese am besten in die bevorstehende Aktivität eingebunden werden kann.

Sofern ein Patient an den Rollstuhl gebunden ist, lässt sich dies mit der Applikation eines Rollstuhltisches optimal gewährleisten. Hierbei werden Hand, Arm und Schultergelenk in einer funktionalen Ausgangsstellung entspannt im Sichtfeld bzw. im Raum der Wahrnehmung des Patienten positioniert. So oft es möglich ist, soll der Patient mit dem Arm passive oder aktive Bewegungsübungen ausführen. Alles innerhalb der schmerzfreien Bewegungsgrenzen.

Evidenz

Orthesen und Armschlingen

Die wissenschaftliche Faktenlage zum Gebrauch von Orthesen und Armschlingen wird kontrovers diskutiert. Tatsächlich gibt es Patienten, bei denen sich der Gebrauch bestimmter Orthesen oder Armschlingen positiv auf das Schmerzgeschehen auswirken kann; global gesehen ist die Datenlage jedoch nicht eindeutig. Grundsätzlich sollte individuell von Fall zu Fall genauestens überprüft und abgewogen werden, ob sich der Einsatz einer Schulterorthese lohnt. Der Aspekt der Stigmatisierung sollte hierbei mit einbezogen werden. Einige Studien, die die konsequente Verwendung von Hilfsmitteln untersuchten, konnten aufzeigen, dass diese insbesondere dann nicht benutzt wurden, wenn das Hilfsmittel eine Behinderung für andere und für den Betroffenen selbst offensichtlich erkennbar machte.

Bilaterales und unilaterales Bewegungs- und Krafttraining

Zur allgemeinen Funktionsverbesserung bieten sich immer alltagsnahe Bewegungs- und Krafttrainingsübungen an; der HSP wird hierbei in der Regel kaum langfristig effektiv verhindert, wohl aber kurzfristig. Unilaterale und bilaterale Bewegungsaufträge mit oder ohne Zusatzgewicht helfen dem Gehirn, einfache und komplexe Bewegungsmuster wieder zu erlernen, sofern bereits eine Grundfunktion vorhanden ist. Sonst wird intensiv unilateral mit hoher Intensität trainiert, um über einen Umweg – den „Cross Educational Effect" – Funktionen wieder anzubahnen oder die Vorstellung von Bewegung wieder zu ermöglichen.

Entscheidend sind hierbei die Intensität sowie die Prinzipien des motorischen Lernens. Die Intensität sollte immer adäquat und daher entsprechend hoch sein, das Feedback sollte direkt erfolgen und die Aufgabe lösbar sein.

Das Feedback kann über den internen oder externen Fokus der Trainingsperson erfolgen. Wissenschaftlich fundiert ist die Tatsache, dass weit über 80 % der Menschen über den externen Fokus eine höhere Bewegungskontrolle bzw. Bewegungspräzision erlangen.

WAS WÄRE, WENN ...

... Herr Stroke über zunehmenden Schulterschmerz klagen würde?

Dann würde man als interprofessionelles Team einerseits über eine weiterführende fundierte Aufklärung des Patienten und der Angehörigen dafür Sorge tragen, dass das Schmerzereignis verstanden wird und nicht die Unklarheit darüber weitere Bewegungsängste erzeugt. Der hohe eigenverantwortliche Einbezug der betroffenen oberen Extremität hat dabei höchste Priorität.

Andererseits würde zusätzlich der Arzt zur medikamentösen Anpassung hinzugezogen werden. Bewegungen bleiben dann innerhalb der schmerzfreien Bewegungsgrenzen und ggf. müsste die Hand-Arm-Schulterpositionierung erneut geprüft und angepasst werden. Auch die Möglichkeit einer Schulterorthese könnte dann in Betracht bezogen werden.

KLINISCHER HINTERGRUND

Hemiplegischer Schulterschmerz (HSP)

Schulterschmerz ist eine bekannte und häufige Komplikation bei Patienten nach Schlaganfall. Je nach Literatur entwickeln 9–72 % der Schlaganfallpatienten vorübergehend eine schmerzhafte, hemiplegische Schulter. Mit höherer Wahrscheinlichkeit tritt dieses Symptombild der HSP bei solchen Schlaganfallpatienten auf, die wenig oder gar keine Willkürbewegung(en) in der betroffenen oberen Extremität aufweisen. HSP beeinträchtigt den Outcome der betroffenen Schlaganfallpatienten erheblich, beeinflusst die Wiederherstellung der Funktion der oberen Extremität, die ADL-Performance (ADL _ Aktivitäten des täglichen Lebens) sowie die Lebensqualität und steht in enger Verbindung mit einer höheren Inzidenz von Depression während und nach der Rehabilitation. Bei 17–64 % der Patienten mit einer hemiplegischen Schulter kann eine Subluxation des betroffenen Schultergelenks sicher diagnostiziert werden. Zumeist bildet sich diese innerhalb der ersten 2 Wochen nach dem Ereignis aus. Der HSP hingegen entwickelt sich erst 2–3 Monate nach dem Ereignis, in seltenen Fällen früher. Ein subluxiertes Schultergelenk oder Verletzungen des umliegenden Gewebes sind nicht allein ursächlich für die Entstehung des HSP. Mit Ausnahme der Sarkopenie der Schultergelenk- und Schultergürtelmuskulatur korrelieren sonstige Befunde der Bildgebung nicht mit dem HSP. Innerhalb der ersten 12–18 Monate nach der Manifestierung des HSP verschwindet dieser bei bis zu 80 % der Betroffenen entweder vollständig oder teilweise.

In der Literatur finden sich folgende begünstigende Risikofaktoren für die Entwicklung eines HSP:

- Reduzierte bzw. fehlende Kontrolle der Willkürmotorik
- Verminderte propriozeptive Wahrnehmung
- Verlust taktiler Fähigkeiten
- Generelle abnorme Empfindungen
- Eingeschränkte Beweglichkeit für die Abduktion und Außenrotation des Schultergelenks
- Spastizität der armbeugenden Muskulatur
- Trophische Veränderungen
- Verminderte oder gar keine Interaktion mit der betroffenen Extremität
- Typ-II-Diabetes und andere Komorbiditäten
- Wiederkehrende mikrotraumatische Verletzungen, Subluxation
- Die Hirnschädigung (Schlaganfall) selbst
- Allgemeine Immobilität – hypoxischer Schmerz
- Schlechtes Handling und Positionieren des Armes
- Aufmerksamkeit des Betroffenen

Auch wenn strukturelle Schädigungen nicht im Vordergrund der Genese des HSP stehen, so können sie dennoch eine Rolle spielen. Wie aber auch bei allen anderen nicht neurologisch bedingten Schmerzzuständen des muskuloskelettalen Systems (z. B. Low Back Pain) kann die Evolution der Schmerzentstehung nicht allein einem Faktor ursächlich zugeschrieben werden. Offensichtlich wird das an der enormen zeitlichen Diskrepanz zwischen Auftreten der Subluxation und Entstehung des HSP. Unter anderem mag das auch erklären, warum es nach wie vor nicht die eine richtige Behandlung für den HSP gibt, sondern die Therapiemaßnahmen auf viele Einflüsse abgestimmt sein müssen. Der HSP ist als multidimensionales Geschehen im biopsychosoziokulturellen Modell von Krankheit und Gesundheit zu verstehen.

Neglekt in der Therapie

Auch wenn jede Art und Kombination von verschiedenen Arten des Neglekts hochkomplex ist, so ist die Therapie simpel, sofern andere Hindernisse diese nicht erschweren. Grundsätzlich sind alle Reize zu Beginn von der nicht betroffenen Seite her aufzubauen und bis an die jeweilige Explorationsgrenze weiterzuführen. Das Bewusstsein wird nach und nach für die Erkenntnis der Existenz vernachlässigter Körperteile oder Räume und Gegenstände geschärft. Wenn Reize an der Explorationsgrenze sicher wahrgenommen werden, dann wandern diese immer weiter vom „bekannten" Raum hin in den „unbekannten" Raum bzw. hin zum „unbekannten" Körperteil. Funktioniert dies zuverlässig, dann wird es mit entsprechenden Handlungs- bzw. Bewegungsaufgaben kombiniert.

Ein klassischer Neglekt-Patient isst die Hälfte des Tellers leer, wäscht nur eine Hälfte des Körpers oder liest und beschreibt nur die Hälfte eines Blattes. Ziel ist es, dass diese Auslasser immer geringfügiger werden, bis der Neglekt vollständig kompensiert wird.

PRAKTISCHER TIPP

Gehtraining mit Neglekt-Patienten

Bevor das Gangtraining startet, sollte man als Therapeut dem Patienten das Umfeld, in dem das Training stattfindet, dezidiert beschreiben. Während des Gehens wird immer wieder der Auftrag erteilt, die räumlichen Eindrücke zu kommunizieren. Je weniger Gelegenheit die betroffene Person hat, sich beim Gangtraining abzustützen, desto besser. Allerdings muss das Therapiepersonal physisch und mental dazu in der Lage sein, ein derartiges Gangtraining ohne Hilfsmittel oder Wand durchzuführen. Beim Training des Treppensteigens ist es zu Beginn zweitrangig, wie jemand die ersten Stufen bewältigt, solange die Patientensicherheit gewährleistet ist. Das Erfolgserlebnis steht im Vordergrund. Technische Ratschläge sind in der ersten Phase oftmals wenig hilfreich. Mit zunehmender Routine ökonomisiert sich der Bewegungsablauf oftmals automatisch. Kenntnisse zur Plyometrie vereinfachen Schrittauslösungen und schaffen Energieeffizienz. Es kann also in gleicher Zeit durch eine höhere Repetition eine höhere Intensität trainiert werden.

Allgemeiner Therapieablauf

Herr Stroke hat soweit möglich einen zeitlich immer ähnlich gestalteten Therapieplan. Das Grundgerüst der obligatorischen Therapien kann ➤ Abb. 7.3 entnommen werden.

Im Laufe des stationären Aufenthalts konnten das Training der Körperpflege, die Logopädie und die Dysphagie-Therapie erst reduziert und dann beendet werden, da hier keine Hilfsbedürftigkeit mehr gegeben war. Innerhalb der therapeutischen Essbegleitung war immer eine besonders geschulte Person des Pflegepersonals oder des Therapieteams anwesend. Einerseits ging es zu Beginn darum, sicherzustellen, dass es im Rahmen der oralen Nahrungsaufnahme zu keiner Aspiration kommt, und im weiteren Verlauf die Orientierung am und auf dem Tisch zu optimieren sowie Einhänderstrategien zu entwickeln. In den physiotherapeutischen Einheiten ging es ebenso wie in der Sporttherapie um Grundlagentraining aller konditionellen und koordinativen Fähigkeiten.

Gehtraining auf der Treppe

Das Gehtraining erfolgte trotz sehr deutlicher posturaler Instabilität und erheblichem Funktionsverlust der betroffenen unteren Extremität zunächst auf der Treppe. Hierbei wurde der rund 86 kg schwere und 190 cm große Herr Stroke mit Hilfe eines Haltegurtes um das Becken durch den Therapeuten gesichert. Mit der nicht betroffenen oberen Extremität hielt Herr Stroke sich am Geländer fest. Der erste Bewegungsauftrag lautete, in alternierenden Schrittfolgen den ersten Treppenabsatz mit neun Stufen zu überwinden. Dabei ging es nicht darum, den Bewegungsablauf möglichst „schön" auszuführen, sondern primär um eine alternierende Bewegung und die Integration beider Körperhälften in einen gewohnten Fortbewegungsmodus. Die Anforderungen an den Patienten und den Therapeuten sind hierbei in allen Modalitäten (physisch, kognitiv und emotional) sehr hoch. Immer wieder entdeckt man Patientenbeispiele von einseitig gelähmten Schlaganfallpatienten, denen es leichter fällt, eine Treppe zu überwinden, als auf geradem Boden zu gehen. Das Gehirn bewertet und verarbeitet die Umgebung mit höchster Aufmerksamkeit und ermöglicht andere kompensatorische motorische Aktionen als in der Ebene. Die ersten Male benötigte Herr Stroke rund 30 Minuten dafür, 9 Stufen auf- und abwärts zu gehen, wobei beim Aufwärtsgehen das betroffene Bein zunächst in Zirkumduktion und assistiv geführt wurde. Nach und nach konnte beides abtrainiert werden.

Tag	Montag	Dienstag	Mittwoch	Donnerstag	Freitag	Samstag
Tagesplan	07:00–08:00 Uhr Training Körperpflege	07:00–08:00 Uhr Training Körperpflege	07:00–08:00 Uhr Training Körperpflege	07:00–08:00 Uhr Training Körperpflege	07:00–08:00 Uhr Training Körperpflege	
	08:00–09:00 Uhr Essbegleitung	08:00–09:00 Uhr Essbegleitung	08:00–09:00 Uhr Essbegleitung	08:00–09:00 Uhr Essbegleitung	08:00–09:00 Uhr Essbegleitung	08:00–09:00 Uhr Essbegleitung
	09:30–10:00 Uhr Physiotherapie	09:30–10:00 Uhr Physiotherapie	09:30–10:00 Uhr Physiotherapie	09:30–10:00 Uhr Physiotherapie	09:30–10:00 Uhr Physiotherapie	
	10:00–10:30 Uhr Neuropsychologie	10:00–10:30 Uhr Treppentraining	10:00–10:30 Uhr Neuropsychologie	10:00–10:30 Uhr Medizinische Trainingstherapie	10:00–10:30 Uhr Neuropsychologie	
	11:00–12:00 Uhr Gehtraining	11:00–12:00 Uhr Ergotherapie	11:00–12:00 Uhr Gehtraining	11:00–12:00 Uhr Ergotherapie	11:00–12:00 Uhr Gehtraining	11:00–11:30 Uhr Therapie je nach Wochenenddienst
	12:00–13:00 Uhr Essbegleitung	12:00–13:00 Uhr Essbegleitung	12:00–13:00 Uhr Essbegleitung	12:00–13:00 Uhr Essbegleitung	12:00–13:00 Uhr Essbegleitung	12:00–13:00 Uhr Essbegleitung
	13:00–13:30 Uhr Ergotherapie	13:00–13:30 Uhr Ausdauertraining	13:00–13:30 Uhr Laufband	13:00–13:30 Uhr Ausdauertraining	13:00–13:30 Uhr Laufband	
	14:30–15:00 Uhr Ausdauertraining	14:30–15:00 Uhr Logopädie	14:30–15:00 Uhr Ausdauertraining	14:30–15:00 Uhr Laufband	14:00–14:30 Uhr Dysphagie	
	15:45–16:30 Uhr Medizinische Trainingstherapie	15:00–15:30 Uhr Dysphagie	15:00–15:30 Uhr Ergotherapie	15:00–15:30 Uhr Dysphagie	14:30–15:00 Uhr Ausdauertraining	
		16:00–16:30 Uhr Sporttherapie	16:00–16:45 Uhr Medizinische Trainingstherapie	16:00–16:30 Uhr Sporttherapie	15:00–15:30 Uhr Ergotherapie	
		16:30–17:00 Uhr Selbsttraining		17:00–17:30 Uhr Selbsttraining	16:00–16:45 Uhr Medizinische Trainingstherapie	
	18:00–19:00 Uhr Essbegleitung	18:00–19:00 Uhr Essbegleitung	18:00–19:00 Uhr Essbegleitung	18:00–19:00 Uhr Essbegleitung	18:00–19:00 Uhr Essbegleitung	18:00–19:00 Uhr Essbegleitung

Abb. 7.3 Wochentherapieplan in der stationären Rehabilitation [P1005/L231]

PRAKTISCHER TIPP

Zirkumduktion abbauen

Die Zirkumduktion, die eine häufige Ausweichbewegung von Patienten beim Gehen darstellt, kann beim Treppensteigen oder beim Gehen abtraininert werden, indem man lateral visuelle oder taktile Raumbegrenzungen einbaut und das Ziel des Patienten ist, diese nicht zu überschreiten oder zu berühren. In ➤ Abb. 7.4 ist das Treppengeländer die Grenze zur nichtbetroffenen und der Kreidestrich auf den Stufen die Grenze zur betroffenen Seite. Der Instruktionsauftrag an den Patienten beim Gehen ist es, „das linke Bein auf dem möglichst kürzesten Weg rechts neben beim Kreidestrich aufzusetzen." Dadurch erlernt der Patient über einen externen Fokus, die Schrittbreite im Normbereich zu halten und gleichzeitig die Schrittbewegung ökonomisch ohne große Ausweichbewegung durchzuführen.

Auch das Treppe-abwärts-gehen wurde von Beginn an alternierend trainiert. Da die Oberschenkelmuskulatur der betroffenen Seite bei Belastung und Vordehnung noch in der Lage war, einen Eigenreflex bei plötzlicher Exzentrik auszulösen, war eine Schrittauslösung möglich. Die Standbeinphase erforderte wiederum Assistenz des Therapeuten.

Gehtraining in der Ebene

Das Gehen in der Ebene wurde von Beginn an ohne Hilfsmittel, aber mit Abstützen an der flachen Wand trainiert, bis schließlich der freie Gang ohne jegliche Sicherung möglich war. Zusätzlich erfolgten intensive Kraft-Balance-Übungen beider unteren Extremitäten und das zusätzliche Tragen von Gewichten wie z. B.

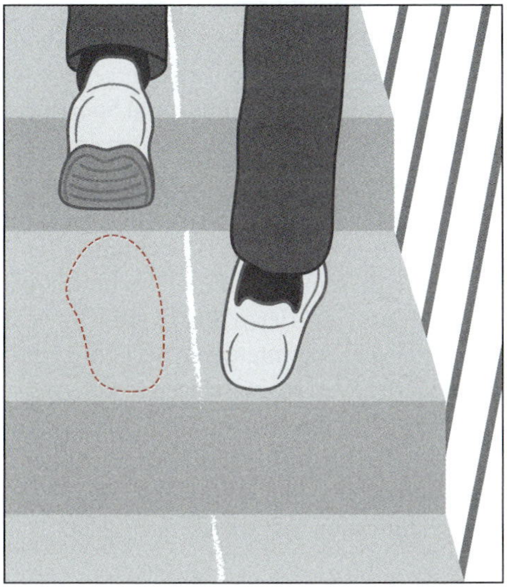

Abb. 7.4 Externer Fokus zur Reduktion der Zirkumduktion [P1005]

einer Gewichtsweste oder das Training mit Hanteln. Unter solchen erschwerten Bedingungen wurde das „einfache" Gehen rasch und automatisch besser. Allerdings muss hierbei das Therapiepersonal körperlich in der Lage sein, den Patienten optimal zu sichern und zu unterstützen. Die Patientensicherheit steht hierbei stets im Vordergrund.

Transfertraining

Das Transfertraining erfolgte nur mit punktueller taktiler Sicherung durch den Therapeuten. Ansonsten musste Herr Stroke seinen Körper selbst in der Umwelt so koordinieren, dass ein eigenständiger Transfer vom Liegen in den Sitz, vom Sitz in den Stand oder vom Sitz am Bettrand in den Rollstuhl und zurück möglich wurde. Die Technik oder der Weg wurde dabei dem Patienten nicht instruiert, sondern lediglich die anvisierte Körperposition oder das Ziel verdeutlicht.

Armtraining

Das Armtraining erfolgte aufgrund der kompletten Hemiplegie des betroffenen Nacken-Schulter-Arm-Hand-Bereiches unilateral und in allen funktionellen Bewegungsrichtungen mit 70–100 % der maximalen Kraftfähigkeit in verschiedenen Geschwindigkeiten.

Alle Interventionen beim Armtraining wurden täglich an das Leistungsniveau von Herrn Stroke progressiv angepasst und sowohl mit Tempo-, Gewichts- und metrischen Variationen (Bewegungshöhe, -tiefe, -weite) versehen. In jedem einzelnen Training ging Herr Stroke, unterstützt von Familie und Therapeuten, an seine tagesaktuelle Belastungsgrenze.

Status bei Ende der stationären Neurorehabilitation nach 5 Monaten

Herr Stroke hat seinen multimodalen Neglekt vollständig kompensiert. Alle kognitiven Defizite diesbezüglich waren nach 5 Monaten komplett rückläufig. Die Gehfähigkeit ist mit oder ohne Walkingstock auf allen Untergründen und in allen Umgebungen sicher und selbstständig gegeben. Am Ende der stationären Rehabilitation war Herr Stroke in der Lage, über ca. 4 Etagen ohne Pause, alternierend, mit Halt am Geländer die Treppe zu bewältigen, und das in weniger als 6 Minuten (> Tab. 7.3). Transfers inkl. Boden werden sicher und selbstständig ausgeführt. Alltägliche Haushaltstätigkeiten sind mit der Anwendung von Kompensationsstrategien vollumfänglich möglich. Die betroffene obere Extremität hat keinerlei Funktion zurückgewonnen und während des stationären Aufenthaltes einen HSP entwickelt. Hierfür wurde Herr Stroke mit einer Schulterorthese versorgt. Herr Stroke fühlt sich damit wohler, weil er kaum noch Schmerzen hat. Das linke Sprunggelenk wurde mit einer Carbon-Toe-Off-Schiene versorgt, womit die Gefahr eines Supinationstraumas des Sprunggelenks reduziert wer-

Tab. 7.3 Verlaufsassessments

Assessment	T1	T2
FAC	0	5
BBS	0	49/56
SCT	0	15 s
6MWT	0	487 m
NIHSS	24	8

T1: Zu Beginn der stationären Rehabilitation
T2: Nach 5 Monaten

7

den konnte. Zugleich ist diese Schiene so dynamisch gestaltet, dass sie in der Abdruckphase Energie auf das linke Bein zurückgibt und das Gangbild deutlich harmonischer, ökonomischer und sicherer ist. Nach der Implantation einer Kalottenplastik konnte der Helm ebenfalls wieder abgenommen werden.

Herr Stroke kommt weiterhin 2× pro Woche zur ambulanten Ergotherapie, Physiotherapie und medizinischen Trainingstherapie. Zusätzlich achten Frau und Kinder darauf, dass Herr Stroke sein tägliches Heimprogramm als feste Routine ausführt.

Trainingsbegleitung durch Angehörige

Besonders hervorzuheben ist bei diesem Fallbeispiel die Tatsache, dass sich die stetige Anwesenheit von Familienangehörigen als beste Therapieunterstützung erwiesen hat. Außerhalb der Therapiezeiten setzten die Angehörigen alle Handlungsweisen der Therapeuten konsequent um und trugen einen großen Teil zum Rehabilitationserfolg von Herrn Stroke bei. Die besondere soziokulturelle Prägung der Familie, dem kranken Vater größte Aufmerksamkeit zukommen zu lassen, war der entscheidende Faktor für die Selbstwirksamkeit von Herrn Stroke. Für seine Familie war von Beginn an klar, dass der Vater wieder nach Hause in die angestammten Wohnverhältnisse zurückkehren soll und nicht in ein betreutes Wohnen oder eine Pflegeinstitution übertreten wird.

7.6 Evidenzbasierte Zusammenfassung

Die sehr umfangreiche medizinische Situation von Herrn Stroke bedurfte eines interprofessionellen Settings mit verschiedenen Schwerpunkten. Innerhalb der stationären Neurorehabilitation wurden alle klinisch gesicherten Defizite entsprechend ihrer Ausprägung durch die jeweilige Profession evidenzbasiert therapiert. Einzelne Aspekte aus unterschiedlichen Fachbereichen flossen teilweise und aus Notwendigkeit in die einzelnen Therapieinhalte ein. Neuropsychologische Herangehensweisen waren für alle anderen Therapieberufe Grundvoraussetzungen, um überhaupt einen zielführenden professionellen Zugang zu Herrn Stroke erhalten zu können. Andersherum bedingten sich methodische Vorgehensweisen der Ergotherapie, Physiotherapie und Sporttherapie gegenseitig, um das motorische Potenzial von Herrn Stroke abrufen und verbessern zu können.

Der Fall war höchst komplex, aber nicht kompliziert. Bei einer optimalen Gewichtung aller Protagonisten in diesem Fall konnte das bestmögliche Ergebnis für und mit Herrn Stroke erreicht werden. Das Wechselspiel von intensiver Belastung und Erholung bedurfte eines engmaschigen Monitorings und einer guten interprofessionellen Kommunikation. Die Familie von Herrn Stroke war die bedeutendste Säule im kompletten Rehabilitationsprozess. Sie gab Unterstützung, Motivation und soziale Sicherheit.

LITERATUR

Azouvi P, Jacquin-Courtois S, Luauté J. Rehabilitation of unilateral Neglekt: Evidence-based medicine. Annals of Physical and Rehabilitation Medicine 2017; 60(3) : 191–197.

Black J, Purnell L. Cultural Competence for the Physical Therapy Professional. Journal of Physical Therapy Education 2002; 16(1): 3–10.

Curtis E, Jones R, Tipene-Leach D, et al. Why cultural safety rather than cultural competency is required to achieve health equity: a literature review and recommended definition. Int J Equity Health 2019; 18: 174.

Galanti G-A. Culturally Competent Rehabilitation Nursing. Rehabilitation Nursing Journal 2005; 30(4): 123–126.

Gammeri R, Iacono C, Ricci R, Salatino A. Unilateral Spatial Neglekt After Stroke: Current Insights. Neuropsychiatr Dis Treat 2020; 16: 131–152.

Grandpierre V, Milloy V, Sikora L, et al. Barriers and facilitators to cultural competence in rehabilitation services: a scoping review. BMC Health Serv Res 2018; 18: 23.

Jehkonen M, Laihosalo M, Kettunen JE. Impact of Neglekt on functional outcome after stroke – a review of methodological issues and recent research findings. Restorative Neurology and Neuroscience 2006 ; 24 : 209–215.

Kendall E, Marshall CA. Factors That Prevent Equitable Access to Rehabilitation for Aboriginal Australians With Disabilities: The Need for Culturally Safe Rehabilitation. Rehabilitation Psychology 2004; 49(1): 5–13.

Kumar P. Hemiplegic shoulder pain in people with stroke: present and the future. Pain Management 2019; 9(2): 107–110.

Kwon J-S. Therapeutic Intervention for Visuo-Spatial Neglekt after Stroke: A Meta-Analysis of Randomized Controlled Trials. Osong Public Health Res Perspect 2018; 9(2): 59–65.4.

Lindgren I, Jönsson A-C, Bo Norrving B, Lindgren A. Shoulder Pain After Stroke. A Prospective Population-Based Study. Stroke 2007; 38(2): 343–348.

McLennan V, Taylor N, Rachow A, South G, Chapman K. Creating Culturally Safe Vocational Rehabilitation Services for Indigenous Australians: A Brief Review of the Literature. The Australian Journal of Rehabilitation Counselling 2016; 22(2): 93–103.

Murie-Fernández M, et al. Hombro Doloroso hemipléjico en pacientes con ictus: causas y manejo. Neurología 2012; 27: 234–244.

Niemeier J P, Burnett D M, Whitaker DA. Cultural competence in the multidisciplinary rehabilitation setting: are we falling short of meeting needs? Arch Phys Med Rehabil 2003; 84: 1240–1245.

Turner-Stokes L, Jackson D. Shoulder pain after stroke: a review of the evidence base to inform the development of an integrated care pathway. Clinical Rehabilitation 2002; 16(3): 276–298.

Walsh K. Management of shoulder pain in patients with stroke. Postgraduate Medical Journal 2001; 77: 645–649.

Ward AB. Hemiplegic shoulder pain. J Neurol Neurosurg Psychiatry 2007; 78(8): 789.

Yelnik AP, Colle FM, Bonan IV, Vicaut E. Treatment of shoulder pain in spastic hemiplegia by reducing spasticity of the subscapular muscle: a randomised, double blind, placebo controlled study of botulinum toxin A. J Neurol Neurosurg Psychiatry 2007; 78(8): 845–848.

www.apta.org/patient-care/public-health-population-care/cultural-competence (letzter Zugriff 31.12.2020).

www.spektrum.de/lexikon/neurowissenschaft/Neglekt/8274 (letzter Zugriff 31.12.2020).

FALL

8

Caroline Tanner

Hirntumor

Leitsymptome: Kopfschmerz – fokal neurologische Defizite – Wesensveränderungen

mittel

Definition

Hirntumor

Hirntumore (ICD-10: D43.9) sind gemäß WHO Tumore des zentralen Nervensystems. Sie entstehen durch Entartung der Gliazellen im zentralen Nervensystem, in den Meningen oder durch hämatogene Metastasierung aus einem peripheren Tumor über die linke Herzkammer ins zentrale Nervensystem. Die WHO-Klassifizierung unterscheidet aufgrund der histologischen Malignitäts- und Rezidivneigung sowie dem Ansprechen auf Therapie zwischen beningen (Grad I), semimalignen (Grad II), malignen (Grad III) und hochmalignen (Grad IV) Tumoren. Zu den Tumoren des zentralen Nervensystems gehören gemäß WHO-Klassifikation 2007:

- Neuroepitheliale Tumore: Astrozytome, Oligodendrogliome, Ependymome und Mischgliome, Hämangioblastome, etc.
- Tumore der kranialen und spinalen Nerven
- Tumore der Meningen
- Lymphome und hämatopoetische Tumore
- Keimzelltumore
- Tumore der Sella-Region

Zu den häufigsten Hirntumoren gehören: Neuroepitheliale Tumore (12–15 %), Meningeome (24–30 %), Hirnmetastasen (20–30 %) und Vestibularisschwannome (8 %). Maligne Tumore wachsen invasiv und zerstören die Funktion des betroffenen Gewebes. Zusätzlich kann der Tumor metastasieren. Je nach Tumorart und -größe sind die Heilungschancen unterschiedlich. Ohne Behandlung sind maligne Tumore fast immer letal. Benigne Tumore wachsen expansiv, d. h., sie verdrängen das Gewebe, ohne es zu zerstören. Hierbei gibt es keine Metastasierung und Heilungschancen sind möglich.

Ätiologie:

- Genetisch/hormonell
- Viral
- Ionisierende Strahlung
- Hämatogene Metastasierung: Bronchialkarzinom, Mamma-Karzinom und Melanom

Lokalisation:

- Supratentoriell: z. B. Großhirnhemisphären, Seitenventrikel
- Infratentoriell: z. B. Kleinhirn, IV. Ventrikel, Kleinhirnbrückenwinkel, kaudaler Hirnstamm

Diagnostik:

- MRT mit/ohne Kontrastmittel
- MR-Angiografie: Nachweis pathologischer Gefäße
- Gehirnbiopsie
- Tumormarker bei Metastasierung

Therapie: je nach Klinik/Lokalisation

- Operative Exstirpation des Tumors
- Strahlentherapie primär bei Inoperabilität oder sekundär nach Tumorexstirpation eines malignen Tumors
- Systemische oder intrathekale Chemotherapie
- Symptomatische Therapie bei Hirndruckzeichen oder Epilepsie

8.1 Vorgeschichte

Herr Cerebelli hatte seit Beginn des Jahres rezidivierende Kopfschmerzen. Seit Mitte des Jahres verstärkten sich diese und traten in Kombination mit Schwindel auf. Als der Schwindel sich verstärkte, stellte er sich im Krankenhaus vor, wo ein MRT veranlasst wurde. Es kam daraufhin zu einer notfallmäßigen Einweisung des 57-jährigen Patienten mit progredienten zerebellären Zeichen (Diplopie, Schwindel, Sprachprobleme, Gangunsicherheit) in eine neurochirurgische Klinik. Im MRT war ein 4 cm großes Hämangioblastom (WHO Grad I, suprazerebellär) erkennbar (➤ Abb. 8.1). Es kam zu einem Verschluss des Ventrikelsystems, weshalb eine endoskopische Ventrikulozisternostomie durchgeführt werden musste. Durch diese Intervention konnten die Hirndruckzeichen eliminiert werden. Es erfolgte zusätzlich eine interventionelle Teilembolisation. Postinterventionelle Diagnostiken zeigten einen Teilinfarkt der A. cerebelli superior. In der Klinik präsentierte sich der Patient mit Doppelbildern und einer ataktischen linken unteren (UEx) und oberen Extremität (OEx). In einem weiteren Schritt wurde der weitgehend embolisierte Tumor operativ reseziert. Der Patient wurde auf der Intensivstation überwacht.

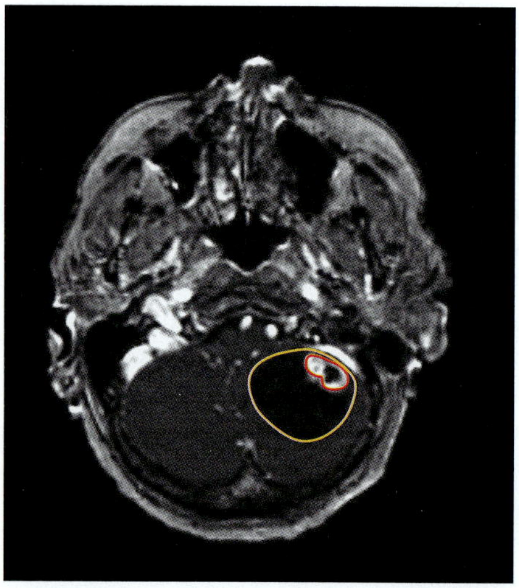

Abb. 8.1 MRT-Bild eines Hämangioblastoms im Kleinhirn. Rot: solider Tumoranteil, orange: zystische Komponente des Tumors. [G214]

Nach zwei Tagen wurde er auf die Normalstation entlassen. Nach weiteren zwei Wochen konnte er die stationäre Neurorehabilitation antreten.

Im vorliegenden Fallbericht werden folgende Fragen beantwortet:

- Wie beeinflusst die Lokalisation des Hirntumors die klinische Symptomatik?
- Wie beeinflusst die Lokalisation des Hirntumors das gesamte Clinical Reasoning, die physiotherapeutischen Behandlungsansätze und die Wahl der Assessments?
- Gibt es Kontraindikationen in der Behandlung von Tumorpatienten?
- Wann ist es wichtig, in der Rehabilitation von Tumorpatienten weitere Disziplinen hinzuzuziehen?

8.2 Untersuchungsbefunde

8.2.1 Medizinische Befunde

In ➤ Tab. 8.1 sind die medizinischen Befunde bei der Aufnahme in die Rehabilitationsklinik dargestellt.

KLINISCHER HINTERGRUND

Hämangioblastom

Gemäß der WHO sind Hämangioblastome (➤ Abb. 8.1) benigne Tumore des zentralen Nervensystems (ICD-10: D 33.1; Grad I). Zu 85 % sind sie im Kleinhirn lokalisiert und repräsentieren 2 % aller Hirntumore im Erwachsenenalter. Weitere Lokalisationen sind Hirnstamm, Rückenmark oder Großhirn. Im Kleinhirn verursachen sie typische zerebelläre Ausfallsymptomatiken: Ataxie wie Gangataxie und Rumpfataxie mit Fallneigung sowie Gliedmaßenataxie; Dysmetrie; Intentionstremor; Dysarthrie; Dysdiadochokinese; fehlender Rebound; sakkadierte Blickfolge; Nystagmus; Doppelbilder; herabgesetzter Muskeltonus; Schwindel; Übelkeit/Erbrechen. Zusätzlich kann es aufgrund der Lokalisation in der Nähe des IV. Ventrikels zu einem hydrozephalen Aufstau kommen. Häufig treten Hämangioblastome in der 4. Dekade des Lebens auf.
Ein Hämangioblastom erfordert teilweise eine mikrochirurgische Entfernung, wobei der solide Tumorknoten entfernt wird. 82–89 % zeigen eine Besserung der Symptomatik. Bei Rezidiven oder bei inoperablen Tumoren ist eine Radiotherapie indiziert.

Tab. 8.1 Medizinische Untersuchungsbefunde bei Eintritt in die neurologische Rehabilitation

Art der Untersuchung	Befund
Klinische Untersuchung	*Inspektion:* Haut ohne Befund, Lymphknoten ohne Befund, Kopf ohne Befund, Endokrinum/Schilddrüse ohne Befund, Thorax ohne Befund, Abdomen/Nieren ohne Befund, Bewegungsapparat: ausgeprägte Fallneigung nach links *Lunge:* Keine Dyspnoe, kein Husten oder Auswurf, keine Thoraxschmerzen, keine Auffälligkeiten in der Auskultation, keine Auffälligkeiten in der Perkussion *Neurostatus:* Psychisch ausgeglichen und auslenkbar, neuropsychologisch im Gespräch und Verhalten unauffällig, keine Klopf- oder Druckschmerzen am Kopf, Nervenaustrittspunkte frei, freie Kopfbeweglichkeit, kein Meningismus, kein Lhérmitte-Zeichen *Hirnnerven:* Doppelbilder beim Blick nach rechts, Gesichtsfeld beidseits uneingeschränkt, Papillen beidseits scharf begrenzt, Sensibilität im Trigeminusbereich normal, Fazialis intakt, Fingerreiben seitengleich gehört, kein Spontan- oder Blickrichtungsnystagmus, Blickfolgebewegungen flüssig, Sakkaden normal, Zunge mittig und frei beweglich, Gaumensegel seitengleich hebend, keine Dysarthrie *Stand & Gang:* Fallneigung nach links mit Schwindel in höheren Ausgangsstellungen *Arme & Beine:* Tonus und Trophik normal, Arm-Halteversuch ataktisch links und Bein-Halteversuch ataktisch links, Finger-Nase-Versuch links verlangsamt und Knie-Hacke-Versuch beidseits zielsicher, Diadochokinese links leicht auffällig, Fingerspiel links leicht verlangsamt, Muskeleigenreflexe seitengleich mittellebhaft, Babinski-Zeichen beidseits negativ, Sensibilität seitengleich intakt *Muskelstatus:* rechts/links MFT (Muskelfunktionstest) > 4, kein Kraftunterschied
MRT präoperativ	4 cm große suprazerebelläre Raumforderung erkennbar (Hämangioblastom, WHO Grad I)
Familienanamnese	57-jähriger Mann, verheiratet, 3 Kinder, Projektleiter Informatik, fährt Auto, Hobbys: Rennrad, Wandern, Motorradfahren, Gartenarbeit Einfamilienhaus mit vielen Treppen und großem Garten

8.2.2 Physiotherapeutische Anamnese

Herr Cerebelli berichtet in der Anamnese über seine Krankheitsgeschichte. Begonnen haben die ersten Symptome vor 4 Monaten. Damals habe er häufig Kopfschmerzen gehabt. Als sich diese verstärkten und auch noch Schwindel und Doppelbilder hinzukamen, stellte er sich im Krankenhaus vor, wo umgehend ein MRT (➤ Kap. 2.2.1) veranlasst wurde. Im MRT war eine 4 cm große Raumforderung im Bereich des Kleinhirns sichtbar. Da das Ventrikelsystem eingeengt wurde, musste Herr Cerebelli notfallmäßig operiert werden. Er wurde dann zunächst auf der Intensivstation überwacht und war danach zwei Wochen stationär. Erste Stehversuche wurden bereits im Krankenhaus unternommen. Es bestand jedoch eine Falltendenz zur linken Seite. Nun hat er die neurologische Rehabilitation angetreten.

Bisher war der 57-jährige Herr Cerebelli gesund. Er ist beruflich in Vollzeit angestellt in einer IT-Firma und arbeitet als Projektleiter. Er ist verheiratet und hat drei Kinder. Die Familie wohnt in einem dreistöckigen Einfamilienhaus mit großem Garten, welchen er bisher selbst bewirtschaftete. Den Haushalt erledigt seine Ehefrau. In seiner Freizeit unternimmt er gerne kurze Wanderungen bis zu drei Stunden, fährt zwei Mal pro Woche Rennrad oder Motorrad.

Das subjektive Hauptproblem besteht darin, dass Herr Cerebelli nicht selbstständig mobil ist. Das Gangbild ist breitbasig mit starken Wegdeviationen und er fühle sich ständig benommen, als hätte er zu viel Alkohol getrunken. Während des Gehens benötigt er dauerhaft taktile Unterstützung, um das Gleichgewicht zu sichern. Störende Doppelbilder erschweren das Gehen aus seiner Sicht zusätzlich. Zudem ist das Stehen noch unsicher, sodass er gezwungen ist sich festzuhalten, um das Fallen zur linken Seite zu verhindern.

Erfreulicherweise haben sich die linke Hand sowie das linke Bein bereits seit der Operation in der Funktion verbessert. Er könne Bewegungen besser kontrollieren und greife selten an Objekten vorbei. Auch das störende Zittern der linken Hand habe sich stark gebessert.

Das persönliche Ziel von Herrn Cerebelli ist es, komplett selbstständig mobil selbst auf unebenem Gelände ohne Hilfsmittel zu sein, sodass kurze Wanderungen von ein bis zwei Stunden wieder möglich sind. Zudem soll sich das Gleichgewicht bessern, damit er wieder Fahrrad/Motorrad fahren kann. Ferner möchte er seine berufliche Tätigkeit wieder ausführen dürfen.

Erste Hypothesen

Für die funktionelle Demonstration sind zwei Aktivitäten interessant: Das freie Stehen sowie das Gehen ohne Hilfsmittel.

Bei beiden Aktivitäten ist zu erwarten, dass Herr Cerebelli visuell fixieren wird. Jegliche Ablenkung wird sein Gleichgewicht stören und möglicherweise eine Falltendenz auslösen. Ohne visuelle Kontrolle, beispielsweise mit geschlossenen Augen, wird das freie Stehen erschwert möglich sein. Das statische sowie dynamische Gleichgewicht ist wahrscheinlich eingeschränkt. Schutzschritte könnten mit der linken Seite verspätet ausgeführt werden, sodass eine Sturzgefahr zu diesem Zeitpunkt nicht ausgeschlossen werden kann. Ein Kraftdefizit in den Extremitäten im Seitenvergleich ist nicht zu erwarten. Ebenso werden die Oberflächen- sowie Tiefensensibilität unauffällig sein. Vielmehr sind koordinative Auffälligkeiten in den Extremitäten sowie im Rumpf in Form einer Ataxie zu erwarten. Eventuell könnten feinmotorische Defizite in der linken Hand vorhanden sein.

8

8.2.3 Evaluation des Gesundheitszustands nach ICF

Aktivität und Partizipation (Teilhabe)

Partizipation

Herr Cerebelli kann aufgrund seiner eingeschränkten Mobilität seine Hobbys Wandern, Fahrrad- und Motorradfahren im Moment nicht ausführen. Die Fahreignung ist aufgrund der Doppelbilder ebenfalls nicht gegeben. Der Garten um das Haus herum ist groß und teilweise an einem Hang gelegen. Die Gartenarbeit ist aus diesem Grund im Moment noch nicht möglich. Als IT-Spezialist ist er bei der Schreibarbeit am PC noch verlangsamt. Die Doppelbilder lösen bei längerem Arbeiten am Computer Schwindel aus. In seiner beruflichen Tätigkeit ist eine Wiedereingliederung nach dem Reha-Aufenthalt geplant.

Aktivität

In stehender Position verbleiben (d4154)
Der freie Stand ist spontan breitbasig. Mit geschlossenen Augen besteht eine Falltendenz zur linken Seite, ebenso bei visuellen Ablenkungen oder bei Kopfdrehungen zur Seite. Der Tandem- bzw. Einbeinstand ist nicht durchführbar (➤ Tab. 8.2).

Gehen ohne Hilfsmittel (d450)
Das Gangbild ist breitbasig und ataktisch. Der Schultergürtel ist fixiert und der linke Armpendel fehlt vollständig. Der Blick ist starr und lässt keine visuellen Ablenkungen zu. Wegdeviationen sind beobachtbar. Bei Tempoteigerung oder rhythmischem Zählen sind die Schritte kontrollierter. Wendemanöver oder das Abbiegen nach rechts/links sind nur nach einem kurzen Anhalten möglich. Kontinuierliche taktile Führungshilfe am Rumpf durch eine Hilfsperson ist notwendig.

Sich in verschiedenen Umgebungen fortbewegen (d460)
Das alternierende Treppensteigen gelingt mit Halt am Handlauf rechts sicher und selbstständig. Ohne Halt am Geländer ist Treppensteigen mit erhöhtem Tempo möglich, aber unsicher mit Falltendenz zur linken Seite. Hier wird intermittierende taktile Unterstützung benötigt.

Feinmotorischer Handgebrauch (d440)
Leichte Verlangsamung der linken Hand beim 10-Fingersystem am PC

Körperfunktion und -struktur

Funktionen der unwillkürlichen Bewegungsreaktionen (b755)

- *Statisches Gleichgewicht:* freier Stand mit breiter Spur stabil, Unsicherheiten bei dynamischen Aktivitäten wie Kopfbewegungen, freier Stand mit schmaler Spur sehr unsicher, Tandem- und Einbeinstand unmöglich (➤ Tab. 8.2)
- *Dynamisches Gleichgewicht:* komplexe Gangarten unmöglich, bei motorischem Dual-Task Falltendenz zur linken Seite
- *Reaktives Gleichgewicht:* Schutzschritte zur linken Seite verzögert

Funktionen der Muskelkraft (b730)

- Kraft UEx: im Seitenvergleich unauffällig, MFT-Werte von > 4

- Kraft OEx: im Seitenvergleich unauffällig, MFT-Werte von > 4

Funktionen der Kontrolle von Willkürbewegungen (b760)

- Romberg-Test: Falltendenz zur linken Seite
- Finger-Finger-Versuch: linke Hand im Seitenvergleich leicht verlangsamt
- Rebound-Phänomen: leichte Hypermetrie linke OEx im Seitenvergleich
- Scale for the assessment and rating of ataxia (SARA) : 16/40 (➤ Tab. 8.2)

Funktionen des Tastens (Tastsinn; b265)

Oberflächensensibilität OEx und UEx: im Seitenvergleich unauffällig

Die Propriozeption betreffende Funktionen (b260)

- Tiefensensibilität UEx im Seitenvergleich unauffällig: Stimmgabel nach Rydel-Seiffer: 4,0
- Tiefensensibilität OEx im Seitenvergleich unauffällig: Stimmgabel nach Rydel-Seiffer: 6,0

Funktionen des Sehens (Sehsinn; b210)

Diplopie vorhanden

Artikulationsfunktionen (b320)

Keine Dysarthrie vorhanden

Umwelt- und personenbezogene Faktoren

Fördernde Faktoren:

- *Soziales Umfeld:* Herr Cerebelli lebt in einem stabilen sozialen Umfeld. Seine Ehefrau ist Hausfrau und kümmert sich zu Hause um den gesamten Haushalt sowie den Einkauf. Die Kinder sind 8, 12 und 16 Jahre alt und wohnen noch zu Hause.
- *Motivation:* Herr Cerebelli ist motiviert, seine Rehaziele zu erreichen. Neben den geplanten Therapien trainiert er häufig auf dem Zimmer und wünscht sich wöchentlich neue Übungen.

Hemmende Faktoren:

- *Wohnsituation:* Herr Cerebelli wohnt mit seiner Familie in einem Einfamilienhaus auf dem Land. Der Wohnort ist zwar gut mit öffentlichen Verkehrsmitteln (ÖV) erschlossen, dennoch ist er beruflich viel unterwegs und deshalb auf ein Auto angewiesen. Die Fahreignung ist momentan aufgrund seiner Doppelbilder eindeutig nicht gegeben.
- *Mögliches Tumorrezidiv:* Das Hämangioblastom wurde zwar operativ entfernt, dennoch ist es wichtig, eventuell auftretende Verschlechterungen im Auge zu behalten, da ein Tumorrezidiv nicht ausgeschlossen werden kann.

Assessments

Bei den Assessments zu Beginn der neurologischen Rehabilitation zeigen sich die in ➤ Tab. 8.2 aufgeführten Werte.

Tab. 8.2 Assessments zu Beginn der neurologischen Rehabilitation

Assessment	Wert
Berg Balance Scale (BBS)	20/56
6-Minuten-Gehtest (6MWT)	172 m
Functional Ambulation Categories (FAC)	1/5 ohne Hilfsmittel
Scale for assessment and rating of ataxia (SARA)	16/40
9-Hole-Peg-Test (NHPT)	Rechts: 28 s; links: 54 s

KLINISCHER HINTERGRUND

Ataxie-Tests

Es gibt einige Tests zur Beobachtung einer Ataxie: Knie-Hacke-Versuch, Romberg-Test, Rebound-Phänomen, Finger-Nase-Versuch, Finger-Finger-Versuch, Dysdiadochokinese, etc.

Diese Tests sind jedoch als Verlaufsparameter wenig geeignet, da sie nicht quantifizierbar sind. Die International Cooperative Ataxia Rating Scale (ICARS) und die Scale for the assessment and rating of Ataxia (SARA; ➤ Abb. 8.2) sind Assessments, bei welchen die Reliabilität, Validität und Responsivität wissenschaftlich untersucht worden sind und die deshalb für die Klinik empfohlen werden. Die SARA ist in der Klinik mit einem geringeren Aufwand verbunden.

PRAKTISCHER TIPP

Die SARA (➤ Abb. 8.2) untersucht semiquantitativ die zerebellären Symptome in acht Untersuchungsschritten:

- Gehen (8/40 Punkten)
- Stehen (6/40 Punkten)
- Sitzen (4/40 Punkten)
- Sprechen (6/40 Punkten)
- Fingerfolge (4/40 Punkten)
- Schnelle alternierende Bewegungen (4/40 Punkten)
- Finger-Nase-Test (4/40 Punkten)
- Ferse-Schienbein-Test (4/40 Punkten)

Rater: __________ date: __________ patient: __________

Scale for the assessment and rating of ataxia (SARA)

1) Gait

Proband is asked (1) to walk at a safe distance parallel to a wall including a half-turn (turn around to face the opposite direction of gait) and (2) to walk in tandem (heels to toes) without support.

0 **Normal, no difficulties in walking, turning and walking tandem (up to one misstep allowed)**
1 **Slight difficulties, only visible when walking 10 consecutive steps in tandem**
2 **Clearly abnormal, tandem walking >10 steps not possible**
3 **Considerable staggering, difficulties in half-turn, but without support**
4 **Marked staggering, intermittent support of the wall required**
5 **Severe staggering, permanent support of one stick or light support by one arm required**
6 **Walking > 10 m only with strong support (two special sticks or stroller or accompanying person)**
7 **Walking < 10 m only with strong support (two special sticks or stroller or accompanying person)**
8 **Unable to walk, even supported**

Score	

2) Stance

Proband is asked to stand (1) in natural position, (2) with feet together in parallel (big toes touching each other) and (3) in tandem (both feet on one line, no space between heel and toe). Proband does not wear shoes, eyes are open. For each condition, three trials are allowed. Best trial is rated.

0 **Normal, able to stand in tandem for > 10 s**
1 **Able to stand with feet together without sway, but not in tandem for > 10s**
2 **Able to stand with feet together for > 10 s, but only with sway**
3 **Able to stand for > 10 s without support in natural position, but not with feet together**
4 **Able to stand for >10 s in natural position only with intermittent support**
5 **Able to stand >10 s in natural position only with constant support of one arm**
6 **Unable to stand for >10 s even with constant support of one arm**

Score	

3) Sitting

Proband is asked to sit on an examination bed without support of feet, eyes open and arms outstretched to the front.

0 **Normal, no difficulties sitting >10 sec**
1 **Slight difficulties, intermittent sway**
2 **Constant sway, but able to sit > 10 s without support**
3 **Able to sit for > 10 s only with intermittent support**
4 **Unable to sit for >10 s without continuous support**

Score	

4) Speech disturbance

Speech is assessed during normal conversation.

0 **Normal**
1 **Suggestion of speech disturbance**
2 **Impaired speech, but easy to understand**
3 **Occasional words difficult to understand**
4 **Many words difficult to understand**
5 **Only single words understandable**
6 **Speech unintelligible / anarthria**

Score	

1

Rater: __________ date: __________ patient: __________

5) Finger chase

Rated separately for each side
Proband sits comfortably. If necessary, support of feet and trunk is allowed. Examiner sits in front of proband and performs 5 consecutive sudden and fast pointing movements in unpredictable directions in a frontal plane, at about 50 % of proband´s reach. Movements have an amplitude of 30 cm and a frequency of 1 movement every 2 s. Proband is asked to follow the movements with his index finger, as fast and precisely as possible. Average performance of last 3 movements is rated.

0 **No dysmetria**
1 **Dysmetria, under/ overshooting target <5 cm**
2 **Dysmetria, under/ overshooting target < 15 cm**
3 **Dysmetria, under/ overshooting target > 15 cm**
4 **Unable to perform 5 pointing movements**

Score	Right	Left
mean of both sides (R+L)/2		

6) Nose-finger test

Rated separately for each side
Proband sits comfortably. If necessary, support of feet and trunk is allowed. Proband is asked to point repeatedly with his index finger from his nose to examiner's finger which is in front of the proband at about 90 % of proband's reach. Movements are performed at moderate speed. Average performance of movements is rated according to the amplitude of the kinetic tremor.

0 **No tremor**
1 **Tremor with an amplitude < 2 cm**
2 **Tremor with an amplitude < 5 cm**
3 **Tremor with an amplitude > 5 cm**
4 **Unable to perform 5 pointing movements**

Score	Right	Left
mean of both sides (R+L)/2		

7) Fast alternating hand movements

Rated separately for each side
Proband sits comfortably. If necessary, support of feet and trunk is allowed. Proband is asked to perform 10 cycles of repetitive alternation of pro- and supinations of the hand on his/her thigh as fast and as precise as possible. Movement is demonstrated by examiner at a speed of approx. 10 cycles within 7 s. Exact times for movement execution have to be taken.

0 **Normal, no irregularities (performs <10s)**
1 **Slightly irregular (performs <10s)**
2 **Clearly irregular, single movements difficult to distinguish or relevant interruptions, but performs <10s**
3 **Very irregular, single movements difficult to distinguish or relevant interruptions, performs >10s**
4 **Unable to complete 10 cycles**

Score	Right	Left
mean of both sides (R+L)/2		

8) Heel-shin slide

Rated separately for each side
Proband lies on examination bed, without sight of his legs. Proband is asked to lift one leg, point with the heel to the opposite knee, slide down along the shin to the ankle, and lay the leg back on the examination bed. The task is performed 3 times. Slide-down movements should be performed within 1 s. If proband slides down without contact to shin in all three trials, rate 4.

0 **Normal**
1 **Slightly abnormal, contact to shin maintained**
2 **Clearly abnormal, goes off shin up to 3 times during 3 cycles**
3 **Severely abnormal, goes off shin 4 or more times during 3 cycles**
4 **Unable to perform the task**

Score	Right	Left
mean of both sides (R+L) / 2		

2

Abb. 8.2 Scale for the assessment and rating of Ataxia (SARA) [H022–003/L231]

Insgesamt können 40 Punkte erzielt werden: 0 (keine Ataxie), 40 (schwere Ataxie). Bei der Testung der Extremitäten wird jeweils der Mittelwert beider Körperseiten in den Gesamtwert einberechnet. Das Assessment wurde bisher noch nicht in die deutsche Sprache übersetzt und validiert. Die Untersuchung dauert ca. 22 min.

8.3 Zusammenfassung der wichtigsten Befunde

Auf struktureller Ebene ist ein Hämangioblastom im Bereich des Cerebellums für den Verschluss des Liquorsystems verantwortlich. Hinzu kam ein Teilinfarkt der A. cerebelli superior. Diese Kombination führte zu zerebellären Symptomatiken, welche Herrn Cerebelli in den Funktionen der Kontrolle von unwillkürlichen Bewegungsreaktionen beeinträchtigen: statische, dynamische und reaktive Gleichgewichtsreaktionen sind dabei betroffen. Des Weiteren sind auch die Funktionen der Kontrolle von willkürlichen Bewegungen eingeschränkt. Hier zeigt Herr Cerebelli sowohl eine Rumpf- als auch eine Gliedmaßenataxie in der linken oberen Extremität. Zudem ist der Sehsinn durch eine Diplopie eingeschränkt.

Durch die oben beschriebenen Funktionsstörungen können die Aktivitäten Stehen, Gehen und Treppensteigen nicht wie gewohnt ausgeführt werden. Herr Cerebelli geht breitbasig, zeigt Wegdeviationen bei Dual-Task oder bei Wendemanövern und muss stets taktil unterstützt werden. Bei unvorhergesehenen Störungen zeigt er eine Falltendenz zur linken Seite und die Schutzschritte kommen verzögert. Die Doppelbilder erschweren das Ganze zusätzlich. Die Gliedmaßenataxie in der linken oberen Extremität erschwert die PC-Arbeit als IT-Spezialist.

Insgesamt führt dies zu erheblichen Einschränkungen in den Aktivitäten des täglichen Lebens und beeinträchtigt die Partizipation. Somit kann Herr Cerebelli weder seiner beruflichen Tätigkeit als Projektleiter IT vollständig nachgehen noch seinen Hobbys Fahrrad-/Motorradfahren, Wandern und Gartenarbeit nachkommen.

8

WAS WÄRE, WENN …

… Herr Cerebelli in der Reha an onkologisch bedingter Fatigue leiden würde?

Tumorassoziierte Fatigue ist ein belastendes Symptom, unter welchem mehr als zwei Drittel aller Krebspatienten leiden. Fatigue beeinträchtigt die Lebensqualität enorm. Betroffene beschreiben es als anhaltendes Erschöpfungsgefühl, welches sich selbst durch Schlaf nicht bessert. Es wird als ein Gefühl von totaler emotionaler, geistiger und körperlicher Erschöpfung beschrieben. Ursachen für die onkologische Fatigue sind multikausal:

- Der Tumor selbst, aber auch die dadurch bedingten Stoffwechselstörungen
- Die Bettlägerigkeit nach einer operativen Tumorentfernung
- Medikamentöse Behandlungen (Chemotherapie), Radiotherapie
- Infektionen durch das geschwächte Immunsystem
- Krankheitsverarbeitung, psychische Belastung aufgrund der Diagnose
- Alle Arten von Stress, Schmerzen
- Blutarmut
- Appetitlosigkeit/Mangelernährung

Körperliche Aktivität mit genügend Ruhepausen vermag die Fatigue zu reduzieren. Aus diesem Grund wird in der Physiotherapie an der kardiopulmonalen Belastbarkeit gearbeitet. Empfohlen wird tägliches Ausdauertraining und Krafttraining bei moderater Belastungsintensität während 45–60 Minuten 3× pro Woche. Dabei wird die Intensität folgendermaßen gewählt: 70–80 % der maximalen Herzfrequenz (220 - Lebensalter).

Das Energiemanagement wird in der Physiotherapie ebenfalls thematisiert. Es wird besprochen, für welche Aktivitäten Energie eingeteilt werden soll und welche Entspannungsmaßnahmen hierfür eingesetzt werden. Auch das Einplanen von Ruhepausen wird dringend empfohlen. Geeignete Entspannungstechniken sind progressive Muskelrelaxation oder Achtsamkeitstraining.

In der stationären Rehabilitation wird die Problematik interdisziplinär angegangen. Hier ist es wichtig, beispielsweise für die Verhaltenstherapie (z. B. Krankheitsverarbeitung), die Neuropsychologie ins Boot zu holen. Die Ernährungsberatung sorgt für eine adäquate Energiezufuhr. Gemeinsam mit den Ärzten wird diskutiert, ob eine medikamentöse Therapie (Psychotherapie, Antidepressiva, Sedativa etc.) indiziert ist.

8.4 Physiotherapeutische Zielsetzung

Zu Beginn der stationären Rehabilitation wurden gemeinsam mit Herrn Cerebelli folgende Ziele definiert:

Kurzfristig:

Selbstständiger und sicherer freier Stand, um Aktivitäten des täglichen Lebens (ADL; z. B. Intimpflege, Hose hochziehen nach dem Toilettengang etc.) durchführen zu können

Mittelfristig:

- Selbstständige und sichere Mobilität ohne Hilfsmittel im Innenbereich
- Im Außenbereich selbstständige und sichere Mobilität an Walkingstöcken selbst auf unebenem Gelände
- Selbstständiges alternierendes Treppensteigen (hinauf und herunter) mit Halt am Geländer
- Vollumfänglicher Einsatz der linken Hand bei beruflichen Tätigkeiten, wie z. B. der PC-Arbeit

Langfristig:

- Leichte zweistündige Wanderungen (mit Walkingstöcken) mit einer Begleitperson
- Gartenarbeit gemeinsam mit der Ehefrau
- Schrittweise Wiedereingliederung in die berufliche Tätigkeit als IT-Projektleiter

Bezüglich Fahreignung Motorrad/Auto werden im Verlauf weitere Abklärungen, unter anderem Orthoptik, stattfinden müssen.

8.5 Physiotherapeutische Maßnahmen/Therapieplan

Um die vereinbarten Ziele zu erreichen, werden in der Physiotherapie die in ➢ Tab. 8.3 aufgeführten Maßnahmen angewendet und mit Verlaufszeichen überprüft.

Statisches Gleichgewichtstraining

Der freie Stand wird zunächst mit schmaler Spur auf stabiler Unterstützungsfläche erarbeitet. Auch schwierigere Ausgangsstellungen sind möglich: Semitandemstand oder Tandemstand. Um die Umgebung sicher zu gestalten, bietet sich ein Stand in einer Ecke an. Zudem bekommt Herr Cerebelli kontinuierlich taktiles Feedback von der Wand, sofern er das Gleichgewicht verliert.

Tab. 8.3 Physiotherapeutische Maßnahmen

Ziel	Maßnahmen	Verlaufszeichen
1. Freier Stand	• Statisches Gleichgewichtstraining mit/ohne Ablenkungen/ohne visuelle Kontrolle • Einsatz von visuellen/auditiven Feedbacks	BBS
2. Gehen ohne Hilfsmittel im Innenbereich	• Gangtraining auf dem Laufband, C-Mill-Training • Gehtraining im Innenbereich, Einsatz von auditivem Feedback (Metronom) • Ausdauertraining	FAC, 6MWT
3. Gehen an Walkingstöcken im Außenbereich	• Dynamisches Gleichgewichtstraining • Gehen auf verschiedenen Untergründen, Gefällen/Steigungen • Ausdauertraining	FAC, 6MWT
4. Sicheres Treppensteigen	• Treppensteigen mit/ohne Handlauf • Krafttraining	FAC 1-RM (One-Repetition-Maximum) einbeinige Beinpresse
5. Verbesserte Feinmotorik Hand links	• Feinmotorik-Übungen • 10-Fingersystem	NHPT Zeit für Abtippen Textabschnitt in Sekunden

Um den Schwierigkeitsgrad zu erhöhen, kann auch ein Ball oder ein Ballon eingesetzt werden. So bekommt das Gleichgewichtssystem visuelle Ablenkung.

Zu einem späteren Zeitpunkt können auch labile Unterstützungsflächen wie z. B. Airex-Matten oder Holzkreisel eingesetzt werden. Der Vorteil des Holzkreisels ist zudem, dass der Patient bei Gleichgewichtsverlust auditives Feedback bekommt.

Gangtraining auf dem Laufband oder C-Mill

Beim Laufband oder C-Mill wird Herr Cerebelli aufgefordert, die Spurbreite schmal zu halten. Durch visuelles Feedback via Kamera beim Laufband oder virtueller Realität auf dem C-Mill kann er sich korrigieren.

Auf dem C-Mill sind zudem auch statische oder dynamische Gleichgewichtsübungen mit virtuellem oder akustischem Feedback möglich (➤ Abb. 8.3).

Dynamisches Gleichgewichts- und Gangtraining

Gehen auf stabilem und ebenem Untergrund mit Tempovariationen. Hier kann das Metronom als auditives Feedback benutzt werden. Richtungswechsel oder Dual-Task-Aufgaben sowohl motorisch als auch kognitiv erschweren das Training zusätzlich. Auch unebener Untergrund, Steigung, Gefälle und unterschiedliche Treppen sollten im Verlauf miteinbezogen werden.

Ausdauer- und Krafttraining

Für das Ausdauertraining kann das Laufband, der Crosstrainer oder das Fahrradergometer gewählt werden. Das Ausdauertraining sollte zunächst im aeroben Grundlagenbereich stattfinden. Eine mittlere Intensität wird für das Training gewählt (subjektives Belastungsempfinden nach Borg 6–14/20 Punkte). Die maximale Herzfrequenz (220 - Lebensalter) sollte im Bereich von 70–80 % liegen. Das Sprechen ist noch in ganzen Sätzen möglich. Geeignete Trainingsmethoden sind: kontinuierliche Dauermethode, variable Dauermethode oder extensive Intervallmethode. Ein lockeres Grundlagenausdauertraining kann jeden zweiten Tag durchgeführt werden. Bei höherer Intensität braucht der Körper längere Erholungsphasen. Im Falle von Herr Cerebelli wird ein Grundlagenausdauertraining von 3× wöchentlich 45–60 Minuten gewählt.

Um die intermuskuläre Koordination, die Ökonomisierung von Bewegungen sowie die lokale Aus-

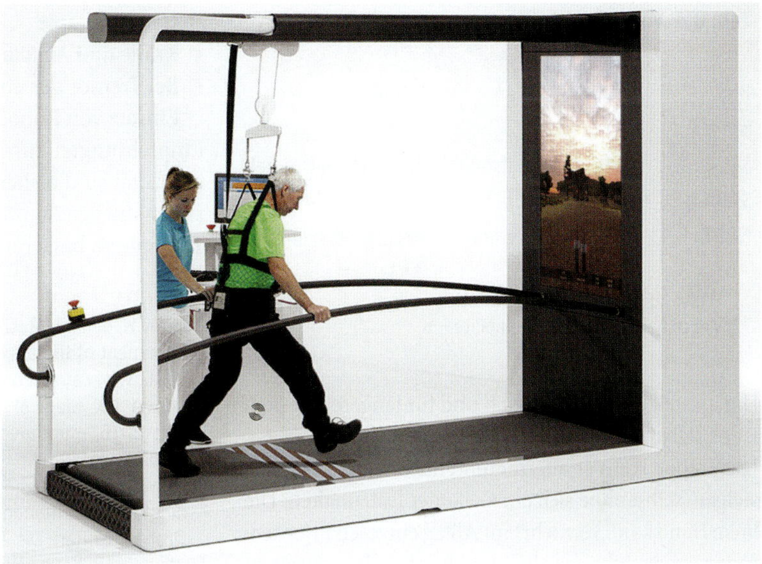

Abb. 8.3 Training auf dem Motek C-Mill [V942]

dauer der Muskulatur zu trainieren, wird in der Rehabilitationsphase ein Kraftausdauertraining gewählt. Im späteren Verlauf soll aber auch die Maximalkraft sowie die Schnellkraft wieder trainiert werden.

Für die Kraftausdauer wird folgende Dosierung empfohlen: 3–5 Serien mit 20–30 Wiederholungen und eine Pausendauer von 30–60 Sekunden zwischen den Serien. Das Kraftausdauertraining findet im Wechsel zum Ausdauertraining statt (3× pro Woche im Idealfall).

Folgende Übungsauswahl ist für Herrn Cerebelli geeignet:

- Training 1: Untere Extremität/Rumpf
  - Kniebeugen
  - Kräftigung der Hüftextensoren, z. B. Hip Thrusts
  - Training der Oberschenkelmuskulatur durch das Steigen von Treppenstufen
  - Seitwärtsschritte: Side Walks
  - Beinpresse
  - Ausfallschritte: Lunges
  - Rumpfübungen mit Swiss Ball
  - Stützpositionen: Vereinfachte Planks/Side Planks
- Training 2: Obere Extremität
  - Stütz- und Zugübungen am Schlingentrainer
  - Kräftigung der Ellbogenextensoren und -flexoren: Dips und Biceps Curls
  - Lastzug am Seilzugapparat

Feinmotorik-Übungen

Fingertapping-Übungen, 10-Fingersystem-Schreibarbeiten auf dem Computer, schnelle Umkehr- und großamplitudige Bewegungen mit der gesamten betroffenen oberen Extremität oder Ballübungen wie z. B. Prellen und Werfen, um die Bewegungsgeschwindigkeit zu erhöhen. Ballübungen können in einem späteren Verlauf wunderbar in das dynamische Gleichgewichtstraining miteinbezogen werden.

⚠ VORSICHT

Kontraindikationen von sportlichen Aktivitäten bei Tumorpatienten:

- Absolut: Akute Erkrankungen, akute Schübe bzw. Dekompensation bei chronischen Erkrankungen, Fieber > 38 °C, Schmerzen, unzureichend eingestellter Blutdruck bei Hypertonie
- Relativ: Anämie < 8 g/dl, Thrombopenie und Gerinnungsstörungen, Knochenmetastasen, Gabe von Zytostatika am Tag des Sports, mediastinale/kardiale Bestrahlung, grippeähnliche Beschwerden bei Immuntherapie, Epilepsie

Herrn Cerebellis Reha wurde nach 4 Wochen nochmals für 2 Wochen verlängert. In ➢ Tab. 8.4 ist ein Vergleich der getesteten Assessments zu Beginn der Reha und bei Reha-Ende ersichtlich.

Herr Cerebelli ist bei Ende der Rehabilitation selbstständiger und sicherer Fußgänger im Innenbereich ohne

Tab. 8.4 Verlauf der Assessments

Assessment	T1	T2
BBS	20/56	34/56
6MWT	172 m	279 m
FAC	1/5 ohne Hilfsmittel	3/5 ohne Hilfsmittel
SARA	16/40	12/40
NHPT	Rechts: 28 s; links: 54 s	Rechts: 28 s; links: 51 s

T1: Werte zu Beginn der Rehabilitation
T2: Werte nach 6 Wochen Rehabilitation

Hilfsmittel. Im Außenbereich und für längere Strecken ist er selbstständiger Fußgänger an Walkingstöcken. Die Treppe kann er alternierend hoch- und hinuntersteigen, selbst ohne sich am Geländer festzuhalten. Die linke Hand kann vermehrt im Alltag eingesetzt werden, sodass er auch bei der PC-Arbeit schneller schreiben kann. Mit der beruflichen Eingliederung konnte er starten. Herr Cerebelli arbeitet in Teilzeit (30 %) weiter als IT-Spezialist. Er kann häufig Projekte im Homeoffice bearbeiten. Die Fahreignung ist bisher noch nicht erteilt worden. Eine ophthalmologische perimetrische Gesichtsfeldprüfung ist noch ausstehend.

Um weiterhin an der Gehfähigkeit ohne Hilfsmittel zu arbeiten und um zu einem späteren Zeitpunkt seinen Hobbys wieder nachgehen zu können, trainiert Herr Cerebelli fleißig weiter 2× pro Woche in Form von ambulanter Ergotherapie, Physiotherapie und Medizinischer Trainingstherapie.

8.6 Evidenzbasierte Zusammenfassung

Neurologische Rehabilitation beeinflusst die Mobilität bei Ataxie-Patienten. Dennoch ist das Evidenzlevel der Studien niedrig bis moderat (III–IV).

In den englischen Leitlinien für das Management von Ataxie werden folgende physiotherapeutischen Interventionen empfohlen:

- Koordinatives Training unter Einsatz von virtueller Realität
- Laufbandtraining sowie Gehtraining auf verschiedenen Untergründen
- Gehtraining mit visuellen/taktilen/auditiven Feedbacks
- Hydrotherapie
- Kraft- und Ausdauertraining, Yoga/Pilates
- Bei Tremor der oberen Extremität: Kryotherapie, Einsatz von Robotik

Empfehlungen zur Dosierung oder zur Trainingsintensität sind bisher noch kontrovers diskutiert. Bis zum aktuellen Stand zeigen Forschungen, dass mehr Therapie zu besseren Outcomes führt.

LITERATUR

Bonney H, de Silva R, Giunti P, Greenfield J, Hunt B. Management of the ataxias towards clinical practice. 3rd ed 2016. www.ataxia.org.uk/wp-content/uploads/2020/11/Ataxia_UK_Medical_Guidelines._Third_Edition._v3m_Dec_2016_-_updated_Sep_2019.pdf (letzter Zugriff: 19.02.2021).

De Silva R, Greenfield J, Cook A, et al. Guidelines on the diagnosis and management of the progressive ataxias. Orphanet J Rare Dis 2019; 14(1): 51.

Fonteyn EMR, Keus SHJ, Verstappen CCP, Schöls L, De Groot IJM, van de Warrenburg BPC. The effectiveness of allied health care in patients with ataxia: a systematic review. J Neurol 2014; 261: 251–258.

Garzorz N. Neuroanatomie. München: Elsevier; 2018.

Horneber M, Fischer I, Dimeo F, Ruffer JU, Weis J. Cancer-related fatigue: epidemiology, pathogenesis, diagnosis, and treatment. Dtsch Arztebl Int 2012; 109(9): 161–171; quiz 172.

Huch R. Mensch Körper Krankheit. München: Elsevier; 2019.

Marquer ABG, Pérennou D. The assessment and treatment of postural disorders in cerebellar ataxia: A systematic review Annals of Physical and Rehabilitation Medicine 2014; 57: 67–78.

Milne SC, Murphy A, Georgiou-Karistianis N, Yiu EM, Delatycki MB, Corben LA. Psychometric properties of outcome measures evaluating decline in gait in cerebellar ataxia: A systematic review. Gait Posture 2018; 61: 149–162.

Milne SC, Corben LA, Georgiou-Karistianis N, Delatycki MB, Yiu EM. Rehabilitation for individuals with genetic degenerative ataxia: A systematic review. Neurorehabilitation and Neural Repair 2017; 31 (7): 609–622.

Pschyrembel klinisches Wörterbuch. Berlin/New York: De Gruyter; 2020.

Trepel M. Neuroanatomie – Struktur und Funktion. München: Elsevier; 2017.

Weinbeck J. Optimales Training – Leistungsphysiologische Trainingslehre unter besonderer Berücksichtigung des Kinder- und Jugendtrainings. Balingen: Spitta; 2010.

Winser SJ, Smith CM, Hale LA, Claydon LS, Whitney SL, Mehta P. Systematic review of the psychometric properties of balance measures for cerebellar ataxia. Clin Rehabil 2015; 29(1): 69–79.

Zesiewicz TA, Wilmot G, Kuo SH, et al. Comprehensive systematic review summary: Treatment of cerebellar motor dysfunction and ataxia: Report of the Guideline Development, Dissemination, and Implementation Subcommittee of the American Academy of Neurology. Neurology 2018; 90(10): 464–471.

FALL

9

Stephanie Hellweg

Mittelschweres Schädel-Hirn-Trauma (SHT)

Leitsymptome: Verwirrtheitszustand – Agitiertheit – Gleichgewichtsdefizite – Koordinationsdefizite – geminderte Belastbarkeit

mittel

Definition

Einteilung des SHT nach Dauer der Bewusstseinsstörung und der posttraumatischen Amnesie

Die Einteilung des SHT kann auf unterschiedliche Weise erfolgen. Klassisch wird nach der **Glasgow Coma Scale** (➤ Tab. 10.1) in leichte (GCS 15–13), mittelschwere (GCS 12–9) und schwere Hirnverletzungen (GCS 8–3) eingeteilt (➤ Kap. 10.1). Eine weitere Einteilungsmöglichkeit ist die Dauer der Bewusstseinsstörung (Loss of consciousness). Bei einem leichten SHT ist diese ≤ 30 min, bei einem mittelschweren SHT zwischen 30 Minuten bis zu 24 Stunden und bei einem schweren SHT > 24 Stunden. Die posttraumatische Amnesie (PTA), d. h. die Erinnerungslücke nach dem Unfall, beträgt bei einem leichten SHT in der Regel unter 1 Stunde, bei mittelschweren Hirnverletzungen zwischen 1 Stunde und 7 Tagen und bei schweren SHT länger als 7 Tage.

Definition

Einteilung des SHT nach Unfallmechanismus

Offene/geschlossene traumatische Hirnverletzung

- Geschlossenes/gedecktes SHT
- Offenes SHT (Perforation von Kopfhaut, Schädelknochen und Dura mater)

Primäre/sekundäre Verletzung

- Primäre Verletzung: hervorgerufen durch mechanische Kraft während des Unfalls
  - Kontakt
  - Be-/Entschleunigung
- Sekundäre Verletzung durch
  - veränderten Blutfluss (Ischämie, Hypoxie)
  - Hirnödem/Hirndruck
  - veränderte Blut-Hirnschranke

Fokal/diffus

- Fokal: örtlich (durch Kontakt)
- Diffus: nicht begrenzt (durch Be-/Entschleunigung)

9.1 Vorgeschichte

Herr Schnell zog sich beim Sturz mit dem Fahrrad eine traumatische Hirnverletzung zu. Nach dem Sturz öffnete er auf Aufforderung die Augen, schien aber benommen und verwirrt zu sein. Vom Rettungsdienst wurde er ins Krankenhaus gebracht. Beim Eintreffen im Krankenhaus war Herr Schnell eingetrübt. Die GCS wurde vom behandelnden Arzt erhoben, sie beträgt 11 Punkte, sodass eine mittelschwere Hirnverletzung vorliegt (➤ Kap. 10.1). Es wurden Sofortmaßnahmen wie ein bildgebendes Verfahren durchgeführt. Hierbei wurden neben der traumatischen Hirnverletzung eine stark dislozierte Klavikulafraktur links sowie eine Rippenserienfraktur links der Rippen 4–6 diagnostiziert. Nach der Erstversorgung und Operation der Klavikulafraktur wird Herr Schnell zur Überwachung auf die

Intensivstation verlegt und bereits nach 4 Tagen zur weiterführenden Rehabilitation überstellt.

Im vorliegenden Fallbericht werden folgende Fragen beantwortet:
- Welche Einteilung von Hirnverletzungen gibt es?
- Welches Verhalten kennzeichnet Verwirrtheitszustände und wie kann Agitiertheit objektiv erfasst werden?
- Wie kann ich verschiedene Gleichgewichtssysteme screenen?
- Welche Ansätze gibt es zur Behandlung von Gleichgewichtsdefiziten, bei Koordinationsminderung und geminderter Belastbarkeit?

9.2 Untersuchungsbefunde

9.2.1 Medizinische Befunde

Aufgrund der kognitiven Defizite und der Agitiertheit des Patienten ist die körperliche Untersuchung nur eingeschränkt durchführbar. Es finden sich keine offensichtlichen Paresen.

CT

Es zeigt sich ein Kontusionsherd links frontal.

MRT

Zusätzlich zum links frontal lokalisierten Kontusionsherd finden sich wenige kleine punktförmige Blutungen im Balkenbereich als Hinweis auf Scherverletzungen.

Röntgen

- Klavikula links: Es zeigt sich eine mit einer verschraubten Metallplatte versorgte Fraktur.
- Röntgen Thorax: Zusätzlich zur Rippenserienfraktur findet sich kein Pneumothorax.

Labor

Es finden sich eine leichte Anämie (Hb 10 g/dl) aufgrund des unfall- und operationsbedingten Blutverlusts. Die übrigen Laborwerte sind unauffällig.

9.2.2 Physiotherapeutische Anamnese

Aufgrund der kognitiven Defizite im Rahmen der PTA muss initial auf die Anamnese verzichtet werden, bzw. sind die Aussagen mit Vorsicht zu genießen und müssen im Verlauf überprüft werden.

9.2.3 Evaluation des Gesundheitszustands nach ICF

Aktivität und Partizipation (Teilhabe)

Eine elementare Körperposition wechseln (d410), in einer elementaren Körperposition verbleiben (d415), sich verlagern (d420)
Herr Schnell bewegt sich spontan, wobei die Bewegungsübergänge wie das Hinsetzen an den Bettrand oder der Sitz-Stand-Übergang überhastet, unkoordiniert und plump erscheinen.
Gehen (d450)
Auch das Gehen ist sehr unsicher, sodass Herr Schnell hochgradig sturzgefährdet ist.
Selbstversorgung: sich waschen (d510), seine Körperteile pflegen (d520), die Toilette benutzen (d530), sich kleiden (d540)
Er benötigt Unterstützung bei sämtlichen Verrichtungen des täglichen Lebens.
Die tägliche Routine durchführen (d230)
Herr Schnell ist aufgrund der kognitiven Defizite noch nicht in der Lage, den Rehabilitationsalltag selbstständig zu bewerkstelligen.

Körperfunktion und -struktur

Funktionen der psychischen Energie und des Antriebs (b130), psychomotorische Funktionen (b147)
Herr Schnell ist zum Zeitpunkt der Aufnahme auf die Frührehabilitation sehr unruhig. Er wird im Bett

9

liegend angetroffen. Er setzt sich, als der Therapeut das Zimmer betritt, sofort auf.

Funktionen der Orientierung (b114)

Er ist örtlich nicht und zeitlich eingeschränkt orientiert. Zur Person ist er mehrheitlich orientiert.

Höhere kognitive Funktionen (b164)

Auf die Frage, was sein Hauptproblem sei, kann er keines benennen. Auf weitere Nachfrage gibt er an, dass seine Schulter beeinträchtigt sei. Gleichgewichtsprobleme verneint er. Das Störungsbewusstsein sowie das Gefahrenbewusstsein scheinen gemindert zu sein.

Funktionen der Gelenkstabilität (b715)

Herr Schnell kann seinen linken Arm bis zu den ärztlich verordneten Bewegungslimiten von 90° Schulterflexion und 90° glenohumeraler Abduktion frei bewegen. Von sich aus würde er auch über diese Grenzen hinaus bewegen und muss mehrfach erinnert werden, diese einzuhalten. Weiter fällt es ihm schwer, sich bei Bewegungsübergängen wie beispielsweise dem Hinsetzen aus dem Liegen nicht mit dem linken Arm abzustützen (aufgrund der operativ versorgten Klavikulafraktur links sind max. 5 kg Heben, Tragen, Stützen erlaubt).

Funktionen der unwillkürlichen Bewegungsreaktionen (b755)

Beim Gehen zeigt er deutliche, ungerichtete Gangdeviationen. Schutzschritte sind verlangsamt und unkoordiniert.

Funktionen der kardiorespiratorischen Belastbarkeit (b455)

Auffällig ist zudem die schnelle Ermüdbarkeit; er legt sich bereits nach 30 Minuten Therapie wieder hin und schläft.

Assessments

Aufgrund der psychomotorischen Unruhe, der kognitiven Defizite und der Agitiertheit mit vorliegender Impulsivität sowie einer hohen Ablenkbarkeit wird die Agitated Behavior Scale – German (ABS-G) durchgeführt. Tagsüber liegen die Werte im Bereich von 23 Punkten, jedoch ist beobachtbar, dass abends die Agitiertheit zunimmt und eine mäßige Agitiertheit vorliegt. Eine weiterführende strukturierte Befundaufnahme und Testung des Gleichgewichts sind zu diesem Zeitpunkt erschwert bzw. noch nicht möglich.

PRAKTISCHER TIPP

Agitated Behavior Scale – German (ABS-G)

Zur Erfassung der psychomotorischen Unruhe bzw. der Agitiertheit empfiehlt sich die Verwendung der Agitated Behavior Scale (ABS; ➤ Tab. 9.1). Nach einem Beobachtungszeitraum wird erhoben, ob Verhaltensmerkmale beobachtet werden konnten und wenn ja, in welchem Ausmaß: leicht, mäßig oder stark. Dies wird auf einer Skala von 1–4 beurteilt, wobei 1 gegeben wird, wenn das Verhalten nicht vorhanden war, und 4, wenn das Verhalten in ausgeprägter Form vorlag. Für die Bewertung sind folgende Kriterien und numerischen Abstufungen anzuwenden:

1 = nicht vorhanden: Das Verhalten kommt nicht vor.

2 = in leichter Ausprägung vorhanden: Das Verhalten kann beobachtet werden, aber es verhindert nicht anderes, situationsbedingt angemessenes Verhalten (entweder zeigt die Person spontan eine Verhaltensanpassung oder das Fortbestehen des agitierten Verhaltens verunmöglicht ein angemessenes Verhalten nicht).

3 = in mäßiger Ausprägung vorhanden: Die Person benötigt Unterstützung, um vom agitierten Verhalten zu einem angemessenen Verhalten zu finden, aber profitiert von entsprechenden Hinweisen.

4 = in starker Ausprägung vorhanden: Die Person kann aufgrund des agitierten Verhaltens nicht zu einem angemessenen Verhalten finden, selbst wenn von extern ein Hinweis oder Anstoß zur Verhaltensänderung gegeben wird.

Die Werte liegen zwischen 14–56 Punkten, wobei Werte von ≤ 21 Punkte auf normales Verhalten, 22–28 Punkte auf eine leichte Agitiertheit, 29–35 Punkte auf eine mäßige Agitiertheit hindeuten und bei Werten von 36–56 Punkten eine ausgeprägte Agitiertheit vorliegt. Es wird empfohlen, die ABS pro Pflegeschicht zu erheben. Sie bietet eine solide Grundlage für interdisziplinäre Besprechungen und das Management der Agitiertheit.

9.3 Zusammenfassung der wichtigsten Befunde

Herr Schnell hat neben der traumatischen Hirnverletzung eine operativ versorgte Klavikulafraktur links und eine Rippenserienfraktur der Rippen 4–6 links. Er zeigt eine posttraumatische Amnesie (PTA) mit Verwirrtheitszustand bzw. Agitiertheit, welche beinahe alle Patienten nach einer mittelschweren bis schweren traumatischen Hirnverletzung durchlaufen. Aufgrund des kognitiven Zustands kann Herr Schnell zum einen

Tab. 9.1 Agitated Behavior Scale – German (Skala zur Erfassung psychomotorischer Unruhe) [H218-001]

Punkte (1–4)		Verhalten
	1	Kurze Aufmerksamkeitsspanne, leichte Ablenkbarkeit, Unfähigkeit, sich zu konzentrieren
	2	Impulsiv, ungeduldig, geringe Schmerz- oder Frustrationstoleranz
	3	Unkooperativ, verweigert sich pflegerischen Maßnahmen, fordernd
	4	Gewalttätig und/oder droht mit Gewalt gegen Personen oder Gegenstände
	5	Explosiv und/oder unvorhersehbare Wutausbrüche
	6	Schaukeln, Reiben, Stöhnen oder andere selbststimulierende Verhaltensweisen
	7	Ziehen an Schläuchen, Schutzeinrichtungen (z. B. Fixationsgurten) etc.
	8	Verlassen von Behandlungsräumen
	9	Unruhe, Hin- und Hergehen, übermäßiges Bewegen
	10	Repetitives Verhalten, motorisch und/oder verbal
	11	Schnelles, lautes oder übermäßiges Sprechen
	12	Plötzliche Stimmungswechsel
	13	Leicht auslösbares oder übermäßiges Weinen und/oder Lachen
	14	Selbstverletzende Handlungen oder Selbstbeschimpfungen

9

Bewegungs- und Belastungslimite nicht einhalten, zum anderen handelt er überhastet und unvorsichtig, wobei es zur Selbstgefährdung kommen kann. Weiter zeigt er deutliche Gleichgewichtsdefizite, sichtbar durch Gangdeviationen und geminderte Schutzreaktionen, Koordinationsdefizite, eine sensomotorische Verlangsamung sowie eine schnelle Ermüdbarkeit.

9.4 Physiotherapeutische Zielsetzung

In der Phase der Verwirrtheit/Agitiertheit ist eine gemeinsame Erarbeitung der Ziele mit dem Patienten nur bedingt möglich. Hinderlich kann zudem ein gemindertes bis aufgehobenes Störungsbewusstsein sein. Aus therapeutischer Sicht sind folgende **Ziele auf Körperfunktions-/Strukturebene** sinnvoll:

- Schutz des Patienten und Vermeidung von Verletzungen
- Förderung der Reorientierung
- Förderung der Entwicklung eines Störungs- und/oder Gefahrenbewusstseins
- Verbesserung des Gleichgewichts, der Koordination, der Schnelligkeit und der Ausdauer

Ziele auf Aktivitätsebene wären:

- Selbstständigkeit und Sicherheit bei Bewegungsübergängen, Transfers, bei stehenden Tätigkeiten und beim Gehen
  - durch die Verbesserung der posturalen Kontrolle im Stehen und Gehen
  - durch die Verbesserung des antizipatorischen und reaktiven Gleichgewichts insbesondere in der Fortbewegung
- Wiedererlangen der Selbstständigkeit bei der Körperpflege und bei basalen Aktivitäten des täglichen Lebens (ADL)

9.5 Physiotherapeutische Maßnahmen/Therapieplan

Schutzmaßnahmen

Die ärztlich verordneten Bewegungs- (Schulterflexion und Abduktion bis max. 90°) und Belastungslimite (max. 5 kg Heben oder Tragen) aufgrund der operativ versorgten Klavikulafraktur links kann Herrn Schnell nicht umsetzen. Deswegen wird die linke Schulter mit einem Gilchrist-Verband versorgt, welcher den Arm an den Körper fixiert und somit das Bewegen des linken Armes verhindert und das Abstützen mit dem linken Arm vermeidet. Außerdem wird vor das Bett von Herrn Schnell eine Klingelmatte gelegt, sodass die

Pflegefachkräfte bemerken, wenn er selbstständig aufsteht, und ihn zur Sturzvermeidung begleiten können. Um Herrn Schnell Bewegungsfreiraum zu geben, sitzt er tagsüber oft im Aktiv-Rollstuhl, den er mittels Trippeln selbstständig im Stationsbereich (geschlossene Station) antreiben kann. Als Erinnerungshilfe, dass er sturzgefährdet ist und noch nicht allein aufstehen soll, dienen zum einen eine Sitzhose, zum anderen ein Rollstuhltisch.

Förderung der Reorientierung

Die Förderung der Reorientierung sollte ein interdisziplinär angestrebtes Ziel sein und beinhaltet gemäß internationaler Leitlinie folgende Aspekte:

- Vermeide Bewegungseinschränkung, erlaube, sich möglichst frei zu bewegen
- Ruhige und konstante Umgebung auf der Station
- Vermeide Überstimulation
- Evaluiere Einfluss von Besuchern, Untersuchungen und Therapien und limitiere dies, falls Agitiertheit oder starke Erschöpfung auftritt
- Erlaube Pausen, wenn nötig
- Sorge möglichst für konstantes Personal
- Evaluiere den bestmöglichen Kommunikationskanal
- Biete häufige Bestätigung an
- Biete vertraute Informationen an
- Schule Familienmitglieder bezüglich Agitiertheit/posttraumatischer Verwirrtheit
- Die Behandlung sollte stationär durch ein geschultes Team erfolgen

Zum Reorientierungstraining bieten sich zum einen Reorientierungstafeln mit z. B. Ort, Datum und behandelndem Team oder individuell geführte Kalender/Agenda an.

Förderung der Entwicklung eines Störungs- und/oder Gefahrenbewusstseins

Für die Förderung der Entwicklung eines Störungs- und/oder Gefahrenbewusstseins bietet sich das „eigene Entdecken" durch den Patienten an. Hierbei kann es hilfreich sein, den Patienten das gerade „Erlebte"/„Gemachte" beurteilen zu lassen. Unterstützend können Fragen wie: In welche Richtung wären Sie gestürzt? Was wäre passiert, wenn ich Sie nicht gehalten hätte? etc. sein. In späteren Phasen reagieren manche Patienten positiv, wenn man Situationen filmt und diese gemeinsam mit dem Patienten anschaut und nachbespricht. Eine weitere Option ist die Verwendung von Assessments, wobei sich der Patient selbst bei ausgewählten Items einstufen soll.

Mobilitätstraining

Gleichgewichtstraining

Bei Patienten mit reduziertem Störungs- und/oder Gefahrenbewusstsein eignet sich der Einsatz von sturzverhindernden Hilfsmitteln wie einer Laufkatze (Lite Gait, Andago [➤ Abb. 9.1] Float [➤ Abb. 9.4], Vector [➤ Abb. 9.3], etc.), da die Patienten mittels dieser gerätegestützten Therapieverfahren ihre Grenzen erfahren können, ohne gefährdet zu sein, sodass sie ideal das Gleichgewicht im Grenzbereich trainieren können.

Um das Gleichgewicht spezifisch und individualisiert trainieren zu können, sollte eine Screening-Test erfolgen, sobald Herr Schnell Bewegungsaufträge annähernd umsetzen kann. Hierfür eignet sich beispielsweise der Mini-BESTest.

PRAKTISCHER TIPP

Mini-BESTest

Der Test ist eine Kurzversion des von Fay Horak entwickelten Balance-Evaluation-System-Test, kurz BESTest, und untersucht 4 verschiedene Gleichgewichtsysteme (➤ Tab. 9.2): 1. das antizipatorische System (3 Aufgaben); 2. die reaktive posturale Kontrolle (3 Aufgaben), 3. die sensorische Orientierung (3 Aufgaben) und 4. das dynamische Gehen (5 Aufgaben). Insgesamt besteht der Test aus 14 Aufgaben mit einer maximalen Punktzahl von 28 Punkten (Gleichgewicht normal). Jede Aufgabe wird anhand von Beurteilungskriterien mit null, einem oder zwei Punkten bewertet, wobei 0: nicht möglich bzw. schwer beeinträchtigt, 1: mäßig beeinträchtig und 2: normal heißt. Geeignet scheint der Test für Patienten mit Gleichgewichtsproblemen oder folgenden neurologischen Erkrankungen: Schlaganfall, traumatische Hirnverletzung, Morbus Parkinson.

Gibt es Auffälligkeiten in einer Subskala, empfehlen sich weiterführende Tests wie beispielsweise die Berg Balance Scale (BBS, ➤ Kap. 22.2.3) für das antizipatorische Gleichgewicht oder das Functional Gait Assessment (FGA; ➤ Kap. 4.2.2) zur Testung des dynamischen Gleichgewichts.

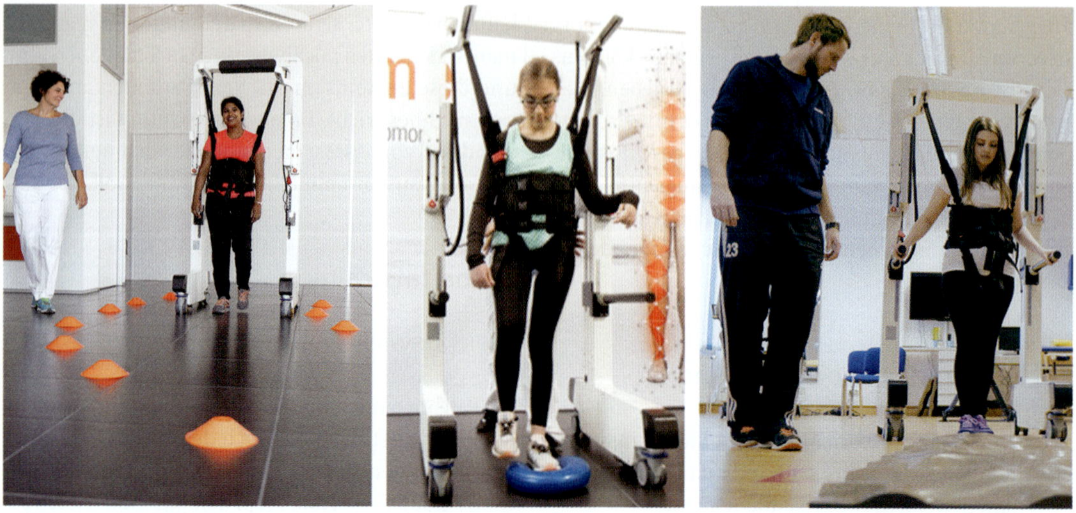

Abb. 9.1 Andago-Einsatz bei Gleichgewichts- und Gangtraining [V942]

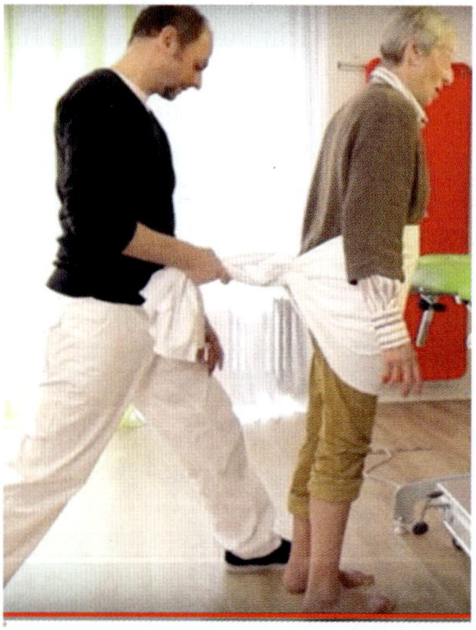

Abb. 9.2 Trainingsmöglichkeit des reaktiven Gleichgewichts [H211–001]

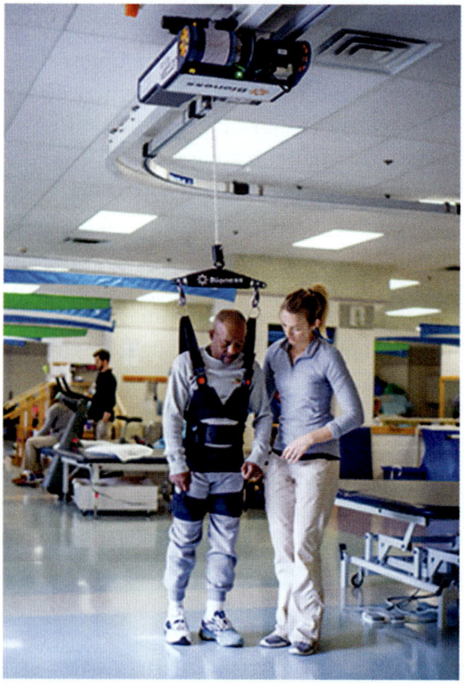

Abb. 9.3 Bioness Vector [V938]

Bei Herrn Schnell zeigen sich im später durchgeführten Mini-BESTest insbesondere Auffälligkeiten in der reaktiven posturalen Kontrolle sowie beim dynamischen Gehen. Bei der reaktiven posturalen Kontrolle liegen moderate Einschränkungen vor: Herr Schnell benötigt in alle drei Bewegungsrichtungen mehr als einen Schritt, um das Gleichgewicht wiederzuerlangen. Die Schutzschritte erfolgen verlangsamt.

Training der reaktiven posturalen Kontrolle:

- Geeignet sind beispielsweise bei gerätegestützten Therapieverfahren spezifische Störungsreize.
- Ohne Geräte lässt sich das reaktive Gleichgewicht durch sogenanntes „Schubsen" durch den Therapeuten trainieren.

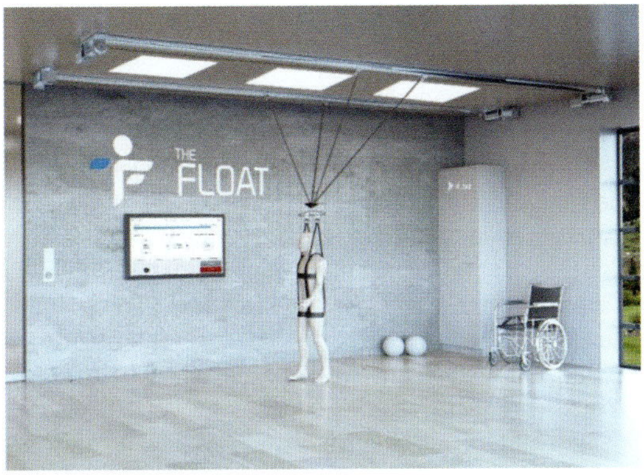

Abb. 9.4 Reha-Stim Float [V759]

Tab. 9.2 Mini-BESTest (nach Franchignoni et al., 2010)

	Aufgabe	Subskala
1	Sitz-Stand-Übergang	Antizipatorisch
2	Zehenstand	
3	Einbeinstand	
4	Kompensationsschritt vorwärts	Reaktive posturale Kontrolle
5	Kompensationsschritt rückwärts	
6	Kompensationsschritt seitwärts	
7	Schmalstand, Augen geöffnet, harter Untergrund	Sensorische Orientierung
8	Schmalstand, Augen geschlossen, Schaumstoff-Untergrund	
9	Schrägbrett, Augen geschlossen	
10	Tempowechsel beim Gehen	Dynamisches Gehen
11	Gehen mit Kopfdrehung	
12	Gehen mit ½ Drehung um die eigene Achse	
13	Schritt über Hindernis	
14	Timed-Up-and-Go (TUG) mit Dual-Task	

- Weitere Möglichkeiten sind z. B. das „Hineinlehnen" des Patienten in die Therapeutenhände oder beispielsweise ein Laken mit plötzlichem Loslassen (➤ Abb. 9.2).

Das dynamische Gehen ist insbesondere bei gleichzeitiger Kopfdrehung und mit Dual-Task-Aufgaben reduziert.

Training des dynamischen Gehens:

- Während des Gehens durch verschiedene Gänge soll Herr Schnell alle Türen/Fenster/Bilder rechtsseitig/linksseitig zählen.
- Während des Gehens Blickkontakt zu einem Objekt halten
- Während des Gehens einen Ball werfen/fangen, prellen
- Zum alltagsnahen Training bietet sich ein „Einkaufstraining" an, da dies die Orientierung im Raum und das Suchen nach Produkten während des Gehens erfordert.

Wichtig bei all diesen Maßnahmen ist, dass der Patient informiert ist, dass für einen gefährdungsfreien (Sturz-)Raum gesorgt wird und dass der Therapeut für die Sicherheit des Patienten sorgt.

PRAKTISCHER TIPP

Prinzipien des motorischen Lernens berücksichtigen

Die von Gabriele Wulf und Rebecca Lewthwaite entwickelte OPTIMAL-Theorie steht für Optimizing Performance Through Intrinsic Motivation and Attention for Learning. Zentral in der Theorie sind drei Faktoren, wobei es sich um zwei motivationale Faktoren sowie einen aufmerksamkeitsbezogenen Faktor handelt:

1. Erhöhte Erwartungshaltung des Übenden
2. Autonomie des Lernenden
3. Externer Aufmerksamkeitsfokus

Zur Erhöhung der Erwartungshaltung bietet sich ein positives Feedback an, z. B., dass der Therapeut die Rückmeldung nach einer gelungenen Ausführung gibt, anstatt zu korrigieren. Zudem sollte der Therapeut die Übung so gestalten, dass der Patient diese ausführen kann, aber gefordert ist, damit der Patient ein Erfolgserlebnis hat. Beispielsweise geht der Patient mit Gangdeviationen zwischen zwei Linien, wobei der Abstand der Linien so gewählt wird, dass der Patient die Aufgabe gerade noch ausführen kann. Bei dieser Aufgabe ist zugleich durch die Linien ein externer Aufmerksamkeitsfokus gewählt worden. Andere Möglichkeiten sind, dass man beim Gehen zwischen zwei Stühlen oder Stuhlreihen hindurch geht. Die Autonomie des Übenden kann gefördert werden, indem der Patient beispielsweise auswählt, welches Objekt beim Gehen mit Blickkontakt verwendet wird oder auf welche Dinge er beim Gehen mit Kopfdrehung achtet.

Training von Koordination und Schnelligkeit

Das Training der Koordination und Schnelligkeit kann zur Sicherung des Patienten durch gerätegestützte

Therapieverfahren (Andago [> Abb. 9.1], Vector [> Abb. 9.3], Float [> Abb. 9.4] etc.) unterstützt werden. Für basale Koordinationsübungen eignen sich beispielsweise

- Stop-and-Go-Übungen
- Richtungs-/Tempowechsel
- Seitwärts-/rückwärtsgehen
- Kreuzschritte, Storchenschritte, Ausfallschritte, Grätschschritte etc.

Im Verlauf eignen sich

- Übungen mit der Koordinationsleiter (> Abb. 9.5)
- Kognitiv-motorische Übungen mittels Redance (> Abb. 9.6)
- Dividat (> Abb. 4.3) etc.

Anfänglich können diese Übungen sehr basal sein und im Verlauf den Fähigkeiten des Patienten entsprechend durch Steigerung der Geschwindigkeit oder Aufgabenkomplexität angepasst werden.

⚠ VORSICHT

mit Laufen, Hüpfen, Springen und schnellen Lagewechseln

Nach einer traumatischen Hirnverletzung scheint das Gehirn anfänglich noch vulnerabel zu sein und verträgt insbesondere Hüpfen, Springen, Laufen, aber auch sehr schnelle Lagewechsel nicht. Die Patienten reagieren oft mit Schwindel, Unwohlsein oder Gleichgewichtsirritationen; manchmal klagen sie über vegetative Symptome. Oftmals gibt es für Krankenhäuser und Kliniken hausinterne Richtlinien, wie lange auf o. g. Bewegungen verzichtet werden soll. Im klinischen Alltag bewährt sich ein langsamer, vorsichtiger Aufbau dieser Aktivitäten, um die Verträglichkeit evaluieren zu können.

Im Bereich der leichten traumatischen Hirnverletzung (Gehirnerschütterung) wird insbesondere bei Kindern und Jugendlichen vor dem sogenannten „Second Impact Syndrome" gewarnt. Hier kommt es nach einer leichten Gehirnerschütterung (Bagatelltrauma) bei einer zweiten Hirnerschütterung zur massiven Hirnschwellung, sodass die Betroffenen unter einer höhergradigen Hirnverletzung mit gravierender Behinderung leiden. Dieses Syndrom ist in der Wissenschaft nicht unumstritten und wird derzeit kritisch diskutiert.

Häufig sind höhere motorische Fertigkeiten wie Hüpfen, Springen oder Wechselschritte nach einem SHT beeinträchtigt. Um diese objektiv zu untersuchen, eignet sich der HiMAT (High Level Mobility Assessment Tool).

PRAKTISCHER TIPP

HiMAT Revised

Der HiMAT Revised ist für Patienten geeignet, die Gleichgewichtsdefizite oder Mobilitätsprobleme auf einem hohen Niveau vorweisen. Voraussetzung für den Test ist eine Gehfähigkeit von mindestens 20 m ohne Hilfsmittel, wobei Orthesen erlaubt sind. Die Testdurchführung dauert in der Regel 5–10 min, wobei der Patient aufgefordert wird, die Aufgabe so schnell wie möglich, unter Berücksichtigung der Sicherheit, durchzuführen. Der Test besteht aus 8 Aufgaben, die zwischen 0–4 Punkten erhalten. Maximal können 32 Punkte erzielt werden. Getestet werden folgende Aktivitäten: 1. Gehen vorwärts, 2. Gehen rückwärts, 3. Zehengang, 4. Gehen über ein Hindernis, 5. Laufen, 6. Skipping, 7. Einbeiniges Hüpfen (betroffenes Bein) und 8. vom betroffenen Bein auf das weniger betroffene Bein springen. Der HiMAT Revised eignet sich als Verlaufskontrolle.

Ausdauertraining

Herr Schnell ist anfänglich schnell ermüdbar, sodass er nach 30 min Therapie eine Pause benötigt. In dieser Phase ist ein strukturiertes Ausdauertraining wegen der Agitiertheit und der kognitiven Defizite noch nicht möglich. Zur Verbesserung der physischen Belastbarkeit eignen sich das Gehtraining, Treppensteigen oder kurze Einheiten auf dem Fahrradergometer. Des Weiteren wird der Tagesplan von Herrn Schnell täglich angepasst, sodass die Belastung über den Tag verteilt zunimmt.

Nach 4 Tagen ist die Agitiertheit bereits deutlich rückläufig und Herr Schnell kann an einem geplanten repetitiven, strukturierten Training teilnehmen. Das Ausdauertraining führt er werktäglich zunächst 20 min auf dem Fahrradergometer durch, wobei er beim Training mit der Borg-Skala (> Tab. 9.3) vertraut gemacht wird und im Bereich zwischen 12–13 trainiert.

Im Verlauf wird die Dauer des Ausdauertrainings sukzessive gesteigert, wobei die Frequenz auf 3× wöchentlich reduziert wird. Um die Autonomie zu fördern sowie bereits eine Trainingsform zu finden, die Herr Schnell nach der Entlassung fortsetzten kann, wird er in die Entscheidung eingebunden, ob er gerne Wandern, Nordic Walking oder das Fitnesstraining an Geräten erproben würde. Er entscheidet sich für das Nordic Walking, da er sehr naturverbunden ist und ihm dies eher entspricht.

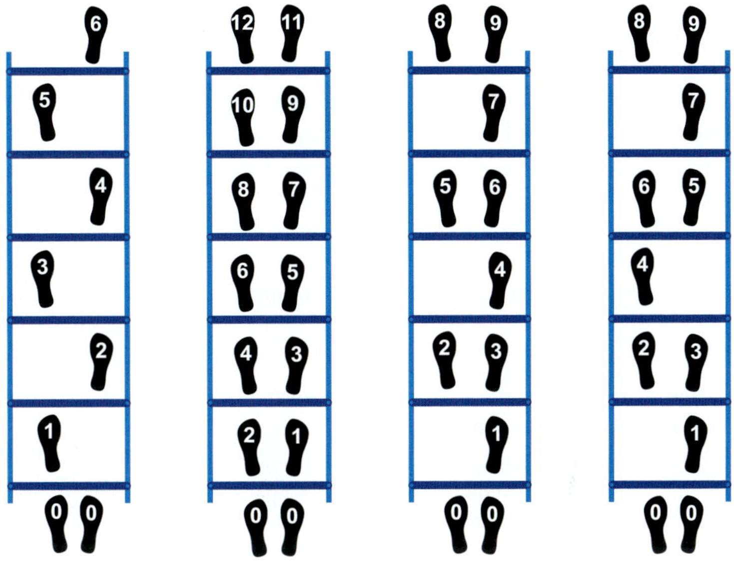

Abb. 9.5 Übungen mit der Koordinationsleiter [L231]

Tab. 9.3 Borg-Skala [V889]

RPE	Belastungsempfinden	% der max. Beanspruchung
6	Überhaupt nicht anstrengend	20 %
7	Extrem leicht	30 %
8		40 %
9	Sehr leicht	50 %
10		55 %
11	Leicht	60 %
12		65 %
13	Etwas anstrengend	70 %
14		75 %
15	Anstrengend/schwer	80 %
16		85 %
17	Sehr anstrengend	90 %
18		95 %
19	Extrem anstrengend	100 %
20	Maximal	

RPE: Rating of Perceived Exertion

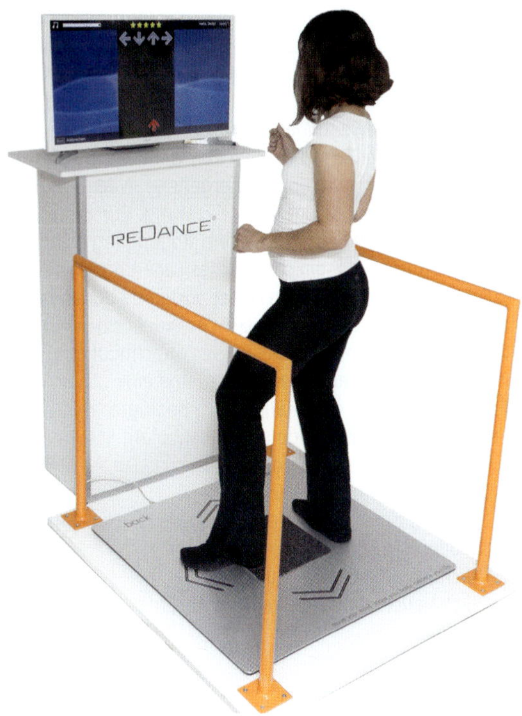

Abb. 9.6 Redance [V944]

Training der Armfunktion links

Nachdem die Agitiertheit rückläufig ist und sich Herr Schnell zunehmend an Vorgaben halten und erinnern kann, kann der Gilchrist-Verband abgelegt werden. Unter Berücksichtigung der Bewegungs- und Belastungsgrenzen wird Herr Schnell dazu ermuntert, möglichst den linken Arm im Alltag einzusetzen. Zudem wird mit ihm ein Trainingsprogramm zur Mobilisation und Kräftigung der linken Schulter sowie zur Erhaltung des skapulothorakalen Settings erarbeitet.

WAS WÄRE, WENN ...

... Herr Schnell neben der Gangdeviation noch über Schwindel klagen würde?

Nach SHT leiden viele Patienten unter Schwindel. Aufgrund des Traumas kommen vestibuläre Beeinträchtigungen gehäuft vor: Am häufigsten tritt ein gutartiger Lagerungsschwindel (benigner paroxysmaler Lagerungsschwindel, BPLS) auf. Durch das Trauma können sich Kalziumkarbonatkristalle, sogenannte Otokonien, aus dem im Innenohr gelegenen Utriculus lösen und in die Bogengänge wandern. Hier verursachen sie Irritationen und lösen Schwindel aus. Auslöser für den kurzzeitigen Drehschwindel sind insbesondere Lageveränderungen des Kopfes, wie beispielsweise beim Drehen im Bett, Aufsetzen oder Hinlegen, aber auch bei Kopfbewegungen im Stehen oder Gehen. Typischerweise ist der Schwindel sehr kurz andauernd (< 30 s) und mit einem Nystagmus einhergehend. Nachweisbar ist der BPLS mittels spezifischer Testung. Zur Behandlung wird, je nachdem in welchem Bogengang sich die Otokonien befinden, ein spezifisches Lagerungsmanöver durchgeführt. Am häufigsten ist der posteriore Bogengang betroffen. In der Regel ist diese Schwindelform sehr gut behandelbar. Weitere vestibuläre Beeinträchtigungen, die infolge eines SHT auftreten können, sind eine „Labyrinth Concussion" oder ein „traumatisch bedingter Hydrops/Perilymphfistel". Folgende nicht vestibuläre Schwindelursachen treten nach SHT gehäuft auf:

- Durch Medikamenteneinnahme
- Durch Visusprobleme, wie Doppelbilder, Blickinstabilität oder Hemianopsien
- Durch Blutdruckschwankungen
- Durch Verletzungen im Bereich des Hirnstamms/Kleinhirns.

9

9.6 Evidenzbasierte Zusammenfassung

Fast alle Patienten durchlaufen nach einer mittelschweren bis schweren traumatischen Hirnverletzung früher oder später eine Phase der Verwirrtheit (Confusional State). Diese kann bereits auf der Intensivstation oder dann bei der Frührehabilitation auftreten. Auch kann die Dauer stark variieren von wenigen Stunden über Tage bis Wochen. Gemäß der INCOG-Leitlinie, welche auf internationaler Ebene entwickelt worden ist, wird bei vorliegender Verwirrtheit, die nicht selten mit einer psychomotorischen Unruhe und Agitiertheit einhergeht, die Verwendung der Agitated Behavior Scale empfohlen, um das Verhalten möglichst objektiv erfassen und evaluieren zu können. Zur Reorientierung empfiehlt die Arbeitsgruppe die unter ➤ Kap. 9.5 Reorientierung beschriebenen Maßnahmen (Ponsford et al. 2014). Nur bei wenigen Patienten persistiert die Agitiertheit dauerhaft; dieses vor allem, wenn das Frontalhirn strukturell geschädigt ist.

Die zu Beginn der Rehabilitation im Vordergrund stehenden sensomotorischen Einschränkungen bilden sich im Verlauf oftmals zurück, wobei durch intensive Therapie, wie beispielsweise ein intensives Balancetraining, der Fortschritt beschleunigt werden kann.

Häufig unterschätzt sind langfristige Einschränkungen wie Fatigue, posttraumatische Kopfschmerzen, Schwindel oder kardiopulmonale Einschränkungen, wobei Letzteres mit einer höheren Sterblichkeit der zumeist relativ jungen Patienten einhergeht (➤ Kap. 11.5).

LITERATUR

Bogner J, Barrett RS, Hammond FM, et al. Predictors of agitated behavior during inpatient rehabilitation for traumatic brain injury. Arch Phys Med Rehabil 2015; 96: S274–281.

Corrigan JD. Development of a scale for assessment of agitation following traumatic brain injury. J Clin Exp Neuropsychol 1989; 11: 261–277.

Franchignoni F, Horak F, Godi M, Nardone A, Giordano A. Using psychometric techniques to improve the Balance Evaluation Systems Test: the mini-BESTest. J Rehabil Med 2010; 42(4): 323–331.

Hamel RN, Smoliga JM. Physical Activity Intolerance and Cardiorespiratory Dysfunction in Patients with Moderate-to-Severe Traumatic Brain Injury J M Sports Med 2019; 49: 1183.

Hassett L, Moseley AM, Tate R, Harmer AR. Fitness training for cardiorespiratory conditioning after traumatic brain injury. Cochrane Database of Systematic Reviews 2008; 2: CD006123.

Hellweg S, Schuster-Amft C. German version, inter- and intrarater reliability and internal consistency of the "Agitated Behavior Scale" (ABS-G) in patients with moderate to severe traumatic brain injury. Health Qual Life Outcomes 2016; 14(1): 106.

Ponsford J, Janzen S, McIntyre A, et al. INCOG recommendations for management of cognition following traumatic brain injury, part I: posttraumatic amnesia/delirium. J Head Trauma Rehabil 2014; 29: 307–320.

Wulf G, Lewthwaite R, Cardozo P, Chiviacowsky S. Triple play: Additive contributions of enhanced expectancies, autonomy support, and external attentional focus to motor learning. Q J Exp Psychol (Hove) 2018; 71(4): 824–831.

Williams G, Hill B, Pallant JF, Greenwood K. Internal validity of the revised HiMAT for people with neurological conditions. Clin Rehabil 2012; 26(8): 741–747.

FALL

10 Frühphase nach schwerem Schädel-Hirn-Trauma (SHT)

Stephanie Hellweg

Leitsymptome: Schwere Bewusstseinsstörung – Tetraparese – Spitzfuß – mangelnde Kopf- und Rumpfkontrolle

schwer

Definition

Schädel-Hirn-Trauma (SHT)/traumatische Hirnverletzung (THV)

Ein Schädel-Hirn-Trauma bzw. eine traumatische Hirnverletzung sind die **Folge einer Einwirkung von äußeren Kräften auf das Gehirn,** die zu einer Funktionsstörung und/oder Verletzung des Gehirns führt.

Hierbei kann eine Verletzung der Kopfschwarte, des knöchernen Schädels, der Gefäße und/oder der Hirnhäute auftreten.

Eine Verletzung ohne Störung der Hirnfunktionen oder Verletzung des Gehirns bezeichnet man als Schädelprellung.

10.1 Vorgeschichte

Herr Trauma zog sich beim Skifahren eine schwere THV zu. Bewusstlos blieb er nach dem Sturz am Boden liegen und wurde direkt nach der Bergung in eine Universitätsklinik geflogen. Hier erhob der erstversorgende Arzt die Glasgow Coma Scale (GCS; ➤ Tab. 10.1). Diese dient der Einteilung des Schweregrads der Bewusstseinsstörung nach akuter Hirnverletzung. Bei Herrn Trauma betrug der Wert 3 Punkte, sodass eine schwere traumatische Hirnverletzung vorliegt. Herr Trauma wurde wegen der Bewusstlosigkeit intubiert und künstlich beatmet. Zur Überwachung des intrakraniellen Hirndrucks wurde eine Hirndrucksonde gelegt. Herr Trauma wurde sediert und in ein künstliches Koma versetzt, um diesen lebensbedrohlichen Zustand möglichst medizinisch kontrollierbar zu machen.

PRAKTISCHER TIPP

Einteilung SHT

- Leichte traumatische Hirnverletzung: GCS 13–15
- Mittelschwere traumatische Hirnverletzung: GCS 12–9
- Schwere traumatische Hirnverletzung: GCS 8–3

KLINISCHER HINTERGRUND

Gründe für ein künstliches Koma (Sedierung)

- Maschinelle Beatmung
- Verminderung von Stress und Angst
- Schmerzfreiheit
- Reduktion des Hirnstoffwechsels und konsekutiv der Hirndurchblutung (Verminderung des Sauerstoffbedarfs des Gehirns und des intrazerebralen Drucks)
- Ruhe und Entlastung des Patienten

Nach der Erstversorgung mit Stabilisierung des gesundheitlichen Zustandes und Weaning (Entwöhnung von der Beatmung) wird Herr Trauma nach 28 Tagen von der Intensivstation auf die Frührehabilitation verlegt. Herr Trauma zeigt nun das „Syndrom der reaktionslosen Wachheit" (SRW), d. h., er öffnet spontan die Augen, wobei er keine Hinweise auf Bewusstsein zeigt, also weder auf Ansprache noch auf visuelle, auditive oder taktile Reize reagiert. Eine Kontaktfähigkeit ist nicht gegeben.

KLINISCHER HINTERGRUND

Einteilung von Bewusstseinsstörungen

Bei der Einteilung von Bewusstseinsstörungen werden zwei unterschiedliche Kategorien beurteilt: die Wachheit (Alertness) und das Bewusstsein (Awareness; ➤ Abb. 10.1).

Koma

Das Koma ist die schwerste Form einer quantitativen Bewusstseinsstörung und ist charakterisiert durch das Fehlen von Wachheit (Augen geschlossen) und völlige Bewusstlosigkeit. Im Koma zeigt der Patient keine Reaktion auch auf starke Reize.

Syndrom reaktionsloser Wachheit (SRW), engl. Unresponsive Wakefulness Syndrome (UWS)

Das SRW, auch Wachkoma, apallisches Syndrom oder vegetativer Zustand genannt, folgt häufig dem Koma. Patienten haben Phasen mit offenen Augen (spontan oder auf Reize) und reagieren zeitweise mit reflexähnlichen Antworten, wobei keine Kontaktaufnahme möglich und kein Bewusstsein erkennbar ist.

Syndrom des minimalen Bewusstseinszustands (SMB), engl. Minimally Conscious State (MCS)

Sobald Patienten eine einfache Interaktion mit der Umwelt herstellen können oder reproduzierbare Verhaltensweisen zeigen, spricht man vom SMB. Kennzeichen sind eine Blickfixierung und/oder Blickfolgebewegungen, Befolgen von einfachen Aufträgen, eine Ja/Nein-Kommunikation, Anzeichen von orientiertem Verhalten, z. B. Lachen oder Weinen als Antwort auf emotionale Stimuli, Lautproduktion oder Gestik in Bezug auf Fragen, eine verständliche Sprachproduktion oder ein angepasstes Greifen von Objekten. Ein funktioneller Objektgebrauch oder eine funktionelle Kommunikation kennzeichnen das Überwinden des SMB.

Tab. 10.1 Glasgow Coma Scale (GCS) [F210–010]

Prüfung	Reaktion	Punkte
Augen öffnen	Spontan	4
	Nach Aufforderung	3
	Auf Schmerzreiz	2
	Nicht	1
Bewegungen	Nach Aufforderung	6
	Gezielte Abwehrreaktionen	5
	Ungezielte Abwehrreaktionen	4
	Beugebewegungen	3
	Streckbewegungen	2
	Keine	1
Sprache	Orientiert/klar	5
	Verwirrt	4
	Einzelne Worte	3
	Einzelne Laute	2
	Keine	1

Auf der Intensivstation hat Herr Trauma eine beatmungsbedingte Pneumonie durchgemacht. Zudem hat er deutlich an Gewicht verloren und wirkt kachektisch. Weitere mögliche Folgen einer Immobilisation sind in ➤ Abb. 10.2 dargestellt.

Im vorliegenden Fallbericht werden folgende Fragen beantwortet:

- Wie sieht die Remission des Schädel-Hirn-Traumas aus? Wie werden Bewusstseinsstörungen eingeteilt?
- Welche Ziele und Behandlungsschwerpunkte kann man bei Patienten mit schwerer Bewusstseinsstörung definieren?
- Wie wichtig ist die Frühmobilisation? Wann wird gestartet? Was muss beachtet werden?

10.2 Untersuchungsbefunde

10.2.1 Medizinische Befunde

MRT

Die MRT des Kopfes wurde ergänzend mit speziell hämosiderinsensitiven Sequenzen, sogenannten SWI-Sequenzen durchgeführt. Hierdurch ist es möglich, Blutabbauprodukte als Hinweis auf stattgehabte intrazerebrale Blutungen nachzuweisen. Es zeigen sich Hinweise auf Blutungen linksseitig im Mittelhirn sowie zahlreiche kleine Blutungen in beiden Großhirnhemisphären als Hinweis auf eine erhebliche beidseitige Schädigung der Neurone.

Zusätzliche Untersuchungen

Im EEG (Elektroenzephalogramm) findet sich eine schwere Allgemeinveränderung als Hinweis auf eine schwere allgemeine Hirnfunktionsstörung. Rechtsseitig lassen sich somatosensibel evozierte Potenziale (SSEP) kortikal nachweisen. Linksseitig lassen sich keine Potenziale nach rechtsseitiger peripherer Stimulation nachweisen.

Labor

Im Labor findet sich eine leichte Erhöhung des C-reaktiven Proteins (CRP) als Residuum der stattgefun-

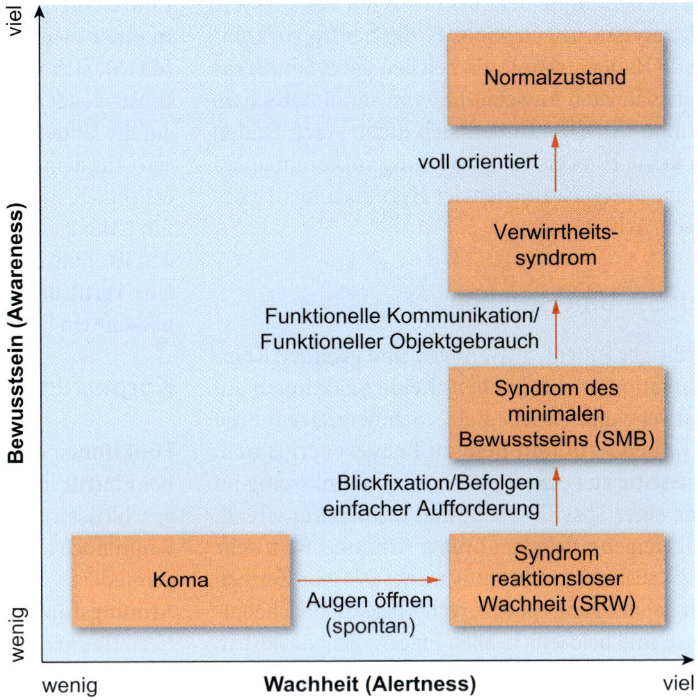

Abb. 10.1 Diagnostische Kriterien schwerer Bewusstseinsstörungen [F201–030/L231]

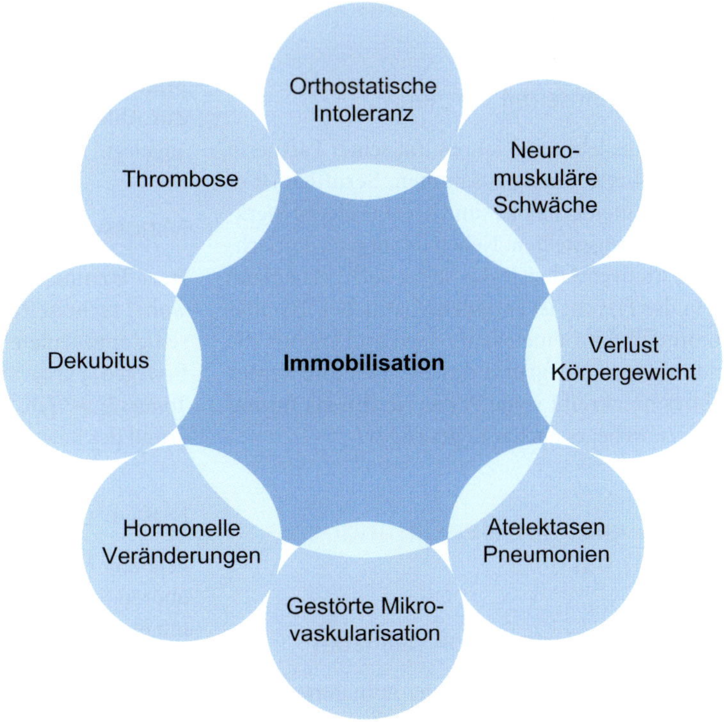

Abb. 10.2 Mögliche Folgen einer Immobilisation [P1007/L231]

denen Pneumonie bei normwertigen Leukozyten. Elektrolytstörungen wie z. B. die häufig vorkommende Hyponatriämie als Zeichen eines Syndroms der inadäquaten Ausschüttung von antidiuretischem Hormon (SIADH) finden sich nicht. Auch finden sich keine Hinweise auf die häufig vorkommenden Störungen von Hormonen der Hypothalamus-Hypophysen-Achse.

Ärztliche Untersuchung

34-jähriger Patient, SRW. Augen sind geöffnet. Kommunikation: nicht gegeben. Keine Reaktionen auf akustische und visuelle Reize. Schmerzreize führen am linken Arm und Bein zu Beugesynergismen, rechtsseitig zu keiner Reaktion. Tonus linksseitig im Sinne einer Spastik erhöht und rechtsseitig schlaff. Muskeleigenreflexe am linken Arm und Bein sehr lebhaft auslösbar, rechtsseitig nicht auslösbar. Zeichen nach Babinski links positiv, rechts negativ. Bauchhautreflexe sind beidseits in allen Etagen nicht auslösbar. Vestibulookulärer Reflex (sog. Puppenkopfphänomen) verzögert.

10.2.2 Physiotherapeutische Anamnese

Fremdanamnese mit Partnerin

Herr Trauma lebt seit 5 Jahren mit seiner Partnerin in einer Mietwohnung zusammen. Beruflich ist er gelernter Automechaniker und hat eine eigene Werkstatt mit 4 Angestellten. Neben der organisatorisch-administrativen Arbeit legt er selbst noch gerne Hand an. In der Freizeit ist er leidenschaftlicher Ski- und Motoradfahrer. Gemeinsam reisen und kochen die beiden gerne. Aufgrund des Berufes und seiner Hobbys beschreibt seine Partnerin ihn als fit und trainiert, wobei er auch sehr gesellig sei.

10.2.3 Evaluation des Gesundheitszustands nach ICF

Aktivität und Partizipation (Teilhabe)

Herr Trauma ist zum Zeitpunkt der Aufnahme auf die Frührehabilitation mehrheitlich bettlägerig.

Eine elementare Körperposition wechseln (d410), in einer elementaren Körperposition verbleiben (d415), sich verlagern (d420)
Er ist bei allen Bewegungsübergängen und Transfers auf die Unterstützung von 2 Hilfspersonen angewiesen. Aus dem Übergabebericht der Intensivstation ist ersichtlich, dass Herr Trauma bis dato für max. 20 min mit 2 Hilfspersonen an den Bettrand mobilisiert worden ist. Eine Mobilisation außerhalb des Bettes oder eine Vertikalisation im Stehbrett oder anderen Stehhilfsmitteln hat noch nicht stattgefunden.

Körperfunktion und -struktur

Funktionen des Bewusstseins (b110)
Bei Eintritt ins Zimmer hat Herr Trauma die Augen geschlossen und reagiert weder auf Geräusche im Raum noch auf Ansprache. Die Vigilanz ist deutlich gemindert.
Atmungsfunktionen (b440)
Herr Trauma ist mit einer Trachealkanüle versorgt.
Funktionen der Nahrungsaufnahme (b510)
Zudem wird er künstlich über eine PEG-Sonde (perkutane endoskopische Gastrotomie) direkt über den Magen-Darm-Trakt ernährt. Augenscheinlich, im Vergleich mit dem im Zimmer hängenden Bildern von Herrn Trauma, hat Herr Trauma deutlich an Gewicht verloren.
Miktionsfunktion (b620)
Zur Ableitung des Urins wurde ein Dauerkatheter angelegt.

Minussymptomatik

Herr Trauma zeigt eine hochgradige Tetraparese, wobei rechtsseitig der Tonus schlaff ist und linksseitig angedeutete Tonusanpassungen beim passiven Bewegen spürbar sind (Early Functional Ability [EFA] Tonus: 2; ➤ Tab. 10.3). Eine Kraftmessung kann aufgrund der Bewusstseinslage nicht erfolgen.

Plussymptomatik

Erhöhter Muskeltonus gegen die Dorsalextension im oberen Sprunggelenk (OSG) linksseitig, gemessen mit der modifizierten Tardieu-Skala (➤ Kap. 15.2.3): Beim langsamen Bewegen (V1) DE/PF (0/10/40) mit klarem Stopp, beim schnellen Bewegen (V3) (0/25/40) mit erschöpfbarem Klonus.

Adaptive Phänomene

Passive Beweglichkeit OSG links:
- mit gebeugtem Kniegelenk: 0/0/40
- mit gestrecktem Kniegelenk: 0/10/40

Willkürmotorik ist angedeutet in Form von Massensynergien links sichtbar (EFA 2). Herr Trauma zeigt keine Kopfkontrolle (EFA 1).

Vitalparameter

Am Monitor können folgende Werte abgelesen werden:
- Herzfrequenz: 98/min
- Blutdruck: 132/87 mmHg
- Atemfrequenz: 26/min
- Pulsoximetrie (S_pO_2): 95 %

Assessments

Im Frühreha-Barthel-Index (FRB; ➤ Tab. 10.2), der eine systematische Erfassung der Selbstständigkeit beziehungsweise der Pflegebedürftigkeit erlaubt, erzielt Herr Trauma -175 Punkte.

Tab. 10.2 Frühreha-Barthel-Index (FRB; Schönle, 1995)

Beschreibung	Nein	Ja
Intensivmedizinisch überwachungspflichtiger Zustand	0	**-50**
Absaugpflichtiges Tracheostoma	0	**-50**
intermittierende Beatmung	**0**	-50
Beaufsichtigungspflichtige Orientierungsstörung (Verwirrtheit)	**0**	-50
Beaufsichtigungspflichtige Verhaltensstörung (mit Eigen- und/oder Fremdgefährdung)	**0**	-50
Schwere Verständigungsstörung	0	**-25**
Beaufsichtigungspflichtige Schluckstörung	0	**-50**
Dekubitus oder andere verbandspflichtige Wunden	**0**	-50

PRAKTISCHER TIPP

Early Functional Ability (EFA)

Um frühfunktionelle Fortschritte aufzeigen zu können, eignet sich die deutschsprachige Early Functional Ability (EFA; Heck 2000). Sie besteht aus 20 Items und bildet 4 Funktionsbereiche ab: das Vegetativum (1–4), den fazio-oralen Trakt (5–8), die Sensomotorik (9–15) und die sensorisch-kognitiven Funktionen (16–20; ➤ Tab. 10.3). Jedes Item wird auf einer Skala von 1 = fehlt, 2 = schwer eingeschränkt, 3 = mittelgradig eingeschränkt, 4 = leichtgradig eingeschränkt und 5 = nicht wesentlich eingeschränkt beurteilt, sodass im Minimum 20 Punkte und maximal 100 Punkte erreicht werden können. Die Skala eignet sich besonders, wenn Skalen zur Erfassung der Selbstständigkeit, wie beispielsweise der Barthel-Index, noch nicht greifen bzw. ein Bodeneffekt sichtbar ist.

10.3 Zusammenfassung der wichtigsten Befunde

Herr Trauma zeigt das Syndrom der reaktionslosen Wachheit (SRW). Es liegt eine rechtsbetonte Tetraparese vor mit beginnendem Spitzfuß links. Die Kopf- und Rumpfkontrolle ist deutlich herabgesetzt bis aufgehoben (EFA Kopfkontrolle: 1, Rumpfkontrolle: 2), sodass Herr Trauma bei jeglichen Positions- und Lagewechseln auf 2 Hilfspersonen (EFA Transfer: 1) angewiesen ist. Herr Trauma ist bereits im Liegen leicht tachykard, was evtl. die Ursache dafür sein könnte, dass er auf der Intensivstation noch nicht außerhalb des Bettes mobilisiert worden ist und noch kein Stehtraining durchgeführt worden ist (EFA Stehen: 1). Die Atemfrequenz ist erhöht, was auf die Trachealkanüle und die damit einhergehende Totraumverkleinerung zurückzuführen ist.

10.4 Physiotherapeutische Zielsetzung

In der Frühphase des SRW sind folgende **Ziele auf Körperfunktions-/Strukturebene** sinnvoll:
- Unterstützung der selbstständigen Atmung
  - Verbesserung der Sekret-Clearance
  - Verbesserung der Oxygenierung

Tab. 10.3 Early Functional Ability (EFA), Subskala Sensomotorik (SM)

Subskala SM	Level	Beschreibung
Tonus	1	Keine Tonusanpassungen erkennbar, generalisiert schlaff oder spastisch rigid
	2	Unterschiedliche Tonusverhältnisse Arme/Beine, untere (UEx)/obere Extremität (OEx) re./li. Körperseite; an den „besseren Extremitäten" angedeutete Tonusanpassung
	3	An den „besseren Extremitäten" Placing in erleichternden Ausgangsstellungen (AST) möglich, Massensynergien bei Willküraktivität
	4	Pathologischer Tonus in bestimmten Bereichen, an „besseren Extremitäten" vollständiges Placing möglich
	5	In Rückenlage (RL) allseits physiologischer Muskeltonus. Placing allseits möglich. Pathologischer Muskeltonus erst bei Willküraktivität, Lageänderung, Änderung der Ast
Kopf-kontrolle	1	Keinerlei Kopfkontrolle erkennbar
	2	Unter Therapie angedeutete Tonusanpassung/aktive Mithilfe bei Kopfbewegung spürbar, beginnende Kopfstellreaktionen
	3	Aktives Anheben des Kopfes situativ möglich, deutliche Kopfstellreaktionen
	4	Aktive, symmetrische Kopfaufrichtung ohne besondere Vorbehandlung für < 10 min möglich
	5	Wie Level 4 über längeren Zeitraum (> 10 Min.)
Rumpf-kontrolle/ Sitzen	1	Passiver Sitz (Passiv-Rollstuhl) nicht möglich, z. B. wegen vegetativer Instabilität, generalisierter Streck-/Beugespastik
	2	Passiver Sitz mit Lagerungshilfen (Kissen/Packs/Tisch) möglich oder < 10 min, keine aktive Rumpfaufrichtung
	3	Passiver Sitz (Rollstuhl) ohne spezielle Lagerungshilfen bzw. längerfristig (60 min) möglich, beginnende aktive Rumpfaufrichtung
	4	Freies Sitzen < 10 min ohne Unterstützung durch Helfer/Hände möglich, evtl. asymmetrisch, keine Balancereaktionen
	5	Freies Sitzen> 10 min möglich, Balancereaktionen evtl. noch eingeschränkt
Transfer	1	Völlig passiv, unter Umständen sind 2 Hilfspersonen erforderlich und/oder Hilfsmittel
	2	Passiver Transfer, keine aktive Mithilfe, teilw. Tonusanpassung möglich. 1 Helfer/erschwerter Transfer
	3	Aktive Mithilfe teilweise möglich (z. B. Kopf anheben/Bridging/Oberkörpervorlage). Transfer mit einer Hilfsperson
	4	Gute aktive Mithilfe/Belastung beider Beine/Einsatz der Arme, geringe Unterstützung durch 1 Helfer
	5	Selbstständiger Transfer ohne Sturzrisiko möglich
Stehen	1	Nicht möglich (vegetative Instabilität, Kontrakturen, Frakturen …)
	2	Nur kurzfristig (ca. 5–10 Min.) und/oder nicht aufrecht möglich, Stehbrett oder 2 Helfer + Schienen
	3	> 10 min passiver, aufrechter Stand, keine aktive Rumpfaufrichtung/einseitige Belastung, 2 Helfer + Schienen
	4	Aktives Stehen, Belastung beider Beine, 1 Helfer + Schiene/Bank
	5	Aktives Stehen frei im Raum ohne Helfer und Hilfsmittel möglich (evtl. noch asymmetrisch)
Willkür-motorik	1	Keine Willkürmotorik erkennbar
	2	Erkennbare Willkürmotorik (z. B. Abwehr), Massensynergien
	3	Willkürmotorik/Mitarbeit in Form von konzentrischer Muskelanspannung
	4	Willkürmotorik/Mitarbeit in Form von konzentrischer/exzentrischer Muskelanspannung
	5	Selektives Bewegen möglich (evtl. noch kraftgemindert)
Fort-bewegung/ Mobilität im Roll-stuhl	1	Völlig passiv, Transport im Rollstuhl (RS) noch nicht möglich
	2	Sitzender Transport eingeschränkt möglich. Vorbehandlung für sitzende AST erforderlich und/oder Spezialrollstuhl mit Rumpfunterstützung, Kopfstütze erforderlich
	3	Transport im Aktiv-RS mit teilweise aktiver Rumpfaufrichtung und Kopfkontrolle möglich
	4	Aktive Mithilfe beim Antreiben des RS (Bein oder Hand) oder Gehen mit therapeutischer Unterstützung (wenige Schritte) möglich
	5	Selbstständige Fortbewegung im RS oder Gehen mit ausreichender Gangsicherheit (mind. 15 m), Hilfsmittel erlaubt

- Vermeidung sekundärer Komplikationen
  - Vermeidung von Kontrakturen
  - Vermeidung von Atelektasen, Pneumonien
- Förderung der Wachheit
- Förderung der Körperwahrnehmung
- Anbahnen motorischer Aktivität
  - Förderung der Ansteuerung der Skelettmuskulatur und ggf. Kräftigung
  - Verbesserung koordinativer Fähigkeiten
  - Verbesserung der kardiovaskulären Belastbarkeit

Ziele auf Aktivitätsebene:

- Anbahnung/Training der Stehfähigkeit
- Erarbeiten der Sitztoleranz im Passiv-RS, Erarbeitung einer basalen Kopf- und Rumpfkontrolle im Sitz
- Anbahnung der Mithilfe bei Bewegungsübergängen und Transfers
- Anbahnung der basalen Aktivitäten des täglichen Lebens (ADL)
- Anbahnung von Teilsequenzen in der Körperpflege

WAS WÄRE, WENN ...

... Herr Trauma keine Tachykardien mehr hätte, weiterhin aber eine reduzierte Oxygenierung zeigen würde und die Sekretolyse herabgesetzt wäre?

Eine Möglichkeit zur Verbesserung der Oxygenierung und der Sekretolyse ist das sogenannte „Bagging" (Frank 2011; ➤ Abb. 10.3). Bei tracheotomierten Patienten wird ein Ambubeutel am Kanülenende aufgesetzt. Atemsynchron zur Inspiration erhält der Patient zusätzlich Luft mittels des Ambubeutels. Durch die entstehende Atemvolumenerhöhung werden minderbelüftete Areale belüftet, sodass diese wieder am Gasaustausch teilnehmen und somit die Sauerstoffaufnahme ins Blut gesteigert werden kann. Nach einigen Wiederholungen wird der Patient zum Husten aufgefordert. Eine Hilfsperson unterstützt während der Exspiration den Aufwärtstransport des Sekrets durch bimanuelles seitliches Drücken im Bereich der lateralen unteren Rippen oder durch flächigen, kranialwärts gerichteten Druck unterhalb des epigastrischen Winkels, wodurch der intrathorakale Druck erhöht wird. Oft ist die manuelle Hustenunterstützung ausreichend, um das Sekret in die Trachealkanüle zu transportieren, sodass das mobilisierte Sekret innerhalb der Kanüle abgesaugt werden kann.

10.5 Physiotherapeutische Maßnahmen/Therapieplan

Atemphysiotherapie

Aufgrund der Bewusstseinsstörung kann Herr Trauma keine aktiven Atemtechniken umsetzen.

Zur Verbesserung der Oxygenierung und Sekret-Clearance sowie zur Vermeidung von Atelektasen und Pneumonien kommen insbesondere Lagerungen, Positionswechsel und Mobilisationen zur Anwendung, welche mit folgenden Techniken gut kombinierbar sind:

- Griffe aus der reflektorischen Atemtherapie (wie Streichungen, Packegriffe, Dehnzüge etc.)
- Hustenunterstützung während der Exspiration durch manuelle Kompression an Thoraxflanken bei entblockter Trachealkanüle

(Um-)Lagerungen/Positionieren

Herr Trauma wird wechselweise in verschiedenen Stellungen positioniert, wie 90°-Seitlage rechts/links, Sitzbett und dem Sitz im RS. Zum einen dienen die Positionswechsel der Pneumonieprophylaxe durch die Veränderung der Belüftung der unterschiedlichen Lungenabschnitte, zum anderen der Dekubituspro-

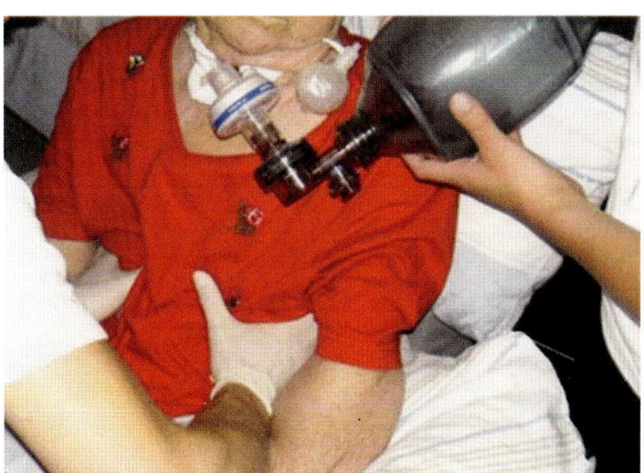

Abb. 10.3 Bagging mit Ambubeutel [F772–008]

10

phylaxe. Aufgrund des hohen Gewichtsverlusts mit Abnahme der Muskelmasse und dadurch, dass sich Herr Trauma nicht selbstständig bewegen kann, ist die Dekubitusgefahr erhöht. Wegen der reduzierten Vigilanz und des Tracheostomas sollte Herr Trauma möglichst nicht in Rückenlage positioniert werden, da es hier zu (stillen) Aspirationen kommen kann.

PRAKTISCHER TIPP

Lagerung in Neutralstellung (LiN)

Für Patienten, die sich nicht oder sehr eingeschränkt bewegen können, ist die Lagerung/Positionierung ein wichtiges Element in der Rehabilitation. Die LiN erfolgt möglichst nahe an einer neutralen Gelenkstellung und berücksichtig die individuellen Bedürfnisse des Patienten. Hierfür wird ausreichend Lagerungsmaterial verwendet, um paretische Körperabschnitte zu stabilisieren und Hohlräume zu vermeiden (➤ Abb. 10.4). Dies optimiert die Druckverteilung des Körpers auf der Unterlage, Spitzendrücke werden vermieden und somit die Entstehung von Druckgeschwüren (Pickenbrock 2017). Die Lagerung wird vom Patienten oftmals als komfortabel erlebt und lagerungsbedingte Schmerzen treten weniger häufig auf (Pickenbrock 2015). LiN wird, angepasst an das jeweilige Ziel, in den bekannten Positionen wie 90°-Seitlage, 30°-Seitlage, Rückenlage oder im Sitz angewendet.

Bewegungstherapie

Passives/assistives Durchbewegen

Das passive Durchbewegen dient zum einen der Kontrakturenprophylaxe und sollte idealerweise täglich 5–10× pro Bewegungsrichtung pro Gelenk erfolgen. Zum anderen kann durch Eigenkontakt des Patienten die Körperwahrnehmung gefördert werden. Ergänzend sollte der Einsatz eines Bettfahrrads (z. B. Motoletto) geprüft werden.

Mobilisation/Vertikalisation

Eine der wichtigsten Maßnahmen in der Frühphase nach THV ist die Frühmobilisation. Diese findet initial unter kontinuierlicher Überwachung der respiratorischen und hämodynamischen Parameter statt, damit jederzeit die Intensität angepasst oder beispielsweise zusätzlicher Sauerstoff gegeben werden kann.

Zuerst wird Herr Trauma, wie bereits auf der Intensivstation, an den Bettrand mobilisiert. Da die Vitalparameter während 30 Minuten stabil waren, wird Herr Trauma tags darauf bereits für 30 Minuten in den Passiv-Rollstuhl mobilisiert. Am gleichen Tag findet eine Vertikalisation bis 70° im Stehbrett statt, die sukzessive bezüglich Dauer und Kippneigung gesteigert wird.

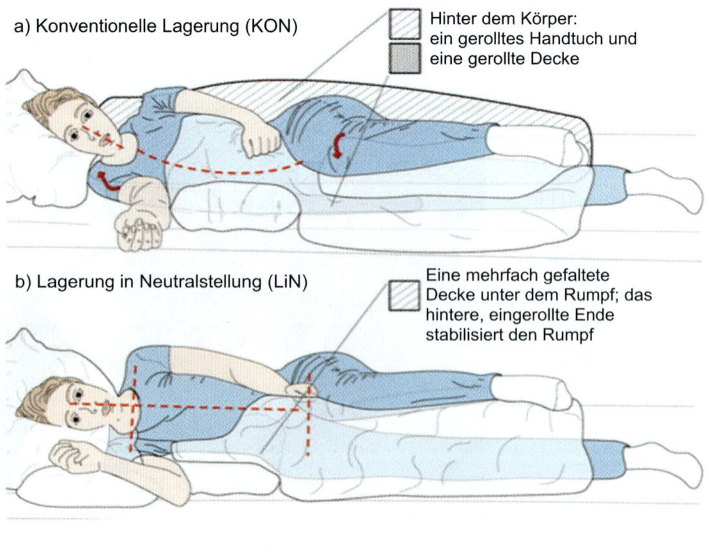

Abb. 10.4 Vergleich konventionelle Lagerung (a) und LiN (b) [F201–031]

⚠ VORSICHT

Kontraindikationen für die Frühmobilisation

Kontraindikationen für eine Mobilisation sind in der Regel (Sommer 2015, Balas 2014):

- Kürzlicher Herzinfarkt
- Herzfrequenz: < 50/min oder > 130/min
- Blutdruck: mittlerer arterieller Druck (MAP) < 60 mmHg und > 110 mmHg
- Oxygenierung: unter 90 %
- Atemfrequenz: unter 5 oder über 40 Atemzüge/min
- Systolischer Blutdruck: > 180 mmHg
- Temperatur: ≥ 38,5 °C, ≤ 36 °C

Diese Werte dienen der allgemeinen Orientierung und sollten im individuellen Behandlungskontext unter Berücksichtigung des Allgemeinzustandes des Patienten mit dem behandelnden Arzt erhoben werden.

PRAKTISCHER TIPP

Frühmobilisation

Zur Frühmobilisation bewähren sich anfänglich Stehhilfsmittel wie ein herkömmliches Stehbrett oder der Erigo (➤ Abb. 10.5), um schrittweise bei kontrollierten Vitalparametern in die Vertikale zu mobilisieren. Sind die Vitalwerte mehrheitlich stabil und liegt eine beginnende Kopf- und Rumpfkontrolle vor, eignet sich die Mobilisation im Freistehbarren/Standing. Diese Art der Mobilisation ins Stehen ist physiologischer und vertrauter. Im Freistehbarren kann bei zunehmender Vigilanz bereits mit Gewichtsverlagerungen oder „Mini-Squats" begonnen werden, wenn der Therapeut hinter dem Patienten steht.

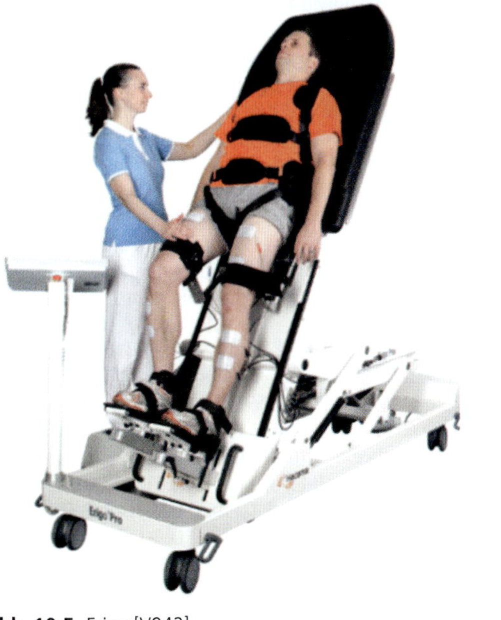

Abb. 10.5 Erigo [V942]

Neben der Physiotherapie ist die Ergotherapie, insbesondere zur Anbahnung der basalen ADL und von Teilsequenzen in der Körperpflege, involviert. Ein weiterer Schwerpunkt ist die Dysphagie mit dem Ziel der Dekanülierung und des Nahrungsaufbaus. Häufig erfolgen die Therapien als Co-Behandlung, z. B. zuerst das „Bagging" mit dem Schwerpunkt der Verbesserung der Oxygenierung und Sekretolyse und anschließend die Therapie des fazio-oralen Trakts zur Anbahnung der Zungenbewegung, des Schluckens und zur Steigerung der Entblockungszeiten.

Im Verlauf normalisieren sich Blutdruck und Puls, sodass die Mobilisation hierdurch nicht mehr beeinträchtigt ist. Durch das tägliche Stehtraining ist der Spitzfuß links rückläufig, sodass Herr Trauma mit gestrecktem Knie wieder die 0°-Stellung erreicht. Gleichzeitig kann Herr Trauma bei der Körperpflege mit der linken Hand Gegenstände greifen und diese mit Unterstützung halten. Das Loslassen ist noch nicht möglich (EFA Willkürmotorik: 3). Auch kann das linke Bein aufgestellt gehalten werden (EFA Tonus: 3). Die Kopf- und Rumpfkontrolle verbessern sich deutlich bei zunehmender Wachheit und Bewusstsein (SMB). So kann Herr Trauma den Kopf situationsabhängig aktiv anheben (EFA Kopfkontrolle: 3) und innerhalb der Unterstützungsfläche ca. 3 Minuten unter Supervision sitzen (EFA Rumpfkontrolle: 4).

Beim Transfer in den Rollstuhl zeigt Herr Trauma Tonusanpassungen und hebt zumeist den Kopf an. Die aktive Mithilfe ist noch begrenzt und der Transfer mit einer Hilfsperson somit erschwert (EFA Transfer: 2). Das Stehen ist für 20 Minuten im Freistehbarren möglich, wobei dies in der Regel in einer Co-Behandlung (2 Therapeuten) erfolgt (EFA Stehen: 3)

Nach 4 Wochen wird Herr Trauma dekanüliert und erreicht im FRB 0 Punkte, sodass er nicht mehr überwachungspflichtig ist.

Evidenz

Evaluationskriterien

Neben der Erhebung der Vitalparameter und Verlaufszeichen wie Beweglichkeit, gemessen mit der Neutral-Null-Methode, empfiehlt es sich, den Schweregrad der Bewusstseinsstörung, die Pflegebedürftigkeit und die frühfunktionellen Fortschritte zu beurteilen.

Die Einteilung von schweren Bewusstseinsstörungen, also ob der Patient im SRW oder SMB ist, ist schwierig. Die Rate der Fehldiagnosen ist mit 37–43 % (Bender 2015) sehr hoch. Zur klinischen, möglichst objektiven Einteilung von Bewusstseinsstörungen und somit zur Differenzierung zwischen SRW und SMB wird die revidierte Coma Recovery Scale (CRS-R) empfohlen.

Zur Beurteilung der Überwachungspflichtigkeit bzw. Pflegebedürftigkeit eignet sich der Frühreha-Barthel-Index (FRB; ➤ Tab. 10.2), welcher von Kostenträgern länderabhängig eingefordert wird.

Beide Assessments eignen sich aus therapeutischer Sicht weniger, um die frühfunktionellen Fortschritte eines Patienten erfassen zu können. Hierfür scheint die Early-Functional-Ability-Skala (EFA; ➤ Tab. 10.3) in valides Instrument zu sein.

10.6 Evidenzbasierte Zusammenfassung

Ein Schwerpunkt der physiotherapeutischen Behandlung bei Patienten nach schwerer THV ist die Frühmobilisation. Die Vorteile einer Frühmobilisation reichen vom Vermeiden der negativen Auswirkungen der Immobilisation (Allen 1999) über funktionelle Fortschritte und Förderung der Vigilanz (Wilson 2016) bis zur früheren Entlassung aus dem Akutkrankenhaus. Bis heute fehlen jedoch klare Empfehlungen oder evidenzbasierte Leitlinien für die Durchführung der Frühmobilisation nach SHT.

Jedoch scheint sich bei der Frühmobilisation ein stufenweises Vorgehen (Mobilisationsschema oder Algorithmus) unter Berücksichtigung der Kontraindikationen zu bewähren (Sommer 2015):

- Eine frühe Vertikalisation ist machbar und wird empfohlen (Frazitta 2015, Taveggio 2015, Krewer 2015).
- Je höher die Ausgangsstellung, desto responsiver ist der Patient (Wilson 2016).
- Derzeit gibt es keinen Nachweis der Überlegenheit des Erigo gegenüber der Verwendung von normalen Stehbrettern (Krewer et al. 2015).
- Es gibt Hinweise, dass orthostatische Komplikationen weniger beim Stehtraining mit Erigo auftreten als beim herkömmlichen Stehtraining (Taveggio et al. 2015).

10

LITERATUR

Allen C, Glasziou P, Del Mar C. Bed rest: a potentially harmful treatment needing more careful evaluation. Lancet 1999; 354(9186): 1229–1233.

Balas MC, Vasilevskis EE, Olsen KM, et al. Effectiveness and Safety of the Awakening and Breathing Coordination, Delirium Monitoring/Management, and Early Exercise/Mobility Bundle. Crit Care Med 2014; 42: 1024–1036.

Bender A, Jox RJ, Grill E, Straube A, Lulé D: Persistent vegetative state and minimally conscious state – a systematic review and meta-analysis of diagnostic procedures. Dtsch Arztebl Int 2015; 112: 235–242.

Frank K, Frank U. Bagging und Air Stacking: Ein atemtherapeutischer Ansatz für Patienten in der neurologischen Frührehabilitation. Pneumologie 2011; 65: 314–319.

Hankemeier A, Rollnik JD. The Early Functional Abilities (EFA) scale to assess neurological and neurosurgical early rehabilitation patients. BMC Neurology 2015; 15: 207.

Heck G, Steiger-Bächler G, Schmidt T. Early Functional Abilities (EFA) – eine Skala zur Evaluation von Behandlungsverläufen in der neurologischen Frührehabilitation. Neurol Rehabil 2000; 6: 125–133.

Krewer C, Luther M, Koenig E, et al. Tilt Table Therapies for Patients with Severe Disorders of Consciousness: A Randomized, Controlled Trial. PloS one 2015; 10: e0143180.

Needham DM. Mobilizing patients in the intensive care unit: improving neuromuscular weakness and physical function. Jama 2008; 300(14): 1685–1690.

Pickenbrock H, Ludwig VU, Zapf A. Support pressure distribution for positioning in neutral versus conventional positioning in the prevention of decubitus ulcers: a pilot study in healthy participants. BMC Nurs 2017; 16: 60.

Pickenbrock H, Ludwig VU, Zapf A, et al. Conventional versus neutral positioning in central neurological disease: a multicenter randomized controlled trial. Dtsch Arztebl Int 2015; 112: 35–42.

Sommers J, Engelbert RHH, Dettling-Ihnenfeldt D, et al. Physiotherapy in the intensive care unit: an evidence-based, expert driven, practical statement and rehabilitation recommendations. Clinical Rehabilitation 2015; 29: 1051–1063.

Schönle PW. Der Frühreha-Barthel-Index (FRB) – eine frührehabilitationsorientierte Erweiterung des Barthel-Index. Rehabilitation 1995; 34: 69–73.

Taveggia G, Ragusa I, Trani V, et al. Robotic tilt table reduces the occurrence of orthostatic hypotension over time in vegetative states. Int J Rehabil Res 2015; 38: 162–166.

Wilson BA, Dhamapurkar S, Tunnard C, Watson P, Florschutz G. The Effect of Positioning on the Level of Arousal and Awareness in Patients in the Vegetative State or Minimally Conscious State: a Replication and Extension of a Previous finding. Brain Impairment 2016; 14(3): 475–479.

FALL

11 Traumatische Subarachnoidalblutung: chronische Phase nach SHT

Susanne Gerold

Leitsymptome: Tetraparese – motorische Verlangsamung – erhöhte Ablenkbarkeit – reduzierte Belastbarkeit – Fatigue

leicht

Definition

Subarachnoidalblutung

Unter einer Subarachnoidalblutung (SAB) versteht man eine **Blutung im Bereich der Hirnhäute.** Durch eine Verletzung der Blutgefäße der Pia mater entsteht eine arterielle Blutung zwischen der inneren Schicht (Pia Mater) und der mittleren Schicht (Arachnoidea mater; ➢ Abb. 11.1). Aufgrund der Lage gelangt das Blut in den Liquor, der sich im Subarachnoidalraum befindet.

Neben traumatischen Ursachen können auch Missbildungen der Gefäße oder ein Schlaganfall verantwortlich für eine Subarachnoidalblutung sein. Häufigste Komplikation einer SAB ist eine Anstauung von Hirnflüssigkeit (Hydrozephalus), die durch Reizungen aufgrund des freien Blutes im Liquor entsteht.

11.1 Vorgeschichte

Frau Traffic wurde beim Überqueren einer Straße von einem Auto erfasst und erlitt hierbei eine schwere traumatische Hirnverletzung. Der Notarzt ermittelte initial einen Wert von 8 auf der Glasgow Coma Scale (GCS; ➢ Tab. 10.1). Frau Traffic wurde in die nahegelegene Universitätsklinik gebracht und dort intensivmedizinisch behandelt. Im CT wurde eine traumatische Subarachnoidalblutung links mit Frakturen im Bereich des Felsen- und Keilbeines rechts festgestellt. Nach operativer Versorgung wurde der Hirndruck mittels Sonde überwacht und Frau Traffic tracheotomiert. Zur Sicherstellung der Ernährung wurde im weiteren Verlauf eine PEG (perkutane endoskopische Gastrostomie) angelegt.

KLINISCHER HINTERGRUND

Hirnläsionen

Neben der Subarachnoidalblutung unterscheidet man noch das Epiduralhämatom, das Subduralhämatom und Kontusionsblutungen.

Während **Kontusionsblutung** direkt im Hirngewebe stattfinden, beschreiben das Epidural- und das Subduralhämatom Blutungen im Bereich der Hirnhäute.

Das **Epiduralhämatom** ist eine intrakranielle Blutung zwischen dem Schädelknochen und der Dura mater. Sie entsteht durch die Zerreißung einer Hirnarterie. Da es sich um eine arterielle Blutung handelt, kommt es hier zu einer raschen Volumen- und Größenzunahme und dadurch zu einem erhöhten Hirndruck mit Gefahr einer Hirnstammeinklemmung.

Beim **Subduralhämatom** dagegen handelt es sich um eine venöse Blutung, die durch einen Einriss der Brückenvenen entsteht. Zwischen der harten Hirnhaut (Dura mater) und der Arachnoidea befindet sich der Subduralraum, in welchem die Venen liegen (➢ Abb. 11.1). Bei einem Subduralhämatom kann es klinisch ein freies Intervall geben, sodass Patienten auch erst nach Stunden eine Bewusstseinsstörung entwickeln können.

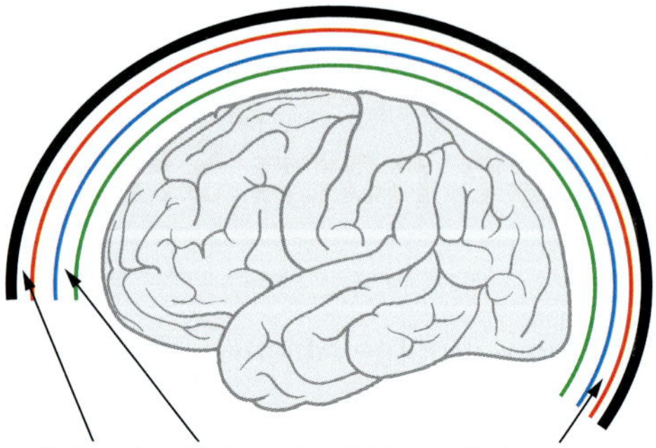

Abb. 11.1 Hirnläsionen (schwarz: Knochen, rot: Dura mater, blau: Arachnoidea, grün: Pia mater) [P1013/L231]

Drei Wochen nach dem Ereignis wurde Frau Traffic auf die neurologische Frührehabilitation verlegt. Zu diesem Zeitpunkt war sie im Stadium der reaktionslosen Wachheit (SRW; ➤ Kap. 10.1). Sie zeigte keine Reaktionen, die Augen waren zumeist geschlossen und es lag eine initiale Tetraparese mit fehlender Rumpf- und Kopfkontrolle vor.

Der Zustand von Frau Traffic verbessert sich zunehmend, sodass sie innerhalb der nächsten 10 Monate, anfangs mit zusätzlicher Hilfsperson, später allein, sowohl in den Rollstuhl als auch in den Stand und Gang mobilisiert werden konnte (➤ Abb. 11.2). Nach durchgeführter Dekanülierung erfolgte der Kommunikations- und Kostaufbau. Frau Traffic zeigte zunehmend Willkürmotorik auf der linken Körperseite. Rechtsseitig entwickelte sich eine Parese mit zunehmendem Flexionstonus der rechten Hand.

12 Monate nach dem Ereignis wurde Frau Traffic nach Hause entlassen und eine interdisziplinäre ambulante Weiterbetreuung in die Wege geleitet.

Im vorliegenden Fallbericht werden folgende Fragen beantwortet:

- Welche Formen einer Hirnblutung gibt es?
- Welche Symptomatiken können in der chronischen Phase nach Schädel-Hirn-Trauma (SHT) auftreten?
- Welche Stolpersteine existieren im späten Verlauf nach SHT?
- Welche Faktoren unterstützen bzw. hemmen sowohl die berufliche als auch die soziale Wiedereingliederung nach einem SHT?

11.2 Untersuchungsbefunde

11.2.1 Medizinische Befunde

27-jährige Frau, wach und zu allen Qualitäten orientiert. Klinisch kardiopulmonal suffiziente Patientin, Granulation in PEG- und Trachealkanülen-Einstichstelle. Keine kardiopulmonalen Dekompensationszeichen, Fußpulse beidseits palpabel, Thorax symmetrisch seitengleich belüftet. O_2-Sättigung 97 %. Bauchdecken weich, keine pathologischen Resistenzen. Keine Abwehrspannung. Darmgeräusche über allen Quadranten. Stuhlkontinent.

Neurologische Abweichungen vom Normalbefund

Armbetonte Hemiparese rechts, Tonus bds. erhöht rechts > links, insbesondere in der unteren Extremität (UEx): M. rectus femoris rechts und M. triceps surae rechts > links mit bds. Fußklonus rechts > links. Reflexe gesteigert rechts, Babinski negativ bds. Diadochokinese bds. gestört rechts > links, leichte Ataxie im Finger-Nase-Versuch sowie Knie-Hacke-Versuch rechts. Gang mit verminderter Kniebeugung rechts in der Schwungbeinphase.

Befund Neuropsychologie

Alertness (allgemeine Wachheit und Aktivitätsanstieg nach Warnreiz) deutlich reduziert, geteilte Aufmerksamkeit leicht reduziert, Merkfähigkeit (verbal und visuell) und verbales Arbeitsgedächtnis reduziert. Lesen verlangsamt. Reduziertes Störungsbewusstsein erkennbar.

11.2.2 Physiotherapeutische Anamnese

Frau Traffic kommt in Begleitung ihres Bruders zum Ersttermin in die ambulante Physiotherapie. In der Anamnese gibt Frau Traffic an, dass sie vor allem am Gehen und am Reden arbeiten möchte. Sie möchte wieder ohne Hinken gehen können und auch nicht mehr so müde und schlapp sein. Beim Reden störe sie ihre Aussprache und die heisere Stimme.

11.2.3 Evaluation des Gesundheitszustands nach ICF

Aktivität und Partizipation (Teilhabe)

Aktuell ist Frau Traffic zu 100 % arbeitsunfähig geschrieben. Die öffentlichen Verkehrsmittel (ÖV) kann sie nicht benutzen, mit Handstock ist sie im Innen- und Außenbereich mobil. Ihre maximale Gangausdauer mit Handstock gibt sie mit 30 Minuten an, wobei sie zwischendurch 2–3 kurze Sitzpausen benötige und danach deutlich müde sei.

Im Gangbild zeigen sich eine Extension und Retraktion der rechten Körperseite. Innerhalb der Standbeinphasen fällt zudem eine deutliche Hyperextension im rechten Kniegelenk auf. Der rechte Arm ist während des Gehens flektiert und kann keinen Armpendel durchführen. Schutzschritte werden nur sehr verzögert ausgeführt, weshalb eine erhöhte Sturzgefahr vorliegt. Aus diesen Gründen ist aktuell eine selbstständige Benutzung des ÖV noch nicht möglich.

Der Bewegungsablauf von Frau Traffic ist verlangsamt und es zeigt sich eine Vernachlässigungstendenz rechts. Die Bewegungen sind dysmetrisch mit einem positiven Rebound-Phänomen. Das statische und dynamische Gleichgewicht sind ebenfalls stark verlangsamt, das Durchführen von schnellen Bewegungen ist noch eingeschränkt (➤ Tab. 11.1).

PRAKTISCHER TIPP

Rebound-Phänomen

Das Rebound-Phänomen bezeichnet die Prüfung schneller Bewegungsstopps. Hierbei wird der Patient aufgefordert, seine Arme nach vorne auszustrecken und gegen den Widerstand zu drücken. Der Untersucher gibt dann nach kurzer Anspannung nach.
Bei einem positiven Rebound-Phänomen schlagen die Arme nach oben aus. Dies deutet auf eine Kleinhirnläsion hin.

Ergänzend aus der Ergotherapie ist Frau Traffic in der Körperpflege selbstständig, sie kann am Laptop schreiben und liest mit Lesebrille; das Kochen und die Haushaltsführung erledigt ihre Mutter, dies aber bereits vor dem Ereignis.

Körperfunktion und -struktur

Minussymptomatik (Funktionen der Muskelkraft, b730)

- Fehlende Kraft der rechten Körperseite
  - Motricity Index (untere Extremität): 83 Punkte (Dorsalextension: 25; Kniegelenks-Extension: 33; Hüftgelenks-Flexion: 25)
  - Dynamometer: rechts 19 kg; links 22,3 kg

Plussymptomatik (Funktionen des Muskeltonus, b735)

- Erhöhter Muskeltonus gemessen mit der modifizierten Ashworth-Skala
  - OSG (oberes Sprunggelenk): rechts 3 mit erschöpflichem Klonus, links 1 mit erschöpflichem Klonus
  - Handgelenk rechts 3 mit erschöpflichem Klonus

Adaptive Phänomene (Funktionen der Gelenkbeweglichkeit, b710)

- Beweglichkeit OSG rechts
  - Mit gebeugtem Kniegelenk: 10/0/40
  - Mit gestrecktem Kniegelenk: 0/0/40
- Beweglichkeit OSG links ist unauffällig

Assessments

Die Assessments zum Aufnahmezeitpunkt zeigen die in ➤ Tab. 11.1 aufgeführten Werte.

Tab. 11.1 Assessments zum Aufnahmezeitpunkt

Assessment	Wert
Functional Ambulation Categories (FAC)	5
10-Meter-Gehtest (10MWT)	7 s, 17 Schritte
6-Minuten-Gehtest (6MWT)	367 m
Trunk Impairment Scale (TIS)	19/23 Punkten Auffälligkeiten in der Dimension Koordination
Box-and-Block-Test (BBT)	Rechts 26; links 45 (rechts dominant)
9-Hole-Peg-Test (NHPT)	Rechts: 1:14; links 0:29

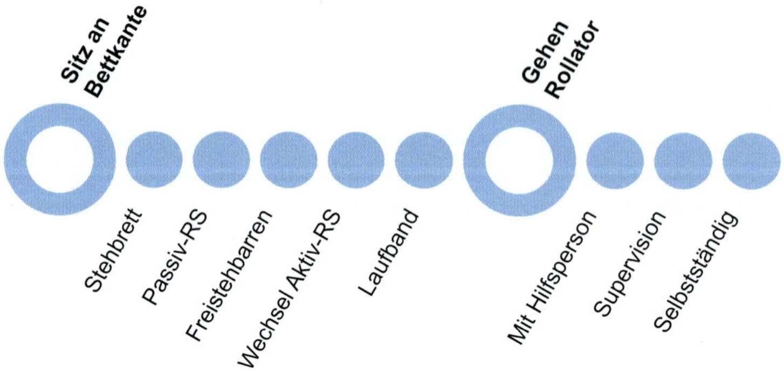

Abb. 11.2 Motorische Entwicklung im Rahmen der Frührehabilitation [P1013/L231]

PRAKTISCHER TIPP

Trunk Impairment Scale (TIS)

Die TIS ist ein Assessment zur Beurteilung der Rumpfkontrolle. Sie wurde 2004 von Verheyden veröffentlicht und ist validiert für Patienten mit MS, Morbus Parkinson, nach einem Schlaganfall oder einem SHT. Sie besteht aus 17 Items und prüft zum einen die statische und dynamische Sitzbalance und zum anderen die koordinativen Fähigkeiten des Rumpfes (➤ Tab. 11.2).
Sie ist zeitlich aufwendiger als der ebenfalls valide Trunk-Control-Test (TCT, ➤ Kap. 1.2.3), speziell aber für Patienten mit einem höheren Maß an Selbstständigkeit aufgrund von Deckeneffekten (= Messungenauigkeiten im Endbereich eines Assessments) im TCT eher zu empfehlen.

Umwelt- und personenbezogene Faktoren

Die 26-jährige Frau ist ledig und wohnt gemeinsam mit ihren Eltern und 7 Brüdern in einer Mietwohnung in der 2. Etage ohne Lift. Sie ist gelernte Fachangestellte Gesundheit (FaGe) und hat vor dem Unfall Vollzeit in einem Senioren- und Pflegeheim gearbeitet. Ihre Hobbys sind Tanzen (HipHop), Lesen, Spazierengehen, Singen, Musik hören.

11.3 Zusammenfassung der wichtigsten Befunde

Frau Traffic hat aufgrund der traumatischen Hirnverletzung eine Tetraparese rechts > links entwickelt. Wichtige Aktivitäten konnte Frau Traffic in der Zwischenzeit wieder zurückerlangen und somit wieder in ihr normales häusliches Umfeld entlassen werden. Aktuell ist sie mit Handstock gut mobil, bemerkt aber eine deutliche Minderung ihrer Belastbarkeit und gibt häufig Müdigkeit an. Das Gangbild und auch die Gangausdauer sind noch reduziert (➤ Tab. 11.1).In der Prüfung des Gleichgewichts und der Koordination fallen zum einen motorische Verlangsamung, aber auch eine erhöhte Ablenkbarkeit auf. Frau Traffic hat Mühe, sich länger auf eine Aufgabe zu konzentrieren, und kann nicht mehrere Aufgaben gleichzeitig bewältigen. Frau Traffic zeigt hier ein typisches Bild im Defektstadium nach einer traumatischen Hirnverletzung.

KLINISCHER HINTERGRUND

Spontanremission nach SHT

Bereits in den 1960er Jahren beschrieb der Neurologe Franz Gerstenbrand Phasen, die Patienten nach einer schweren traumatischen Hirnverletzung ganz oder auch nur teilweise durchleben. Später wurden die Phasen modifiziert und die jeweiligen motorischen Fähigkeiten innerhalb der Phase in den Vordergrund gestellt (➤ Kap. 10.1). Es werden grundsätzlich frühe von späten Remissionsphasen unterschieden. Der objektbezogene Gebrauch beendet jeweils die frühen Remissionsphasen und ermöglicht langsam eine schädigungsorientierte Rehabilitation mit dem Betroffenen. Grundsätzlich können 4 Verlaufsformen unterschieden werden:

- Form 1: Bestehenbleiben der Phase der reaktionslosen Wachheit (SRW)
- Form 2: Patient kommt über die SRW hinaus, bleibt aber in der Phase des minimalen Bewusstseinszustands (SMB) stehen (➤ Kap. 10.1)
- Form 3: Patient gelangt durch die Remission, behält aber einen Defekt zurück (Defektstadium)
- Form 4: Zeitlich begrenztes Durchgangssyndrom ohne Restsymptomatik

Tab. 11.2 Trunk Impairment Scale (TIS)

Item	Statische Sitzbalance		
1	Ausgangsstellung: Sitz an Rand von Bett oder Behandlungsliege, keine Rücken- und Armlehne	Der Patient fällt um oder kann die Ausgangsstellung keine 10 s halten ohne Unterstützung eines Armes. Der Patient kann die Ausgangsstellung für 10 s halten. *Wenn der Patient 0 Punkte erreicht, sind das für den TIS Total 0 Punkte.*	**0** **2**
2	Ausgangsstellung: Der Therapeut überkreuzt das nicht betroffene Bein über das hemiplegische Bein	Der Patient fällt um oder kann die Ausgangsstellung keine 10 s halten ohne Unterstützung eines Armes. Der Patient kann die Ausgangsstellung für 10 Sekunden anhalten.	**0** **2**
3	Ausgangsstellung: Der Patient überkreuzt das nicht betroffene Bein über das hemiplegische Bein	Der Patient fällt um. Der Patient kann die Beine nicht überkreuzen ohne Unterstützung eines Armes auf dem Bett oder der Behandlungsliege. Der Patient überkreuzt die Beine, aber bewegt dabei den Rumpf mehr als 10 cm nach hinten oder hilft beim Überkreuzen mit einer Hand. Der Patient überkreuzt die Beine ohne Rumpfbewegung oder Hilfe.	**0** **1** **2** **3**
Subtotal statische Sitzbalance			**/7**
Dynamische Sitzbalance			
1	Ausgangsstellung: Der Patient soll das Bett oder die Liege berühren mit dem hemiplegischen Ellenbogen (durch Verkürzen der hemiplegischen Rumpfseite und Verlängern der nicht betroffenen Seite) und wieder zur Ausgangsstellung zurückkehren	Der Patient fällt um, braucht Hilfe von einer oberen Extremität oder dem Ellenbogen, berührt das Bett oder die Liege nicht. Der Patient bewegt sich aktiv ohne Hilfe und der Ellenbogen berührt das Bett oder die Liege. *Wenn der Patient 0 Punkte erreicht, ist das Ergebnis für Item 2 und 3 auch 0 Punkte.*	**0** **1**
2	Wiederhole Item 1	Der Patient zeigt keine oder entgegengestellte Verkürzung/Verlängerung. Der Patient zeigt die richtige Verkürzung/Verlängerung. *Wenn der Patient 0 Punkte erreicht, ist das Ergebnis für Item 3 auch 0 Punkte.*	**0** **1**
3	Wiederhole Item 1	Der Patient kompensiert. Mögliche Kompensationen sind: (1) Gebrauch einer oberen Extremität, (2) kontralaterale Abduktion der Hüfte, (3) Flexion der Hüfte (wenn der Ellenbogen das Bett oder die Liege berührt im proximalen Bereich der Femur), (4) Flexion im Knie, (5) Wegrutschen der Füße. Der Patient bewegt ohne Kompensationen.	**0** **1**
4	Ausgangsstellung: Der Patient soll das Bett oder die Liege berühren mit dem nicht betroffenen Ellenbogen (durch Verkürzen der nicht betroffenen Rumpfseite und Verlängern der hemiplegischen Seite) und wieder zur Ausgangsstellung zurückkehren	Der Patient fällt um, braucht Hilfe von einer oberen Extremität oder dem Ellenbogen, berührt das Bett oder die Liege nicht. Der Patient bewegt sich aktiv ohne Hilfe und der Ellenbogen berührt das Bett oder die Liege. *Wenn der Patient 0 Punkte erreicht, ist das Ergebnis für Item 5 und 6 auch 0 Punkte.*	**0** **1**
5	Wiederhole Item 4	Der Patient zeigt keine oder entgegengestellte Verkürzung/Verlängerung. Der Patient zeigt die richtige Verkürzung/Verlängerung. *Wenn der Patient 0 Punkte erreicht, ist das Ergebnis für Item 6 auch 0 Punkte.*	**0** **1**

Tab. 11.2 Trunk Impairment Scale (TIS) *(Forts.)*

Item	Statische Sitzbalance		
6	Wiederhole Item 4	Der Patient kompensiert. Mögliche Kompensationen sind: (1) Gebrauch einer oberen Extremität, (2) kontralaterale Abduktion der Hüfte, (3) Flexion der Hüfte (wenn der Ellenbogen das Bett oder die Liege berührt im proximalen Bereich der Femur), (4) Flexion im Knie, (5) Wegrutschen der Füße. Der Patient bewegt ohne Kompensationen.	**0** **1**
7	Ausgangsstellung: Der Patient soll die hemiplegische Seite des Beckens von Bett oder Liege hochheben (durch Verkürzen der hemiplegischen Rumpfseite und Verlängern der nicht betroffenen Seite) und wieder zur Ausgangsstellung zurückkehren	Der Patient zeigt keine oder entgegengestellte Verkürzung/Verlängerung. Der Patient zeigt die richtige Verkürzung/Verlängerung. *Wenn der Patient 0 Punkte erreicht, ist das Ergebnis für Item 8 auch 0 Punkte.*	**0** **1**
8	Wiederhole Item 7	Der Patient kompensiert. Mögliche Kompensationen sind: (1) Gebrauch einer oberen Extremität, (2) Hochdrücken mit dem ipsilateralen Fuß (die Ferse wird vom Boden aufgehoben). Der Patient bewegt ohne Kompensationen.	**0** **1**
9	Ausgangsstellung: Der Patient soll die nicht betroffene Seite des Beckens von Bett oder Liege hochheben (durch Verkürzen der nicht betroffenen Rumpfseite und Verlängern der hemiplegischen Seite) und wieder zur Ausgangsstellung zurückkehren	Der Patient zeigt keine oder entgegengestellte Verkürzung/Verlängerung. Der Patient zeigt die richtige Verkürzung/Verlängerung. *Wenn der Patient 0 Punkte erreicht, ist das Ergebnis für Item 10 auch 0 Punkte.*	**0** **1**
10	Wiederhole Item 9	Der Patient kompensiert. Mögliche Kompensationen sind: (1) Gebrauch einer oberen Extremität, (2) Hochdrücken mit dem ipsilateralen Fuß (die Ferse wird vom Boden aufgehoben). Der Patient bewegt ohne Kompensationen.	**0** **1**
Total dynamische Sitzbalance			**/10**
Koordination			
1	Ausgangsstellung: Der Patient soll den oberen Teil des Rumpfes 6× rotieren (jede Schulter soll 3× nach vorne bewegt werden), die hemiplegische Seite soll zuerst bewegt werden, der Kopf soll in der Ausgangsstellung gehalten werden	Die hemiplegische Seite bewegt keine 3×. Die Rotation ist asymmetrisch. Die Rotation ist symmetrisch. *Wenn der Patient 0 Punkte erreicht, ist das Ergebnis für Item 2 auch 0 Punkte.*	**0** **1** **2**
2	Wiederhole Item 1 innerhalb von 6 s	Die Rotation ist asymmetrisch. Die Rotation ist symmetrisch.	**0** **1**
3	Ausgangsstellung: Der Patient soll den unteren Teil des Rumpfes 6× rotieren (jedes Knie soll 3× nach vorne bewegt werden), die hemiplegische Seite soll zuerst bewegt werden, der Kopf soll in der Ausgangsstellung gehalten werden	Die hemiplegische Seite bewegt keine 3×. Die Rotation ist asymmetrisch. Die Rotation ist symmetrisch. *Wenn der Patient 0 Punkte erreicht, ist das Ergebnis für Item 2 auch 0 Punkte.*	**0** **1** **2**
4	Wiederhole Item 3 innerhalb von 6 s	Die Rotation ist asymmetrisch. Die Rotation ist symmetrisch.	**0** **1**
Total Koordination			**/6**
Total Trunk Impairment Scale			**/23**

11

11.4 Physiotherapeutische Zielsetzung

Gemeinsam mit Frau Traffic und dem interdisziplinären ambulanten Team werden folgende **Partizipationsziele** definiert:
- Berufliche Wiedereingliederung im angestammten Beruf
- Förderung der selbstständigen Mobilität.

Als Hauptproblem innerhalb der Physiotherapie gibt Frau Traffic das Nichtbenutzen des ÖV an, da sie aufgrund dessen nicht selbstständig zur Therapie kommen kann. Aus diesem Hauptproblem werden dann folgende Ziele auf ICF-Ebene festgelegt:

Aktivität und Partizipation:
- In 2 Monaten 1 Stunde im Freien mit Handstock gehen
- In 1 Monat 30 Minuten ohne Hilfsmittel im Raum/Gebäude gehen
- In 1 Monat selbstständig mit dem ÖV zur Therapie kommen

Körperfunktion:
- Auf dem Laufband mit 3,0 km/h mit Festhalten sicher gehen
- Auf der Beinpresse 500 N einbeinig rechts stemmen (aktuell 300 N)
- Ausfallschritte im Gang sicher und schnell durchführen

11.5 Physiotherapeutische Maßnahmen/Therapieplan

Schwerpunktmäßig wird mit Frau Traffic am sicheren und schnelleren Gehen ohne Handstock drinnen und draußen gearbeitet. Hierbei werden die Prinzipien des motorischen Lernens (➢ Kap. 9.5) ebenso beachtet, wie auch das Wissen um die Wichtigkeit der Ganggeschwindigkeit für die Teilhabe. Das Training der Ganggeschwindigkeit findet zum einen auf dem Laufband, aber auch am Boden statt (➢ Kap. 2.5). Zunehmend werden sowohl kognitive als auch motorische Aufgaben mit dem Training der Ganggeschwindigkeit kombiniert.

PRAKTISCHER TIPP

Dual-Task-Aufgaben auswählen

Da wir in unserem Alltag nie eine Aufgabe ohne Ablenkung oder eine zweite, zusätzliche Aufgabe durchführen, ist es in der Rehabilitation unausweichlich, die Multitasking-Fähigkeit zu trainieren. Im therapeutischen Alltag hat jeder sein Repertoire, das er verwendet, z. B. buchstabieren oder zählen. Wie sieht es aber mit ein paar Varianten aus?
Hier ein paar weitere Beispiele für das Training der Dual-Task-Fähigkeit:
- Kopfrechnen beim Bewältigen der motorischen Aufgabe, z. B. in 7er-Schritten von 100 runter rechnen
- Rückwärts buchstabieren
  - Um nicht immer dieselben Wörter zu verwenden, empfiehlt es sich, einen Text, z. B. die aktuelle Tageszeitung, miteinzubeziehen und sich dort Wörter herauszusuchen
- Tragen von Gegenständen beim Gehen
  - Auch auf dem Laufband mit Aufhängung gut möglich
- Stellen von kognitiven Aufgaben
  - Wissen aus Politik, Gesellschaft, Geschichte
- Ablenkungen einbauen, die möglichst alltagsnah sind
  - Zwischen Stühlen durchgehen, eine Schwelle überschreiten, etc.

Neben diesem Training wird auch am Gleichgewicht und der Koordination gearbeitet. Ein zu einem späteren Zeitpunkt durchgeführter Mini-BESTest (➢ Kap. 9.5) ergibt v. a. Defizite im dynamischen Gleichgewicht und in der reaktiven posturalen Kontrolle (➢ Abb. 9.2).

WAS WÄRE, WENN ...

... Frau Traffic im Verlauf der Behandlung unter Kopfschmerzen klagen würde?

Zwischen 10 und 95 % der Patienten nach einem SHT entwickeln im Verlauf Kopfschmerzen. Hierbei unterscheidet man Kopfschmerzen, die in direktem Zusammenhang mit dem Trauma stehen, wie beispielsweise durch das Entstehen eines Epiduralhämatoms, und Kopfschmerzen, die mit einer gewissen Latenz zum Ereignis entstehen. Der Posttraumatische Kopfschmerz (PTH) wurde 2018 in die internationalen Klassifikationen für Kopfschmerz an erste Stelle unter den sekundären Kopfschmerzen aufgenommen. Der PTH zeigt sich wie primäre Formen des Kopfschmerzes als Migräne, Spannungs- oder Cluster-Kopfschmerz. Hält der PTH länger als 3 Monate nach dem Trauma an, so spricht man von einem „persistierenden" Kopfschmerz.

Im Fall von Frau Traffic würde es sich um einen persistierenden PTH handeln. Es konnten in Studien Risikofaktoren ermittelt werden, die die Entstehung eines PTH begünstigen und die im Fall von Frau Traffic teilweise zutreffen:

- Schweregrad des SHT
- Jüngeres Alter
- Weibliches Geschlecht
- Auffälligkeiten im CT
- Kopfschmerzen bereits in der Notaufnahme

Die Therapie des PTH erfolgt empirisch, da überzeugende Evidenzen hierzu noch fehlen. Geht man nach den aktuellen Leitlinien vor, so würden vom Arzt bei migräneähnlichen PTH Triptane verschrieben werden, bei clusterähnlichen Symptomen Sumatriptan sowie Inhalation mit 100 % Sauerstoff und bei Spannungskopfschmerz nasale Instillation von Lidocain oder Analgetika.

Unterstützend zur medikamentösen Therapie kommen physiotherapeutische und psychotherapeutische Maßnahmen zur Anwendung. So wird versucht, über verschiedene Entspannungstechniken und körperliche Bewegung einen Ausgleich für den Patienten zu schaffen. Energiemanagement-Programme und Tagesprotokolle können helfen, zusätzliche Kopfschmerz-Trigger aufzudecken.

Große Fortschritte kann Frau Traffic in der Gangausdauer, dem Gangtempo und dem Gangbild erzielen, was sich auch 3 Monate nach Aufnahme in der Ambulanz an den durchgeführten Assessments widerspiegelt (➤ Tab. 11.3).

Frau Traffic ist zu diesem Zeitpunkt ohne Handstock unterwegs, benutzte den ÖV und zeigt in ihrer selbstständigen Mobilität keinerlei Einschränkungen mehr.

Das Gangbild ist weiterhin teilweise dysmetrisch und das Kniegelenk rechts in allen Standbeinphasen in einer vermehrten Extension.

Die Armfunktion hat sich durch ein in der Ergotherapie durchgeführtes Feinmotorik-Training sehr gut erholt und auch die Kraft der oberen Extremität hat sich verbessern können.

Tab. 11.3 Vergleich der Assessments

Assessment	T1	T2
10MWT	7 s; 17 Schritte	4 s; 13 Schritte
6MWT	367 m	461 m
TIS	17/23	19/23
Mini-BEST	22/28	27/28

T1: Zum Aufnahmezeitpunkt
T2: 3 Monate später

Das Ziel, eine Stunde im Freien gehen zu können, hat Frau Traffic noch nicht erreicht. Hier fällt vor allem die reduzierte Belastbarkeit auf. Frau Traffic benötigt viele Pausen, sowohl innerhalb des Trainings als auch im Tagesverlauf.

Aus diesem Grund wird nun noch mehr Wert auf das Training der kardiopulmonalen Ausdauer gelegt. Gemeinsam mit den Sporttherapeuten wird ein Trainingsplan erarbeite, der vorsieht, dass Frau Traffic 3× wöchentlich sowohl Ausdauer als auch Kraft, Koordination und Gleichgewicht trainiert.

Hierbei kommen folgende Geräte zum Einsatz:

- Rudergerät
- Ergometer-Fahrrad
- Sport-Laufband
- Beinpresse
- Schulter- und Armtrainer
- Seilzug und Freihanteln.

Zusätzlich erhält Frau Traffic noch ein Heimübungsprogramm mit Dehn- und Kraftübungen.

KLINISCHER HINTERGRUND

Langfristige Einschränkungen nach SHT

Im Langzeitverlauf nach einer traumatischen Hirnverletzung stehen neben eventuell verbleibenden sensomotorischen Einschränkungen vor allem physische Dekonditionierung, Fatigue, Schwindel (➤ Kap. 9.5) und PTH im Vordergrund. Vor allem die physische Dekonditionierung führt bei den doch eher jungen Betroffenen zu einer erhöhten Mortalität (➤ Abb. 11.3).

Aufgrund von bestehender Antriebslosigkeit, aber auch posttraumatischen Depressionen, kommt es zu einem inaktiven Lebensstil, der wiederum die physische Dekonditionierung verstärkt. Folgen davon sind:

- Erhöhtes Risiko für sekundäre Gesundheitsprobleme wie beispielsweise eine koronare Herzkrankheit
- Vermehrte wirtschaftliche Belastung durch erhöhte Gesundheitskosten
- Fehlschlagen der Reintegration in Beruf und Gesellschaft

Da Frau Traffic gerne in der Natur ist, wird mit ihr vereinbart, dass sie zusätzlich zum Training im ambulanten Setting noch 2× wöchentlich für mind. 30 Minuten Nordic Walking macht.

Frau Traffic benutzt ein Therapietagebuch, in das sie ihre Trainingseinheiten, aber auch Pausen- und Erholungszeiten eintragen kann.

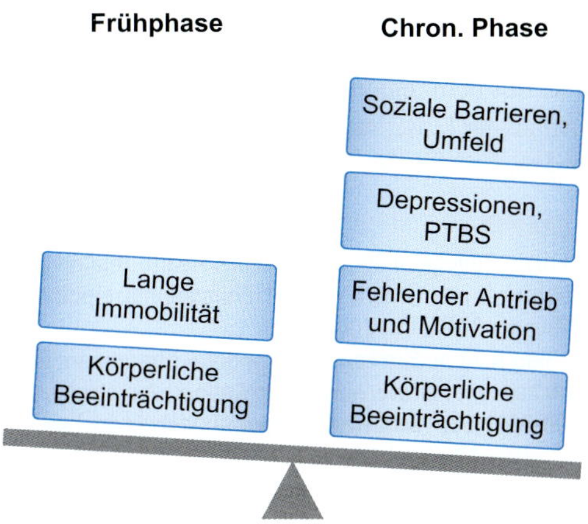

Abb. 11.3 Gründe für eine physische Dekonditionierung [P1013/L231]

PRAKTISCHER TIPP

FITT-Prinzipien

Unter den FITT-Prinzipien werden verstanden:
- F: Frequenz
- I: Intensität
- T: Time (Zeit)
- T: Type (Trainingsart)

Sie dienen der Trainingssteuerung und sollten jedem Trainingsplan zugrunde liegen.
Das American College of Sports Medicine gibt eine **Frequenz** von 3–5× wöchentliches Training mit einer **Intensität** von 40/50–85 % der Herzfrequenzreserve (HRR) über einen Zeitraum von ≥ 20 Minuten bei Menschen mit einer chronischen Erkrankung an (Swain 2007; Palmer-Mc Lean 2009).
Die Steuerung des Trainings kann über folgende Hilfen erfolgen:
- Pulserfassung durch Herzfrequenzableitung
- Errechnung des individuellen Trainingsbereiches mittels Karvonen-Formel
- Subjektives Anstrengungsgefühl mittels Borg-Skala (➤ Tab. 9.3)

PRAKTISCHER TIPP

Möglichkeiten der Berechnung des optimalen Trainingsbereiches

Die Karvonen-Formel wurde 2002 von MacKay-Lyona & Makrides entwickelt und dient der systematischen Erfassung des optimalen Trainingsbereiches.
Hierbei wird wie folgt vorgegangen:
- Untere Belastungsgrenze
  - (((220 - Alter) - Ruhepuls) × 40 %) + Ruhepuls
- Obere Belastungsgrenze
  - (((220 - Alter) - Ruhepuls) × 85 %) + Ruhepuls
- Bei Gabe von Betablockern
  - Jeweils (220 - Alter) × 0,85 …

Eine weitere Berechnungsmöglichkeit der Trainingsbereiches kann über die HRR erfolgen. Die HRR entspricht der Herzfrequenzabnahme nach einer Belastung und wird folgendermaßen berechnet:
$HRR = HF_{max} - HF_{Ruhe}$

Ein Jahr nach Beginn der ambulanten Rehabilitation wird mit Frau Traffic eine Arbeitserprobung durchgeführt. Im interdisziplinären Team werden Risiken und Gefahren, aber auch Chancen aufgeführt und Frau Traffic in die Detailplanung der Arbeitserprobung aktiv einbezogen.

Der bisherige Arbeitgeber kann es ihr ermöglichen, dass sie in der Cafeteria, die zum Pflegeheim gehört, 2× wöchentlich für 2 Stunden im Service helfen kann. Zu Beginn begleitet die Ergotherapeutin Frau Traffic noch, vor allem, um mögliche Überforderungen zu ermitteln. Nach erfolgreicher Probephase von 3 Monaten kann die Arbeitszeit für Frau Traffic auf 3× wöchentlich 4 Stunden erhöht werden.

Die ambulante Therapie wird auf 2× wöchentlich reduziert und eine allmähliche Ablösung und Wechsel in ein Fitnessstudio angedacht.

11.6 Evidenzbasierte Zusammenfassung

Wie der vorliegende Fallbericht zeigt, können nach einer mittelschweren bis schweren traumatischen Hirnverletzung Schädigungen auf sensomotorischer Ebene zurückbleiben.

Diese können mit evidenzbasierten Therapieverfahren beübt werden, aber im chronischen Stadium nach SHT muss das Training der kardiopulmonalen Leistungsfähigkeit in den Vordergrund der therapeutischen Bemühungen gestellt werden.

Schwierigkeiten, die Betroffene haben, sich z. B. in den Beruf wieder zu reintegrieren, sind nur zu einem kleinen Teil auf die Funktionsdefizite zurückzuführen. Vor allem nicht sichtbare Folgen einer Hirnschädigung (➤ Tab. 11.4) behindern die Rückkehr in den Alltag.

Tab. 11.4 Folgen einer Hirnverletzung

Sichtbare Folgen	Unsichtbare Folgen
Lähmung (schlaff oder spastisch)	Verminderte Belastbarkeit
Motorische Störungen (Verlangsamung, mangelnde Beweglichkeit)	Erhöhtes Schlafbedürfnis
Störung der posturalen Kontrolle	Kognitive Störungen
Störung der Mimik	Allgemeine Verlangsamung
Aphasie, Dysarthrie	Fehlerhafte Sinnesverarbeitung
	Änderungen im Verhalten
	Verlust der Eigenwahrnehmung

Folgen wie die insgesamt verminderte Belastbarkeit, die kognitiven Störungen, aber auch das erhöhte Schlafbedürfnis spielen eine große Rolle im Alltag der Betroffenen. Um zum einem diesen Folgen, aber auch der physischen Dekonditionierung entgegenzuwirken, ist es unabdingbar, dass Patienten nach einem SHT ein regelmäßiges Kraft-Ausdauertraining absolvieren. Je nach Bestehen eines Funktionsdefizits kann dieses Training auch in einem Fitnessstudio durchgeführt werden.

Grundsätzlich können die Folgen der Hirnschädigung nur im Kontext der jeweiligen Biografie, Persönlichkeit sowie der sozialen und beruflichen Lebensumstände verstanden werden. Vor allem die kognitiven Störungen, aber auch die Verhaltensveränderungen haben einen großen Einfluss auf die Teilhabe. Aus dem reinen Funktionsdefizit kann nicht das Ausmaß der Einschränkung auf die Teilhabe abgeleitet werden.

LITERATUR

American College of Sports Medicine. Health-related physical fitness assessment manual. Philadelphia: Lippincott, Williams & Wilkins; 2005.

Firsching R, et al. S2e Leitlinie Schädelhirntrauma im Erwachsenenalter. www.awmf.org/uploads/tx_szleitlinien/008-001l_S2e_Schaedelhirntrauma_SHT_Erwachsene_2015-12-abgelaufen.pdf.

Hamel RN, Smoliga JM. Physical Activity Intolerance and Cardiorespiratory Dysfunction in Patients with Moderate-to-Severe Traumatic Brain Injury. JM Sports Med 2019; 49: 1183.

Hassett LM, Moseley AM, Tate R, Harmer AR. Fitness training for cardiorespiratory conditioning after traumatic brain injury. Cochrane Database Syst Rev 2017; 12(12): CD006123.

Hassett LM, Moseley AM, Whiteside B, Barry S, Jones T. Circuit class therapy can provide fitness training stimulus for adults with severe traumatic brain injury: a randomised trial within an observational study. J Physiother 2012; 58(2): 105–112.

Mossberg KA, Amonette WE, Masel BE. Endurance Training and cardiorespiratory conditioning after traumatic brain injury. J Head Trauma Rehabil 2010; 25(3): 173–183.

Verheyden G, Nieuwboer A, Mertin J, Preger R, Kiekens C, De Weerdt W. The trunk impairment scale: a new tool to measure motor impairment of the trunk after stroke. Clin Rehabil 2004; 18(3): 326–334.

FALL

Jeanne von Gunten

12 Ambulante Hippotherapie-K® bei sekundär progredienter Multipler Sklerose (SPMS) in der chronischen Phase

Leitsymptome: Progrediente Paraspastik – Fatigue

leicht

Definition

Multiple Sklerose (MS)

Multiple Sklerose (MS) oder **Encephalomyelitis disseminata (ED)** ist eine chronische neurologische Erkrankung, die ab dem frühen Erwachsenenalter auftreten kann und deren Ursache unbekannt ist. Es handelt sich um eine **immunvermittelte entzündliche Erkrankung des zentralen Nervensystems,** die in unterschiedlichem Ausmaß zu Demyelinisierung und axonalem Schaden führt. Eine genaue Prognose über den Verlauf der Krankheit ist nicht möglich.

Da die Entmarkungsherde im gesamten zentralen Nervensystem auftreten können, kann die MS fast jedes neurologische Symptom verursachen (➤ Tab. 12.1).

Halten die Symptome länger als 24 Stunden an und vermutet man eine entzündlich-demyelinisierende Ursache, so spricht man von einem **Schub.** Alle Symptome und Befunde, die innerhalb eines Monats auftreten, werden demselben Schub zugeordnet.

Als **Remission** beschreibt man eine deutliche Regredienz der Symptome.

Es werden unterschiedliche Stadien und Verläufe der Krankheit beschrieben (➤ Abb. 12.1):

- Die **schubförmig remittierende MS (RRMS),** 66–85 %, beginnt oft vor dem 25. Lebensjahr und ist durch die eindeutig abgrenzbaren Schübe mit vollständiger Remission, aber möglicher Restsymptomatik ohne Progredienz der Symptomatik im schubfreien Intervall charakterisiert.
- Die chronische progrediente MS präsentiert sich in zwei Varianten:
  - Die **primär chronisch progrediente MS (PPMS),** 9–37 %, beginnt hauptsächlich nach dem 40. Lebensjahr. Fortlaufende Progredienz der Symptomatik ab Krankheitsbeginn, mit oder ohne zusätzliche Schübe.
  - **Die sekundär (schubförmig) progrediente MS (SPMS)** entsteht aus etwa 50 % der RRMS nach 6–10 Jahren, weitere Schübe und Plateauphase sind möglich.

12.1 Vorgeschichte

Im Alter von 40 Jahren wurde bei Frau Chevalier eine initial schubförmige remittierende und nun sekundär chronisch progrediente Multiple Sklerose (ICD-10: G35) diagnostiziert. Die Symptome zu Beginn der Krankheit waren die ungewohnt leichte Ermüdbarkeit (Fatigue), die beginnende Spastik in den Beinen mit Gleichgewichtsstörungen und Kopfschmerzen. In den ersten 10 Jahren verlief die Progression der Krankheit langsam, Frau Chevalier konnte bis dahin selbstständig gehen, arbeiten und Auto fahren (Expanded Disability Status Scale [EDSS] 2,5; ➤ Tab. 12.2).

16 Jahre nach der Erstdiagnose ist Frau Chevalier aufgrund der Zunahme der Spastik in den Beinen nahezu vollständig auf einen Rollstuhl und Unterstützung von extern angewiesen, um in ihrer häuslichen Umgebung bleiben zu können (EDSS 6,5).

Die Beschwerden werden stark durch die Tagesform und die ausgeprägte Fatigue moduliert. Stress und Schmerzen wirken sich bei Frau Chevalier negativ auf

Tab. 12.1 Häufige Symptome der Multiplen Sklerose

Symptom	Besonderheit
Sensibilitätsstörung	Kribbelparästhesien, Taubheitsgefühl
Zentrale Paresen	Parese oder Hemiparese, meistens mit Spastik
Koordinations-störungen (Ataxie)	Rumpfataxie, Gangataxie, Extremitätenataxie mit Intentionstremor
Visusstörung	• Sehnerventzündung (Retrobulbärneuritis, Optikusneuritis) mit Verschwommensehen, Visusminderung oder Gesichtsfeldausfall • Augenbewegungsstörung mit Doppelbildern
Vegetative Störungen	• Blasenfunktionsstörungen wie Dranginkontinenz oder verzögerte Blasenentleerung mit Restharn • Störungen der Sexualität wie erektile Impotenz oder Libidoverlust. Ausgeprägte Spastik oder Sensibilitätsverlust im Genitalbereich können diese Probleme verstärken • Selten Stuhlinkontinenz
Fatigue	Pathologisch vermehrte Ermüdbarkeit und verminderte Ausdauer (körperlich und/oder geistig); meist unabhängig vom Ausmaß der körperlichen Behinderung
Kognitive Störungen	Aufmerksamkeits-, Konzentrationsstörungen, verzögerte Informationsverarbeitungsgeschwindigkeit, eingeschränkte Exekutivfunktionen, Gedächtnisstörungen; meist unabhängig vom Ausmaß der körperlichen Behinderung
Schmerzen	• Trigeminusneuralgie • Kopfschmerzen • Schmerzhafte Sensibilitätsstörungen • Schmerzen durch Fehlhaltungen, Fehlbelastungen oder Spastik
Psychische Veränderungen	Als Reaktion auf die Krankheit oder durch das Krankheitsgeschehen selbst, wie z. B. Depression, Angst, Partnerschaftskonflikte
Epileptische Anfälle	Gehäuft im Vergleich zur gesunden Bevölkerung
Uhthoff-Phänomen	Verstärkung von MS-Symptomen bei erhöhter Körpertemperatur (z. B. bei Fieber, körperlicher Belastung, großer Hitze oder im warmen Wasser)
Paroxysmale Störungen	Plötzliche, häufig mehrmals pro Tag einsetzende anfallsähnliche, kurz dauernde Symptome: • Epileptische Anfälle • Dysarthrie und Ataxie • Trigeminusneuralgien • Tonische (Hirnstamm-)Anfälle • Temporäre Visusverschlechterung • Schmerzen und Missempfindungen • Faziale Myokymien

die Spastik aus, sodass die Leistungsfähigkeit stark variiert. Um den Alltag zu bewältigen, ist eine minutiöse Organisation von Abläufen und Tagesplanung unabdingbar.

Die Diagnose MS konnte bei Frau Chevalier mittels MRT und Liquorbefund (> Abb. 12.2) gestellt werden. Danach wurde die medikamentöse Behandlung mit Muskelrelaxanzien und während der Schübe mit Kortison begonnen. Auf Wunsch von Frau Chevalier wurde auf eine medikamentöse Langzeittherapie verzichtet.

Als weitere Therapie wurden ambulante Physiotherapie, Ergotherapie und Hippotherapie verordnet.

Im vorliegenden Fallbericht werden folgende Fragen beantwortet:

- Was ist Hippotherapie?
- Welchen Effekt hat die Hippotherapie auf die Lebensqualität?
- Welche Assessments können im Langzeitbereich angewendet werden?

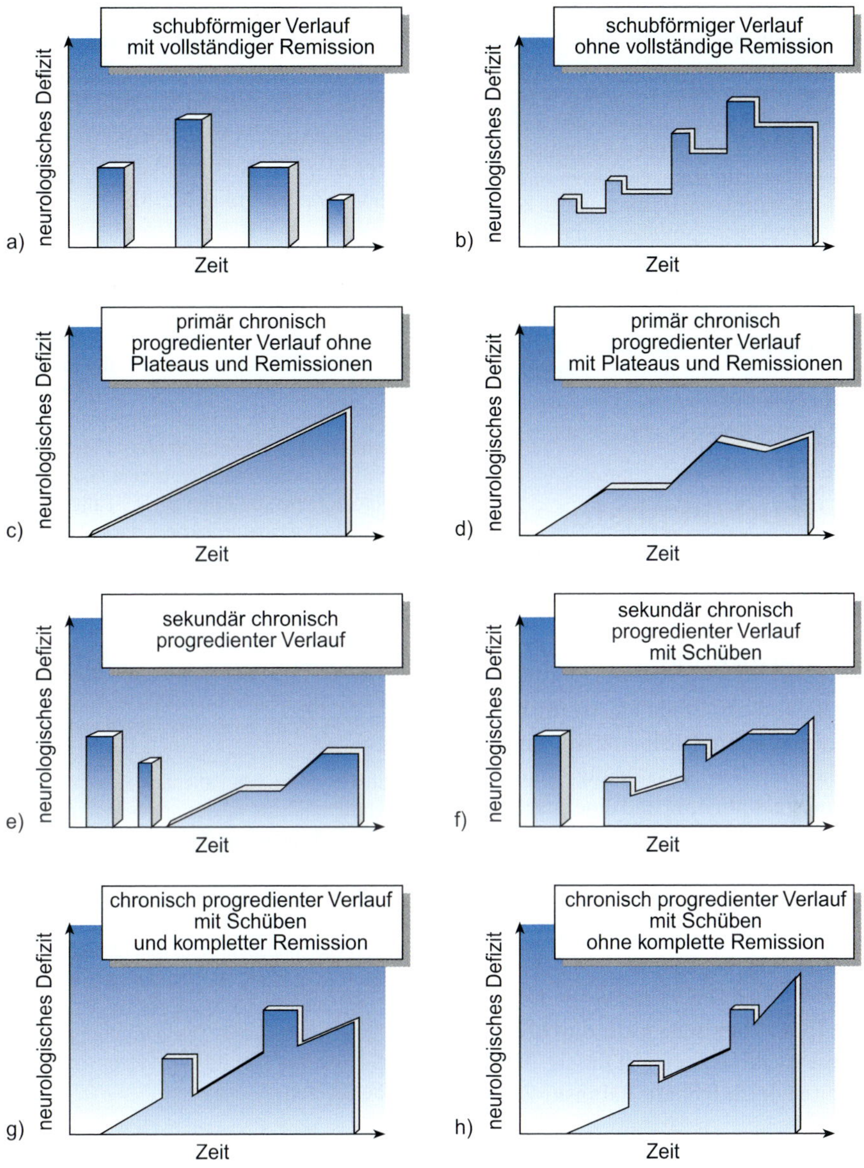

Abb. 12.1 Verlaufsformen der MS [L106]

KLINISCHER HINTERGRUND

Liquorbefund

Bei Verdacht auf MS wird eine Lumbalpunktion vorgenommen, um den Liquor cerebrospinalis zu untersuchen. Dabei wird eine circa 10–12 cm lange Hohlnadel zwischen den Dornfortsätzen der unteren Lendenwirbelsäule in den Rückenmarkskanal eingeführt und so weit vorgeschoben, bis der Liquor abtropft. Um eine Rückenmarkverletzung zu verhindern, muss die Punktion zwingend unterhalb des 2. Lendenwirbels erfolgen (➤ Abb. 12.3).

Der MS-typische **Liquorbefund** weist meist eine geringe Zell- und Eiweißerhöhung auf (lymphomonozytäre Pleozytose übersteigt selten 50 Zellen/μl). Hingegen sind oligoklonale Banden als Folge einer gesteigerten Antikörperproduktion durch B-Lymphozyten im Liquor nachweisbar. Diese oligoklonalen Banden bestehen mehrheitlich aus

Immunoglobulin G (IgG). Treten die oligoklonalen Banden nur im Liquor und nicht auch im Blutserum auf, so ist dies ein Hinweis auf einen entzündlichen Prozess im zentralen Nervensystem (➤ Abb. 12.2).
Die oligoklonalen IgG-Banden sind bei über 95 % der Patienten mit klinischen Symptomen nachweisbar. Da jedoch oligoklonale Banden auch bei anderen chronisch-entzündlichen Erkrankungen im Liquor auftreten können, wie z. B. bei HIV und Neuroborreliose, aber auch bei Gefäßentzündungen, ist eine weiterführende Diagnostik nötig, um die MS-Diagnose stellen zu können.
Teil der weiteren Untersuchungen zur Bestätigung der Diagnose sind z. B. das **MRT** (➤ Kap. 2.2.1) zur Darstellung der entzündlichen Prozesse im zentralen Nervensystem sowie **evozierte Potenziale** (visuell, somatosensibel und akustisch) zum Nachweis von Nervenläsionen.

12.2 Untersuchungsbefunde

12.2.1 Medizinische Befunde

Ärztliche Untersuchung

Der ärztliche Befund beschreibt eine rechtsbetonte spastische Paraparese mit Sensibilitätsstörung, eine neurogene Blasenentleerungsstörung (gemischte Drang-Belastungsinkontinenz) und eine ausgeprägte Fatigue bei einer zu allen Qualitäten orientierten, neuropsychologisch unauffälligen 57-jährigen Rechtshänderin (EDSS: 6,5; ➤ Tab. 12.2).

Rollstuhlfahrerin, Transfer selbstständig, Gehen nur mit Unterstützung möglich.

Finger-Nase-Versuch (FNV) zielsicher, Knie-Hacken-Versuch (KHV) beidseits nicht durchführbar. Diadochokinese intakt, Fingerspiel flüssig. Muskeleigenreflex seitengleich lebhaft. Babinski-Zeichen beidseits positiv. Sensibilitätsminderung der Finger 4 und 5 beidseits und im Oberschenkel rechts lateral.

Die Kraftmessung ergab (re./li.) Schulterabduktion M5/M5-, Hüftextension M3/M4-, Hüftflexion M3/M4-, Knieextension M3/M5, Knieflexion M1–2/M5, Fußheber M1/M3–4, Fußsenker M2/M4+, Zehenheber M2/M4, Zehensenker M2/M4.

KLINISCHER HINTERGRUND

Expanded Disability Status Scale (EDSS)

Der heute als Expanded Disability Status Scale (EDSS) bekannte Test zur Beurteilung des Grades der Beeinträchtigung bei MS wurde von John F. Kurtzke entwickelt und erstmals 1955 als Disability Status Scale (DSS) vorgestellt. Die Skala bestand aus 11 Stufen von 0 (normal) bis 10 (Tod durch MS), wobei die maximale Funktion bei neurologischen Defiziten bei MS-Patienten ermittelt wurde. Da laut einigen Forschern die erste Fassung des Tests nicht genügend sensitiv zur Erhebung von Veränderung im mittleren Bereich war, wurde der DSS erweitert und 1983 als EDSS präsentiert. Dieser ermöglicht die Einteilung der Patienten in eine 20-stufige Skala, in der acht Funktionssysteme (FS) in sechs Graden, je nach Ausmaß der Beeinträchtigung, beurteilt werden (➤ Tab. 12.2).
Der EDSS ist bis heute einer der meistverwendeten Tests zur Erhebung der Einschränkung von Körperstrukturen und -funktionen bei MS-Patienten. Er wurde mehrfach untersucht und gilt als valides und reliables Messinstrument.

Funktionssysteme (FS):

- **P** – Pyramidal (Pyramidenbahn): Motorik und Willkürbewegungen (z. B. Lähmungen)
- **CII** – Cerebellar (Kleinhirn): Bewegungskoordination und Gleichgewicht (z. B. Tremor, Ataxie)
- **BS** – Brain Stem (Hirnstamm): Augenbewegungen, Sensibilität und Motorik des Gesichts, Schlucken (z. B. Sprachstörung oder Schluckstörung)
- **S** – Sensory (Sensibilität): eingeschränkte Sensibilität

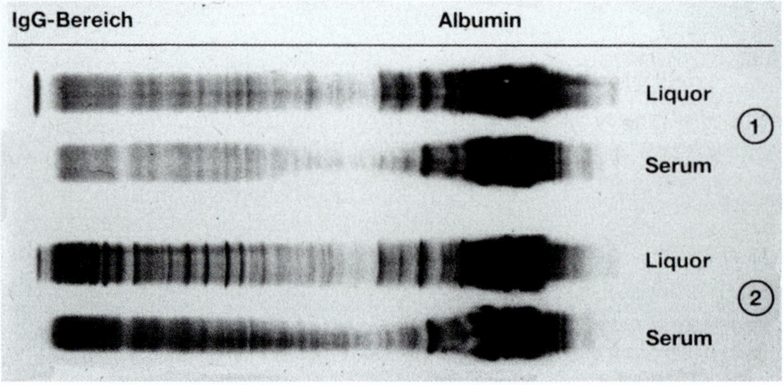

Abb. 12.2 Typischer Liquorbefund bei MS: oligoklonale IgG-Banden in der isoelektrischen Fokussierung. 1 Normalbefund, 2 oligoklonale Banden nur im Liquor sichtbar. [R439]

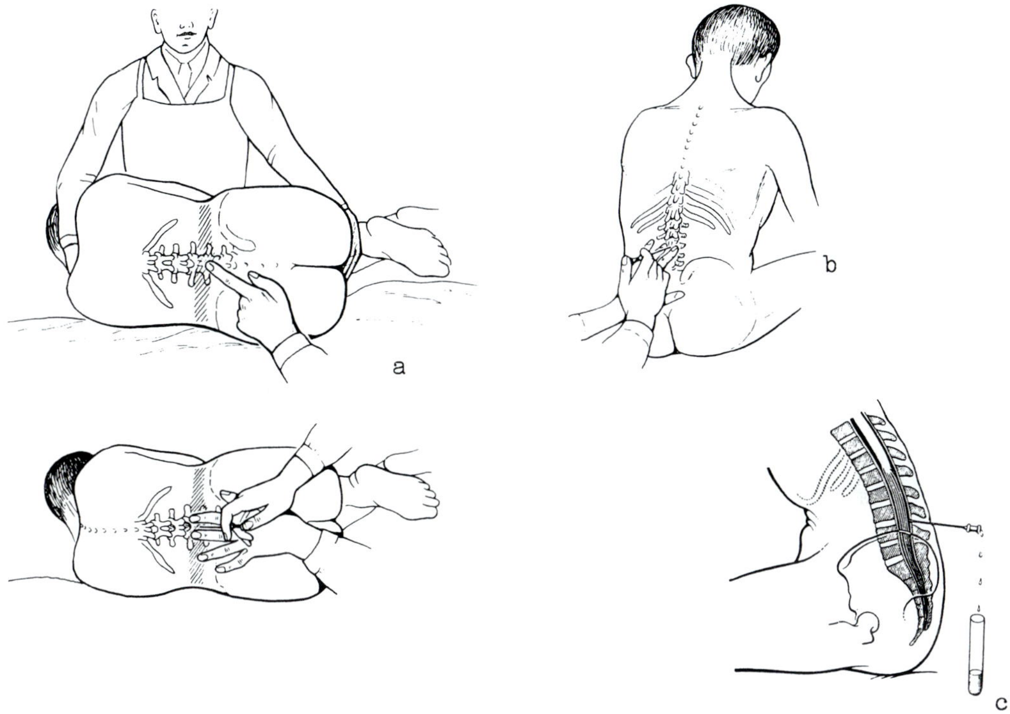

Abb. 12.3 Lumbalpunktion [S155]

- **BB** – Bowel and Bladder (Blasen- und Mastdarmfunktion): z. B. Harn- oder Stuhlinkontinenz
- **V** – Visual (Sehfunktion): z. B. eingeschränktes Gesichtsfeld
- **Cb** – Cerebral or Mental (zerebrale Funktionen): Gedächtnis, Konzentration, Stimmung (z. B. Wesensveränderung, Demenz)
- **O** – Other or Miscellaneous (andere Funktionen): bisher nicht genannte Funktionen, die mit der MS zusammenhängen (z. B. Schmerzen, kardiovaskuläre Einschränkungen)

Grade:

- Grad 0 = normale Funktion
- Grad 1 = abnorme Zeichen ohne Behinderung
- Grad 2 = leichte Behinderung
- Grad 3 = mäßige Behinderung
- Grad 4 = ausgeprägte Beeinträchtigung
- Grad 5 = völliger Funktionsverlust

12.2.2 Physiotherapeutische Anamnese

Frau Chevalier berichtet über eine hohe Erschöpfbarkeit, die Zunahme einschießender Spastik in den Beinen, die das Gehen stark einschränke und Schmerzen in den Knien und im linken Zeh verursache. Zuhause bewege sie sich mehrheitlich im Rollstuhl. In der Physiotherapie trainiert sie das Gehen am Rollator.

12.2.3 Evaluation des Gesundheitszustands nach ICF

Aktivität und Partizipation (Teilhabe)

Sich unter Verwendung von Geräten/Ausrüstung fortbewegen (d465)
Im Innenbereich ist Frau Chevalier für wenige Meter mit Begleitung am Rollator mobil, größere Strecken können selbstständig mit dem Rollstuhl (RS) bewältigt werden (➤ Tab. 12.3).

Transportmittel benutzen (d470)
Für Aktivitäten außerhalb des Hauses ist Frau Chevalier auf einen Fahrdienst und Hilfe durch eine Begleitperson angewiesen. Das Benutzen von öffentlichen

Tab. 12.2 EDSS – Skala zur Einteilung der Funktionsdefizite

Wert	Beschreibung
0	Normale neurologische Untersuchung in allen FS Grad 0
1,0	Keine Behinderung, minimale Symptome (Grad 1) in einem FS
1,5	Keine Behinderung, minimale Symptome (Grad 1) in mehr als einem FS
2,0	Minimale Behinderung (Grad 2) in einem FS
2,5	Minimale Behinderung (Grad 2) in zwei FS
3,0	Mäßige Behinderung (Grad 3) in einem FS oder leichte Behinderung in 3–4 FS, voll gehfähig
3,5	Voll gehfähig, aber mäßige Behinderung in einem FS und Grad 2 in 1–2 FS *oder* Grad 3 in 2 FS *oder* Grad 2 in 5 FS
4,0	Ohne Hilfe und Pause gehfähig für 500 m, aktiv während ca. 12 Stunden pro Tag trotz relativ schwerer Behinderung
4,5	Ohne Hilfe und Pause gehfähig für 300 m, ganztägig arbeitsfähig, gewisse Einschränkungen der Aktivität, benötigt minimale Hilfe, relativ schwere Behinderung
5,0	Ohne Hilfe und Pause gehfähig für 200 m, Behinderung schwer genug, um tägliche Aktivität zu beeinträchtigen Grad 5 in einem FS (übrige 0 oder 1) oder Kombination geringere Grade, welche 4,0 überschreiten
5,5	Ohne Hilfe und Pause gehfähig für 100 m, Behinderung schwer genug, um normale tägliche Aktivität unmöglich zu machen Grad 5 in einem FS (übrige 0 oder 1) oder Kombination geringerer Grade, welche 4,0 überschreiten
6,0	Vorübergehende oder ständige Unterstützung (Stützen, Schiene) auf einer Seite erforderlich, um etwa 100 m mit oder ohne Pause zu gehen Kombination von Grad 3+ in mehr als zwei FS
6,5	Ständige beidseitige Unterstützung erforderlich, um ca. 20 m ohne Pause zu gehen Kombination von Grad 3+ in mehr als zwei FS
7,0	Unfähig, mehr als 5 m trotz Hilfe zu gehen, weitgehend an den Rollstuhl gebunden, bewegt Rollstuhl selbst und kann selbstständig ein- und aussteigen, ist ca. 12 Stunden am Tag im Rollstuhl mobil Kombination von Grad 4+ in mehr als zwei FS; sehr selten Grad 5 allein in der Pyramidenbahnfunktion
7,5	Unfähig, selbst mit Hilfe mehr als ein paar Schritte zu gehen, auf den Rollstuhl angewiesen, benötigt Hilfe beim Transfer, bewegt Rollstuhl selbst, kann aber nicht einen vollen Tag darin verbringen, benötigt möglicherweise Elektrorollstuhl Kombination von Grad 4+ in mehr als zwei FS
8,0	Weitgehend ans Bett oder einen Stuhl gebunden oder wird im Rollstuhl umhergefahren – ist aber große Teile des Tages aus dem Bett, kann viele Verrichtungen selbstständig ausführen und die Arme effektiv einsetzen Kombinationen von Grad 4+ in mehreren FS
8,5	Weitgehend für den Großteil des Tages ans Bett gebunden, kann einige Verrichtungen noch selbstständig ausführen und Arme teilweise effektiv einsetzen Kombinationen von Grad 4+ in den meisten FS
9,0	Hilflos und bettlägerig, kann essen und kommunizieren Kombinationen von Grad 4+ in den meisten FS
9,5	Völlig hilflos und bettlägerig, unfähig zu essen, zu schlucken und zu kommunizieren Kombinationen von Grad 4+ in fast allen FS
10	Tod infolge MS

Transportmitteln ist selbstständig aufgrund der hohen Erschöpfbarkeit nicht mehr möglich (➢ Abb. 12.4).

Sich waschen, d 510; Hausarbeiten erledigen (d 640)
Frau Chevalier benötigt für die Körperpflege sowie für den Haushalt täglich Unterstützung von extern. Am Abend hilft der Partner oder eine ihrer Freundinnen abwechslungsweise. Frau Chevalier hat schon alle Vorkehrungen für einen Übertritt in ein Pflegeheim getroffen, möchte aber so lange wie möglich in ihrem gewohnten Umfeld leben.

KLINISCHER HINTERGRUND

Fatigue Severity Scale

Die Fatigue (b4552) wird von Kotterba (2003) als „subjektiver Mangel an physischer und/oder mentaler Energie, welche die Patienten oder Therapeuten als Störung täglicher oder angestrebter Aktivitäten wahrnehmen" definiert. Die FSS nach Krupp et al. (1989) ist ein verbreitetes Instrument, um die Ermüdbarkeit bei MS und weiteren chronischen Krankheiten zu quantifizieren. Es werden 9 Fragen zur Fatigue auf einer Skala von 1–7 beantwortet, wobei 1 Ablehnung und 7 voller Übereinstimmung entspricht (➤ Abb. 12.4).

Zur Beurteilung wird der Mittelwert der erhaltenen Punktzahl ermittelt. Ein Mittelwert > 4 wird als pathologisch bewertet.

Schädler et al. (2009) beschreiben die FSS als reliabel, valide und Veränderungen gegenüber empfindlich und somit zum Befund und Verlauf der Ermüdbarkeit bei MS anwendbares Instrument.

Körperfunktion und -struktur

Minussymptomatik (Funktionen der Muskelkraft, b730)

Parese der Fußheber

Plussymptomatik (Funktionen des Muskeltonus, b735)

Spastik in den unteren Extremitäten (UEx), gemessen mit der modifizierten Tardieu-Skala (➤ Kap. 15.2.3):

- **Hüft-Adduktoren li./re.:** V1: 45°/30°, Muskelreaktion: 2/2, V3: 20°/10°
- **Kniestrecker li./re.:** V1: 120°/120°, Muskelreaktion: 1/2, V3: 120°/30°

Umwelt- und personenbezogene Faktoren

Frau Chevalier ist ledig und lebt in einer 1,5-Zimmer Wohnung, die in den letzten Jahren mit Rampen und kleinen Anpassungen rollstuhlgängig gemacht wurde. Der Zugang zum Gartensitzplatz ist aufgrund einer Schwelle und des engen Türrahmens nur am Rollator mit einer Begleitperson begehbar.

Für administrative Arbeiten bekommt Frau Chevalier von ihrem Bekanntenkreis Unterstützung. Aufgrund ihrer Sensibilitätseinschränkung in den Händen kann sie diese Schreibarbeiten nicht mehr selbst erledigen.

Durch ihre Willenskraft, ihre meist positive Lebenseinstellung und ihr gutes soziales Umfeld kann Frau Chevalier den Einschränkungen und Hindernissen ihrer Krankheit lösungsorientiert begegnen. Trotz emotionaler Stabilität treten gelegentlich Panikattacken und Angstgefühle auf durch das Erleben von Abhängigkeit aufgrund der verminderten Mobilität. Dank psychologischer Betreuung kann Frau Chevalier in solchen Momenten gelernte Strategien zur Selbstberuhigung wie Atemtechniken und Aufmerksamkeitsfokussierung erfolgreich anwenden.

Assessments

Die Werte der Assessments 10 bzw. 16 Jahre nach Erstdiagnose sind in ➤ Tab. 12.3 aufgeführt.

Tab. 12.3 Assessments

Assessment	T1	T2
EDSS	2,5	6,5
Functional Ambulation Categories (FAC)	4	1
Fatigue Severity Scale (FSS; ➤ Abb. 12.4)	Mittelwert 4,5	Mittelwert 6,1
Multiple Sclerosis Questionnaire for Physiotherapists (MSQPT)	Aktivitätsfaktoren: 870 Partizipationsfaktoren: 630 Gleichgewicht: 140	Aktivitätsfaktoren: 270 Partizipationsfaktoren: 330 Gleichgewicht: 30

T1: Wert nach 10 Jahren nach Erstdiagnose
T2: Wert nach 16 Jahren nach Erstdiagnose

Fatigue Severity Scale

Name: ________________ Geburtsdatum: ________ Datum: ________

1 Ablehnung der Aussage bis 7 volle Übereinstimmung.

Ich habe weniger Motivation, wenn ich erschöpft bin	① ② ③ ④ ⑤ ⑥ ⑦
Körperliche Betätigung führt zu mehr Erschöpfung	① ② ③ ④ ⑤ ⑥ ⑦
Ich bin schnell erschöpft	① ② ③ ④ ⑤ ⑥ ⑦
Die Erschöpfung beeinflusst meine körperliche Belastbarkeit	① ② ③ ④ ⑤ ⑥ ⑦
Die Erschöpfung verursacht Probleme für mich	① ② ③ ④ ⑤ ⑥ ⑦
Meine Erschöpfung behindert körperliche Betätigung	① ② ③ ④ ⑤ ⑥ ⑦
Die Erschöpfung behindert mich an der Ausführung bestimmter Aufgaben und Pflichten	① ② ③ ④ ⑤ ⑥ ⑦
Die Erschöpfung gehört zu den drei mich am meisten behindernden Beschwerden	① ② ③ ④ ⑤ ⑥ ⑦
Die Erschöpfung hat Einfluss auf meine Arbeit, meine Familie bzw. mein soziales Leben	① ② ③ ④ ⑤ ⑥ ⑦
Mittelwert	

Abb. 12.4 Fatigue Severity Scale (FSS; nach Krupp et al. 1989) [O249/H212–001]

12.3 Zusammenfassung der wichtigsten Befunde

Frau Chevalier weist eine rechtsbetonte Paraspastik und eine rechts- und distal betonte Hyposensibilität auf. Sie ist deutlich in ihrer Mobilität eingeschränkt wegen der durch die Spastik verursachten Beeinträchtigung der selektiven Willkürmotorik sowie durch die verminderte Kraft in den unteren Extremitäten und im Rumpf. Am Rollator kann sie auf ebenem Boden selbstständig ca. 20 Meter gehen, für längere Strecken ist sie auf den Rollstuhl angewiesen. Die Transfers vom Bett in den Rollstuhl sind selbstständig möglich (FAC 1).

Eine weitere Folge der Spastik ist die Schmerzproblematik v. a. in den Zehen links, in den Hüftadduktoren und in der lumbalen Muskulatur.

12.4 Physiotherapeutische Zielsetzung

Die von Frau Chevalier formulierten Ziele in der Hippotherapie-K® sind:

- **Kurzfristig/HTK-Lokalziel:** Reduktion der Schmerzen mittels Normalisierung des Muskeltonus im lumbalen Bereich und in den Hüftadduktoren
- **Mittelfristig/HTK-Globalziel:** Verbesserung der dynamischen Gleichgewichtsreaktionen und der Kraft im Rumpf, um auf dem Pferd 30 Minuten frei sitzen zu können
- **Langfristig:** Erhalten der Gehfähigkeit am Rollator, um in der häuslichen Umgebung so selbstständig wie möglich zu leben

Parallel zur Hippotherapie-K® wird in der Physiotherapie an der Kräftigung der unteren Extremitäten sowie am Erhalt der Gehfähigkeit im Innen- und Außenbereich gearbeitet.

Definition

Hippotherapie-K®

Die Hippotherapie-K® ist definiert als Physiotherapie mit Hilfe des Pferdes. Sie ist eine Behandlungsmaßnahme, bei der die Bewegungsübertragung vom Pferdeschritt auf den Patienten genutzt wird.

Der Patient lässt sich von der Bewegung des Pferdes mittragen, ohne aktive Einwirkung auf das Pferd zu nehmen. Der Physiotherapeut gibt die notwendigen Hilfestellungen und das Pferd wird geführt. Die Hippotherapie-K® ist weder Reiten noch therapeutisches Reiten.

Unter dem Überbegriff Hippotherapie werden international sehr unterschiedliche therapeutische Aktivitäten mit Hilfe des Pferdes verstanden.

Der in der **Schweiz** klar abgegrenzte Anwendungsbereich, heute als Hippotherapie-K® (K steht für Künzle, den Nachnamen der Begründerin) definiert, führte zu einer Differenzierung zu anderen Einsatzbereichen des Pferdes mit therapeutischen und heilpädagogischen Zielen.

Dank dieser Differenzierung fand im Jahr 1994 die Hippotherapie-K® offizielle Anerkennung als kassenpflichtige medizinische Maßnahme für Patienten mit MS, Kinder mit Zerebralparese und seit 2016 auch Trisomie 21.

Die Hippotherapie-K® wird in der Schweiz vom Arzt verordnet und von speziell ausgebildeten Physiotherapeuten durchgeführt. Für die Qualitätssicherung ist die Schweizer Gruppe für Hippotherapie-K® (SGH-K) zuständig.

In **Deutschland** beschloss 2006 der Gemeinsame Bundesausschuss (GBA), die Hippotherapie nicht in den Heilmittelkatalog aufzunehmen, sondern als nicht verordnungsfähiges Heilmittel zu führen. Dieser Entscheid wurde damit begründet, dass die vorgelegten Studien zwar eine positive Tendenz erkennen ließen, jedoch aufgrund der methodischen Mängel der therapeutische Nutzen der Hippotherapie nicht genügend belegt werden kann.

Da seit 2006 weitere Studien mit höheren Evidenzstufen publiziert worden sind, darf man hoffen, dass der GBA in Zukunft die Aufnahme der Hippotherapie in den Heilmittelkatalog erneut untersuchen wird.

In Deutschland wird die Hippotherapie von speziell ausgebildeten Physiotherapeuten, Ergotherapeuten oder Ärzten durchgeführt.

In **Österreich** ist die Hippotherapie ebenfalls nicht im Heilmittelkatalog aufgeführt, sie wurde jedoch 1989 vom Obersten Sanitätsrat als neurophysiologische physiotherapeutische Behandlung anerkannt. Im Jahr 2004 wurde dieser Entscheid erneut bestätigt. Somit wird ein Anteil der Hippotherapie von den Kassen übernommen. Sind die Patienten im Behindertengesetzt erfasst, so zahlt das Bundesland einen weiteren Anteil an der Therapie. Die Regelung zur Kostenübernahme variiert von Bundesland zu Bundesland.

Die Hippotherapie wird in Österreich von speziell ausgebildeten Physiotherapeuten durchgeführt.

12.5 Physiotherapeutische Maßnahmen/Therapieplan

Neben der wöchentlichen ambulanten Physiotherapie kommt Frau Chevalier seit zehn Jahren einmal pro Woche in die Hippotherapie. Nach neun Jahren wurde die Hippotherapie-K®-Frequenz auf sechs Einheiten pro Monat erhöht, um die Beschwerden der zunehmenden Spastik und Schmerzen zu lindern.

Die Hippotherapie-K® bietet Frau Chevalier die Möglichkeit, ihren Rumpf funktionell zu trainieren. Die vom Pferderücken auf das Becken übertragene dreidimensionale Bewegung fordert eine reaktive, gangtypische, dynamische posturale Stabilisation mit einer dissoziierten Rumpfaktivität (Becken mobil/Brustkorb stabil). Diese beinhaltet intermuskuläre Koordination, Gelenkstabilisation, Gewichtsverlagerungen und weitere komplexe posturale Reaktionen.

Aufgrund des durch den Krankheitsverlauf zunehmenden Tonus der Hüftadduktoren musste auf ein schmaleres Pferd gewechselt werden, um Frau Chevalier eine der reduzierten Dehnfähigkeit der Adduktoren angepasste Ausgangstellung anzubieten.

Neben den ein paar Tage anhaltenden primären physischen Effekten hat die Hippotherapie-K® auch einen erheblichen Einfluss auf die Psyche. Diese Therapieform gehört zu den „Highlights" von Frau Chevaliers Woche. Dank dem Pferd kann sie die Natur erleben, sich frei draußen bewegen und die Welt aus einer anderen als der Rollstuhl-Perspektive sehen, was sich positiv auf die depressive Verstimmung auswirkt.

WAS WÄRE, WENN ...

... Frau Chevalier aufgrund des erhöhten Tonus in den Adduktoren ihr Bein in der Hüfte nicht genügend extendieren und abduzieren könnte, um von der Aufstiegsrampe auf das Pferd zu steigen?

Es kann vorkommen, dass Frau Chevalier bei Schmerzen oder emotionalem Stress aufgrund des erhöhten Tonus der Hüftadduktoren die Beine nicht genügend spreizen kann, um auf das Pferd zu steigen. In dieser Situation kann sie z. B. seitlich auf das Pferd sitzen und dann mit Hilfe vom Therapeuten das Bein vorn über den gesenkten Pferdehals nehmen.
Eine andere Möglichkeit ist das Aufsteigen mit Hilfe eines Lifts (➤ Abb. 12.5).

Schwerpunkte der Therapie:

- Transfer auf das Pferd über den Stand mit Halten ab erhöhter Aufstiegsrampe. Dabei wird vom Therapeuten so wenig Hilfe wie nötig angeboten, um möglichst viel Koordination und Willkürmotorik in Rumpf und Beinen von Frau Chevalier zu fordern, konzentrisch wie auch exzentrisch. Dies beinhaltet im Stand u. a. die extensorische, abduktorische und außenrotatorische Stabilisation in Standbein und Rumpf, um das Spielbein mit flektiertem Knie in der Hüfte abduzieren, außenrotieren und extendieren zu können (➤ Abb. 12.6).
- Die Hilfsmittel sind so ausgewählt, dass Frau Chevalier sicher, entspannt, symmetrisch und im Becken aufgerichtet auf dem Pferd sitzen kann. Eine optimale Ausgangstellung ist essenziell, um Fixationen, z. B. in den Hüftadduktoren, oder Halten mit den Händen, zu vermeiden. Diese würden eine Aufnahme der Schrittbewegung vom Pferd und die selektiven Haltungsreaktionen in Rumpf und Becken beeinträchtigen.
  Bei Frau Chevalier wird eine einfache Decke mit einem Haltegriff (für ihr Sicherheitsgefühl und als Hilfe bei Erschöpfung der axialen Rumpfmuskulatur) verwendet. Auf Steigbügel wurde verzichtet, da sich diese durch den distal erhöhten Tonus und die Sensibilitätseinbußen ungünstig auswirken würden.
- Die Bewegung des Beckens in der Frontalebene wird durch manuelle Hilfestellung durch den Therapeuten unterstützt und vergrößert (➤ Abb. 12.7).

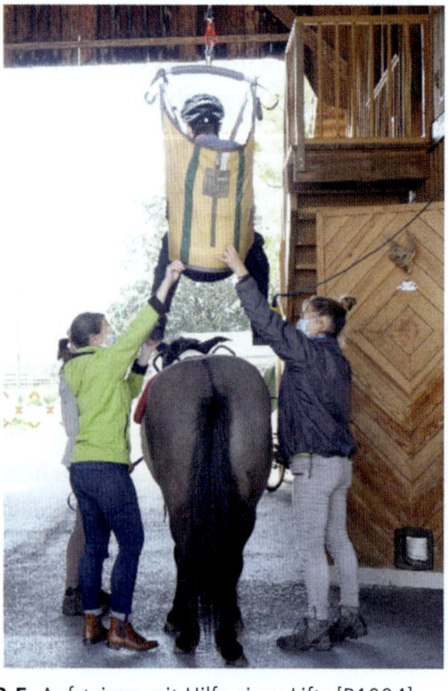

Abb. 12.5 Aufsteigen mit Hilfe eines Lifts [P1004]

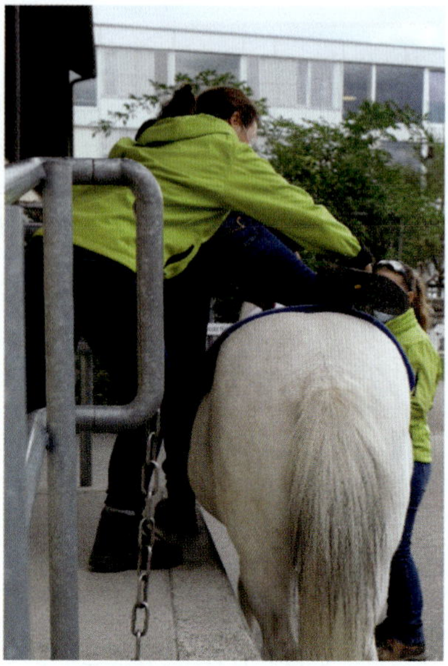

Abb. 12.6 Aufsteigen von der Rampe [P1004]

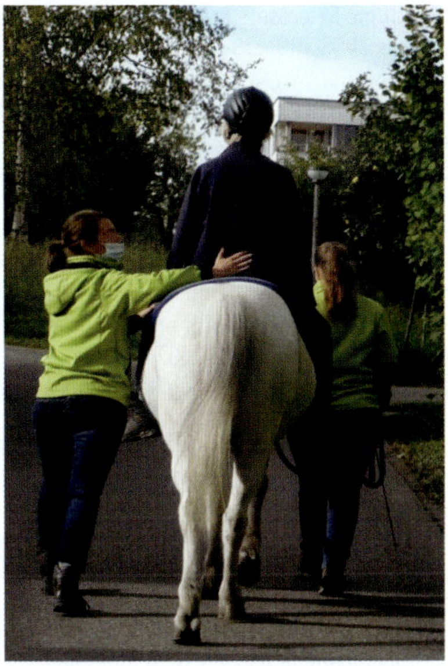

Abb. 12.7 Manuelle Unterstützung durch die Therapeutin [P1004]

- Zusätzlich werden zwischendurch Aufgaben mit beiden Armen durchgeführt, um die Selektivität des Rumpfes zu unterstützen.
  Die seitlich ausgestreckten, gegen außen rotierten Arme helfen, die Brustwirbelsäule aufzurichten und ermöglichen eine Vergrößerung der Translationsbewegung zwischen Becken und Lenden. Fixationen in diesem Bereich werden sichtbar, wenn der Arm auf der fixierten Seite nicht stabil in der Luft gehalten werden kann und bei jeder Absenkung des Beckens ipsilateral mit absinkt.

Eine Therapieeinheit dauert in der Regel 20–40 Minuten je nach Ausdauer des Patienten und wird draußen bei fast jeder Witterung auf speziell ausgebildeten Therapiepferden durchgeführt.

⚠ VORSICHT

Epilepsie als Nebendiagnose kann eine Kontraindikation für die Hippotherapie sein. Folgende Punkte können Risikofaktoren darstellen und müssen im Vorfeld abgeklärt werden:
- Medikamentös schlecht eingestellte Patienten
- Ausgeprägte Anfallssymptomatik (Grand-Mal-Anfälle)
- Anfälle ohne Vorzeichen (Aura)
- Größe und Gewicht des Patienten

Ist der Handlungsplan in einer Anfallssituation dem Behandlungsteam klar instruiert und die Sicherheit des Patienten gewährleistet, so kann die Hippotherapie durchgeführt werden. Es empfiehlt sich, einen stabilen Bauchgurt mit Griffen zum Halten des Patienten zu benutzen.

12.6 Evidenzbasierte Zusammenfassung

Für MS gibt es seit 1978 Literatur, die die positiven Effekte der Hippotherapie auf Gleichgewicht, Gehfähigkeit und Spastik belegt, jedoch nur wenige randomisierte kontrollierte Studie (RCT) mit guter Evidenz. Die neueste randomisierte klinische Studie von Vermöhlen et al. von 2017 beschreibt eine signifikante Verbesserung des Gleichgewichts und der Gehfähigkeit (Berg Balance Scale, BBS) sowie eine Verbesserung der Lebensqualität (Multiple Sclerosis Quality of Life Questionnaire, MSQOL-54) bei der Interventionsgruppe im Vergleich zu der Kontrollgruppe. Zudem wurde eine Abnahme der Spastik (numerische Rating-Skala, NRS) und der Fatigue (FSS) dokumentiert.

Diese Effekte waren z. T. auch bei Frau Chevalier zu beobachten. Nebst den zentralen körperlichen Auswirkungen ist der positive Einfluss auf die Psyche nicht zu unterschätzen. Durch den schweren Krankheitsverlauf, das Verabschieden von Hobbys und Selbstständigkeit kann die psychische Belastung bei MS hoch sein, was die Lebensqualität bedeutend beeinflusst.

Um Letztere zu erfassen, bietet sich der **Multiple Sclerosis Questionnaire for Physiotherapists (MSQPT)** als sehr gutes Verlaufsassessment an. Der MSQPT ermöglicht eine umfassende Erhebung der gesundheitsbezogenen Lebensqualität und Partizipation bei MS-Patienten. Es handelt sich um einen Fragebogen mit 34 Items, mit denen sich der Patient zu verschiedenen körperlichen Symptomen, Aktivitäten und Partizipation im Alltag selbst einschätzt. Der MSQPT wurde von der Schweizer Fachgruppe Physiotherapie bei MS (FPMS) entwickelt und wurde in verschiedenen Studien als valide, hoch reliabel und empfindlich für Veränderungen befunden.

Ein weiteres validiertes Messinstrument ist der **Multiple Sclerosis Quality of Life Questionnaire (MSQOL-54)**. Er wurde von Vickrey et al. 1995 in Kalifornien entwickelt, basiert auf dem SF-36 und wurde um 18 MS-spezifische Elementen erweitert. In diesem Fragebogen wird nebst der körperlichen auch die psychische Gesundheit erfasst.

Dazu gehören Themen wie emotionales Wohlbefinden, gesundheitliche Belastung, Energie, soziale und sexuelle Funktion.

Hippotherapie wird seit Jahren weltweit zur Behandlung von Kindern und Erwachsenen mit neurologischen Beeinträchtigungen angewendet, unter anderem bei Diagnosen wie MS, zerebrale Parese, Schädel-Hirn-Trauma, zerebrovaskulärer Insult (CVI), Rückenmarkverletzungen, Trisomie, Dravet-Syndrom und Angelman-Syndrom.

LITERATUR

Bitsch A. Multiple Sklerose und andere inflammatorische demyelinisierende Erkrankungen des Nervensystems. In: Hengelmolen-Greb A & Jöbges M (Hrsg.). Leitfaden Physiotherapie in der Neurologie. München: Elsevier, 2018. S. 267–273.

Bronson C, Brewerton K, Ong J, Palanca C, Sullivan SJ. Does hippotherapy improve balance in persons with multiple sclerosis: a systematic review. Eur J Phys rehabil Med 2010; 46: 347–353.

DGN/KKNMS Leitlinie zur Diagnose und Therapie der MS 2021 www.dgn.org/images/red_leitlinien/LL_2012/pdf/030-050l_S2e_Multiple_Sklerose_Diagnostik_Therapie_2014-08_verlaengert.pdf (letzter Zugriff: 03.03.2021).

Hammer A, Nilsagård Y, Forsberg A, Pepa H, Skargren E, Öberg B. Evaluation of therapeutic riding (Sweden)/hippotherapy (United States). A single-subject experimental design study replicated in eleven patients with multiple sclerosis. Physiotherapy Theory and Practice 2004; 21: 51–77.

Koca TT, Ataseven H. Review: what is Hippotherapy? The indication an effectiveness of Hippotherapy. North Clin Istanb 2015; 2(3): 247–252.

Kotterba S. Müdigkeit und Fatigue bei Multipler Sklerose. Psychoneuro 2003; 29(7+8): 349–353.

Krupp LB, LaRocca NG, Muir-Nash J, Steinberg AD. The Fatigue Severity Scale: Application to Patients With Multiple Sclerosis and Systemic Lupus Erythematosus. Arch Neurol 1989; 46(10): 1121–1123.

Künzle U. Hippotherapie-K, Theorie, praktische Anwendung, Wirksamkeitsnachweis. Berlin Heidelberg: Springer, 2000.

Kurtzke JF. Rating neurologic impairment in multiple sclerosis: An expanded disability status scale (EDSS). Neurology 1983; 33: 1444–1452.

Marks D. Multiple Sklerose – Schweregrad bestimmen. Physiopraxis 2008; 6(9): 38–39.

McKay-Lyons M, Conway C, Roberts W. Effects of therapeutic riding on patients with multiple sclerosis: a preliminary trial. Physiother Can 1988; 40: 104–109.

MSQol-54 www.nationalmssociety.org/NationalMSSociety/media/MSNationalFiles/Brochures/MSQOL54_995.pdf (letzter Zugriff: 03.03.2021).

Muñoz-Lasa S, Ferriero G, Valero R, Gomez-Muñiz F, Rabini A, Varela E. Effect of therapeutic horseback riding on balance and gait of people with multiple sclerosis. G Ital Med Lav Erg 2011; 33(4): 462–467.

Rohkamm R. Taschenatlas Neurologie. Stuttgart: Thieme, 2009.

Schädler S, Kool J, Lüthi H et al.: Assessments in der Rehabilitation – Band 1: Neurologie. 4. Auflage. Bern: Hans Huber, 2019.

Schweizer, Schweizer Gruppe für Hippotherapie-K. Definition Hippotherapie-K. https://hippotherapie-k.org/ (letzter Zugriff 30.03.2021).

Silkwood-Sherer D, Warmbier H. Effects of hippotherapy on postural stability in persons with multiple sclerosis: a pilot study. J Neurol Phys Ther 2007; 31: 77–84.

Strauss I. Hippotherapie, Physiotherapie mit und auf dem Pferd. 4. Aufl. Stuttgart: Thieme, 2008.

Van der Maas NA, Biland-Thommen U, Grillo Juszcak T. Die Validität, Reliabilität und Akzeptanz des Multiple Sclerosis Questionnaire for Physiotherapists (MSQPT). Physioscience 2010; 5: 135–142.

Van der Maas NA. Sensibel für den Alltag – Multiple Sclerosis Questionnaire for Physiotherapists. physiopraxis 2015; 13(07/08): 32–34.

Van der Maas NA, Steinlin Egli R. Evaluation des subjektiven Gesundheitszustandes von MS-Patienten in physiotherapeutischer Behandlung: Multiple Sclerosis Questionnaire for Physiotherapists® (MSQPT®). In: Schädler S et al.: Assessments in der Rehabilitation – Band 1: Neurologie. 3. Aufl. Bern: Hans Huber, 2012: S. 532–535.

Vermöhlen V, Schiller P, Schickendantz S, et al. Hippotherapy for patients with multiple sclerosis: A multicenter randomized controlled trial (MS-HIPPO). Mult Scler 2018; 24(10): 1375–1382.

FALL

Marcel Kluge

13 Physiotherapie bei Multipler Sklerose mit primär chronisch progredientem Verlauf

Leitsymptome: Spastische rechtsbetonte Paraparese – positive Pyramidenbahnzeichen beidseits – leichte Armparese rechts – muskulotendinogenes Schmerzsyndrom – ausgeprägte Fatigue – neurogene Blasenentleerungsstörung – neuropsychologische Verlangsamung

schwer

Definition

Pyramidenbahn(en) und positive Pyramidenbahnzeichen

Als **Pyramidenbahn(en) (Tractus pyramidalis)** wird der Verbund aller Efferenzen aus dem primären motorischen Kortex des Telencephalons zu den motorischen Hirnnervenkernen und den Vorderhornzellen des Rückenmarks als Teil des somatomotorischen Nervensystems bezeichnet (➤ Abb. 13.1). Die Willkürmotorik, inklusive Feinmotorik, wird über die Pyramidenbahn(en) gesteuert, wobei es zu einer engen Zusammenarbeit mit dem extrapyramidalen System kommt. Gleichzeitig wirken sie hemmend auf den Muskeltonus und die Muskeleigenreflexe.

Der Motorkortex entstammt dem Gyrus praecentralis des Lobus frontalis (➤ Abb. 13.1).

Der Tractus pyramidalis an sich besteht wiederum aus drei zusammengefassten Leitungsbahnen, den Fibrae corticoreticulares, Fibrae corticospinales und Fibrae corticonucleares. Obgleich diese Efferenzen sich einen Ursprungsort teilen, strahlen sie in verschiedene Ziellokalisationen ein.

Nach ihrem Ursprung im Gyrus praecentralis durchziehen die Fasern des Tractus pyramidalis die Capsula interna bis hin zur Medulla oblongata. An der Pyramidenbahnkreuzung, der Decussatio pyramidum, queren 80–90 % aller Fasern des Tractus pyramidalis auf die kontralaterale Seite und verlaufen als Tractus corticospinalis lateralis weiter bis zu den entsprechenden Zielgebieten, den Vorderhornzellen. 10–20 % der nicht querenden Fasern verlaufen ipsilateral, bis sie ebenfalls die Vorderhornzellen auf entsprechender Rückenmarkshöhe erreichen (➤ Abb. 13.1).

Als sog. **positive Pyramidenbahnzeichen** werden solche Symptome bewertet, die bei einer Schädigung des ersten motorischen Neurons auftreten. Hierbei werden pathologische Reflexe innerhalb der Diagnostik provoziert und beurteilt (➤ Tab. 13.1). Erwähnenswert ist, dass diese Testungen Provokationstests sind, wobei nicht alle als sichere Testverfahren gelten. Es ist zu beachten, dass auch andere Reflextestungen wie zum Beispiel Bechterew-Reflexe oder Plantarmuskelreflexe diese Testungen ergänzen können.

13.1 Vorgeschichte

Frau Müed ist 51 Jahre alt und vor 18 Jahren an Multipler Sklerose vom primär chronisch progredienten Typ (PPMS) erkrankt. Anfangs bemerkte Frau Müed intermittierende Sehstörungen und Schwächeerscheinungen in den Beinen und Armen. Ab und zu stolperte sie oder ließ Gegenstände fallen. Zu dieser Zeit dachte Frau Müed noch, dass sie etwas ungeschickt sei und sich einfach nur besser konzentrieren müsste. Dass sie immer mehr Mühe beim Lesen hatte, beunruhigte

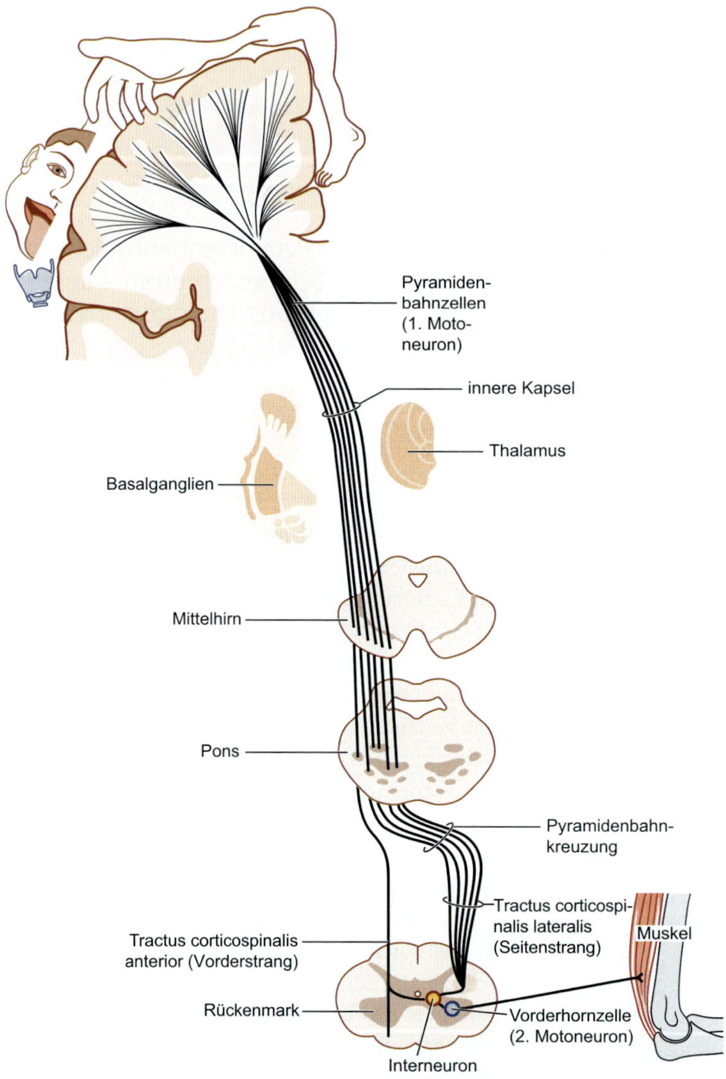

Abb. 13.1 Pyramidenbahnen [L126]

sie nicht, da in ihrer Familie einige Verwandte bereits in jungen Jahren eine Brille benötigten. Erst als sie einen massiven physischen und kognitiven Leistungseinbruch vor 18 Jahren hatte und aufgrund dessen ins Krankenhaus eingewiesen werden musste, wurde die bereits genannte Diagnose gestellt. Seither verschlechterte sich der Allgemeinzustand über die Jahre zunehmend. Außer den üblichen pharmakologischen therapeutischen Maßnahmen wurde der einst sportlich begeisterten, damals jungen Frau Müed deutlich geraten, dass sie körperliche und geistige Anstrengungen vermeiden sollte, da dies ihrem Krankheitsverlauf sonst nicht dienlich sei. Letztendlich erreichte Frau Müed vor dem Eintritt in die stationäre Neurorehabilitation einen allgemeinen Leistungstiefstand. Sie konnte nur noch 65 Meter am Rollator mit mehreren Pausen auf ebenem Boden gehen, benutzte sonst nur noch ihren Aktivrollstuhl und vermochte auch ihren Haushalt nicht mehr selbst zu erledigen. Das wöchentliche Arbeitspensum als Sekretärin musste auf 40 % reduziert werden. Neben dem Ehemann und ihren 2 volljährigen Kindern verfügt sie auf eigenen Wunsch hin über keine weiteren sozialen Kontakte mehr. Der Leidensdruck durch den Verlust an Lebensqualität und Stigmatisierung führte zu massivem sozialem Rückzug.

Tab. 13.1 Provokationstests der Pyramidenbahnzeichen

Bezeichnung obere Extremität	Auslösung	Wirkung	Kommentar
Lèri-Vorderarmzeichen	Passive Beugung der Finger und des Handgelenks	Physiologische Mitbewegung des Ellenbogens – pathologisch: einseitige Abschwächung	
Wartenberg-Zeichen	Aktive Beugung des 2.–4. Fingers gegen Widerstand	Beugung des Daumens	
Gordon-Fingerzeichen	Druck auf das Os pisiforme	Extension & Abduktion der Finger	Unsicheres Pyramidenbahnzeichen
Trömmer-Reflex	Schlag auf die Palmarseite der Mittelfinger-Endphalanx	Flexion der Finger	Unsicheres Pyramidenbahnzeichen
Nicht erschöpfbarer Handklonus	Anhaltende passive Dorsalextension des Handgelenks		
Babinski-Reflex (➤ Abb. 2.2)	Bestreichen des lateralen Fußrandes	Dorsalextension der Großzehe, Plantarflexion und Spreizung der 2.–5. Zehe	
Gordon-Reflex	Kneten der Wade	Wie Babinski-Reflex	Unsicheres Pyramidenbahnzeichen
Oppenheim-Reflex	Bestreichen der Tibiakante	Wie Babinski-Reflex	
Strümpell-Reflex	Knieflexion gegen Widerstand	Fußsupination	
Bing-Reflex	Beklopfen des Fußrückens am Gelenk	Plantarflexion	
Manakow-Reflex	Bestreichen des lateralen Fußrandes	Hebung des lateralen Fußrandes	
Marie-Foir-Reflex	Passive Plantarflexion inkl. Zehen	Beugung von Knie und Hüfte	

Im vorliegenden Fallbericht werden folgende Fragen beantwortet:

- Was sind Pyramidenbahn(en) und positive Pyramidenbahnzeichen?
- Welches MS-Assessment macht Sinn?
- Welche Ziele verfolgt die Physiotherapie innerhalb der stationären Neurorehabilitation bei dieser Ausprägung?
- Warum ist insbesondere ein körperliches, intensives Training notwendig?
- Wie kann die Fatigue positiv beeinflusst werden?

13.2 Untersuchungsbefunde

13.2.1 Medizinische Befunde

Bei Eintritt in die stationäre Neurorehabilitation wird Frau Müed vom zuständigen Stationsarzt untersucht. Hierbei zeigen sich eine spastische, rechtsbetonte Paraparese, positive Pyramidenbahnzeichen beidseits, eine leichte Armparese rechts, ein muskulotendinogenes Schmerzsyndrom, eine ausgeprägte Fatigue-Symptomatik, eine neurogene Blasenentleerungsstörung sowie eine neuropsychologische Verlangsamung. In der MRT-Bildgebung imponieren spinale und intrazerebrale Läsionen. Auch das Labor zeigt eine deutliche Erhöhung intrathekaler IgG-Synthese. Folgende ärztliche Diagnosen werden daraufhin bestätigt:

- **Neurologisch:** Manifeste PPMS
- **Muskuloskelettal:** Muskulo-tendinogenes Schmerzsyndrom

13.2.2 Physiotherapeutische Anamnese

Innerhalb der Anamneseerhebung gibt Frau Müed große Bedenken bezügliche körperlichen und kognitiven Trainings an. Die einst sportbegeisterte Frau habe seit der Diagnosestellung vor 18 Jahren alles getan, um sich nicht zu belasten. Die Aussagen der

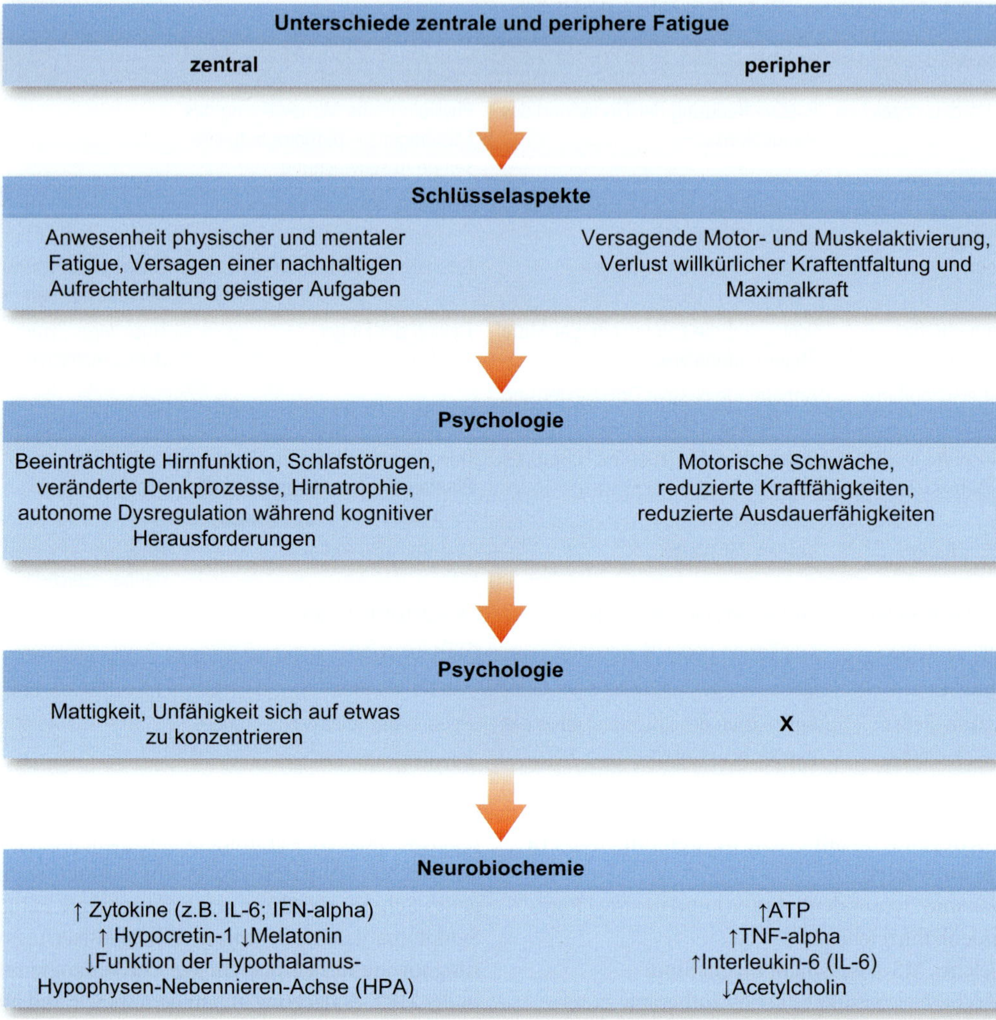

Abb. 13.2 Unterschiede zentrale und periphere Fatigue [L231]

damaligen Ärzte und Therapeuten haben sie nachhaltig verunsichert. Im Zuge dessen ist der Abbau des allgemeinen Zustands stetig vorangeschritten. Es habe sie viel Überwindung gekostet, einem stationären, neurorehabilitativen Aufenthalt zuzustimmen. Nachdem die anfänglichen Bedenken ernstgenommen und diskutiert wurden, erzählt Frau Müed, dass sie besonders an einer ständigen Erschöpfung leide, die es ihr erschwere, Motivation für notwendige Aufgaben zu fassen. Sie fühle sich geistig und körperlich stets völlig ermattet und nicht leistungsfähig. Über Strategien, damit umzugehen, verfüge sie nicht. In der Regel verbringe sie dann die meiste Zeit im Bett, dem Aktivrollstuhl oder auf der Couch. Es treffe sie sehr, dass sie über Jahre hinweg nichts mehr mit ihrer Familie oder Freunden unternommen habe. An die neurogene Blasenentleerungsstörung habe sie sich gewöhnt und komme mit der Selbstkatheterisierung gut zurecht. Transfers ins und aus dem Bett, auf Sitzgelegenheiten oder den Boden sind noch selbstständig möglich.

Das Gehen auf ebenem Boden und Treppensteigen sind möglich, doch einerseits angstlimitiert und durch Dekonditionierung nur begrenzt möglich. Frau Müed ist trotz der Begleitumstände hochmotiviert und sichert zu, am Training teilzunehmen und kooperativ sein zu wollen.

13.2.3 Evaluation des Gesundheitszustandes nach ICF

Aktivität und Partizipation

Partizipation

- Keine Teilnahme an Ereignissen des öffentlichen Lebens[1] (d920)
- Kein Besuch von Sportvereinen/Fitnessstudios etc.[1] (d920)
- Deutlich eingeschränkte Rollenerfüllung als Ehefrau, Mutter und Arbeitnehmerin (d8451)
- Deutliche Einschränkungen bei notwendigen Arztbesuchen oder behördlichen Gängen (d999)

Aktivität

- Einkäufe werden nicht mehr erledigt[1] (d610–629).
- Der Haushalt wird nicht mehr erledigt (d630–649).
- Keinerlei sportliche Aktivitäten[1] (d570).
- Einschränkung der autonomen Gehfähigkeit (in der Ebenen und im Terrain/Treppe; d450)
- Keinerlei sexuelle Aktivität (d7702)
- Kein Autofahren (e1200)

Körperfunktion und -struktur

- Spastische, rechtsbetonte Paraparese (b755)
- Leichte, beginnende Armparese rechts (b755)
- Globale Kontrolle der Willkürmotorik deutlich herabgesetzt (b760)
- Reduzierte posturale Kontrolle (d415)
- Deutliche Reduktion aller konditionellen Fähigkeiten (b730, b740)
- Deutliche Reduktion aller koordinativen Fähigkeiten (b260)
- Neurogene Blasenentleerungsstörung – Selbstkatheterisierung notwendig (b699)
- Autonome Dysregulation des Blutdrucks mit starken hypotonen Phasen (b410–b429)
- Thermische Dysregulation – Verlust der autonomen Abkühlung (b5500)
- Vermehrte Neigung zur Obstipation
- Globalisiertes, chronisches Schmerzsyndrom, eher spastisch/neurogen bedingt (b280–b289)
- Aufhebung der Sexualfunktion durch neurogene Blasenentleerungsstörung (b6409)
- Ausgeprägte neuropsychologische Störungen (reduzierte Aufmerksamkeit, reduzierte Belastbarkeit, grenzwertige Verlangsamung, reduzierte Gedächtnisleistung; b140, b144)
- Psychoemotionale Dysregulationen – depressive Episoden (b1263)
- Ständige globale, kaum zu überwindende Müdigkeit (Fatigue; b799, b1309)

KLINISCHER HINTERGRUND

Fatigue

Die Prävalenz und Ausprägung von Fatigue bei Menschen mit MS wurde schon in vielen verschiedenen Studien beschrieben und gilt als das Symptom mit der größten Einschränkung auf das alltägliche Leben. Mehr als 60 % der an MS erkrankten geben an, dass die bestehende Fatigue den größten negativen Einfluss innerhalb der Erkrankung hat. Verglichen mit anderen neurologischen Symptomen, die klinisch eine MS charakterisieren, tritt die Fatigue durch alle Subtypen hinweg am häufigsten auf. Die Lebenszeitprävalenz bei MS-Patienten liegt hier bei mehr als 80 %. Auch im Vergleich mit anderen Personengruppen, Gesunden oder Kranken (z. B. Krebs, systemischer Lupus), ist die MS-assoziierte Fatigue in ihrer Häufigkeit, Schwere und Frequenz als deutlich einflussreicher zu bewerten.
Neben Einflussfaktoren wie Medikation, Schlafstörungen, Inaktivität und Stress spielen insbesondere zentrale und periphere Mechanismen bei der Entstehung einer MS-assoziierten Fatigue die größte Rolle. Während **zentrale Mechanismen** zu einer deutlichen Minderung der allgemeinen Performance bei kognitiven Aufgaben, zur motivationalen Reduktion und zur Hemmung primär zentral gesteuerter Körperfunktionen zu führen scheinen, führen **periphere Mechanismen** überwiegend zu einem Versagen willkürlicher motorischer Aktvierung, reduzierter Kraftfähigkeit und Ausdauer sowie motorischer Schwäche. Mutmaßlich scheinen beide Einflussbereiche in wechselseitiger, destruktiver Kommunikation zu stehen. Spezifische Neurotransmitter, Hormone und hormonähnliche Botenstoffe stehen im Fokus der aktuellen Forschung (➤ Abb. 13.2).

Umwelt- und personenbezogene Faktoren

- Gefühl der Stigmatisierung durch das soziale und berufliche Umfeld
- Barrierefreiheit oftmals nicht gegeben

---

[1] Ist zwar in diesem Fall eingeschränkt, aber nicht aufgrund motorischer Defizite, sondern aufgrund persönlicher Entscheidungen und Empfindungen.

- Treppe im eigenen Haus
- Notwendigkeit stetiger Medikamenteneinnahme
- Einstiges Verbot körperlicher und geistiger Anstrengung durch Ärzte/Therapeuten
- Steigende Abhängigkeit von anderen Personen durch Abbau eigener Ressourcen
- Das Verbot sportlicher Betätigung raubte bis zum Eintritt in die stationäre Neurorehabilitation sämtliche Motivation, aktiv und selbstbestimmt gegen die Erkrankung anzukämpfen.

Assessments

Bei Frau Müed werden neben dem Berg Balance Score (BBS), den Functional Ambulation Categories (FAC) sowie dem 6-Minuten-Gehtest (6MWT) zur Evaluierung der Behandlungsentwicklung der Stair Climb Test (SCT) sowie das Multiple Sclerosis Quality of Life Questionnaire (MSQOL-54) angewendet.

KLINISCHER HINTERGRUND

Stair Climb Test

Der Stair Climb Test (SCT) beurteilt, wie schnell eine Person eine Treppe von neun Stufen (Standard 20 cm Tritthöhe) hinauf und hinunter, mit oder ohne Hilfsmittel, überwinden kann. Dabei liegt der Fokus des Assessors nicht nur auf der Zeit bis zur Vollendung des Tests, sondern auch auf den konditionellen (Kraft, Ausdauer, Beweglichkeit) und den koordinativen Fähigkeiten (Balance, Kopplung, Rhythmus). Nebenbei können oder sollten auch Vitalparameter wie Sauerstoffsättigung, Puls und Blutdruck miterfasst werden. Zudem bietet es sich auch an, zu erfragen, wie die getestete Person sich selbst von der Anstrengung her auf der modifizierten Borg-Skala (0–10) einschätzt. Innerhalb der ICF-Klassifikation bildet dieser Test die Kategorien d410–d429 – Wechseln/Erhalten der Körperposition, d455 – Sich bewegen und d4551 – Hindernisse überwinden ab. Der SCT bietet sich als sicherer, günstiger, kurzweiliger und praktikabler Teil einer standardisierten und objektiven Verlaufsmessung an und ist zugleich auch Trainingsintervention.

Multiple Sclerosis Quality of Life Questionnaire (MSQOL-54)

Der MSQOL-54 ist ein multidimensionales, gesundheitsorientiertes Messinstrument zur quantifizierten Erfassung und Auswertung der selbsteingeschätzten Lebensqualität von Menschen mit Multiple Sklerose (MS). Er erfasst generische und MS-spezifische Daten innerhalb eines Fragebogens. Ursprünglich lag dem MSQOL-54 der SF-36 zugrunde, der mit MS-spezifischen Fragestellungen in seine heutige Form weiterentwickelt wurde. Der MSQOL-54 verfügt über 54 Items, die folgende 12 Subskalen umfassen:

- Körperliche Funktion(en)
- Rollenlimitationen körperlich
- Rollenlimitationen emotional
- Schmerz
- Emotionales Wohlbefinden
- Energie
- Gesundheitsempfinden
- Soziale Funktion
- Kognitive Funktion
- Gesundheitliche Not
- Generelle Lebensqualität
- Sexualfunktion

Die Lebensqualität ergibt sich dann aus den zusammengefassten Summenskalen „körperliche Summenskala" und „psychische Summenskala". Die Skalierung reicht von 0 (niedrigste empfundene Lebensqualität) bis 100 (höchste empfundene Lebensqualität).

Dieser Fragebogen gilt als ein Standard-Messinstrument bei Patienten mit MS. Die Reliabilität des MSQOL-54 ist gut bis sehr gut. Auch ist die Validität entsprechend hoch. Der MSQOL-54 ist ein strukturierter, selbst auszufüllender Fragebogen, bei dem die befragte Person durchaus beratende Assistenz in Anspruch nehmen darf. Wenn die betroffene Person nicht mehr im Stande ist, den Fragebogen selbst auszufüllen, dann kann er auch in Interviewform abgearbeitet werden. Hierfür wird aber ausdrücklich empfohlen, dass der Interviewer sich mit dem MSQOL-54 als Messinstrument auskennen muss.

Im Schnitt beträgt die Bearbeitungsdauer 11–18 Minuten.

13.3 Zusammenfassung der wichtigsten Befunde

Die Zusammenfassung aller Befunde zeigt zwar das Bild einer schwer betroffenen neurologischen Patientin, die allerdings sehr viel Potenzial zur positiven Veränderung hat, wenn sie sich entschließt, an einigen Gewohnheiten und Einstellungen zu arbeiten. Frau Müed ist auf allen konditionellen, koordinativen und psychokognitiven Ebenen stark beeinträchtigt. Diese Beeinträchtigungen spiegeln sich in Einschränkungen aller Modalitäten des täglichen, sozialen und beruflichen Lebens wider. Die eingeschränkte autonome Gehfähigkeit und das Gefühl der ständigen Stigmatisierung führten zu einem nachhaltigen Rückzug aus diversen Aktivitäten und partizipativen Ereignissen.

13.4 Physiotherapeutische Zielsetzung

Bis zum Austritt aus der stationären Neurorehabilitation vereinbart die Patientin mit dem zuständigen Therapeuten folgende Ziele:

- Reduktion der an körperliche Inaktivität gebundenen Risikofaktoren durch ein tägliches, intensives (modifizierte Borg Skala 8–10/10), 60-minütiges körperliches Basistraining (High Intensity Interval Training [HIIT, ➤ Kap. 14.5], Langzeitausdauertraining II [LZA II], Kraft etc.)
- Verbesserung des BBS-Scores auf 50 Punkte
- Verbesserung der FAC-Klassifikation auf Stufe 5
- Erweiterung der Gehstrecke auf 500 Meter mit oder ohne Hilfsmittel im Terrain und auf öffentlichem Verkehrsgrund ohne Pause
- Es werden 6 Etagen ohne Pause überwunden.
- Nachhaltige Implementierung eines täglichen, mindestens 60-minütigen Trainingsprogramms aller Modalitäten (Kraft, Ausdauer, Beweglichkeit, Balance etc.) mit subjektiv höchster Intensität
- Die Führung eines Fatigue-Tagebuchs.

13.5 Physiotherapeutische Maßnahmen/Therapieplan

Zur Erreichung der oben genannten Ziele werden folgende Interventionen in die tägliche Routine eingeplant:

- Alle Wege, auch außerhalb der Therapien, werden zu Fuß unter Supervision einer Begleitung absolviert
- 1 × 30 Minuten Einzelphysiotherapie pro Tag (geplante Tagesschwerpunkte)
- 1 × 30 Minuten Ausdauertraining pro Tag (Ergometer, Airbike [➤ Abb. 22.1], NuStep [➤ Abb. 4.2], Rudergerät)
- 1 × 30 Minuten Sporttherapie pro Tag
- 1 × 45–60 Minuten Gruppentraining (Ganggruppe, Mattengruppe, Medizinische Trainingstherapie MTT, Treppengruppe, Balancegruppe) pro Tag
- Patientenedukation über die Systematisierung und Wirksamkeit eines regelmäßigen Trainings
- Überprüfung des Fatigue-Tagebuchs
- Frau Müed geht proaktiv in den Therapiepausen in die Öffentlichkeit; Kontakte zur MS-Gesellschaft und anderen Selbsthilfegruppen werden initiiert.
- Eine ambulante Weiterbetreuung in einem Zentrum für Rehabilitation wird direkt eingeleitet.

High Intensity Interval Training (HIIT), Ausdauertraining und Koordinationstraining

Alle Interventionen sind auf die Ziele von Frau Müed ausgerichtet. Innerhalb der ersten 4 Einheiten wird viel Zeit für eine zielgerichtete Wissensvermittlung verwendet. Nur wenn Frau Müed versteht, dass körperliches Training keine Gefahr, sondern eine Chance bietet, ist davon auszugehen, dass sie eine hohe Leistungsbereitschaft an den Tag legt. Passive Maßnahmen erfolgen bewusst nicht im Therapieprogramm. Der Trainingsplan und die zusätzlichen edukativen Elemente sind eher als Wegweiser für nachhaltige selbstverantwortliche Prozesse und als Mittel zur Selbstbefähigung zu sehen. Es „tun“ muss der Patient immer selbst! In einem komplexen und multidisziplinären Umfeld wie einer stationären Neurorehabilitation ist eine zielgerichtete Interventions- und Belastungsplanung zwingend notwendig, wenn Patienten wirksame Therapie-/Trainingsinhalte zu Zustandsverbesserung erfahren sollen. Ein Beispiel für einen möglichen Wochenplan wird in ➤ Tab. 13.2 gezeigt.

Idealerweise sollten solche Trainingsinhalte miteinander verknüpft werden, die ähnliche systemische Anforderungen miteinander gemein haben. Ein schweres Krafttraining wirkt besonders zentral anspruchsvoll und lässt sich optimal mit einem Schnelligkeits- oder Koordinationstraining kombinieren. Alle drei Aspekte fordern eine komplett andere Konzentration oder Fokussierung des Trainierenden auf die Bewegungsaufgabe als ein metabolisch intensives HIIT oder Kraft-Ausdauertraining mit vielen Wiederholungszahlen am Rande der peripher-metabolischen Erschöpfung. In dieser beispielhaften Planung wechseln sich die Trainingsmodalitäten miteinander ab und gewährleisten innerhalb der Rehabilitation ausreichende Ruhephasen zur Erholung und Anpassung. Selbstverständlich ist das nur ein Modell von vielen

Tab. 13.2 Trainingsschema

Schwerpunkt	Montag	Dienstag	Mittwoch	Donnerstag	Freitag	Samstag	Sonntag
HIIT	Ja			Ja			
Max. Kraft		Ja			Ja		
Balance			Ja			Ja	
Kraftausdauer				Ja			Ja
Ausdauer	Ja						Ja
Schnelligkeit		Ja				Ja	
Koordination			Ja		Ja		
Empfinden	Gut	Gut	Nicht gut	Gut	Gut	Nicht gut	Gut
Kapazität	Ja	Nein	Ja	Nein	Ja	Nein	Nein

und es gilt jeden Tag neu zu beachten, in welchem Leistungszustand die Patientin sich emotional, psycho-kognitiv und körperlich befindet.

WAS WÄRE, WENN …

… Frau Müed innerhalb der Therapie über ein zunehmendes und unangenehmes Hitzegefühl klagt?

Dann wäre es empfehlenswert, Frau Müed zu raten, sich eine Kühlweste zuzulegen, die ihre Thermoregulation extern beeinflusst. Oftmals spielt die thermische Dysregulation eine hemmende Rolle bei MS-Patienten. Tatsächlich präsentiert sich dieses Gefühl auch in einer messbar deutlichen Erhöhung der Körpertemperatur, die das Krankheitsempfinden verstärken kann. Eine Kühlweste kann die Körpertemperatur senken und das gesamte Leistungsvermögen des Patienten verbessern.

… Frau Müed Angst vor intensiver körperlicher und geistiger Belastung hat?

Diese Angst kann ihr sicher durch den heutigen Wissenstand genommen werden. Intensives tägliches Training verstärkt weder Symptome, noch beschleunigt sich der Krankheitsverlauf! Im Gegenteil, mittlerweile gilt beispielsweise HIIT als eine der erfolgversprechendsten Interventionsmodelle innerhalb der Sport- und Physiotherapie. Es darf allerdings nicht vergessen werden, dass auch jeder normale, gesunde Mensch nach einem intensiven Training müde wird. Hier gilt es als Herausforderung für das Therapiepersonal, die trainingsbedingte Erschöpfung als Teil des Kapazitätssteigerungsprozesses zu erklären. Als Mittel der Kontrolle kann man auch ein „Fatigue-Tagebuch" führen, in dem man in Kurzform (ähnlich wie im MSQOL-54) schriftlich festhält, wie es sich anfühlt und zu welchen Tageszeiten Schwankungen vorliegen.

Maximalkrafttraining

Am Beginn des Trainings steht die Bestimmung der maximalen Kraftfähigkeit. Die einzige sichere Methode, diese zu ermitteln, ist das Ausprobieren. Eine Berechnung anhand maximaler Wiederholungszahlen eines Satzes mit einem bestimmten Gewicht und einer prozentualen Abschätzung sind eher ungenau und daher nicht geeignet, da zu vielen Variablen nicht Beachtung geschenkt wird. Dazu gehören einerseits metabolische Fähigkeiten, wie auch direkte koordinative Fähigkeiten des neuromuskulären Systems. Idealerweise wird jedes Gewicht nur einmal pro Satz getestet, bis keine Bewegung mehr möglich ist. Wenn man sich dem Maximum zu nähern scheint, sollte wenn möglich in kleineren Schritten das Gewicht gesteigert werden. Je größer die Anstrengung ist, desto mehr Pausen müssen zwischen den Testsätzen eingeplant werden (der Patient bestimmt selbst, wann er sich für den nächsten Durchgang „fit" fühlt).

⚠ VORSICHT

Häufige und relevante Fehler der Maximalkrafttestung

- Man lässt sich vom einmaligen Fehlversuch täuschen und passt die Testung nicht an (Gewicht wird nicht bewegt = Gewicht so weit reduzieren, bis es wieder bewegt werden kann = wieder Steigerung und Neutestung).
- Der Range of Motion der Testung ist abhängig von der individuellen willkürlichen Bewegungsfähigkeit und dem relevanten Ziel (Beispiel Beinpresse: je größer der Winkel ist, desto geringer wird das Ausmaß der willkürlich entfalteten Kraft sein. Testung im Quarter

Range of Motion kann im Zusammenhang mit der Beurteilung des Sturzrisikos Sinn machen – hierbei ist allerdings zu erwarten, dass die Testperson am meisten Gewicht bewegen wird: Je mehr Beugung in Hüft- und Kniegelenken entsteht, desto höher das zu überwindende Drehmoment, desto weniger Gewicht wird bewegt. Die Testung muss auch berücksichtigen, innerhalb welcher Winkelgrade die Testperson noch in der Lage ist, einen Kraftstoß zu generieren.

- Die Testmethode ist nicht geeignet für das Testziel (nicht selten in randomisierten kontrollierten Studien zu finden, in denen z. B. die Armkraft gemessen und trainiert wird und dann keine Verbesserung der Kraftfähigkeit der Beine zustande kommt).
- Der Testperson wird nicht verständlich erklärt, was zu tun ist (z. B. es wurde nicht erklärt, dass die Beine komplett gestreckt werden müssen – die Testperson bewegt nur das halbe Rang of Motion und bricht dann ab).

Sobald die maximale Kraftfähigkeit ermittelt wurde und die Verbesserung auch zielführend ist, kann das Arbeitsgewicht (nach Warm-up) prozentual bestimmt werden. Hierbei scheint eine Arbeitsbelastung von 80–100 % entweder als konstantes Trainingsgewicht über individuelle Satzzahlen oder als Steigerungsform sehr wirksam zu sein. Methodisch kann unterschiedlich vorgegangen werden. Gesteuert wird ein einziges Training nicht nur über Gewicht, Wiederholungs- und Satzzahlen, sondern auch über die Bewegungsgeschwindigkeit, das Bewegungsausmaß und die zeitliche Dauer der Intra- oder Intersatzpausen. Jeder Satz kann bis zur vollkommenen Erschöpfung ausgeführt werden, muss es aber nicht.

Schnelligkeitstraining

Diese Art des Trainings zielt darauf ab, einen beliebigen Bewegungsauftrag so schnell wie möglich ohne Fehler auszuführen, z. B. „Stehen Sie so schnell wie möglich vom Boden auf und legen Sie sich wieder hin!" – die Fehlerquelle, die es zu vermeiden gilt, wäre ein Sturz. Oder aber man lässt jemanden so schnell wie möglich eine Treppe bewältigen oder eine ebene Strecke, die einem Ampelübergang gleichkäme. Das Schnelligkeitstraining sollte wie alle anderen Interventionen auch immer alltagsnah und zielrelevant sein.

Für Frau Müed ist es wichtig, schnell über einen Fußgängerüberweg zu gelangen und vom Boden wieder aufzustehen.

Balancetraining

Am besten trainiert man die Balancefähigkeit, wenn alle Bewegungen multimodal sind, also mehrere Aufträge gleichzeitig verfolgt werden. Dies bedarf einer enormen autonomen Körperbalance. Je anspruchsvoller, desto besser. Beispielsweise ist das Treppensteigen bei gleichzeitiger Blickabwendung und Unterhaltung eine ausgezeichnete Übung und Testung einer alltagsrelevanten Balancefähigkeit.

PRAKTISCHER TIPP

Achtung! Es macht keinen Sinn, jeden Tag die gleichen Trainingsinhalte und/oder Methoden anzuwenden. Einerseits wird es dann schnell langweilig und andererseits passt sich der Organismus schnell an das an, was ihm aus der Routine bekannt ist, wodurch es dann zu einer raschen Stagnation kommen kann. Umgekehrt können auch stetige Wechsel und zu hohe Anforderungen hinderlich für eine optimale Zielerreichung sein. Darum empfiehlt es sich besonders für Novizen, einen Trainingsplan zu verfolgen und ein engmaschiges Fremd- und Selbstmonitoring durchzuführen, in dem nicht nur die objektivierbaren Trainingsmodalitäten erfasst werden, sondern auch das persönliche Empfinden über die Leistungsfähigkeit. Es lohnt sich daher, Schwerpunkte in Einheiten, Tagen oder Wochen zu setzen, wobei andere Inhalte nur eine untergeordnete Rolle spielen (➤ Tab. 13.2). Es gibt diverse Trainingssysteme zur Verbesserung der maximalen Kraftfähigkeit. Es ist zu erwarten, dass die generelle Verbesserung, egal welcher konditioneller/koordinativer Fähigkeiten, nicht immer linear-progressiv verläuft. Je nachdem, welche Einflussfaktoren beteiligt sind, können Schwankungen in der Tagesleistung erheblich sein. Eine Veränderung der Routine wird dann notwendig, wenn sich andere Symptome dauerhaft verschlechtern und eine hohe Belastung nicht mehr ermöglichen oder ein Trainingsplateau erreicht wurde. Bei jeder Art von Training ist immer auf das Verhältnis von Belastung zu Regenerationszeit zu achten. Aus diesem Grunde sei an dieser Stelle nochmals auf die konsequente Verwendung einer objektiven und subjektiven Trainingsdokumentation verwiesen

FAZIT: „Nur wer sich kennt und spürt, kann seine Grenzen ausloten!"

13.6 Evidenzbasierte Zusammenfassung

Dieses Fallbeispiel zeigt deutlich auf, wie wichtig eine regelmäßige und evidenzbasierte physio- oder sporttherapeutische Trainingsbetreuung bei MS-Patienten ist. Alle Trainingsmaßnahmen zielten auch darauf ab, neurobiochemische und immunologische Prozesse zu initiieren, Wissen und Befähigungen zu vermitteln und Verbesserungen aller physischen und kognitiven Modalitäten zu erreichen.

Nachgängig übertraf Frau Müed alle angestrebten Ziele. Sie hat wieder Lebensfreude gewonnen, ist nicht mehr auf einen Rollstuhl oder externe Hilfe angewiesen und zeigt sich in der Öffentlichkeit. Das tägliche Training ist mittlerweile so selbstverständlich wie das morgendliche Aufstehen. Natürlich ist diese Erkrankung noch nicht heilbar, aber je nach Form und Selbstbefähigung können Betroffene ihren aktuellen Zustand mitunter rapide und unerwartet verbessern.

LITERATUR

Ahmad S, Brown AW, King C, et al. The six minute walk test comparison to a stair climb test. European Respiratory Journal 2015; 46: PA2239.

Backus D, Moldavskiy M, Sweatman WM. Effects of Functional Electrical Stimulation Cycling on Fatigue and Quality of Life in People with Multiple Sclerosis Who Are Nonambulatory. Int J MS Care 2020; 22(4): 193–200.

Bennell K, Dobson F, Hinman R. Measures of Physical Performance Assessments Self-Paced Walk Test (SPWT), Stair Climb Test (SCT), Six-Minute Walk Test (6MWT), Chair Stand Test (CST), Timed Up & Go (TUG), Sock Test, Lift and Carry Test (LCT), and Car Task. Arthritis Care & Research 2011; 63(S11): S350–S370.

Brenner P, Piehl F. Fatigue and depression in multiple sclerosis: pharmacological and non-pharmacological interventions. Acta Neurol Scand 2016; 134 (Suppl 200): 47–54.

Campbell E, Coulter EH, Paul L. High intensity interval training for people with multiple sclerosis: A systematic review. Mult Scler Relat Disord 2018; 24: 55–63.

Catic T, Culig J, Suljic E, Masic A, Gojak R. Validation of the Disease-specific Questionnaire MSQoL-54 in Bosnia and Herzegovina Multiple Sclerosis Patients Sample. Med Arch 2017; 71(2): 103–106.

Crayton HJ, Rossman HS. Managing the symptoms of multiple sclerosis: a multimodal approach. Clin Ther 2006; 28(4): 445–460.

Edwards T, Pilutti LA. The effect of exercise training in adults with multiple sclerosis with severe mobility disability: A systematic review and future research directions. Mult Scler Relat Disord 2017; 16: 31–39.

Harrington ME. Neurobiological studies of fatigue. Prog Neurobiol 2012; 99(2): 93–105.

Hogan PS, Chen SX, Teh WW, et al. Neural mechanisms underlying the effects of physical fatigue on effort-based choice. Nat Commun 2020; 11: 4026.

Kubsik-Gidlewska AM, Klimkiewicz P, Klimkiewicz R, Janczewska K, Woldańska-Okońska M. Rehabilitation in multiple sclerosis. Adv Clin Exp Med 2017; 26(4): 709–715.

National MS Society. Multiple Sclerosis Quality of Life (MSQOL)-54 Instrument. http://www.nationalmssociety.org/NationalMSSociety/media/MSNationalFiles/Brochures/MSQOL54_995.pdf (letzter Zugriff: 26.09.2020).

Newland P, Starkweather A, Sorenson M. Central fatigue in multiple sclerosis: a review of the literature. J Spinal Cord Med 2016; 39(4): 386–399.

Ronai P, Gallo PM. The Stair Climb Power Test. ACSM's Health & Fitness Journal 2020; 24(4): 38–42.

Rosato R, Testa S, Bertolotto A, et al. Development of a Short Version of MSQOL-54 Using Factor Analysis and Item Response Theory. PLoSOne 2016; 11(4):e0153466.

Spindler M. Determinanten der Lebensqualität von Multiple-Sklerose-Betroffenen. Inaugural-Dissertation zur Erlangung des Doktorgrades der Naturwissenschaften in der Medizin durch die Medizinische Fakultät der Universität Duisburg-Essen. 2006. https://d-nb.info/985301716/34 (letzter Zugriff: 26.09.2020).

Thompson AJ. The effectiveness of neurological rehabilitation in multiple sclerosis. J Rehabil Res Dev 2000; 37(4): 455–461.

www.lecturio.de/magazin/motorisches-sensorisches-system-gehirn/ (letzter Zugriff: 26.09.2020).

www.pschyrembel.de/Pyramidenbahn/K0J83 (letzter Zugriff: 26.09.2020).

www.pschyrembel.de/Pyramidenbahnzeichen/K0J84 (letzter Zugriff: 26.09.2020).

FALL

14 Ambulante Physiotherapie bei Multipler Sklerose mit sekundär chronisch progredientem Verlauf

Andrea Glässel, Jeannette Saner

Leitsymptome: Sensibilitätsstörungen – Fußheberschwäche – Schmerzen

mittel

Evidenz

Gleichgewichtstraining bei Multipler Sklerose (MS)

Gleichgewichts- und Koordinationsprobleme sind typische Symptome bei Patienten mit MS. Sie entstehen, wenn Entzündungsherde im Hirnstamm auftreten. Dieser verbindet Großhirn und Kleinhirn mit dem Rückenmark und ist Teil des zentralen Nervensystems (ZNS). Die motorischen Schwierigkeiten können den Alltag sehr erschweren. Sie äußern sich zuerst oft nur als Ungeschicklichkeit der Arme und Beine. Im weiteren Verlauf können zusätzliche Beschwerden auftreten, wie z. B. Schwindel, beeinträchtigte Feinmotorik, unkoordinierte Bewegungen oder Unsicherheiten beim Gehen. Ein gezieltes Bewegungs- und Gleichgewichtstraining kann helfen, Gangunsicherheiten und Koordinationsstörungen zu verringern (Kramer et al. 2013).

Bewegungsstörungen und ihre Ausprägung sind auch von der seelischen und körperlichen Verfassung abhängig: Schmerzen, Erschöpfung, Stress, Aufregung, Angst und auch manchmal nur die Gewissheit, beobachtet zu werden, können die Symptome verstärken. Hier kann es helfen, Entspannungstechniken wie autogenes Training oder progressive Muskelentspannung nach Jacobson oder Yoga zu erlernen (Garis et al. 2021).

Wie kann man sein Gleichgewicht trainieren?
Ein Training, bei dem vor allem gezieltes Verlagern und die Kontrolle des Körperschwerpunkts beübt werden, kann Gleichgewichtsstörungen und auch das Sturzrisiko verringern. Der gezielte Einsatz von Gehhilfen ist dabei eine mögliche Form der Unterstützung, wie auch das aktive und passive Entspannen und Dehnen verkürzter Muskelgruppen.

Weiter kann die Koordination innerhalb des Bewegungsablaufes dynamisch in Alltagsbewegungen eingebunden trainiert werden. Das kann beim Gehen oder beispielsweise an der Kletterwand erfolgen.

14.1 Vorgeschichte

Frau Fit lebt seit 36 Jahren mit der MS, deren Verlauf initial schubförmig remittierend begann und inzwischen in eine sekundär chronisch progrediente MS (ICD-10: G35) übergegangen ist. Im Alter von 33 Jahren setzten erste diffuse Symptome ein mit leichten Sensibilitätsstörungen und Kribbeln am rechten Unterarm sowie einem Steifigkeitsgefühl in beiden Beinen. Zunächst war Frau Fit bei ihrem Hausarzt und Rheumatologen in Behandlung und begann mit der ambulanten Physiotherapie. Die Diagnose wurde 1993 aufgrund einer Sehnervbeteiligung bestätigt und ihre Sehfähigkeit ist heute noch eingeschränkt. Als sie 1997 eine private Belastungssituation durchlebte, verschlechterte sich ihr Zustand. Drei Jahre später begann sie gezielt mit Langdistanzläufen im Sinne einer aktiven Coping-Strategie, welche ihr das

Gefühl gab, sich damit aktiv gegen die Krankheit zu wehren und gegen die Krankheit anzulaufen. Trotz des intensiven aktiven Trainings nahm ihre Gangsicherheit ab und seit 2009 häuften sich Stürze. Zur Abklärung wurden ein MRT (➤ Kap. 2.2.1) zur Darstellung entzündlicher Prozesse im ZNS, evozierte Potenziale (visuell, somato-sensibel und akustisch), eine stationäre Rehabilitation und eine berufliche Entlastung vorgeschlagen. Frau Fit hatte während ihrer Berufstätigkeit als Betriebsökonomin verschiedene Führungspositionen mit hoher öffentlicher Sichtbarkeit inne. Ab 2009 erhielt sie regelmäßig und intensiv ambulante Physiotherapie und Hippotherapie, verordnet durch eine Neurologin. Eine medikamentöse Therapie lehnt sie bis heute aufgrund der Abwägung der Nebenwirkungen bewusst ab. Frau Fit sagt: *„Bei den Nebenwirkungen sind Krankheiten (aufgeführt), die tödlich sein können, im Gegensatz zur Multiplen Sklerose. Und ich habe gesagt, solang ich das ohne bewältigen kann, mache ich das.“* Dann entdeckte Frau Fit Flusswanderungen hin zur Quelle, stromaufwärts in der Natur als ihren persönlichen Weg zur „Kraftquelle“. Sie legte teils lange Distanzen zwischen 7 und 10 Kilometern und mehr pro Tag auf Wegen, in unebenem Gelände und auf Wanderpfaden zurück. Damals lag der Wert auf der Expanded Disability Status Scale (EDSS; ➤ Kap. 12.2.1, ➤ Tab. 12.2) bei 3,5. Im September 2016 hatte sie einen Schub mit einer Lähmung der rechten Fußheberfunktion. Sie konnte fast nicht mehr gehen. Die zuständige Therapeutin versorgte sie mit einer passenden Fußheber-Bandage. Damit legte Frau Fit wieder bis zu 19 km lange Fußmärsche zurück und war überglücklich über diesen Erfolg.

Die Patientin beschreibt ihre Situation folgendermaßen:

„MS zu haben und damit leben zu können, heißt, am besten einen Leistungssport-Lebensstil zu entwickeln. Es ist egal, was man für einen Sport macht, denke ich. Aber wichtig ist, dass man sich bewegt. Wie das bei den Sportlern heißt, dass man alles geben muss.“

Inzwischen ist Frau Fit aus dem aktiven Berufsleben ausgeschieden, arbeitet aber noch gelegentlich in einem Call-Center. Das fordert sie kognitiv und in ihrer sprachlichen Schlagfertigkeit, wie sie selbst sagt. Sie lebt allein in einer Großstadt und ist sozial gut eingebunden und engagiert.

Im vorliegenden Fallbericht werden folgende Fragen beantwortet:

- Welche teilhabeorientierten Ziele verfolgt die Physiotherapie innerhalb der ambulanten Neurorehabilitation in Abstimmung mit einer MS-Patientin mit sehr hohem Aktivitätslevel?
- Welche MS-Assessments sind bei einem sehr hohen Aktivitätslevel angebracht?
- Warum ist ein abgestimmter Training-Mix aus Kraft, Gleichgewicht, Koordination, Muskeldehnung und Ausdauer notwendig und sinnvoll?

14.2 Untersuchungsbefunde

14.2.1 Medizinische Untersuchung

Der ärztliche Befund beschreibt eine rechtsbetonte spastische Paraparese mit Sensibilitätsstörung sowohl an der oberen als auch unteren Extremität bds., begleitet von einer Visusstörung rechts.

In der MRT-Bildgebung imponieren spinale und intrazerebrale Läsionen. Folgende ärztliche Diagnosen werden daraufhin bestätigt:

- Manifeste MS vom sekundär chronisch progredienten Typ
- Sehnenschmerz in beiden unteren Extremitäten, vor allem im Bereich der Achillessehne
- Neuropsychologisch unauffällige 69-jährige Rechtshänderin, EDSS 3,5 (➤ Tab. 14.1)
- Gehen ohne Hilfsmittel möglich
- Finger-Nase-Versuch (FNV) zielsicher, Knie-Hacken-Versuch (KHV) bds. eingeschränkt durchführbar. Diadochokinese intakt, leicht unrhythmisch, Fingerspiel flüssig. Muskeleigenreflex seitengleich lebhaft. Babinski-Zeichen (➤ Abb. 2.2) bds. positiv. Sensibilitätsminderungen am Oberschenkel rechts lateral und ventral sowie am Unterschenkel bds. lateral.
- Erhöhter Muskeltonus gegen die Dorsalextension im oberen Sprunggelenk (OSG) rechtsseitig, gemessen mit der modifizierten Tardieu-Skala (➤ Kap. 15.2.3): beim langsamen Bewegen (V1) DE/PF (0/10/40) mit klarem Stopp, beim schnellen Bewegen (V3) (0/15/40) mit erschöpfbaren Klonus

Tab. 14.1 Assessments

Assessment	T1	T2
EDSS	3,5	4
Tinetti-Test	• Summe Bewertung Gleichwicht: 11/max. 16 Punkten • Summe Bewertung Gang: 10/max. 12 Punkten = Gesamtsumme 21 Punkte/max. 28 Punkten	• Summe Bewertung Gleichwicht: 12/max. 16 Punkten • Summe Bewertung Gang: 10/max. 12 Punkten = Gesamtsumme 22 Punkte/max. 28 Punkten
Tardieu-Skala 0–4	• Hüftflexion re. 65° Tardieu Stufe 2 • Hüftflexion li. 70° Tardieu Stufe 2 • Knieflexion re. 110° Tardieu Stufe 1 • Knieflexion li. 100° Tardieu Stufe 2 • Gastrocnemius (Flexoren) re. 65° Tardieu Stufe 2 • Gastrocnemius (Flexoren) li. 55° Tardieu Stufe 3 • Fußheber (Extensoren) re. 90° Tardieu Stufe 1 • Fußheber (Extensoren) li. 95° Tardieu Stufe 1	• Hüftflexion re. 70° Tardieu Stufe 2 • Hüftflexion li. 75° Tardieu Stufe 2 • Knieflexion re. 110° Tardieu Stufe 1 • Knieflexion li. 100° Tardieu Stufe 2 • Gastrocnemius (Flexoren) re. 65° Tardieu Stufe 2 • Gastrocnemius (Flexoren) li. 55° Tardieu Stufe 3 • Fußheber (Extensoren) re. 90° Tardieu Stufe 1 • Fußheber (Extensoren) li. 95° Tardieu Stufe 1
MSQPT	Aktivitätsfaktoren 980/1260 Partizipationsfaktoren 790/990 Gleichgewicht 150/180	900/1260 680/990 149/180
MSWS	MSWS Total 12–60 = 36 Traditional Score (0–100) = 50	MSWS Total 12–60 = 32 Traditional Score (0–100) = 41,7

T1: Wert 36 Jahre nach Erstdiagnose
T2: nach 6 Monaten Therapie
MSQPT: Multiple Sclerosis Questionnaire for Physiotherapists
MSWS: Multiple Sclerosis Walking Scale

- Die Kraftmessung ergab (re./li.) Schulterabduktion M5/M5-, Hüftextension M4/M5-, Hüftflexion M4/M5-, Knieextension M4-/M5, Knieflexion M4/M5, Fußheber M3-/M3, Fußsenker M4+/M5, Zehenheber M4+/M4+, Zehensenker M4/M4.

14.2.2 Physiotherapeutische Anamnese

Frau Fit berichtet über eine Zunahme einschießender Spastik in den Beinen, die das Gehen stärker eingeschränkt und Schmerzen in den Fußsohlen verursacht. Sie ist dennoch ausgesprochen aktiv und bewegt sich meist einmal pro Woche auf Langstreckendistanzen. Dabei ist sie sich selbst gegenüber zunehmend toleranter hinsichtlich der Pausen. In der Physiotherapie trainiert sie das Gleichgewicht und die Koordination auf verschiedenen mobilen Untergründen. Zuhause arbeitet sie täglich aktiv an ihrer Beweglichkeit und Koordination und ist dabei teilweise schonungslos sich selbst gegenüber, was ihr Trainingspensum anbelangt. Frau Fit ist höchst motiviert, kooperativ und interessiert. Als Hausaufgabe hat sie den Auftrag bekommen, das Gehen auf un-

14

ebenem Untergrund ohne Stöcke zu üben und dabei das Körpergefühl zu schulen.

Assessments

Als Assessments werden primär Verlaufsparameter der langfristigen Veränderungen von Funktion, Aktivität und Partizipation angewendet. Diese Messungen erfolgen bei Frau Fit im Abstand von sechs Monaten, vorausgesetzt die Situation ändert sich nicht durch einen Schub mit größerer Auswirkung (➤ Tab. 14.1). Zu erwarten ist eine möglichst lange Erhaltungsphase der Ausgangsdaten. Zu beachten ist, dass die Messungen auch stark von der jeweiligen Tagesform abhängen. Deshalb sind die wissenschaftlich evaluierten Grenzwerte der Beurteilung einzubeziehen. Beispielsweise liegt der Grenzwert für eine Besserung/Verschlechterung der MS Walking Scale (MSWS) Partizipation bei +/- 170 Punkten. Deshalb ist das Assessment bei Frau Fit zahlenmäßig etwas vermindert, ohne dass dabei von einer Verschlechterung als mehr von einem von der Tagesform abhängigen Wert gesprochen werden kann.

KLINISCHER HINTERGRUND

Tinetti-Test – Performance Oriented Mobility Assessment (POMA)

Die Physiotherapeutin Mary Tinetti entwickelte den POMA in den 1980er Jahren zur Einschätzung des Sturzrisikos bei ursprünglich älteren Personen, ohne auf eine spezifische Diagnose begrenzt zu sein. Seitdem ist er im deutschsprachigen Raum als „Tinetti-Test" bekannt (➤ Abb. 14.1). Der Test kann während der Physiotherapiebehandlung in etwa 5–10 Minuten durchgeführt werden. Es gibt verschiedene Versionen des Tests; die Maximalpunktzahl beträgt 28 oder 20 erreichbare Punkte. Der Untersucher beurteilt dabei die Haltung und Bewegungsabläufe beim Sitzen, Aufstehen, Gehen und Absitzen. Der Test besteht aus zwei Subskalen: Gleichgewicht und Gang. Seine Schwächen liegen in der Responsiveness, damit ist er für präzise Kontrollen des Verlaufs weniger geeignet (Marks 2006; Schädler et al. 2012). Die Stärke des Tinetti-Tests liegt in der einfachen Handhabung und Praktikabilität und er wird deshalb als Screening-Test empfohlen.

14.2.3 Evaluation des Gesundheitszustands nach ICF

Aktivität und Partizipation (Teilhabe)

Frau Fit ist unverheiratet und lebt allein. Sie ist pensioniert und kann sich seit ihrer Pensionierung mehr dem Langstreckenwandern flussaufwärts widmen. Früher ging sie in die Berge, das war eine ihrer Leidenschaften. Den Haushalt führt sie allein. In der Selbstversorgung ist sie selbständig und unabhängig. Das Anziehen der Schuhe und Bücken macht ihr etwas Probleme, aber mit Alltagshilfen wie einem Schuhlöffel kann sie sich behelfen (➤ Tab. 14.2).

Auf seine Gesundheit achten (d570)
Frau Fit ernährt sich bewusst und sorgt für angemessene körperliche Aktivität.

Bezahlte Tätigkeit (d850)
Sie ist pensioniert mit Zusatzanstellung in einem Call-Center.

Gemeinschaftsleben (d910)
Sie ist Mitglied im Schweizer Alpenclub.

Körperfunktion und -struktur

Funktionen des Sehens (b210)
Eingeschränkt bei Grauschleier rechts – akute Entzündungen des Sehnervs abgeklungen.

Vestibuläre Funktionen (b235)
Probleme mit dem Gleichgewicht (➤ Tab. 14.1)

Die Propriozeption betreffende Funktionen (b260)
Reduzierte Wahrnehmung der Position der distalen unteren Extremitäten in Relation zum restlichen Körper

Funktionen des Tastens (Tastsinn; b265)
Oberflächensensibilität untere Extremität: im Seitenvergleich gestört – Ameisenlaufen, Kribbeln in beiden Beinen

Druck und Berührungsempfinden Sensibilitätsstörungen (b2702)
Ameisenlaufen, Kribbeln in beiden Beinen

Funktionen des Muskeltonus (b735)
Spastik in den unteren Extremitäten, gemessen mit der modifizierten Tardieu-Skala (➤ Kap. 15.2.3):

- Hüft-Adduktoren li./re.: 50°/60°, Muskelreaktion: 2/2
- Kniestrecker li./re.: 110°/125°, Muskelreaktion: 1/2

	Der Tinetti-Test
	Sitzbalance
0	lehnt sich zur Seite oder rutscht im Stuhl
1	sicher, stabil
	Aufstehen
0	ohne Hilfe nicht möglich
1	möglich, aber braucht die Arme
2	möglich, ohne Einsatz der Arme
	Versuche, aufzustehen
0	unmöglich ohne Hilfe
1	möglich, aber braucht mehr als einen Versuch
2	möglich, in einem Versuch
	Unmittelbare Stehbalance (erste 5 Sekunden)
0	unsicher (kleine Schritte, deutliche Rumpfbewegungen)
1	sicher, aber benötigt Stock o. a. Hilfsmittel zum Stehen
2	sicher, ohne Hilfsmittel
	Stehbalance (Füße nahe beieinander halten)
0	unsicher
1	sicher, aber Füße weit voneinander (mehr als 10 cm) oder benötigt Hilfsmittel
2	sicher, ohne Hilfsmittel
	Stoß (3 × mit Handteller auf Sternum des Patienten)
0	würde ohne Hilfe umfallen
1	macht Ausweichschritte, muss sich halten, fällt aber nicht um
2	sicher
	Augen geschlossen (Füße so nahe beieinander wie möglich)
0	unsicher
1	sicher
	Beginn des Gangs (unmittelbar nach dem Befehl, zu gehen)
0	Zögern oder verschiedene Versuche
1	kein Zögern
	Schrittlänge und Schritthöhe Fuß rechtes Schwungbein
0	kommt nicht vor linken Standfuß beim Gang
1	kommt vor linken Standfuß
0	rechter Fuß hebt nicht vollständig vom Boden ab
1	rechter Fuß hebt vollständig vom Boden ab
	Schrittlänge und Schritthöhe Fuß linkes Schwungbein
0	kommt nicht vor rechten Standfuß beim Gang
1	kommt vor rechten Standfuß
0	linker Fuß hebt nicht vollständig vom Boden ab
1	linker Fuß hebt vollständig vom Boden ab
	Gangsymmetrie
0	rechte und linke Schrittlänge erscheinen nicht gleich
1	rechte und linke Schrittlänge erscheinen gleich
	Schrittkontinuität
0	Anhalten oder Diskontinuität zwischen Schritt
1	Schritte erscheinen kontinuierlich
	Wegabweichung
0	deutliche Deviation
1	leichte Deviation oder benötigt Hilfsmittel
2	gerade, ohne Hilfsmittel
	Rumpfstabilität
0	ausgeprägtes Schwanken oder benutzt Hilfsmittel
1	kein Schwanken, aber vornüber gebeugt oder braucht Arme zum Balancieren beim Gehen
2	kein Schwanken, nicht vornüber gebeugt, muss sich nicht halten
	Schrittbreite
0	Gang breitbeinig (mehr als 5cm)
1	Füße berühren sich beinahe beim Gehen
	Drehung um 360°
0	diskontinuierliche Schritte
1	kontinuierliche Schritte
0	unsicher
1	sicher
	Absitzen
0	unsicher (schätzt Distanz falsch ein, fällt in Stuhl)
1	benutzt Arme oder macht grobe Bewegung
2	sicher, mit feiner Bewegung
	= Summe Bewertung Gleichgewicht (max. 16 Punkte)
	= Summe Bewertung Gang (max. 12 Punkte)
	= Gesamtsumme (max. 28 Punkte)

Abb. 14.1 Assessments Tinetti-Test [H117-002]

Funktion der Kontrolle von Willkürbewegungen (b760)

- Reduzierte Fähigkeiten der Koordination der unteren Extremität und der posturalen Kontrolle
- Rhomberg-Test: Falltendenz zur rechten Seite

Mit den Funktionen der Muskeln und der Bewegung in Zusammenhang stehende Empfindung (b780)

Tonuserhöhung bei spastisch betonter Paraparese untere Extremitäten (➤ Tab. 14.1)

Umwelt- und personenbezogene Faktoren

Fördernde Faktoren

Produkte und Technologien zum persönlichen Gebrauch im täglichen Leben (e115)

Regelmäßiger Einsatz von Hilfsmitteln wie Gehstöcken und Fußheber-Bandage

Flora und Fauna (e220)

Die Natur als physisch und psychisch schöpferische Kraftquelle; die Berge sind ihr ein Herzensanliegen

Fachleute der Gesundheitsberufe (e355)
Physiotherapie und ihre Neurologin
Dienste, System und Handlungsgrundsätze des Gesundheitswesens (e580)
Fühlt sich durch das Gesundheitssystem gut unterstützt

Hemmende Faktoren

Dienste, System und Handlungsgrundsätze des Transportwesens (e540)
Aufgrund von zu wenigen Toiletten in öffentlichen Verkehrsmitteln ergeben sich lange Gehwege beispielsweise im fahrenden Zug, dies erhöht die Sturzgefahr.

Personenbezogene Faktoren

- Ist ausgesprochen motiviert und informiert sich zu ihren Bedürfnissen und über die Krankheit selbstständig und umfassend.
- Als Einstellung und Haltung versteht sie eine aktive Holschuld von Leistungen.
- Zeigt ausgeprägte Selbstdisziplin in Bezug auf die Therapiezielerreichung.
- Ausgesprochen hohes Selbstmanagement – intensives Training auf dem Heimtrainer – übt ausgesprochen diszipliniert, konsequent und beharrlich mit sich selbst.
- Pausen- und Energiemanagement und aktive Entspannungsfähigkeit als Maßnahmen sind in Evaluation.

KLINISCHER HINTERGRUND

ICF Core Set für MS – Kurze Fassung

Da der Umfang von 1454 Codes der Klassifikation der ICF einen nicht unerheblichen administrativen Aufwand wie auch Kenntnisstand erfordert, wurden in Zusammenarbeit mit der Weltgesundheitsorganisation (WHO) krankheitsspezifische Kurzfassungen, sog. „ICF Core Sets“, in zwei Versionen für eine umfassende Beschreibung von Funktionsfähigkeit und Behinderung entwickelt. Version A, das „Umfassende ICF Core Set“, besteht aus 138 ICF-Kategorien aller Ebenen und enthält alle relevanten Kategorien. Version B, das „Kurze ICF Core Set für MS“, besteht aus 19 Kategorien (➤ Tab. 14.2), wurde zunächst im Rahmen von Studien entwickelt und wird zunehmend für den klinischen Gebrauch (Coenen et al. 2011; Glässel et al. 2021) verwendet.

Tab. 14.2 Kurzes ICF Core Set für MS*

ICF-Code	ICF-Kategorien
	Körperfunktionen
b130	Energie- und Antriebsfunktionen
b152	Emotionale Funktionen
b164	Höhere kognitive Funktionen
b210	**Funktionen des Sehens**
b280	**Schmerzen**
b620	Miktionsfunktionen
b730	**Funktionen der Muskelkraft**
b770	**Funktionen der Bewegungsmuster beim Gehen**
	Körperstrukturen
s110	Strukturen des Gehirns
s120	**Strukturen des Rückenmarks und verwandte Strukturen**
	Aktivitäten und Partizipation
d175	Probleme lösen
d230	**Die tägliche Routine durchführen**
d450	Gehen
d760	Familienbeziehungen
d850	Bezahlte Tätigkeit
	Umweltfaktoren
e310	Engster Familienkreis
e355	**Fachleute der Gesundheitsberufe +**
e410	Individuelle Einstellungen der Mitglieder des engsten Familienkreises
e580	**Dienste, Systeme und Handlungsgrundsätze des Gesundheitswesens +**

* Fett markierte ICF-Kategorien sind bei Frau Fit betroffen – Förderfaktoren mit + versehen

KLINISCHER HINTERGRUND

MS Walking Scale (MSWS)

Bei der MSWS-12 handelt es sich um einen Fragebogen zur Gehfähigkeit, der von den Patienten selbst ausgefüllt werden soll. In 12 Fragen können sie eine subjektive Einschätzung ihrer Geheinschränkungen vornehmen. Im Jahr 2016 hat ein Team von Wissenschaftlern die MSWS-12 nochmals überarbeitet und bezüglich der psychometrischen Eigenschaften verbessert. Aus dieser Untersuchung ist eine nur auf Englisch verfügbare Online-Version der Skala entstanden, die frei in der Praxis genutzt werden kann und die Fehlerquote der Antworten berücksichtigt (➤ Tab. 14.3; Goldman et al. 2017).

Patient-Reported Outcomes Measures (PROM)

PROMs sind Messinstrumente, die neben rein klinischen Parametern Informationen aus der Perspektive des Patienten über die Krankheit/Behandlung liefern.
Gemäß EUPATI (2021), der European Patients' Academy on Therapeutic Innovation, geben PROMs im Gegensatz zu klinischen Standardergebnissen einen einzigartigen Einblick, wie sich eine Therapie auf einen Patienten auswirken kann. Einzelpersonen mit genau den gleichen Gesundheitszuständen, Diagnosen oder Krankheiten können unterschiedliche Wahrnehmungen davon haben, wie sie sich fühlen und funktionieren, da ihre Fähigkeiten, mit den Einschränkungen und Behinderungen umzugehen, und andere Faktoren die Wahrnehmung über die Zufriedenheit mit dem Leben beeinflussen können. PRO-Messverfahren sind wichtig, da sie zu einer medizinischen Wissenschaft führen können, die sich stärker auf den realen Nutzen konzentriert, der für die Patienten erreichbar ist.
Laut Hostettler et al. (2018) fördert ein künftig verstärkter Einsatz von PROMs in der Praxisroutine eine patientenorientierte Behandlung.

Patient-Reported Experience Measures (PREM)

PREMs unterscheiden sich von PROMs dadurch, dass sie auf prozessorientierte Indikatoren der medizinischen Versorgung fokussieren (z. B. Kommunikation mit dem Ärzte-

14

Tab. 14.3 Assessments MS Walking Scale PROM (freie Übersetzung)*

Beurteilungsausmaß	Beurteilungsmerkmale				
1	**Ist Ihre Fähigkeit, zu laufen, eingeschränkt?**				
	Überhaupt nicht	Ein wenig	**Mäßig**	Einigermaßen	Äußerst
2	**Ist Ihre Fähigkeit, zu rennen, eingeschränkt?**				
	Überhaupt nicht	Ein wenig	Mäßig	Einigermaßen	**Äußerst**
3	**Ist Ihre Fähigkeit, Treppen hinauf- und hinunterzusteigen, eingeschränkt?**				
	Überhaupt nicht	Ein wenig	**Mäßig**	Einigermaßen	Äußerst
4	**Ist das Stehen erschwert, wenn Sie Dinge tun?**				
	Überhaupt nicht	**Ein wenig**	Mäßig	Einigermaßen	Äußerst
5	**Ist Ihr Gleichgewicht beim Stehen oder Gehen eingeschränkt?**				
	Überhaupt nicht	Ein wenig	**Mäßig**	Einigermaßen	Äußerst
6	**Ist Ihre Gehfähigkeit eingeschränkt?**				
	Überhaupt nicht	Ein wenig	**Mäßig**	Einigermaßen	Äußerst
7	**Erhöhte sich die Anstrengung, die Sie zum Gehen benötigen?**				
	Überhaupt nicht	**Ein wenig**	Mäßig	Einigermaßen	Äußerst
8	**War es für Sie notwendig, beim Gehen in Gebäuden eine Gehhilfe zu benutzen? (z. B. Festhalten an Möbeln, Verwendung eines Stocks usw.)**				
	Überhaupt nicht	**Ein wenig**	Mäßig	Einigermaßen	Äußerst
9	**Müssen Sie sich beim Gehen im Freien abstützen? (z. B. Verwendung eines Stocks, eines Gestells usw.)**				
	Überhaupt nicht	Ein wenig	**Mäßig**	Einigermaßen	Äußerst
10	**Hat sich Ihr Gehen verlangsamt?**				
	Überhaupt nicht	Ein wenig	Mäßig	**Einigermaßen**	Äußerst
11	**Beeinflusst es den Gleichmäßigkeitsgrad Ihres Gehens?**				
	Überhaupt nicht	Ein wenig	Mäßig	**Einigermaßen**	Äußerst
12	**Mussten Sie sich auf Ihr Gehen konzentrieren?**				
	Überhaupt nicht	**Ein wenig**	Mäßig	Einigermaßen	Äußerst
Total	**MSWS Total 12–60 = 36** **Traditional Score (0–100) = 50**				

* Fett markierte Beurteilungen treffen bei Frau Fit zu

und Pflegepersonal, Wartezeit, Koordination und Austritt) und sind von der Schweizer Akademie für Medizinische Wissenschaften (SAMW) in die Schweizer Charta 2.0 Interprofessionelle Zusammenarbeit im Gesundheitswesen aufgenommen (SAMW 2020).

14.3 Zusammenfassung der wichtigsten Befunde

Frau Fit zeigt eine rechts betonte Paraspastik und eine rechts betonte Hyposensibilität an den oberen und unteren Extremitäten. Sie ist dennoch ausgesprochen mobil, jedoch verursacht die Spastik teils schmerzhafte Muskelspannungen und -verkürzungen. Sie hat eine Gangunsicherheit aufgrund eines verminderten Gleichgewichts und verminderter Koordination. Sie geht regelmäßig zur Physiotherapie (1× pro Woche) mit dem Anspruch, am Limit und gemäß ihren Bedürfnissen gefordert zu werden, um ihr Zustandsbild zu verbessern oder diesen Status längerfristig zu stabilisieren. Sie ist ausgesprochen motiviert, an ihrer Funktionsfähigkeit zu arbeiten. Im täglichen Selbsttraining übt sie die ihr gezeigten Übungen zur Muskeldehnung und zur Verbesserung der Koordination. Durch das regelmäßige Langstreckengehen hat sie eine überdurchschnittlich gute kardio-respiratorische Kondition, braucht dafür jedoch gezielte Übungen zur Muskelrelaxation und Dehnung der Hüftextensoren, Hüftflexoren, der Wadenmuskulatur und der lumbalen Muskulatur. Um die Muskeldehnungen sicher durchzuführen, schult die Therapeutin mit ihr zusammen ihre aktive körperliche wie auch mentale Entspannungsfähigkeit und ihr Körpergefühl, was Frau Fit nicht leichtfällt. Frau Fit pflegt einen aktiven und naturnahen Lebensstil, der für ihr physisches und psychisches Gleichgewicht sehr wichtig ist und den sie sich langfristig bewahren möchte. Hinsichtlich ihres Krankheitsbildes der MS ist sie nach den vielen Jahren Expertin für ihre Lebenssituation. Sie ist ausgesprochen informiert und kompetent, sich selbständig Informationen zu beschaffen und diese auf ihre Bedürfnisse einzuordnen. Im Umgang mit der Therapie ist sie adhärent und proaktiv engagiert. Medikamente lehnt sie seit Beginn der Krankheit ab und kommt gut damit zurecht.

14.4 Physiotherapeutische Zielsetzung

Gemeinsam mit Frau Fit werden folgende Ziele in der Physiotherapie vereinbart:

Kurzfristig (innerhalb einer Woche):
- Tonusreduktion der Muskelketten/-partien untere Extremitäten und der lumbalen Rückenmuskulatur.
- Anleiten und Spezifizieren von selbstständig anzuwendenden Maßnahmen, um den Tonus der Beinmuskulatur zu senken und mit Spannungszuständen besser umgehen zu können. Anleitungen mittels Videos, die mit ihr zusammen zur Eigenkontrolle erstellt wurden.

Mittelfristig (innerhalb eines Monats):
- Schulung des Körpergefühls und der Körperwahrnehmung als Grundlage für das Gleichgewicht beim Gehen auf längerer Strecke
- Schulung der Koordination der unteren Extremität
- Erhöhen des Gangtempos unter Ausdauer
- Reduzieren der Sturzgefahr bei Wanderungen im Freien
- Sicheres Aufstehen vom Boden üben
- Gezielter Einsatz von Hilfsmitteln beim Langstrecken-Gehen aufgrund von Ermüdungserscheinungen

Langfristig (nach zwei Monaten):
Sicher ohne Stöcke auf längeren Wegestrecken auf unebenem Gelände gehen entlang der Flusswanderungen.

Als persönliches Ziel gab sie an: Perspektivisch – mit der Cousine den Inn durch Österreich von Martina/Martinsbruck bis Passau abwandern.

14.5 Physiotherapeutische Maßnahmen/Therapieplan

Frau Fit kommt seit vielen Jahren wöchentlich einmal zur ambulanten Physiotherapie, einerseits, um ihre Beschwerden zu lindern, andererseits auch, um ihre bestehende Funktionsfähigkeit aktiv zu beüben. Diese beinhaltet intermuskuläre Koordination, Gelenkstabilisation, Gewichtsverlagerungen und weitere komplexe posturale Reaktionen. Sie hat extensive Therapieerfahrung und die Wahl der therapeutischen Maßnahmen stellt eine große Herausforderung für die Therapieplanung dar (> Tab. 14.4). Exemplarisch wird hier die Klettertherapie als mögliche Maßnahme vorgestellt. Die Kletterwand ist von geringer Höhe und gut abgesichert. Mittels der seitlichen Verschiebung unter verschiedenen Anforderungen können sowohl die Beweglichkeit, die Koordination und das Körpergefühl im Sinne einer aktiven Entspannungsfähigkeit verbessert werden.

Frau Fit hat in den vergangenen Jahren mit ihren Langstreckenwanderungen ein ausgesprochen effizientes kardiovaskuläres Training verfolgt. Langfristig wird ihr sehr guter Trainingszustand durch alternative Trainingsmethoden wie z. B. Hometrainer ergänzt (> Abb. 14.2). Ein High Intensity Interval Training

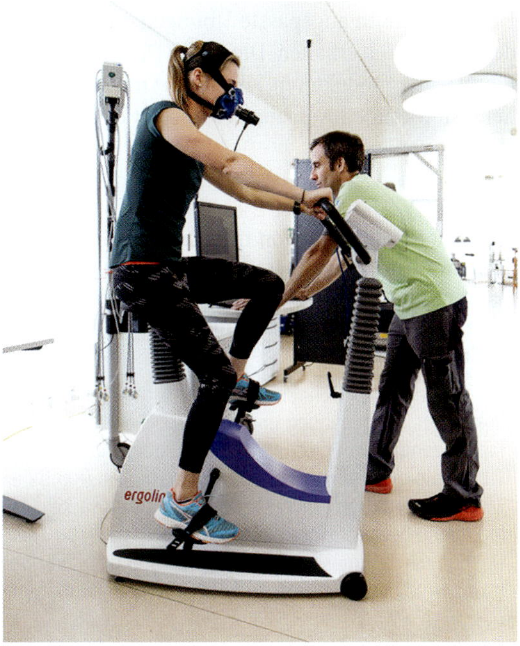

Abb. 14.2 HITT-Training mit Ergometer [T1139]

(HIIT) ist eine mögliche neue Trainingsmethode sein. Die Kadenz des Trainings wird in der Physiotherapie anhand der maximalen Herzfrequenz evaluiert und angeleitet. Frau Fit ergänzt ihr schon vorher absolviertes tägliches Hometrainer-Programm 3× wöchentlich durch den HIIT-Ablauf.

Tab. 14.4 Physiotherapeutische Maßnahmen

Ziel	Maßnahmen
Verbesserung der Beweglichkeit • Abduktion obere und untere Extremität • Aufrichten der Wirbelsäule Verbesserung der Koordination	**Warm up** **Klettertraining** an Kletterwand mit Sturzpolsterung • Side step • Griffwahl Mit Ansage, mit Antizipation, Steigerung der Geschwindigkeit, Sturztraining und Repositionierung
Verbesserung des Körpergefühls und Umgang mit Erholungsphasen und Entspannung	**Patient Education** zum Thema Pacing: • Tagebuch • Pausenmanagement **Entlastungsstellungen** • Wandstand (Flat back) • Rittersitz • Stufenlagerung Atmung vertiefende Übungen in Entlastung aus dem **Yoga** Evtl. moderate **Wärme** bei Rückenschmerzen **Antizipatorisches Vorgehen und Reflexion** zur Veränderung des subjektiven Empfindens
Kardiovaskuläres Training	**HIIT Crosstrainer-Sequenzen** mit Kontrolle der Herzfrequenz als Vorbereitung oder Ergänzung für ihre Langstreckenwanderungen bei schlechtem Wetter

PRAKTISCHER TIPP

High Intensity Interval Training (HIIT)

Beim HIIT mit dem Ergometer-Fahrrad wird während rund 20 Minuten Gesamtdauer in 4–6 kurzen Intervallen die Belastung auf 95–100 % der maximalen Herzfrequenz (HRmax) gesteigert. Intervalle und Pausen mit niedrigerer Belastung (60 % HRmax) wechseln sich ab. Bei Patienten mit MS wurde dieses Training, immer durch Fachpersonen eingeführt und angeleitet, als sichere, effiziente und effektive Therapiemodalität evaluiert (Campbell et al. 2019; Mehrholz et al. 2019). Studien fanden keine Nebeneffekte, die Trainingszeit wurde verkürzt und kardiovaskuläre Parameter, Muskelkraft und Fatigue konnten verbessert werden (Campell et al. 2019; Wonneberger & Schmid 2019). Erste Ergebnisse weisen auch auf eine Verbesserung der kognitiven Fähigkeiten hin (Rademacher et al. 2020).

Aufgrund des durch den Krankheitsverlauf zunehmenden Tonus der Hüftadduktoren hat Frau Fit für ihr

Heimprogramm angepasste Übungen zur Dehnung der Adduktoren erhalten. Die aktive Dehnung mittels Einsatzes der Abduktoren, kombiniert mit attraktiven, herausfordernden Aufgaben entspricht den Ansprüchen der Patientin.

WAS WÄRE, WENN ...

... Frau Fit aufgrund von tiefsitzenden Schmerzen im Gesäß ohne Ausstrahlung in die untere Extremität („Ischias-Schmerzen") nicht mehr ihre Langstreckenmärsche ausüben und damit trainieren könnte?

Ein regelmäßiges Dehnen des M. piriformis rechts und links auch in Eigenübung und in der wöchentlichen Therapiesitzung wirken hierzu präventiv. Ergänzend soll Frau Fit eine lokale Wärmebehandlung im Rücken (lumbale Muskulatur) in Form eines erwärmten Kirschkernsäckchens am Abend bewusst einbeziehen.
Dehnen der Beinmuskulatur zur Entlastung des Rückens inklusive M. iliopsoas bds. und M. quadratus lumborum bds.

Das Pausenmanagement wird in der Physiotherapie immer wieder thematisiert. Entlastungsstellungen und Atemübungen aus dem Yoga begünstigen in Frau Fits Fall diese Erholung. Mithilfe eines Pausentagebuches kann die nötige und umsetzbare Planung individuell erfolgen. Die regelmäßige Überarbeitung in der Physiotherapie erfolgt anfangs in kürzeren Abständen und wird nach einer Gewöhnungsphase dem Bedürfnis der Patientin entsprechend angepasst werden. Dank ihrer hohen Eigenmotivation und den Flusswanderungen erlebt Frau Fit die Natur aktiv, was sich positiv auf ihre Stimmungslage auswirkt und ihr als Energieressource auch im Umgang mit der Erkrankung hilft.

PRAKTISCHER TIPP

Aus Sicht der Patientin: Selbstmanagement

Frau Fit verfügt nach jahrelanger Erfahrung im Umgang mit der Erkrankung über ein besonders ausgeprägtes Merkmal, das sie als Ressource vielleicht von anderen Personen mit einer chronischen Erkrankung unterscheidet: ihr Selbstmanagement im Umgang mit der MS. Bishop und Frain definieren fünf Dimensionen MS-spezifischer Selbstmanagementfähigkeiten (2007, 2011):

1. Therapie-Adhärenz und Umgang mit Barrieren
2. Verstehen von und aktives Lernen über MS
3. Die eigene Gesundheit Tag für Tag organisieren
4. Sich aktiv an Entscheidungen mit Professionellen im Gesundheitswesen beteiligen (Partizipative Entscheidungsfindung)
5. Die Auswirkungen der MS auf das körperliche, soziale und emotionale Leben bewältigen

Ohne diese Dimensionen vorher gekannt zu haben, hat Frau Fit sie für sich praktizieren gelernt. Ein Zitat von ihr: *„Geduld nicht aufgeben. Irgendwann, irgendwann wirken sich die Übungen aus und wir müssen viel üben und wir müssen jeden Tag üben, und es ist Routine. Und wenn man das nicht macht, hat man keine Chance, dass man vielleicht in einem halben Jahr oder in einem Jahr eine Verbesserung sieht. Man muss langfristig denken. Immer am Ball bleiben."*
Frau Fit teilt ihre Erfahrungen gerne mit anderen in einem neuen, anwendungsnahen Format, indem sie Übungen mit sich filmt, diese mit der Therapeutin teilt und ggf. auch anderen als Motivationshilfe zeigt und diese öffentlich teilt. Sie motiviert sich regelmäßig, über ihre Erfahrungen im Umgang mit den Erkrankungen, wie auch zu ihren Langstreckenwanderungen im Internet zu sprechen (DIPEx 2021).

14.6 Evidenzbasierte Zusammenfassung

Neben ihrem proaktiven Selbsttraining wird regelmäßige Physiotherapie für das Training des Gleichgewichts und der Koordination empfohlen.

Folgende physiotherapeutische Interventionen werden in der Literatur empfohlen:

- Variationsreiches und alltagsnahes Training des statischen und dynamischen Gleichgewichts
- Training der Koordination der unteren Extremität Indoor und Outdoor, wie an der Kletterwand
- Ausdauererhaltende Maßnahmen mit Indoor-Elementen in Verbindung mit Koordination auf hohem Niveau
- Ihre Ressource eines hohen Selbst- und Pausenmanagements als vielversprechende Maßnahme inkl. Tagebuch schreiben sind in Evaluation. Filmt eigene Übungen zur Selbstkontrolle.
- Yoga als aktive Entspannungsmaßnahme und zur Verbesserung des Körpergefühls mit Einfluss auf Tonuslage und Kraft
- PROMs/PREMs zur Verlaufskontrolle als Informationsträger aus Patientensicht, wie auch teilhabeorientierte Erhebungsinstrumente zur Ermittlung einer umfassenden Funktionsfähigkeit

Empfehlungen zur Dosierung bzw. zur Trainingsintensität sind bisher noch kontrovers diskutiert. Zum aktuellen Stand zeigen Untersuchungen, dass auch bei MS nicht nur rein unterschwelliges Training zu besseren Outcomes führt.

LITERATUR

Bishop M, Frain MP. Development and Initial Analysis of Multiple Sclerosis Self-Manage-ment Scale. Int J MS Care 2007; 9: 35–42.

Bishop M, Frain MP. The Multiple Sclerosis Self-Management Scale: Revision and psychometric analysis. Rehabilitation Psychology 2011; 56: 150–159.

Campbell E, Coulter EH, Paul L. High intensity interval training for people with multiple sclerosis: A systematic review. Mult Scler Relat Disord 2018; 24:55–63.

Coenen M, Cieza A, Freeman J, et al. The development of ICF Core Sets for multiple sclerosis: results of the International Consensus Conference. J Neurol 2011; 258: 1477–1488.

Deutscher Verband für Physiotherapie (ZVK) e.V. MSWS. MS Walking Scale 12. https://www.physio-deutschland.de/fachkreise/news-bundesweit/einzelansicht/artikel/detail/News/fokus-forschung-befundung-mobilitaetseinschraenkungen-bei-multiple-sklerose.html (letzter Zugriff: 14.05.2021).

DIPEx. Schweizer Datenbank für individuelle Patientenerfahrungen. 2021. www.DIPEx.ch (letzter Zugriff: 14.05.2021).

EUPATI. European Patients' Academy on Therapeutic Innovation. 2021. https://toolbox.eupati.eu/resources/beurteilung-der-patient-reported-outcomes-pros/?lang=de (letzter Zugriff: 14.03.2021).

Garis G, Hildebrandt H, Hanken K. Yoga als Möglichkeit zur Reduktion von Fatigue bei Multiple Sklerose. Neurol Rehabil 2021; 27(1): 49–55.

Glässel A, Lückenkemper M. Case example 3: Applying the ICF Core Set for Multiple Sclerosis in Long-Term Care. In: Bickenbach C, Cieza A, Selb M, Stucki G. ICF Core Sets. Manual Clinical Practice. 2. Aufl. Bern: Hogrefe; 2021: 69–80.

Goldman MD, Ward MD, Motl RW, Jones DE, Pula JH, Cadavid D. Identification and validation of clinically meaningful benchmarks in the 12-item Multiple Sclerosis Walking Scale. Mult Scler 2017; 23(10): 1405–1414.

Hostettler S, Kraft E, Bosshard C. Grundlagenpapier der DDQ/SAQM. Patient-reported outcome measures: Die Patientensicht zählt Schweiz. Ärzteztg 2018; 99(40): 1348–1352.

Kramer A, Dettmers C, Gruber M. Gleichgewichtstraining in der neurologischen Rehabilitation. Neurol Rehabil 2013; 19(1): 27–33.

Marks D. Assessment: Tinetti-Test – Sturzrisko erkennen. Physiopraxis 2006; 2: IV–V.

Mehrholz J, Thomas S, Elsner B. Training bei Multipler Sklerose. Neuroreha 2019; (11): 174–177.

Rademacher A, Joisten N, Proschinger S, Bloch W, Gonzenbach R, Kool J, et al. Cognitive Impairment Impacts Exercise Effects on Cognition in Multiple Sclerosis. Front Neurol 2020; 11: 619500.

SAMW. Schweizerische Akademie der Medizinischen Wissenschaften. Charta 2.0 Interprofessionelle Zusammenarbeit im Gesundheitswesen. 2020. doi.org/10.5281/zenodo.3865147 (letzter Zugriff: 08.06.2021).

Schädler S, Kool J, Lüthi HJ, Marks D, Oesch P, Pfeffer A, Wirz M. Assessments in der Rehabilitation. Band 1: Neurologie. Bern: Hans Huber; 2012.

van der Ven E, Riemann-Lorenz K, Rosenkranz CS, Patra S, Heesen C. Multiple Sklerose und körperliche Aktivität: Deutschlandweite Befragung zu Verhalten, Barrieren und Wünschen von Betroffenen Neurol Rehabil 2020; 266: 169–178.

Wonneberger M, Schmidt S. High-intensity interval ergometer training improves aerobic capacity and fatigue in patients with multiple sclerosis. Sport Sciences for Health 2019; 15(3): 559–567.

FALL

15 Amyotrophe Lateralsklerose (ALS)

Pia Wiedemeier

Leitsymptome: Kombination von peripheren und zentralen Paresen – Kraftverlust – Atrophie –Steigerung der Muskeleigenreflexe – rasche Progredienz

schwer

Definition

Amyotrophe Lateralsklerose (ALS)

Die amyotrophe Lateralsklerose (ICD-10: G12.21) gehört zu den **Motoneuronenerkrankungen** und bezeichnet eine **progressive neurodegenerative Erkrankung,** die zum Untergang von Motoneuronen im Rückenmark, Hirnstamm und im motorischen Kortex führt. Weil sowohl zentrale (erste) wie auch periphere (zweite) motorische Neuronen betroffen sein können, kommt es zu einem Mischbild aus peripheren Paresen mit Kraftverlust und Atrophie sowie zentralen, spastischen Paresen mit gesteigerten Muskeleigenreflexen. Zusätzlich leiden Betroffene oft unter weiteren Symptomen wie Dysphagie, Dysarthrie, Schmerzen, Fatigue, Depression oder neuropsychologischen Symptomen.

Je nach Symptombeginn werden drei Formen unterschieden: die spinale Form (ca. 75 %, Beginn mit asymmetrischen atrophen Paresen v. a. an kleiner Hand- und Fußhebermuskulatur), die bulbäre Form (ca. 25 %, Beginn mit Störungen von Sprech- und Schluckfunktion) und die respiratorische Form (selten, Beginn mit Schwäche der Atemmuskulatur mit zunehmender Dyspnoe bei körperlicher Anstrengung). Durch den progredienten Verlauf breiten sich die Symptome schnell aus und führen innerhalb von 3–5 Jahren nach Symptombeginn aufgrund einer respiratorischen Insuffizienz oder Aspirationspneumonie zum Tod; nur ca. 10 % der Betroffenen überleben mehr als 10 Jahre. Der durchschnittliche Krankheitsbeginn liegt zwischen dem 50. und dem 70. Lebensjahr, Männer sind häufiger betroffen als Frauen (1,5:1,0). Die Prävalenz liegt bei 3–8/100.000 bei einer Inzidenz von 1,5–2,5/100.000 (Schweikert 2015).

Während bei ca. 10 % eine familiär vererbte ALS vorliegt, bleibt die Ätiologie in den meisten Fällen unklar. Man geht davon aus, dass verschiedene Gen-Mutationen, die bei Patienten mit ALS entschlüsselt werden konnten, eine tragende Rolle spielen. Zudem sind verschiedene Entstehungsmechanismen wie beispielsweise oxidativer Stress, mitochondriale Dysfunktion und Störung des Glutamatstoffwechsels Gegenstand der Forschung. Welche Rolle Umweltfaktoren, Lebensstil und der Exposition gegenüber gewissen Stoffen wie Schwermetallen, Pestiziden, etc. bei der Krankheitsentstehung zukommt, ist noch nicht geklärt. Es liegt aber eine Häufung von Krankheitsfällen in bestimmten geografischen Regionen und Bevölkerungsgruppen vor.

ALS ist nicht heilbar und Riluzol ist bisher die einzige zur kausalen Therapie von ALS zugelassene Substanz. Eine frühzeitige Einnahme wird empfohlen und kann zu einer Verlangsamung des Krankheitsverlaufes um einige Monate führen (Schweikert 2015).

15.1 Vorgeschichte

Der knapp 60-jährige frühpensionierte Herr Sturz lebt mit seiner Ehefrau und einem gemeinsamen Hund in einem Einfamilienhaus, war bisher gesund und leistungsfähig, erledigte den Haushalt und pflegte sein soziales Umfeld aktiv. Zwischen Januar und März stürzte er zweimal aufgrund einer lediglich leichten Beschleunigung von außen. Dem Ehepaar fielen seit dem zweiten Sturz eine motorische Verlangsamung sowie eine Gangunsicherheit bei zunehmender Schwäche in allen vier Extremitäten auf. Daraufhin stellte sich Herr Sturz beim Hausarzt vor, welcher ihn im April zur weiteren Diagnostik an einen Spezialisten überwies. Dieser stellte bei rasch progredienter Tetraparese mit spastischer Tonuserhöhung, Hyperreflexie und positiven Pyramidenbahnzeichen sowie distalen Atrophien und generalisierten Faszikulationen, Bulbärparalyse und pseudobulbären Symptomen mit Affektinkontinenz die Verdachtsdiagnose der amyotrophen Lateralsklerose. Es folgte die Überweisung zu einem weiteren Fachspezialisten, welcher die Diagnose noch im selben Monat bestätigte.

Anfang Mai ereignete sich der dritte Sturz mit Kopfanprall während eines Ferienaufenthalts im Ausland, bei dem Herr Sturz aufgrund seiner bereits starken Gangunsicherheit von einer Pflegerin begleitet wurde. Herr Sturz wurde am darauffolgenden Tag mit ärztlicher Begleitung in die Schweiz zurückgebracht und in der Notaufnahme untersucht. Bei der ausführlichen Kontrolle konnten neue Läsionen oder Frakturen ausgeschlossen werden und Herr Sturz wurde am selben Tag nach Hause entlassen.

Ende Mai wurde Herr Sturz in der stationären Rehabilitation aufgenommen. Zu diesem Zeitpunkt konnte er nur noch mit taktiler Unterstützung oder mit Hilfsmittel gehen und hat zu Hause sein Schlafzimmer ins Gästezimmer verlegt, um die lange Treppe ins erste Obergeschoss vermeiden zu können.

Im vorliegenden Fallbericht werden folgende Fragen beantwortet:

- Welche Bedeutung kommt der interdisziplinären Zusammenarbeit in Bezug auf die Betreuung von Personen mit ALS zu?
- Welche Konflikte können zwischen der benötigten Zeit zur Krankheitsverarbeitung des Patienten und dem frühzeitigen Anpassen von Hilfsmitteln entstehen?
- Was sagt die aktuelle Studienlage über die Dosierung von motorischem Training bei ALS aus?

15.2 Untersuchungsbefunde

15.2.1 Medizinische Befunde

Im April wurde Herr Sturz durch einen Facharzt untersucht, welcher erstmals die Verdachtsdiagnose ALS stellte und den Patienten zur Diagnosesicherung bzw. für eine Zweitmeinung zu einem weiteren Spezialisten überwies. In ➤ Tab. 15.1 sind die Untersuchungsbefunde beider Konsultationen tabellarisch aufgeführt

Aufgrund des schwerwiegenden Verlaufes einer ALS wurde bei der Bestätigung der Diagnose empfohlen, den Patienten rasch an eine ALS-Sprechstunde anzubinden, eine Lungenfunktionsprüfung durchzuführen sowie die medikamentöse Behandlung mit Rilutek 2×50 mg/d zu starten. Dies lehnte der Herr Sturz jedoch aus Zweifel an der Richtigkeit der Diagnose bis auf Weiteres ab. Eine zusätzliche Betreuung durch Ergo- und Physiotherapie wurde ebenfalls empfohlen.

KLINISCHER HINTERGRUND

Diagnostik ALS

Die Diagnose der ALS wird mittels Ausschlussverfahren gestellt und basiert laut Andersen et al. (2012) auf Symptomen, Befunden aus der klinischen Untersuchung, elektrodiagnostischen Resultaten, bildgebenden Verfahren des ZNS sowie Laborwerten.
Brooks et al. (2000) erklären, dass das Fehlen von eindeutigen biologischen Markern sowie die Vielfältigkeit der klinischen Befunde im frühen Krankheitsstadium die Gewissheit der Diagnose beeinträchtigen. Sie verweisen auf die El-Escorial-Kriterien zur Abschätzung der Wahrscheinlichkeit der Diagnose ALS. Diese Kriterien wurden ursprünglich für die einheitliche Einordnung von Patienten bei internationalen Studien entwickelt und enthalten folgende zwingende Punkte: Degeneration des 2. MN (klinisch, elektrophysiologisch oder neuropathologisch), Degeneration des 1. MN (klinisch), Progredienz der Symptome in einer Region oder Ausweitung auf andere Regionen sowie Ausschluss anderer Krankheiten, welche die Symptome erklären können. Entsprechend der Ausbreitung der

Tab. 15.1 Medizinische Untersuchungsbefunde im April

Art der Untersuchung	Befund
Klinische Untersuchung	• Gangbild: breitbasig und kleinschrittig • Transfer: Hilfsbedürftigkeit beim Sitz-Stand-Übergang • Motorik: Verlangsamte Zungenmotorik mit Dysarthrie, leichte bis mäßige links- und distal betonte bibrachiale Parese mit Betonung der Fingerspreizung (M4), leichte bis mäßige Atrophie der kleinen Handmuskulatur li., angedeutet auch re. sowie im linken M. tibialis anterior, leichte Kraftminderung der Fuß- und Zehenhebung links (M4), ausgeprägte bein- und linksbetonte spastische Tonuserhöhung der Extremitäten, gesteigerte Reflexe in allen vier Extremitäten (+++), Achillessehnenreflex (ASR) bds. mit unerschöpflichem Klonus, Bradydiadochokinese, Finger-Nase-Versuch (FNV) links dysmetrisch • Sensibilität: alle Modalitäten in Gesicht und Extremitäten normgerecht • V.a. Verhaltensauffälligkeit und leichte kognitive Defizite (von Patienten und Ehefrau nicht bemerkt)
Laborchemie und Liquoranalyse	Keine Hinweise auf infektiöses oder entzündliches Geschehen, Ausschluss von Neuroborreliose, HIV-Infektion, Lues-Infektion, Multipler Sklerose (MS)
MRT	Keine Hinweise auf strukturelle ZNS-Erkrankung oder zervikale Myelopathie
CT	Keine Hinweise auf thorakalen oder abdominalen Tumor mit paraneoplastischem neurologischem Syndrom
Elektroneurografie (ENG)	Linksseitig verlangsamte Leitgeschwindigkeit
Elektromyografie (EMG)	Pathologische Spontanaktivität an allen untersuchten Stellen mit Fibrillationen und Faszikulationen
Motorisch evozierte Potenziale (MEP)	• Ableitung von M. abductor digiti minimi: re. fraglich reproduzierbare Reizantwort, li. fehlende Reizantwort • Ableitung von M. tibialis anterior: bds. keine reproduzierbare Reizantwort
Familienanamnese	Fraglich, Vater in jungem Alter an „rasch progredienter MS" verstorben

neuronalen Degeneration in mehreren Regionen des ZNS erfolgt zusätzlich eine Einteilung in sichere, wahrscheinliche oder mögliche ALS. Die El-Escorial-Kriterien sind laut DGN (Deutsche Gesellschaft für Neurologie 2015) als wissenschaftliches Hilfsmittel anzusehen, nicht aber für den klinischen Gebrauch und die Diagnostik geeignet. Vielmehr sollte eine frühe Diagnostik mit folgenden obligaten Untersuchungen angestrebt werden:

- Klinisch-neurologische Untersuchung
- Klinisch-neuropsychologische Befunderhebung
- Elektromyografie und -neurografie
- Kraniale und spinale MRT für Differenzialdiagnose
- Vitalkapazität und evtl. Blutgasanalyse (für Anfangsdokumentation)
- Körpergewicht (für Anfangsdokumentation)
- Basislabordiagnostik

15.2.2 Physiotherapeutische Anamnese

Die Behandlung im Rahmen einer stationären Rehabilitation beginnt zwei Monate nach der Erstdiagnose und nach dem insgesamt dritten Sturz des Patienten. Die oben erwähnten medizinischen Befunde waren zwischenzeitlich progredient.

In der Anamnese bestätigt Herr Sturz die zunehmende Schwäche in den Armen und Beinen sowie die ausgeprägte Gangunsicherheit. Er berichtet, dass er sich steif fühle und beim Gehen am Unterarmrollator oder mit taktiler Unterstützung die Füße nur schwer nach vorne schwingen und sich nicht mehr selbstständig von tiefen Sitzflächen erheben könne. Dies sei ihm bis vor einem Monat noch möglich gewesen. Im Bett könne er sich unter erhöhtem Energieaufwand noch selbstständig drehen, während er für das Aufsitzen an die Bettkante mittlere Unterstützung benötige. Herr Sturz spricht verlangsamt und mit zunehmender Ermüdung undeutlich, die Atmung ist nicht beeinträchtigt. Die regelmäßigen Spaziergänge mit dem Hund konnte er einem Nachbarsjungen für ein Taschengeld abgeben, diese fehlen ihm jedoch sehr.

Die Diagnose anerkennt er trotz Aufklärung von beiden untersuchenden Ärzten im April bis dato nicht. Es seien lediglich Krankheitsbilder ausgeschlossen worden, aber es hätte noch kein „Test“ nachweisen können, dass er unter ALS leide. Damit der Verlauf des Therapieprozesses nicht dadurch gestört wird, dass der Patient sich missverstanden fühlt, haben Patient und Therapeutin vereinbart, die Diagnose „ALS“ aktuell nicht zu verbalisieren, da diese nach Empfinden des Patienten falsch ist. Es wurde aber ebenso besprochen, dass die manifesten Symptome jederzeit angesprochen werden dürfen und dass die Therapeutin unrealistische Zielsetzungen nicht unterstützt.

Herr Sturz war bis zur aktuellen Episode gesund und leistungsfähig, eine vorbekannte arterielle Hypertonie ist medikamentös gut eingestellt. Als Frühpensionär erledigte er den Haushalt und unternahm zweimal pro Tag ausgedehnte Spaziergänge mit seinem Hund. Seine Ehefrau war bisher als Hauptverdienerin wenig am Haushalt beteiligt, unterstützte ihren Ehemann jedoch seit März zunehmend. Aktuell stützt sie ihn beim Aufstehen, Gehen und Treppensteigen. Toilettengänge konnte er zu Hause noch selbstständig erledigen, indem er sich am Mobiliar im Badezimmer stützte.

Der Patient gibt als Reha-Ziel an, wieder selbstständig mit seinem Hund im Freien spazieren gehen zu können.

Erste Hypothesen

Dass der Patient trotz einschlägigen Symptomen und zwei Gutachten die Diagnose nicht annehmen kann, weist darauf hin, dass die Krankheitsverarbeitung nur langsam erfolgt. Dadurch werden die frühzeitige medikamentöse Therapie wie auch die Anbindung an entsprechende Fachstellen, eine realistische Zielsetzung und die Hilfsmittelabklärung behindert.

Die Beschreibung des eigenen Gangbildes durch den Patienten deutet darauf hin, dass nicht nur die Schwäche, sondern ebenso die spastische und kompensatorische Tonuserhöhung in den Beinen und im Beckengürtel ein reaktives Vorschwingen des Schwungbeines sowie adäquate Schutzreaktionen verhindern.

Der primäre Kraftverlust führte bei Herrn Sturz zu einem zunehmenden Vermeidungsverhalten von körperlicher Aktivität, wodurch der sekundäre Kraftabbau beschleunigt wird und zur Immobilisierung im Alltag und zunehmender Pflegebedürftigkeit führt.

15.2.3 Evaluation des Gesundheitszustands nach ICF

Aktivität und Partizipation (Teilhabe)

Partizipation

Herr Sturz ist in der Ausübung seiner Aufgaben im häuslichen Umfeld (putzen, waschen, kochen) stark eingeschränkt. Darüber hinaus ist es ihm aktuell nicht möglich, selbstständig auszugehen, Freunde außer Haus zu treffen oder mit seinem Hund spazieren zu gehen. Bei allen erwähnten Aktivitäten ist er aktuell auf externe Unterstützung angewiesen. Die Fortbewegung im Haus erfolgt mit einem Hilfsmittel, Stützmöglichkeiten am Mobiliar und mit initialer Unterstützung für den Sitz-Stand-Übergang; somit ist er in der Mobilität teilweise auf externe Unterstützung angewiesen.

In der Kommunikation ist Herr Sturz nur leicht eingeschränkt. Obwohl er dysarthrisch, leicht näselnd und etwas verwaschen spricht, kann er sich jederzeit auch in komplexen Situationen verständlich mitteilen.

Herr Sturz ist Frühpensionär und nicht mehr aktiv im Berufsleben, seine Frau arbeitet als Hauptverdienerin in Vollzeit, die finanzielle Sicherheit ist gewährleistet.

Assessments auf Ebene der Partizipation zu Beginn der stationären Rehabilitation: ALSFRS-R (ALS-Functional Rating Scale revised) 29/48.

KLINISCHER HINTERGRUND

ALSFRS-R

Die Amyotrophic Lateral Sclerosis Functional Rating Scale (ALSFRS) wurde in den 1990er Jahren zur Dokumentation des Verlaufs und der Krankheitsprogression bei Patienten mit ALS erstellt. Sie umfasst 10 Items (Fragen) zur Beurteilung der bulbären Symptome, der Feinmotorik, der Grobmotorik und der Atmung. Jedes Item wird mit einem Wert von 0 (keine Funktion) bis 4 (normale Funktion) bewertet. Die Durchführung erfolgt mittels Befragung oder Beobachtung, wobei die Fragen standardisiert sind und der Patient durch den Befrager nicht beeinflusst werden soll. Die ALSFRS wurde mehrfach untersucht und weist eine gute Reliabilität und Validität auf. Zudem konnte gezeigt werden, dass Veränderungen des ALSFRS-Scores mit Ver-

änderungen in weiteren Tests (z. B. Muskelkraft oder Vitalkapazität) vergleichbar sind und dass die ALSFRS eine hohe Korrelation mit Messinstrumenten zur Erfassung der gesundheitsbezogenen Lebensqualität aufweist.
Die ALSFRS-R ist eine revidierte Form des Assessments, in welcher der ursprüngliche Fragenkatalog um zwei Items zur Atemfunktion erweitert worden ist (Pfeffer 2006).
Vorsicht gilt bei der Interpretation der Score-Werte von Patienten mit einer Rechtshändigkeit, bei denen der Symptombeginn links erfolgt (Pinto et al. 2019).

Aktivität
Der Sitz-Stand-Übergang ist nur mit Kompensation möglich, da insbesondere aufgrund der spastischen Tonuserhöhung in den medialen Mm. ischiocrurales und der reduzierten lumbalen Aufrichtung das Körpergewicht nicht bis über die Füße verlagert werden kann. Herr Sturz drückt sich über die Rückseite der Oberschenkel an der Sitzfläche hoch oder ist auf taktile Unterstützung angewiesen.

In der Aktivität Gehen (➤ Abb. 3.2) ist er auf taktile Unterstützung oder ein Hilfsmittel angewiesen, da er bei reduzierter kontrollierter Exzentrik des M. rectus femoris im Pre Swing einen ruckartigen Verlust der Standbeinstabilität erfährt. Durch die spastische Tonuserhöhung der Mm. ischiocrurales zeigt er eine reduzierte exzentrische Kniestreckung in Terminal Swing sowie eine weiterlaufende Beckenkippung nach hinten in Mid Swing und Terminal Swing. Der Initial Contact erfolgt bei zusätzlicher Schwäche der Dorsalextensoren im oberen Sprunggelenk (OSG) über den Vorfuß und die Gewichtsübernahme auf das neue Standbein ist aufgrund der pathologischen Tonuserhöhung im M. triceps surae erschwert Adäquate, sichernde Schutzschritte können aufgrund der Kombination aus Kraftdefizit, spastischer und kompensatorischer Tonuserhöhung nicht erfolgen.

Das Treppensteigen erfolgt unter Zuhilfenahme des Handlaufs auf der rechten Seite und mit taktiler Sicherung durch die Therapeutin, um ein Nach-Hinten-Fallen zu verhindern. Es ist keine Gewichtsabnahme durch die Therapeutin notwendig. Herr Sturz bringt v. a. aufgrund der eingeschränkten OSG-Beweglichkeit in Dorsalextension sowie der spastischen Tonuserhöhung im M. triceps surae nicht ausreichend Körpergewicht auf den oberen Tritt, sodass er ohne Fixierung am Handlauf nach hinten fallen würde.

Die Greiffunktion ist durch die deutliche Abschwächung der kleinen Handmuskulatur sowie eine Verkürzung der langen Fingerflexoren beidseits deutlich reduziert (links stärker als rechts). Dies beeinflusst maßgeblich die Wahl des Hilfsmittels zum Gehen.

Körperfunktion und -struktur

Funktionen der Muskelkraft (b730)
Manuelle Messung und Krafteinteilung nach Medical Research Council (MRC; ➤ Kap. 19.2.3) im Bereich der unteren Extremitäten (UEx) ohne eindeutige Seitendominanz: Fuß- und Zehenheber M2, Extension Knie M4, Flexion Knie M3, Flexion Hüfte M2, Extension Hüfte M3. Weiter zeigt Herr Sturz ausgeprägte Atrophien der Handmuskulatur beidseits (links stärker als rechts), eine unvollständige aktive extensorische Rumpfaufrichtung gegen die Schwerkraft bei reduzierter LWS-Extension, verstärkter BWS-Flexion und Kopfprotraktion.
Funktionen der Gelenkbeweglichkeit (b710)
Gemessen mit Goniometer: Kontrakturen im Bereich der OSG bds. PF/DE 40-0-0, Hüftgelenk (HG) Ext/Flex 0-10-140 sowie in den Händen (insbesondere lange Fingerflexoren), Schulter links deutlich eingeschränkt bei passiver Beweglichkeit in Ext/Flex 20-0-90 und ABD/ADD 70-0-20.
Funktionen des Muskeltonus (b735)
Beurteilt nach der Tardieu-Skala: M. triceps surae bds. Tardieu 4 bei 20° PF (unerschöpflicher Klonus), mediale Mm. ischiocrurales bds. Tardieu 2 bei 60° Flex (gemessen im aufrechten, angelehnten Sitz), M. quadriceps femoris bds. Tardieu 2 bei 50° Flex.
Atmungsfunktionen (b440)
Bisher noch nicht eingeschränkt

KLINISCHER HINTERGRUND

Tardieu-Skala

Die Tardieu-Skala ist eines von zwei in der Wissenschaft anerkannten Instrumenten zur **Messung der Spastizität.** Sie wurde 1954 erstmals vom Neurologen Guy Tardieu vorgestellt und von seinem Mitarbeiter J. Held im Jahr 1969 weiterentwickelt. Im deutschen Sprachgebrauch wird unter der Tardieu-Skala meist die modifizierte Version verstanden. Die Tardieu-Skala lehnt sich durch die Berücksichtigung des passiven Bewegungsausmaßes (pROM) und der geschwindigkeitsabhängigen Bewegungsreaktion eng an die Spastikdefinition von Lance (1980) an. Getestet

werden nur die für die Aktivität relevanten Muskelgruppen und der Tester wählt bei jeder Testung dieselbe Ausgangsstellung (für die UEx die Rückenlage).
Der Tester misst bei langsamer Geschwindigkeit (v1) das pROM. In einem zweiten Schritt bewegt er das Gelenk mit einer schnellen Bewegung (v3) und beurteilt die Bewegungsreaktion, welche auf einer Ordinalskala von 0–4 eingestuft wird, und den Winkel, bei dem die Bewegungsreaktion auftritt. Durch diese Vorgehensweise können biomechanische Widerstände von einer spastischen Reaktion unterschieden werden (Glinsky 2016; Detlef 2019).
Wert 0: Kein Widerstand während der passiven Bewegung durch das volle Bewegungsausmaß
Wert 1: Leichter Widerstand während der passiven Bewegung ohne klaren Stopp in einer bestimmten Winkelstellung
Wert 2: Klarer Stopp in einer bestimmten Winkelstellung, der die passive Bewegung unterbricht, aber dann nachlässt
Wert 3: Erschöpflicher Klonus in einer bestimmten Winkelstellung (der kürzer als 10 Sekunden dauert, wenn die Position gehalten wird)
Wert 4: Unerschöpflicher Klonus in einer bestimmten Winkelstellung (länger als 10 Sekunden, wenn die Position gehalten wird)

Umwelt- und personenbezogene Faktoren

Wohnsituation: hemmend
Herr Sturz wohnt in einem Einfamilienhaus, welches vom Parkplatz aus über einen ca. 10 m langen, schmalen und mit Pflastersteinen besetzten Zugang erreicht werden kann. Die Schlaf- und Büroräumlichkeiten befinden sich im ersten Stock. Der Treppenaufgang in den ersten Stock führt über eine schmale Holztreppe. Vom Eingang aus gehen zwei Stufen in den Wohnraum mit einer offenen Küche und einem angrenzenden Badezimmer. Vom Wohnraum abgehend führen 3 Stufen in ein Gästeschlafzimmer mit direktem Zugang zum Gartensitzplatz hinunter.
Soziales Umfeld: fördernd
Frau Sturz unterstützt ihren Ehemann sowohl emotional wie auch in der Bewältigung des Alltags zu Hause. Sie kommuniziert offen und ist bereit, kommende Veränderungen mit Herrn Sturz zusammen zu tragen. Auch seine Freunde stützen Herrn Sturz, indem sie ihn regelmäßig besuchen, alltägliche Gespräche führen, ihn des Öfteren im Rollstuhl zum Essen ausführen und dadurch für Abwechslung im Klinikalltag sorgen.
Motivation und Zielstrebigkeit des Patienten: fördernd
Herr Sturz ist der Therapie gegenüber sehr offen und nimmt gerne aktiv teil. Weil er seine aktuelle Situation (ungeachtet der Diagnose) verbessern möchte, ist er sehr zielstrebig.
Ablehnung der Krankheit: hemmend
Erschwerte Zielvereinbarung aufgrund unterschiedlicher Standpunkte bzgl. Prognose. Während das interdisziplinäre Behandlungsteam von einem progredienten Verlauf ausgehen muss und Ziele im Bereich des Funktionserhalts respektive Verlangsamung der Progression legt, sieht sich der Patient am Ende des Reha-Aufenthaltes selbstständig gehend. Für eine sinnvolle frühzeitige Versorgung mit Hilfsmitteln und eine Anpassung der häuslichen Umgebung, welche allenfalls bauliche Maßnahmen erfordert, ist der Patient zu Beginn der Rehabilitation noch nicht empfänglich.

Assessments

In ➢ Tab. 15.2 sind die Werte der zu Beginn der Rehabilitation durchgeführten Assessments aufgeführt.

Tab. 15.2 Assessments zu Beginn der stationären Rehabilitation

Assessments	Wert
BBS	4/56 Punkten
FAC	2
10 MWT	37 s

15.3 Zusammenfassung der wichtigsten Befunde

Herr Sturz zeigt eine rasch progrediente spastische Tetraparese mit bulbärer Beteiligung, die ihn in vielen Aktivitäten des täglichen Lebens behindert, respektive von externer Unterstützung abhängig macht. Auf Ebene der Partizipation ist er in der Ausübung seiner Haushaltsaufgaben sowie bei der Pflege des gemeinsamen Hundes deutlich eingeschränkt und auf viel Unterstützung angewiesen. Die Kommunikation ist trotz der leichten Dysarthrie jederzeit möglich, sodass er direkte soziale Kontakte pflegen kann.

Auf Aktivitätsebene zeigen sich deutliche Einschränkungen im Bereich der Mobilität. So sind der selbstständige Sitz-Stand- und Stand-Sitz-Übergang von normalen, freistehenden Stühlen und dadurch auch das selbstständige Gehen nicht möglich. Aufgrund der generalisierten Schwäche ist auch eine selbstständige Fortbewegung im Rollstuhl nicht möglich. Herr Sturz ist demnach bei sämtlichen Transfers, beim Gehen mit oder ohne Hilfsmittel sowie beim Treppensteigen auf die Unterstützung einer Hilfsperson angewiesen.

Strukturell zeigen sich ausgeprägte Schwächen in allen vier Extremitäten sowie im Beckengürtel und Rumpf, eine spastische Tonuserhöhung v. a. in M. triceps surae, Mm. ischiocrurales, M. rectus femoris und Einschränkungen der Beweglichkeit der Gelenke (relevante v. a. im OSG).

Hemmende Faktoren: Krankheitsverarbeitung/-ablehnung, rascher Krankheitsverlauf, Wohnsituation, reduzierte Greiffunktion schränkt Wahl der Hilfsmittel ein

Fördernde Faktoren: starkes soziales Umfeld, intrinsische Motivation zur Verbesserung des Zustandes

WAS WÄRE, WENN …

… Herr Sturz in den Therapien bei körperlicher Anstrengung vermehrt in Luftnot geraten würde?

Da sich die ALS nicht nur auf fokale Paresen in den Extremitäten beschränkt, sondern sich die Symptome mit zunehmendem Krankheitsverlauf auf weitere Körperregionen ausweiten, muss davon ausgegangen werden, dass ab einem bestimmten Zeitpunkt die Atemmuskulatur mit betroffen ist. Die motorische Schwäche der Atemmuskulatur führt zu einer respiratorischen Insuffizient und in der Folge zu einer chronischen alveolären Hypoventilation. Erste Anzeichen dafür sind nach Dal Bello-Haas (2018) beispielsweise Kurzatmigkeit, Schlafstörungen, Konzentrationsdefizite, Tagesschläfrigkeit oder morgendliche Kopfschmerzen. Eine Schwäche der exspiratorischen Muskulatur zeigt sich dagegen in einem verminderten Hustenstoß und einer reduzierten Sekretmobilisation. Behandelnde Therapeuten sollten die Atemsituation des Patienten jederzeit im Blick haben, bei Anzeichen einer Schwäche der Atemmuskulatur den Behandlungsplan mit entsprechenden Interventionen ergänzen und das interdisziplinäre Team informieren. Dieses kann dann frühzeitig weitere Schritte (z. B. nicht invasive Beatmung, nachweislich lebensverlängernd) mit dem Patienten und den Angehörigen besprechen (Dal Bello-Haas 2018, DGN 2015).

15.4 Physiotherapeutische Zielsetzung

Herr Sturz ist bei Eintritt in die stationäre Rehabilitation seiner Diagnose (damit auch der Prognose) gegenüber noch sehr ablehnend. Deshalb ist sein persönliches Ziel, wieder mit dem Hund spazieren gehen zu können, aus seiner subjektiven Wahrnehmung heraus erstrebenswert und absolut realistisch, jedoch in keiner Weise mit den therapeutischen Zielsetzungen vereinbar. Der erste Therapieschwerpunkt wird deshalb bereits vor der eigentlichen Zielvereinbarung einseitig festgelegt und dient überhaupt erst der Ermöglichung einer gemeinschaftlichen Zieldefinition. Dieser Prozess dauert ca. zwei Wochen und führt zu einer gemeinschaftlichen Zielsetzung mit folgenden Zielen:

- **Kurzfristig** (einseitig definiert): Gemeinschaftliche Vereinbarung von erreichbaren und sinnvollen Therapiezielen
- **Mittelfristig** (gemeinschaftlich definiert): Erhalt der autonomen Mobilität (Gehen mit Hilfsmittel) inkl. Transfers Sitz-Stand-Sitz für eine selbstständige Mobilität in Innenräumen inkl. Toilettengang.
- **Langfristig** (gemeinschaftlich definiert): Ermöglichen der Rückkehr ins häusliche Umfeld durch Aufgleisen der ambulanten Therapieanbindung, Hilfsmittelabklärung und Anstoß zur Abklärung von baulichen Anpassungen in der Wohnung.

15.5 Physiotherapeutische Maßnahmen/Therapieplan

Die interdisziplinäre Betreuung verbessert laut der DGN (Deutsche Gesellschaft für Neurologie 2015) sowohl die Lebenserwartung als auch die Lebensqualität von Personen mit ALS. Deshalb wird für Herrn Sturz ein multidisziplinäres Therapieprogramm mit Physiotherapie, Ergotherapie, Logopädie, Ernährungsberatung und Neuropsychologie zusammengestellt. Es werden während 6 Wochen an jeweils 5 Wochentagen 3–6 Therapieeinheiten pro Tag (davon mindestens eine Physiotherapie) geplant, wobei darauf geachtet wird, dass körperlich mehr und weniger anspruchsvolle Therapien ausgeglichen sind. Der Behandlungsplan wird während des Rehabilitationsaufenthaltes immer wieder flexibel an die aktuellen Bedürfnisse des Patienten angepasst. Darüber hinaus findet stets ein enger Austausch zwischen allen beteiligten Disziplinen (inkl. Medizin, Sozialdienst und Ehefrau) statt. Sämtliche Professionen streben mit Herrn Sturz das übergeordnete Ziel „zu Hause wohnen mit Lebenspartner, mit Unterstützung von Bezugspersonen und/oder externen Organisationen" an.

Die Ergotherapie instruiert und testet den Einsatz verschiedener Hilfsmittel zur Erleichterung des Greifens, wie beispielsweise beim Essen, und führt in Absprache mit der Physiotherapie eine Hausabklärung durch, auf deren Basis Empfehlungen für kleinere bauliche Anpassungen formuliert werden. In der Logopädie trainiert Herr Sturz Strategien, die sich positiv auf die Artikulation und Verständlichkeit der Sprache auswirken. Die Ernährungsberatung strebt eine Stabilisierung des Körpergewichts durch Steigerung der Proteinzufuhr an und die Rehabilitationspflege unterstützt Herrn Sturz in allen Verrichtungen, die er nicht selbstständig durchführen kann, fördert ihn aber stets in seinen Ressourcen. Des Weiteren steht eine Mitarbeiterin des Sozialdienstes Familie Sturz unter anderem bei den Finanzen und der Koordination weiterer Hilfsdienste zur Seite.

Um die vereinbarten Ziele zu erreichen, werden in der Physiotherapie folgende Therapieschwerpunkte gesetzt:

1. Gemeinschaftliche Vereinbarung von erreichbaren und sinnvollen Therapiezielen durch:

- Patientenedukation über klinischen Hintergrund, Wichtigkeit und Sinnhaftigkeit von Therapiezielen, aktive Rolle des Patienten im Therapieprozess
- Transparente, offene und wertfreie Kommunikation zwischen Patienten und Therapeutin zur Vertrauensbildung und Akzeptant der Therapieinterventionen. Es erfolgt kein aktives Hervorrufen von Erinnerungen oder Emotionen und keine Analyse (dies liegt klar im Kompetenzbereich von anderen Professionen), trotzdem hat der Patient jederzeit die Freiheit, die Therapie gelegentlich als Ventil zu nutzen, um seinen Kummer abzuladen (emotionales Erleben des Patienten, Schwierigkeiten in der Therapiegestaltung, Umgang mit Abhängigkeit).
- Das Sich-ausprobieren und Spüren-lassen der aktuellen Defizite und Ressourcen in Aktivitäten des täglichen Lebens (Bettmobilität, Transfers, Gangaktivitäten) und deren Entwicklung über die Zeit

2. Erhalt der autonomen Mobilität inkl. Sitz-Stand-Übergang durch:

- Erhalt der Motorik durch moderates Kraft- und Ausdauertraining in Form von adaptierten Aktivitäten des täglichen Lebens (ADL, z. B. durch Eigenübungen wie Gesäßheben und wiederholtes Anstellen und Ablegen der Beine in Rückenlage (RL), Zehen-/Fersenschaukel im Sitzen sowie begleitete Übungen innerhalb der Therapiesequenzen wie repetitives Sitz-Stand-Training teilweise mit Fazilitation und/oder Anpassung der Sitzhöhe > 51 cm, Treppentraining, Gehtraining mit Fokus auf Geschwindigkeit oder Gehstrecke, Laufbandtraining). Intensität: moderat → Zielwert Borg 13 (etwas schwer; ➤ Tab. 9.3)
- Tonusregulation (durch Vertikalisierung über Aktivitäten im Stehen und Gehen, aktive und assistive rotatorische Rumpfmobilisierung in RL oder im Sitz unter Einbezug der Extremitäten, selektiver Beckenmobilität passiv und assistiv in RL oder im angelehnten Sitz zur Minimierung nicht selektiver extensorischer Aktivität in HG, unterem und oberem Rumpf)
- Optimieren bzw. Anpassen von Bewegungsabläufen an die momentane Umgebung. Es werden Kompensationen und Strategien zur effizienten Zielerreichung geübt (z. B. Erhöhung von Sitzflächen auf > 55 cm für ein selbstständiges Aufstehen oder Fixieren von Sitzgelegenheiten, um beim Hochdrücken über die hinteren Oberschenkel ein Kippen/Rutschen zu verhindern).
- Kontrakturprophylaxe (Vertikalisierung, aktive und passive Mobilisierung der Gelenke und Dehnen von verkürzten Strukturen, v. a. OSG in Dorsalextension, Kniegelenk (KG) in Extension bei flektierter Hüfte, HG Extension in Rücken- und Bauchlage)
- Pneumonieprophylaxe (im Rahmen der aktiven Therapie durch regelmäßige Mobilisation und Atemvertiefung während der Therapie)

⚠ **VORSICHT**

Optimale Dosierung im Training, Überlastung vermeiden

Die Intensität der Belastung von Personen mit ALS wird in der Forschung viel diskutiert. Während einige Forscher davon ausgehen, dass der denervierte Muskel bereits nahe an der Leistungsgrenze arbeitet und Krafttraining, welches über die ADL hinausgeht, bereits zu Überlastungsschäden führt, verdichten sich laut Dal Bello-Haas (2013) die Hinweise, dass die krankheitsinduzierte Inaktivität auf jeden Fall zu sekundären Problemen mit beschleunigter Dekonditionierung, Zunahme der Gewebesteifigkeit, Kontrakturen und Schmerzen führt. Die Aufgabe des Therapeuten ist es deshalb laut Dal Bello-Haas (2013), die Dosierung so zu wählen, dass sowohl Überlastungsschäden als auch ein zusätzlicher Kraftverlust durch Mindergebrauch vermieden werden.

Merico et al. (2018) geben an, dass die positiven Effekte von Training bei gesunden Personen sowie die Risiken bei zunehmender Inaktivität gut dokumentiert sind. In seiner Studie zu Kraft- und Ausdauertraining bei Personen mit ALS kommt er zu dem Schluss, dass moderates körperliches Training (egal welcher Art) zu einer allgemeinen Verbesserung der Selbstständigkeit in Aktivitäten des täglichen Lebens (Functional Independence Measure, FIM ➤ Kap. 23.2.2) führt. Darüber hinaus erkennt er Verbesserungen im Bereich der Muskelkraft, des Sauerstoffbedarfs und der Fatigue. Aerobes Training kann durch kardiorespiratorische Rekonditionierung die aerobe Kapazität verbessern, die kardiovaskuläre Funktion fördern und dadurch die kardiovagale Modulation verbessern. Dies führt dazu, dass Patienten auf eine erhöhte Kapazitätsreserve zurückgreifen können, was wiederum die Bewältigung von ADL erleichtert.

Tsitkanou et al. (2019) ergänzen, dass körperliches Training nicht unbedingt ein Risikofaktor für ALS ist, sondern dass sich die Evidenz verdichtet, dass körperliche Aktivität ein möglicher therapeutischer und v. a. ganzheitlicher Ansatz in der Behandlung von Patienten mit ALS ist. Sie halten fest, dass viele Studien darauf hindeuten, dass nicht nur Ausdauer-, sondern auch Krafttraining die Lebensqualität der Patienten mit ALS verbessern kann, indem sie sich v. a. funktionell verbessern, teilweise sogar im Bereich der Muskelkraft. Insgesamt ist die Studienlage aber immer noch eher dünn und es sind kaum allgemeingültige Aussagen ableitbar. Einen Einfluss auf die Lebensdauer hat Krafttraining laut Tsitkanou et al. (2019) allerdings nicht.

3. Rückkehr nach Hause

- Patientenedukation insbesondere bezüglich Hilfsmittelversorgung. Eine Rollstuhlversorgung konnte durch die Physiotherapie nicht erfolgen. Herr Sturz sieht die Notwendigkeit, will mit einer definitiven Anschaffung jedoch warten, bis er wieder zu Hause ist. Kontaktangaben von möglichen Anlaufstellen für eine spätere Versorgung nimmt Herr Sturz an. Ein Unterarmrollator wurde von der Familie bereits selbstständig organisiert.
- Organisation von ambulanten Therapien im häuslichen Setting
- Eine Hausabklärung wird nach physiotherapeutischer Beurteilung der aktuellen Mobilität und möglichen Kompensationsstrategien von der betreuenden Ergotherapeutin durchgeführt. Empfohlene und notwendige Anpassungen werden mit Herrn Sturz und seiner Ehefrau besprochen.

Herr Sturz zeigt eine sehr schnelle Progredienz der Symptome mit einem Verlust der unabhängigen Mobilität und zunehmender Hilfsbedürftigkeit. Während des Behandlungszeitraums können keine objektivierbaren Verbesserungen erzielt, jedoch eine weitere Verschlechterung der Mobilität verhindert und eine weiterführende interdisziplinäre Betreuung organisiert werden (➤ Tab. 15.3). Er ist weiterhin mit taktiler Unterstützung oder mit Benutzung eines Hilfsmittels, dafür ohne oder nur mit intermittierender taktiler Unterstützung gehfähig. Er kann sich bei erhöhter und stabiler Sitzfläche selbstständig erheben, bleibt jedoch in den meisten Fällen für den Sitz-Stand-Übergang auf Unterstützung angewiesen. Die Akzeptanz von Herrn Sturz gegenüber Interventionen zum Erhalt von Funktionen und Unterstützungsangeboten hat sich laufend verbessert, sodass das Ziel der Rückkehr nach Hause mit externer Unterstützung nach 6 Wochen stationärer Rehabilitation erreicht werden kann. Herr Sturz zeigt einerseits insbesondere nach langen Gesprächen mit den Ärzten oder seiner Ehefrau ein gewisses Verständnis für seinen aktuellen Zustand, andererseits gibt es bis zum Austritt Situationen mit vehementer Ablehnung der Diagnose ALS. Der innere Zwiespalt

Tab. 15.3 Verlauf der Assessments

Assessment	T1	T2
BBS	4/56	5/56
FAC	2/5	2/5
10MWT	37 s	38 s
ALSFRS-R	29/48	29/48

T1: bei Eintritt
T2: nach 6 Wochen

mit Erinnerungen an sein gesundes Ich und die tägliche Konfrontation mit der stagnierenden Abhängigkeit löst immer wieder Traurigkeit und Verzweiflung bei ihm aus. Psychologische Begleitung lehnt er ab.

Die ambulante Versorgung kann zufriedenstellend organisiert werden. Es erfolgen je 2x/Woche häusliche Physio- und Ergotherapie, kleinere bauliche Anpassungen sind bereits erfolgt (Handläufe und Griffe im Bad angebracht) und ein Mietrollstuhl wurde für den Austritt durch die Ehefrau organisiert. Zudem sind Herr und Frau Sturz in engem Kontakt zu den betreuenden Ärzten und insbesondere Frau Sturz ist sehr offen für weitere Unterstützungsangebote.

15.6 Evidenzbasierte Zusammenfassung

Aufgrund der Komplexität und der Dynamik der Krankheit ist laut Schweikert (2015) eine multiprofessionelle, vorausschauende und differenzierte Behandlung erforderlich. Diese trägt gemäß DGN (2015) zu einer Verbesserung der Lebenserwartung sowie der Lebensqualität bei. Zusätzlich führt die Betreuung in multidisziplinären Spezialkliniken dazu, dass Patienten seltener und kürzere Zeit stationär aufgenommen werden müssen.

Die DGN (2015) unterscheidet zwischen kausal orientierter pharmakologischer Therapie (Riluzol) und symptomatischer (palliativer) Therapie. Ziel der Letzteren sind der Erhalt der Autonomie und Lebensqualität des Patienten, die frühzeitige Aufklärung des Patienten und der Angehörigen, die Beratung zu den Möglichkeiten und Grenzen von Behandlungsoptionen, das Erarbeiten von Behandlungszielen und einer Patientenverfügung.

Zur symptomatischen Therapie zählen u. a. auch Physiotherapie (Erhaltung von Motorik, Mobilität, Atem- und Hustenfunktion, etc.), Ergotherapie (Hilfsmittel, Wohnungsabklärung, etc.), Sozialberatung (Fragen klären bzgl. IV, Finanzierung, Hilfsangebote, etc.), Logopädie (Funktionserhalt bei Dysarthrie und Dysphagie etc.), Ernährungsberatung (später evtl. Gastroenterologe), Beatmung (invasiv und nicht invasiv), Palliative Care (Patientenverfügung etc.), psychologische Begleitung, Hilfsdienste (z. B. ALS Schweiz, ALS Deutschland e. V., Forum ALS, etc.)

LITERATUR

Andersen PM, Abrahams S, Borasio GD, et al. EFNS guidelines on the Clinical Management of Amyotrophic Lateral Sclerosis (MALS) – revised report of an EFNS task force. European Journal of Neurology 2012; 19: 360–375.

Brooks BR, Miller RG, Swash M, Munsat TL, World Federation of Neurology Research Group on Motor Neuron Diseases. El Escorial revisited: Revised criteria for the diagnosis of amyotrophic lateral sclerosis. ALS and Other Motor neuron Disorders 2000; 1(5): 293–299.

Dal Bello-Haas V, Florence JM. Therapeutic exercise for people with amyotrophic lateral sclerosis or motor neuron disease (Review). Cochrane Database of Systematic Reviews 2013; 5: CD005229.

Dal Bello-Haas V. Physical therapy for individuals with amyotrophic lateral sclerosis: current insights. Degenerative Neurological and Neuromuscular Disease 2018; 8: 45–54.

Detlef M. Spastizität messen. Physiopraxis 2009; 05: 38–39.

DGN Deutsche Gesellschaft für Neurologie (2015). Leitlinien für Diagnostik und Therapie in der Neurologie. Amyotrophe Lateralsklerose (Motoneuronenerkrankungen). https://dgn.org/leitlinien/ll-18-ll-amyotrophe-lateral-sklerose-motoneuronerkrankungen/ (letzter Zugriff: 27.04.2021).

Glinsky J. The Tardieu Scale. Journal of Physiotherapy 2016; 62 (4): 229.

Merico A, Cavinato M, Gregorio C, et al. Effects of combined endurance and resistance training in Amyotrophic Lateral Sclerosis: A pilot, randomized, controlled study. Eur J Transl Myol 2018; 28(1): 132–140.

Pinto S, Gromicho M, de Carvalho M. Assessing Upper Limb Function with ALSFRS-R in Amyotrophic Lateral Sclerosis Patients. Amyotrophic Lateral Sclerosis Frontotemporal Degeneration 2019; 20(5–6): 445–448.

Pfeffer A. Assessment: ALS Functional Rating Scale. Test bei amyotropher Lateralsklerose. Physiopraxis 2006; 04: 32–33.

Schweikert K. Nach wie vor eine Herausforderung. Amyotrophe Lateralsklerose. Swiss Medical Forum – Schweizerisches Medizin-Forum 2015; 15(46): 1068–1073.

Tsitkanou S, Della Gatta P, Foletta V, Russell A. The Role of Exercise as a Non-pharmacological Therapeutic Approach for Amyotrophic Lateral Sclerosis: Beneficial or Detrimental? Frontiers in Neurology 2019; 10: 783.

Vandoorne T, De Bock K, Van Den Bosch L. Energy metabolism in ALS: an underappreciated opportunity? Acta Neuropathologica 2018; 135: 489–509.

FALL

16 Paraplegie

Pascale Schweizer, Rebecca Schlegel

Leitsymptome: Inkomplette Rückenmarksläsion – Teilausfälle von Motorik, Sensorik und autonomer Funktionen

mittel

Definition

Inkomplette Paraplegie

Mit Paraplegie wird eine **Lähmung beider Beine und von Teilen des Rumpfes** bezeichnet, welche durch eine Rückenmarksläsion verursacht wird (➤ Abb. 16.1). Hauptmerkmale sind Störungen der Motorik, der Sensorik (Berührung, Schmerz, Temperatur, Lage-/Bewegungssinn und Vibration), des Muskeltonus und der autonomen Funktionen (Sexualfunktion, Blasen-/Darmfunktion, Atemfunktion, Kreislauf, z. B. orthostatische Hypotonie oder autonome Dysreflexie). Zudem können Hyperpathien wie beispielsweise eine Überempfindlichkeit oder neuropathische Schmerzen auftreten. Ist das Rückenmark nur teilweise durchtrennt oder verletzt, liegt eine inkomplette Querschnittslähmung vor. Diese werden den ASIA-Kategorien B, C, D oder E zugeordnet (➤ Tab. 16.1). Die Symptome sind abhängig von der Lokalisation der Lähmung und Schwere der Schädigung. Zu den **partiellen Querschnittssyndromen** gehören: Hinterstrang-Syndrom, Vorderhorn-Syndrom, Central-Cord-Syndrom, Brown-Sèquard-Syndrom (➤ Abb. 16.2). Studien zeigen, dass aufgrund des verbesserten akuten Managements inkomplette Läsionen von 32 % in den 1990er Jahren auf aktuell 40–65 % zugenommen haben. Dabei treten inkomplette Paraplegien (27 %) weniger häufig auf als inkomplette Tetraplegien (38 %).

16.1 Vorgeschichte

Im August erlitt Herr Lumbo im Alter von 38 Jahren aufgrund eines Gleitschirmabsturzes eine inkomplette Paraplegie auf Rückenmarksniveau L1 (AIS B, ➤ Tab. 16.1) mit einer kompletten Berstungsfraktur der Wirbelkörper BWK12 und LWK1. Noch am Tag des Unfalls wurde Herr Lumbo operiert – es erfolgte eine dorsale Spondylodese BWK11–LWK2 mit Dekompression und Laminektomie BWK12 und LWK1. Die Operation verlief komplikationslos. Acht Tage nach dem Gleitschirmabsturz wurde er bei inkompletter Paraplegie zur Rehabilitation einer spezialisierten Klinik für Querschnittsverletzungen zugewiesen.

KLINISCHER HINTERGRUND

Epikonus-, Konus-, Cauda-Equina-Syndrom

Aufgrund des ungleichen Längenwachstums von Rückenmark und Wirbelsäule reicht das Rückenmark nur bis Höhe LWK1/LWK2 (individuell unterschiedlich). Bei einem lumbalen Querschnittssyndrom ist es daher möglich, dass nicht mehr das Rückenmark selbst betroffen ist, sondern das Ende des Rückenmarks (Konus), das Rückenmarksegment über dem Konus (Epikonus) oder die Spinalnervenwurzeln der unteren Rückenmarkssegmente, die sog. Cauda equina (lat. Pferdeschwanz; ➤ Abb. 16.3). Das Cauda-Equina-Syndrom zeigt Symptome einer peripheren Nervenläsion. Also bestehen eine schlaffe Paraplegie, Areflexie und Sensibilitätsstörungen entsprechend den lädierten Spinalnerven. Es zeigen sich keine neurologischen Tonuserhöhungen in Form von Spastik, Spasmen oder Kloni (➤ Kap. 17.2.3). Schmerzen treten sehr häufig auf und sind für Betroffene meist sehr belastend.

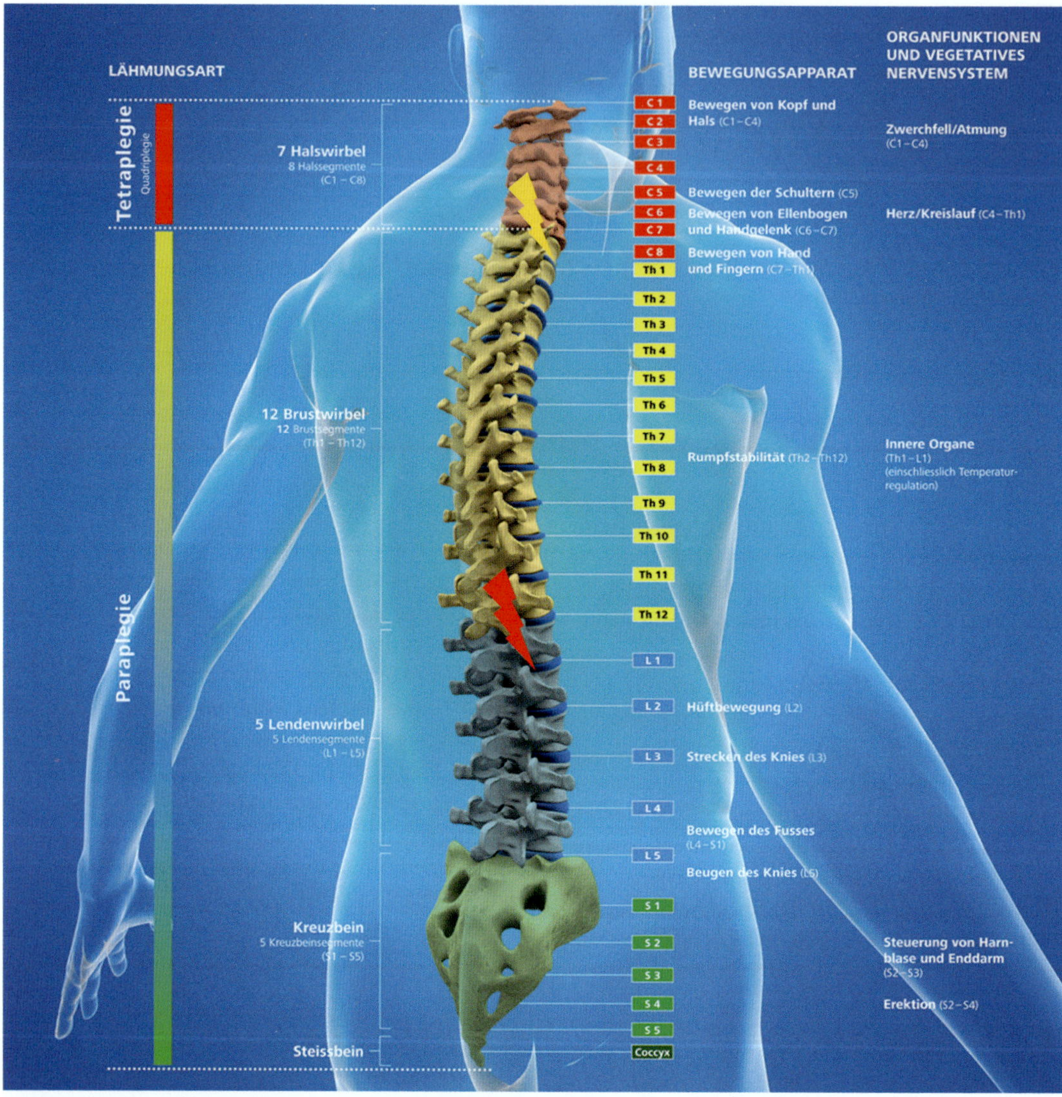

Abb. 16.1 Läsionsorte: Paraplegie L1 (roter Blitz), Tetraplegie C6 (gelber Blitz, ➤ Kap. 17) [W346]

Im vorliegenden Fallbericht werden folgende Fragen beantwortet:

- Wie sehen die typischen Symptome und Befunde einer inkompletten Paraplegie aus?
- Wie wichtig sind klare und messbare Zielsetzungen mit Einbezug des Patienten?
- Welche Assessments und Verlaufszeichen werden in der Rehabilitation einer Person mit inkompletter Paraplegie eingesetzt?
- Welches sind die wichtigsten Behandlungsziele und -maßnahmen während der Rehabilitation einer lumbalen inkompletten Querschnittsläsion?

16.2 Untersuchungsbefunde (direkt nach Unfall)

16.2.1 Medizinische Befunde

Die oben beschriebene Wirbelsäulenverletzung wurde in der Akutklinik mittels eines MRTs festgestellt. Zum Ausschluss eines Pneumothorax wurde ein Röntgenbild angefertigt. Aufgrund des Unfallhergangs war es zudem notwendig, ein MRT des Schädels durchzuführen, wobei ein leichtes Schädel-Hirn-Trauma

Tab. 16.1 ASIA-Klassifikation [W891–001]

AIS-Grad	Querschnittssymptomatik
A	Komplette Querschnittslähmung. Keine sensible oder motorische Funktion in den sakralen Segmenten S4–S5.
B	Sensorisch inkomplette Querschnittslähmung: Sensible, aber keine motorische Funktion unterhalb des neurologischen Niveaus einschließlich der sakralen Segmente S4–S5 UND keine motorische Funktion tiefer als drei Segmente unterhalb des neurologischen Niveaus.
C	Motorisch inkomplette Querschnittslähmung: Erhaltene motorische ODER sensorische Funktion in den sakralen Segmenten S4–S5 sowie motorische Funktion unterhalb (auch tiefer als drei Segmente) des neurologischen Niveaus erhalten und weniger als die Hälfte der Kennmuskeln unterhalb des neurologischen Niveaus weisen einen Muskelkraftgrad von ≥ 3 auf*.
D	Motorisch inkomplette Querschnittslähmung: Motorische Funktion unterhalb des neurologischen Niveaus erhalten und mindestens die Hälfte der Kennmuskeln unterhalb des neurologischen Niveaus weisen einen Muskelkraftgrad ≥ 3 auf.
E	Normal: Intakte Sensibilität und Motorik in allen Segmenten. Ein AIS-Grad E kann nur an Patienten vergeben werden, die zuvor Defizite aufwiesen.

* Einteilung der motorischen Leistung anhand der Medical Research Council Skala: 0: keine Kontraktion, 1: sichtbare und/oder spürbare Kontraktion ohne Bewegungsausschlag, 2: volles aktives Bewegungsausmaß ohne Schwerkrafteinwirkung, 3: volles aktives Bewegungsausmaß gegen die Schwerkraft, 4: volles aktives Bewegungsausmaß gegen mäßigen Widerstand, 5: volles aktives Bewegungsausmaß gegen maximalen Widerstand

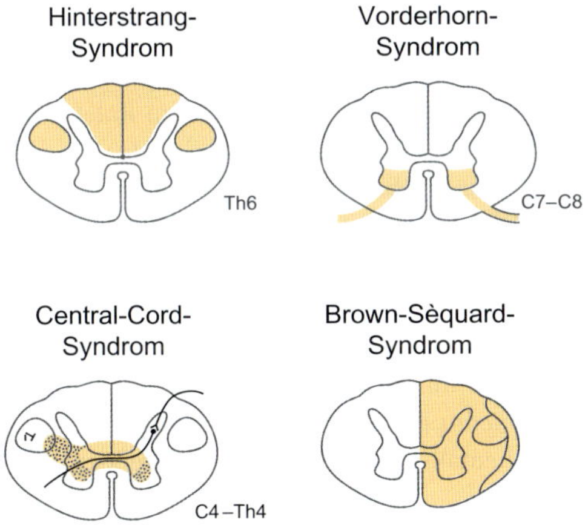

Abb. 16.2 Inkomplette Paraplegie (partielle Querschnittssyndrome) [L231]

(SHT) im Rahmen des Unfalls mit einer anterograden und retrograden Amnesie diagnostiziert wurde. Der MRT-Befund war ansonsten altersentsprechend und es konnten keine intrakraniellen Pathologien oder posttraumatischen Residuen festgestellt werden.

Neben den medizinischen Befunden und bildgebenden Verfahren aus der Akutphase werden im Verlauf der Rehabilitation innerhalb der ärztlichen Diagnostik Reflexe, Kraft und Sensibilität getestet (➤ Tab. 16.2).

Ärztliche Untersuchung

Herr Lumbo, 38-jährig, guter Allgemeinzustand und bei klarem Bewusstsein. Kooperatives Verhalten und unauffällige Psyche. Kardiopulmonal stabil und afebril. RR 112/65 mmHg, Puls 87/min, SpO_2 93 %. Reine Herztöne und keine Geräusche bei Auskultation. Atemfrequenz 12/min. Normale Atemmotorik. Thoraxexkursion symmetrisch. Reflexe normal. Hypästhesie (dumpf) und Allodynie der Beine beidseits. Schmerzen von den Rippenquetschungen. Kein Schwindel. Leichte Müdigkeit. Appetit gut. Leicht vermindertes Schwitzen seit dem Unfall. Urinableitung über Dauerkatheter.

Orthopädische Richtlinien: Rückengerechte Mobilisation für 6 Wochen. Nach 6 Wochen klinische und radiologische Verlaufskontrolle.

KLINISCHER HINTERGRUND

ASIA-Klassifikation: Kategorien der Querschnittslähmungen

Zu diagnostischen Zwecken und um die Lokalisation und das Ausmaß einer Rückenmarksverletzung festzulegen, wurde von der ASIA (American Spinal Injury Association) die AIS-Skala (Abbreviated Injury Scale) entwickelt (➤ Abb. 16.4; ➤ Tab. 16.1). Sie ist eine standardisierte neurologische Untersuchung zur Beurteilung eines querschnittsgelähmten Patienten und zur Klassifikation einer Querschnittsläsion. Es werden die sensiblen und motorischen Funktionen untersucht und das Niveau einer Rückenmarksschädigung nach dem letzten intakten Rückenmarksegment benannt (➤ Tab. 16.2). Eine Wiederholung der Tests wird in regelmäßigen Abständen durchgeführt, um Veränderungen (Erholung oder Verschlechterungen) zu dokumentieren.

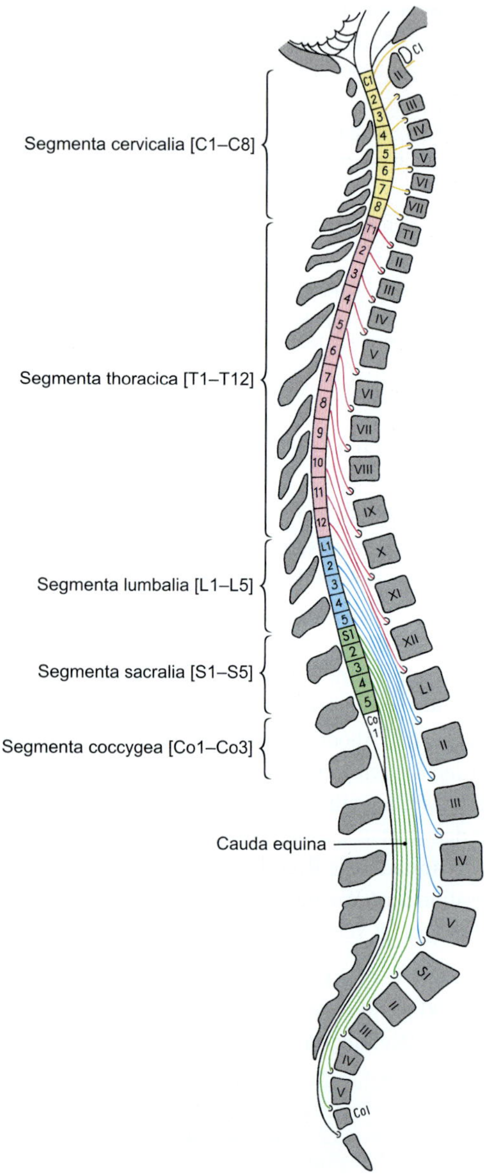

Abb. 16.3 Das Rückenmark endet ungefähr auf Höhe LWK1/LWK2. Die Spinalnerven der tieferen Segmente treten aber trotzdem beim zugehörigen Wirbel aus. Durch diese Ansammlung von Spinalnerven im Wirbelkanal entsteht eine Art Schweif – die sogenannte Cauda equina. [S700]

Aus der ärztlichen Untersuchung lässt sich erkennen, dass Herr Lumbo eine inkomplette Paraplegie (AIS B) mit einem sensiblen neurologischen Niveau L3 und motorisch neurologischen Niveau L1 hat. Diese Befunde fließen in die weitere physiotherapeutische Anamnese und Befundung ein. Um Doppelspurigkeiten in der Untersuchung zu vermeiden, empfiehlt es sich, die medizinische Untersuchung in das Clinical Reasoning mit aufzunehmen.

16.2.2 Physiotherapeutische Anamnese

Zu Beginn der Rehabilitation, drei Wochen nach Unfall und Behandlung auf der Intensivmedizin, berichtet Herr Lumbo, dass seine Motorik und Sensorik sich verändert haben. Direkt nach Unfall konnte er seine Beine nur dumpf spüren und nicht bewegen – seine Lähmung war schlaff. Dies ist mit der spinalen Schockphase nach der neurologischen Phaseneinteilung zu begründen.

Aufgrund der Verletzungen, der operativen Versorgung und des häufigen Sitzens im Rollstuhl hat Herr Lumbo Schmerzen im Bereich der lumbalen Wirbelsäule. Er beschreibt die Schmerzen als ziehend ohne Ausstrahlungen in die Beine mit einer NRS (numerische Ratingskala) von maximal 4/10. Eine Schmerzlinderung gibt es durch Entlastung in Rückenlage oder detonisierende Maßnahmen der Muskulatur im lumbalen Bereich. Als sein subjektives Ziel nennt Herr Lumbo das Erlernen des Gehens (gegebenenfalls mit Hilfsmittel) und Treppensteigen.

KLINISCHER HINTERGRUND

Neurologische Phaseneinteilung

Spinale Schockphase

= Eigenfunktionen des Rückenmarks unterhalb der Läsion sind aufgehoben

- Afferente und efferente Reaktionen der Läsionsstelle sind ausgeschaltet
- Muskeleigenreflexe erloschen

Reflektorische Regulationsphase

= Reorganisation des Rückenmarks oder Reinnervation motorischer, sensibler und/oder vegetativer Qualitäten

- Muskeleigenreflexe und/oder pathologische Reflexe
- Spastische Muster oder spinale Automatismen

Die spinale Schockphase und reflektorische Regulationsphase werden auch als **Akutphase** zusammengefasst.

Tab. 16.2 Ärztliche Diagnostik nach ASIA bei Eintritt in die Rehabilitation

Sensorik (entsprechend Dermatome)				Rückenmarksniveau	Motorik (entsprechend Myotome)		
0 = nicht vorhanden; 1 = vermindert; 2 = normal					M0–M5 gemäß Muskelfunktionsprüfung (isometrisch)		
Berührung		**Schmerz**			**Kennmuskeln**		
Links	Rechts	Links	Rechts			Links	Rechts
2	2	2	2	C1–C8		5	5
2	2	2	2	Th1–Th12		5	5
2	2	2	2	L1		5	5
2	2	2	2	L2	Hüftflexoren	2	2
2	2	2	2	L3	Knieextensoren	4	4
1	1	1	1	L4	Dorsalflexoren Fuß	0	0
1	1	1	1	L5	Großzehenextensoren	0	0
1	1	1	1	S1	Plantarflexoren Fuß	0	0
1	1	1	1	S2–S5	Anuskontraktion	0	

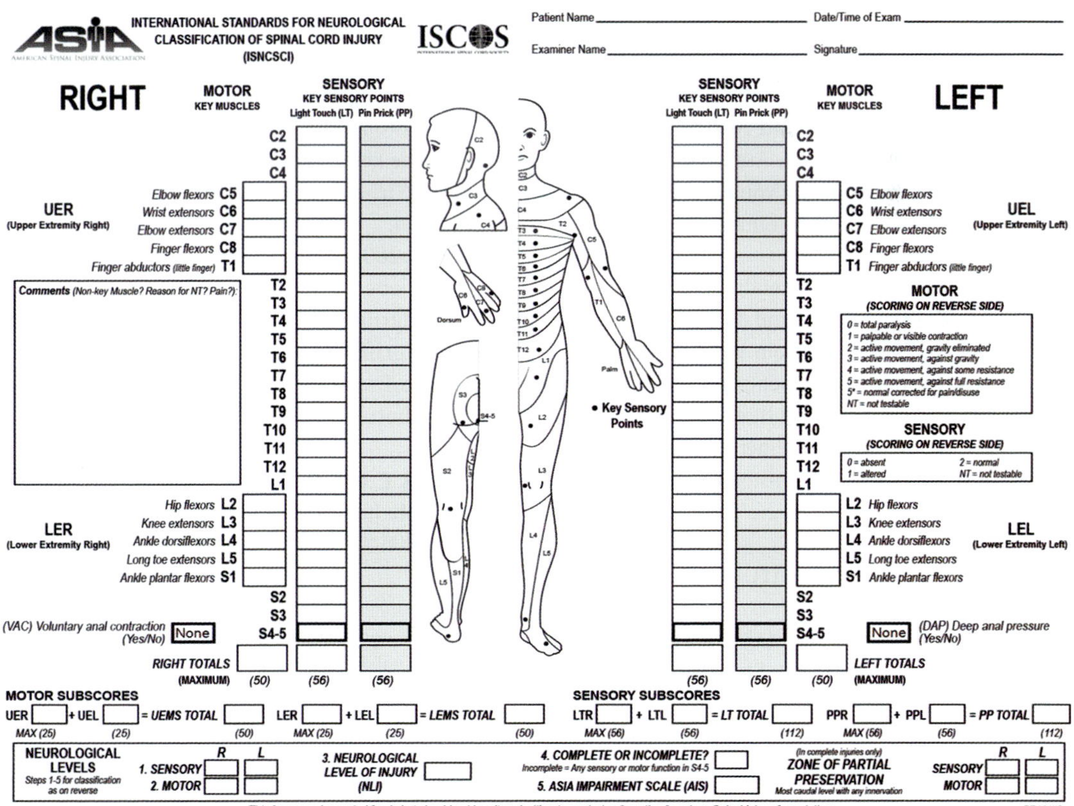
ASIA INTERNATIONAL STANDARDS FOR NEUROLOGICAL CLASSIFICATION OF SPINAL CORD INJURY (ISNCSCI) ISCOS

Patient Name ______ Date/Time of Exam ______
Examiner Name ______ Signature ______

RIGHT — MOTOR KEY MUSCLES — SENSORY KEY SENSORY POINTS Light Touch (LT) Pin Prick (PP)

SENSORY KEY SENSORY POINTS Light Touch (LT) Pin Prick (PP) — MOTOR KEY MUSCLES — LEFT

C2, C3, C4

UER (Upper Extremity Right): Elbow flexors C5, Wrist extensors C6, Elbow extensors C7, Finger flexors C8, Finger abductors (little finger) T1

UEL (Upper Extremity Left): C5 Elbow flexors, C6 Wrist extensors, C7 Elbow extensors, C8 Finger flexors, T1 Finger abductors (little finger)

Comments (Non-key Muscle? Reason for NT? Pain?):

T2, T3, T4, T5, T6, T7, T8, T9, T10, T11, T12, L1

MOTOR (SCORING ON REVERSE SIDE)
0 = total paralysis
1 = palpable or visible contraction
2 = active movement, gravity eliminated
3 = active movement, against gravity
4 = active movement, against some resistance
5 = active movement, against full resistance
5* = normal corrected for pain/disuse
NT = not testable

SENSORY (SCORING ON REVERSE SIDE)
0 = absent 2 = normal
1 = altered NT = not testable

• Key Sensory Points

LER (Lower Extremity Right): Hip flexors L2, Knee extensors L3, Ankle dorsiflexors L4, Long toe extensors L5, Ankle plantar flexors S1

LEL (Lower Extremity Left): L2 Hip flexors, L3 Knee extensors, L4 Ankle dorsiflexors, L5 Long toe extensors, S1 Ankle plantar flexors

S2, S3, S4-5

(VAC) Voluntary anal contraction (Yes/No) None

(DAP) Deep anal pressure (Yes/No) None

RIGHT TOTALS (MAXIMUM) (50) (56) (56)

LEFT TOTALS (MAXIMUM) (56) (56) (50)

MOTOR SUBSCORES
UER ☐ + UEL ☐ = UEMS TOTAL ☐ LER ☐ + LEL ☐ = LEMS TOTAL ☐
MAX (25) (25) (50) MAX (25) (25) (50)

SENSORY SUBSCORES
LTR ☐ + LTL ☐ = LT TOTAL ☐ PPR ☐ + PPL ☐ = PP TOTAL ☐
MAX (56) (56) (112) MAX (56) (56) (112)

NEUROLOGICAL LEVELS (Steps 1-5 for classification as on reverse) — R L — 1. SENSORY — 2. MOTOR
3. NEUROLOGICAL LEVEL OF INJURY (NLI)
4. COMPLETE OR INCOMPLETE? Incomplete = Any sensory or motor function in S4-5
5. ASIA IMPAIRMENT SCALE (AIS)
(In complete injuries only) ZONE OF PARTIAL PRESERVATION Most caudal level with any innervation — R L — SENSORY — MOTOR

This form may be copied freely but should not be altered without permission from the American Spinal Injury Association. REV 04/15

Abb. 16.4 Formular „International Standards for Neurological Classification of Spinal Cord Injury" (ISNCSCI) [W891–001]

Dabei stehen der Erhalt der vitalen Funktionen, der Gelenkbeweglichkeit und die Elastizität der Weichteilstrukturen im Vordergrund. Die Akutphase dauert abhängig vom Ausmaß der Verletzungen und Begleitverletzungen sowie vom Allgemeinzustand des Patienten 1–8 Wochen.
Stabilisationsphase (= Rehabilitationsphase)
- Klinisches Ausmaß der verbliebenen und gestörten Körperfunktionen erkennbar
- Vitalfunktionen stabilisieren sich
- Endgültige Diagnose zeichnet sich ab
- Unterschiedliche psychische Verarbeitungsmechanismen (Aggression/Regression, Verleugnung, Trauer/Suizidwunsch, Pseudofröhlichkeit, Zukunftsängste, Anpassung, Zuversicht, Lebensplanung, Wiederaufnahme der Eigenverantwortung).

16.2.3 Evaluation des Gesundheitszustands nach ICF

Aktivität und Partizipation (Teilhabe)

Aktivitätsebene
Drei Wochen nach Unfall kann Herr Lumbo weder stehen noch gehen. Er ist im manuellen Rollstuhl (RS) im Innenbereich selbstständig mobil. Für den Transfer aus dem Rollstuhl ins Bett und zurück und für Bewegungsübergänge (Drehen, Aufsetzen/Hinlegen) benötigt er die Unterstützung von einer Hilfsperson, aufgrund der orthopädischen Limiten.
Partizipationsebene
Herr Lumbo kann für Wochenendurlaube momentan noch nicht nach Hause aufgrund der orthopädischen Limitierungen. Es wird aber ein Wochenendaufenthalt zuhause für in drei Wochen geplant. Die Treppe im eigenen Haus wird er mit dem manuellen Rollstuhl und Hilfestellung seiner Ehefrau oder Freunden bewältigen. Das Haus ist ansonsten rollstuhlgerecht.

Körperfunktion und -struktur

Struktur der Beckenregion (s740); Struktur der unteren Extremitäten (s750); Struktur des Rumpfes, (s760)
In der Inspektion im Sitz ist zu erkennen, dass Herr Lumbo im freien Sitz eine deutliche Hyperlordose der LWS zeigt. Muskelatrophien sind in folgenden Muskelgruppen beidseits zu erkennen: gesamte Unterschenkel- und Fußmuskulatur, dorsale Oberschenkel- und Gesäßmuskulatur.

In der weiteren physiotherapeutischen Untersuchung wird ein Neurostatus (Motorik, Sensorik, Tonusevaluation) erhoben (➤ Tab. 16.4, T1)
- **Funktionen der Kontrolle von Willkürbewegungen (b760), Funktionen der Muskelkraft (b730):** Die Willkürmotorik des Rumpfes und der Beine ist in einigen Muskeln unterhalb der Läsionshöhe zwar vorhanden, aber in der Muskelkraft stark reduziert.
- **Die Propriozeption betreffende Funktionen (b260), Funktionen des Tastens (b265), Sinnesfunktionen bezüglich Temperatur und anderer Reize (b270):** Die Oberflächen- und Tiefensensibilität ist unterhalb der Läsionshöhe vermindert.
- **Funktionen des Muskeltonus (b735):** Unterhalb der Läsionshöhe sind keine Spastik, Spasmen oder Klonus vorhanden.

Funktionen der Gelenkbeweglichkeit (b710)
Die Gelenke der oberen und unteren Extremitäten sind alle frei beweglich. Aufgrund der operativen Stabilisation im Bereich der LWS ist Herr Lumbo in seinen Bewegungen jedoch limitiert. Er darf bis sechs Wochen postoperativ keine Hüftbeugung von mehr als 90° sowie keine endgradigen Bewegungen in der lumbalen Wirbelsäule in alle Bewegungsrichtungen durchführen.
Schmerz (b280)
Die beschriebenen lumbalen Schmerzen sind vermutlich aufgrund der Wundheilung nach dem operativen Eingriff sowie muskulärem Hypertonus im Bereich des Erector spinae lumbalis und des Quadratus lumborum zu erklären.

KLINISCHER HINTERGRUND
Segmentale Innervation der Haut (Dermatome) und der Skelettmuskulatur (Kennmuskeln/Myotome)

Die Spinalnerven treten durch das dem entsprechenden Rückenmarksegment zugehörige Foramen intervertebrale aus dem Spinalkanal aus und innervieren in der Peripherie die auf die jeweiligen Spinalnerven zuordenbaren Hautareale. Diese klar abgrenzbaren Hautbereiche bezeichnet man als „Dermatome" (➤ Abb. 16.5).
Auch die Innervation der Skelettmuskulatur zeigt ein segmental geordnetes Muster. Die Muskeln können einem oder mehreren Rückenmarkssegmenten zugeordnet werden. Einige Muskeln werden überwiegend aus nur

einem bestimmten Segment versorgt, wodurch sie zu einem sogenannten „Kennmuskel" (oder auch „Myotom") werden. Die wichtigsten Kennmuskeln sind mit den ihnen zugeordneten Segmenten in ➤ Tab. 16.3 aufgeführt. Myotome und Dermatome sind in der klinischen Diagnostik relevant, um Schädigungen von einzelnen Rückenmarkssegmenten oder Spinalnerven zu erkennen und zuzuordnen.

Umwelt- und personenbezogene Faktoren

Personenbezogene Faktoren

Vor dem Unfall war Herr Lumbo sehr sportlich – er war oft mit dem Mountainbike unterwegs, beim Wandern oder Gleitschirmfliegen. Zur Arbeit als Geotechnikingenieur (90 %) fuhr er täglich 10 km mit dem Fahrrad.

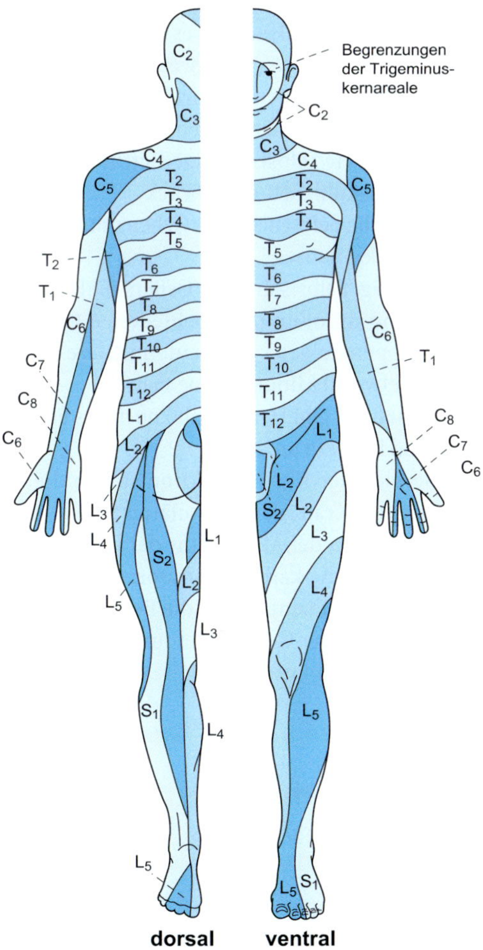

Abb. 16.5 Dermatome [L231]

Tab. 16.3 Myotome der unteren Extremität

Kennmuskel(n)	Segment(e)
M. deltoideus	C5
M. biceps brachii/M. brachioradialis	C5–C6
M. extensor carpi radialis	C6
M. triceps brachii/M. pronator teres	C7
Kleinfingerballenmuskeln/Mm. interossei palmares	C8
M. iliopsoas	L2
M. quadriceps femoris	L3–L4
M. tibialis anterior	L4
M. extensor hallucis longus/M. tibialis posterior	L5
M. triceps surae	S1(–S2)

Umweltfaktoren

Herr Lumbo lebt mit seiner Ehefrau und seinen 3 Kindern in einem alten Einfamilienhaus mit Treppen (24 Stufen, inklusive Geländer). Das Haus erstreckt sich über 3 Stockwerke. Seine Ehefrau arbeitet als Kindergärtnerin in Teilzeit und erledigt den Haushalt momentan ohne Unterstützung.

16.3 Zusammenfassung der wichtigsten Befunde

Die physiotherapeutische Untersuchung zeigt, dass das Stehen und Gehen mit der aktuellen motorischen und sensorischen Situation (verursacht durch die Läsion des Nervensystems) nicht möglich sind. Sollte sich die Situation nicht mehr weiter verändern, würde Herr Lumbo langfristig vom manuellen Rollstuhl abhängig bleiben. Die Vielfalt der Erscheinungsbilder der inkompletten Rückenmarksläsionen macht es unmöglich, in der Frühphase eine Prognose über eine zukünftige Gehfähigkeit eines Patienten zu machen. Im Verlauf zeigt sich bei Herrn Lumbo jedoch eine motorische und sensorische Erholung, wodurch die weitere Förderung der Kraft, Ausdauer und Koordination der reinnervierenden Muskulatur sowie die

Verbesserung der Sensibilität im Vordergrund der Rehabilitation stehen, um möglicherweise eine Steh- oder Gehfähigkeit längerfristig zu erreichen.

Beitragende Faktoren und Limitierungen

Aktivitäten wie die Bettmobilität oder die Transfers aus dem Rollstuhl sind momentan aufgrund der orthopädischen Limitierungen nicht selbstständig möglich. Die aktuelle neurologische Situation würde Herrn Lumbo aber ermöglichen, diese Aktivitäten selbstständig durchzuführen. Aufgrund dieser Limitierungen sind auch die meisten Sporttherapien erst 6 Wochen postoperativ erlaubt.

16.4 Physiotherapeutische Zielsetzung

Die Zielsetzung und Therapieansätze müssen bei inkompletten Querschnittsläsionen je nach Verlauf ausgewählt und stetig angepasst werden. Grundlage dafür sind stetige Wiederbefunde, aus welchen Nah- und Fernziele abgeleitet werden können. Die Behandlungsschwerpunkte werden entsprechend dem aktuellen Befund gesetzt. Eine Funktionsverbesserung könnte aufgrund der Eigenschaft der neuronalen Plastizität des zentralen Nervensystems erreicht werden.

KLINISCHER HINTERGRUND

Neuronale Plastizität

Neuroplastizität ist die Anpassungsfähigkeit an äußere und innere Bedingungen des Individuums, bildet die Grundlage aller Lern- und Wiedererlernprozesse und bleibt fürs ganze Leben erhalten.

a) **Synaptische/funktionelle Plastizität:** auf Ebene der Synapse: Erhöhung der Botenstoffmenge oder Rezeptordichte führt zu einer stärkeren synaptischen Übertragung
b) **Strukturelle Plastizität:** Veränderung der synaptischen Kontaktfläche, Veränderung von Dendriten und Axonen, Neurogenese (Hippocampus), intraareal (Größe des Hirnareals verändert sich), interareal (Verbindungen innerhalb der Netzwerke verändern sich)

Die Erregbarkeit des postsynaptischen Neurons wird durch Aktivierungen in schneller Folge erhöht. Diesen Zustand, der auch mehrere Stunden später noch erkennbar ist, nennt man Langzeitpotenzierung. Er ist die Basis der neuronalen Plastizität. Weiter kann die Plastizität auch durch die Beeinflussung der Transmitter, der Wachstumsfaktoren (BDNF = Brain Derived Neurotrophic Factors) und direkt auf muskulärer Ebene verändert werden.

Die Hebb-Lernregel besagt, dass die synaptische Verbindung stärker wird, je häufiger verschiedene Neurone gleichzeitig aktiv sind **(„fire together – wire together")**.

Synaptische Plastizität bedeutet aber auch, dass Verbindungen verloren gehen, wenn sie nicht genutzt werden **(„use it or lose it")**.

Gemeinsam mit Herrn Lumbo und seiner Ehefrau wird als Ziel auf Partizipationsebene genannt, dass Herr Lumbo in sein häusliches Umfeld zurückkehren kann und im Alltag selbstständig ist. Wenn es nötig wäre, würden sie bauliche Maßnahmen am Haus vornehmen. Jedoch äußern sie klar, dass es schön wäre, wenn Herr Lumbo gehen und Treppen steigen könnte und keine Anpassungen erfolgen müssten. Mit dem optimistischen Gedanken, dass es eine weitere neurologische Erholung geben wird, werden folgende Ziele für die Physiotherapie vereinbart:

Kurzfristig: Selbstständige Fortbewegung im manuellen RS sowie selbstständige Bettmobilität und Transfers Rollstuhl-Bett und zurück

Mittelfristig: Selbstständiges Gehen mit Hilfsmittel im Inneren des Hauses

Langfristig: Selbstständiges Gehen mit Hilfsmittel drinnen und draußen in verschiedenen Geländen (inkl. Treppensteigen) über eine mittlere Strecke (während etwa 30 Minuten ohne Pause)

Als **Nebenziel** gibt Herr Lumbo noch das Fahrradfahren und Klettern an.

Im Bereich der Körperfunktion stehen die Verbesserung der Kraft, der muskulären Stabilität und der Koordination der Muskulatur der Beine und des Rumpfes sowie die kardiorespiratorische Ausdauer im Vordergrund. Ebenfalls soll die Beweglichkeit der Wirbelsäule und der Gelenke der unteren Extremitäten (UEx) erhalten werden.

16.5 Physiotherapeutische Maßnahmen/Therapieplan

Für Herrn Lumbo ist eine insgesamt 5-monatige stationäre Rehabilitation im spezialisierten Querschnittszentrum geplant. An 5 Tagen pro Woche hat er ein intensives Rehabilitationsprogramm mit jeweils etwa 6–8 Therapieeinheiten pro Tag. Physiotherapie hat Herr Lumbo 1–2× täglich während 30 min.

Um das kurzfristige Ziel der selbstständigen Fortbewegung im RS, der Bettmobilität und selbstständigen Transfers zu erreichen, stehen in den ersten 3 Wochen der Rehabilitation Kraft- und Ausdauertraining der Beine und des Rumpfes im Vordergrund.

Kraft- und Ausdauertraining im Rahmen der medizinischen Trainingstherapie (MTT)

- Kraftübungen der Beine, Arme und des Rumpfes: 3 Serien mit moderat-intensiver Intensität, 3× pro Woche, und regelmäßigen Steigerungen und Anpassungen entsprechend der motorischen Erholung
- Ausdauertraining mit dem Fahrradergometer, 2–3× pro Woche während 45 min

Mattentraining für die Rumpfstabilität und -mobilität

- Bridging mit unterschiedlichen Variationen
  - Einbeinig, zweibeinig
  - Labile Unterlagen
  - Kombiniert mit Armbewegungen
  - Kombiniert mit Beckenselektivitätsübungen (Rotation, Lateralflexion)
- Skapulothorakale Anbindung und BWS-Aufrichtung in verschiedenen Ausgangsstellungen
- Plank-Übungen: seitlich und gerade mit Variationen
- Übungen im Kniestand oder Halbkniestand

PRAKTISCHER TIPP

Mattenaktivitäten im Vierfüßler-, Knie- oder Halbkniestand

Bei Übungen im Vierfüßler-, Knie- oder Halbkniestand kann spezifisch an der Verbesserung der Hüft- und Rumpfstabilität gearbeitet werden. Die Unterschenkel- und Fußmuskulatur werden dabei „ausgeschaltet". Dies ist einerseits für Patienten mit einer verminderten Motorik in Unterschenkel- und Fußmuskulatur oder andererseits für Patienten mit guter Kraft in diesen Muskeln, aber deutlicher Schwäche der Hüft- und Rumpfmuskulatur sehr geeignet.
Hüft- und Rumpfmuskulatur, welche für Alltagsaktivitäten wie den Sitz-Stand-Übergang, den Stand/Einbeinstand oder für das Gehen und Treppensteigen essenziell sind, können selektiv beübt werden. Dazu gehören folgende Muskelgruppen: schräge und transversale Bauchmuskulatur, stabilisierende Rückenmuskulatur, Hüftstrecker und -beuger, -Hüftabduktoren und -außenrotatoren sowie Kniebeuger und -strecker.

Stehtraining- und Gehtraining

Um die mittel- und langfristigen Zielsetzungen zu erreichen, wird innerhalb der physiotherapeutischen Behandlung neben oben genannten Maßnahmen mit Herrn Lumbo an der Steh- und Gehfähigkeit gearbeitet.

- Gewichtsverlagerungen seit-, vor- und rückwärts
- Schrittstellung bds. und auf Stufe, Übungen an der Treppe
- Labile Unterlagen
- Sitz-Stand-Übergang und diverse Varianten von Squats
- Einbeinstand mit Zusatzbewegungen und Variationen
- Im Exoskelett (EksoNR™ by © Ekso Bionics™; ➤ Abb. 16.6) mit dem Ziel des motorischen Lernens durch viele Schrittwiederholungen und Variationen (Geschwindigkeit, Unterstützung, unterschiedliches Gelände, Multitasking, …). Herr Lumbo trainierte während der letzten beiden Monate der Rehabilitation 2× wöchentlich für insgesamt 45 min mit dem Exoskelett.

KLINISCHER HINTERGRUND

Exoskelett: am Beispiel des EksoNR™ by © Ekso Bionics™

Das Exoskelett ist ein von außen angebrachter Gehroboter, welcher gelähmten Patienten das Stehen und Gehen wieder ermöglichen soll (➤ Abb. 16.6). Zum heutigen Zeitpunkt werden Exoskelette primär im therapeutischen Setting eingesetzt. Zukünftig wäre ein Einsatz im Alltag der Patienten denkbar. Sowohl inkomplett (AIS B-E) als auch komplett (AIS A) gelähmte Patienten können damit behandelt werden.
Mehrere Studien kamen zu dem Ergebnis, dass die Therapie mit einem Exoskelett positiven Einfluss auf die Stimmung und Zufriedenheit der Patienten hat. Eine gesteigerte Lebensqualität und psychische Stabilisierung waren das Resultat.

Bei der Therapie mit komplett und inkomplett gelähmten Personen stehen u. a. die Verbesserung der Rumpfkontrolle und -stabilität, der Blasen- und Darmfunktion, der Atmung, des Herz-Kreislauf-Systems und der Knochendichte im Vordergrund, ebenso die Reduktion von Spastik und Schmerzen.

Neben dem Ziel des Stehens bzw. der Gewichtsübernahme auf die Beine ist die Gangrehabilitation das Schlagwort beim Training mit inkomplett gelähmten Patienten. Die Möglichkeiten der Therapie reichen von der Analyse, Beurteilung und Adaption einzelner Gangphasen über die Veränderung der Schrittlänge und -geschwindigkeit bis zum aktiven Training gegen Widerstand. Vor allem die Verbesserung im Hinblick auf die Therapiedauer und Anzahl der Schritte konnte in Studien bisher nachgewiesen werden.

Alltagsorientiertes Gehtraining mit Unterarmgehstützen und Fußheberschienen bds.

Täglich 45 min zusätzlich zur Physiotherapie:

- Unterschiedliche Bodenbeschaffenheiten
- Steigungen, Gefälle und Treppen steigen

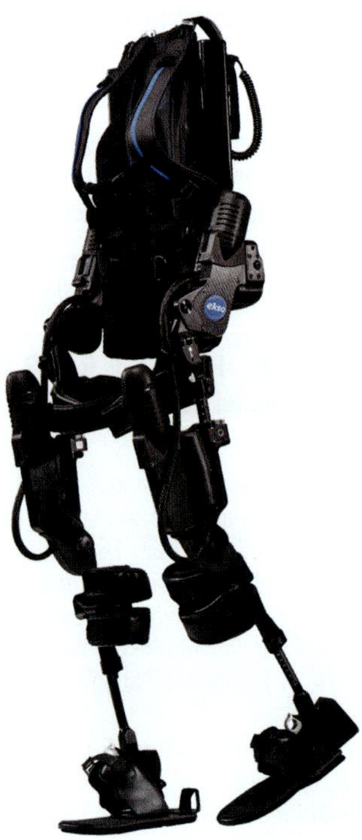

Abb. 16.6 EksoNR™ by © Ekso Bionics™ [V941]

- Verschiedene Gangtempi und Schrittlängen
- Stadttraining: Bus und Zug fahren, Rolltreppen überwinden, Treppen steigen und Steigungen und Gefälle überwinden

Als Nebenziel gibt Herr Lumbo das Fahrradfahren an. In der Physiotherapie werden in den letzten 3 Wochen der Rehabilitation das Auf- und Absteigen sowie das Losfahren, Fahren, Bremsen und Anhalten mit seinem eigenen Fahrrad geübt. Fürs Fahrradfahren benötigt Herr Lumbo seine Fußheberschienen.

Evaluation der physiotherapeutischen Ziele und Maßnahmen

Im Verlauf hat sich die Paraplegie leicht erholt, sodass die ärztliche Diagnose bei Austritt folgendermaßen lautet: sensomotorisch inkomplette Paraplegie L2 (AIS D).

Diese Fortschritte sind ebenfalls im physiotherapeutischen Verlauf zu erkennen (➤ Tab. 16.4). Das kurzfristige Ziel konnte nach Freigabe der orthopädischen Limitierungen erreicht werden. Herr Lumbo lernte innerhalb von einer Therapiesitzung die Transfers aus dem Rollstuhl und die Bewegungsübergänge im Bett selbstständig durchzuführen. Bezüglich der mittel- und langfristigen Zielsetzungen kann Herr Lumbo am Ende der Rehabilitation für mittlere Strecken (bis zu 1 km) mit zwei Unterarmgehstützen und zwei Fußheberschienen sicher gehen.

Das Gangbild zeigt sich mit einer verminderten Gehgeschwindigkeit, einer verminderten Kadenz, reduzierten Schrittlängen und einer leicht breiteren Spur. Die Standphasen sind beidseits deutlich verlängert mit entsprechend verminderten Einbeinstandphasen. Während der Einbeinstandphasen ist die Hüftextension beidseits vermindert, dies aufgrund der muskulären Schwäche der Glutealmuskulatur und aufgrund der Oberkörpervorlage, ausgelöst durch das Abstützen auf die Unterarmgehstöcke. Die Abdruckphase ist gekennzeichnet durch eine verminderte Plantarflexionsbewegung. Daraus resultiert, dass während der Schwungphase die Knieflexion verringert und die Dorsalextension erhöht sind.

Das Gehen mit oben genannten Hilfsmitteln ist auch in unterschiedlichem Gelände möglich. Ebenfalls kann Herr Lumbo mit Halten am Geländer alternierend Treppen hinauf und herunter steigen. Für längere Strecken wird physiotherapeutisch jedoch das Nutzen

Tab. 16.4 Verlaufs-Assessments Physiotherapie

		T1		T2		T3	
Sensorik (0=nicht vorhanden, 1=vermindert, 2=normal)							
	Dermatome	**Links**	**Rechts**			**Links**	**Rechts**
Oberflächensensibilität	L1–S5	1	1	Nicht getestet		1	1
Vibrationssinn	L1–L5 S1–S5	1 0	1 0			1 1	1 1
Muskelstatus (M0–M5 gemäß Muskelfunktionsprüfung)							
Muskelstatus	**Muskelgruppe (Segmente)**	**Links**	**Rechts**	**Links**	**Rechts**	**Links**	**Rechts**
Rumpf	Extensoren	1	1	4	4	5	5
	Flexoren	2	2	3	3	4	4
Untere Extremitäten	Hüftbeuger (L2)	2	2	2	4	4	4
	Kniestrecker (L3/L4)	2	2	5	5	5	5
	Fußheber (L4)	0	1	2	4	2	4
	Großzehenstrecker (L5)	1	1	1	3	2	3
	Fußstrecker (S1)	0	0	2	2	2	2
	Kniebeuger (S1)	2	2	2	2	3	3
	Hüftstrecker (S1)	1	0	2	2	2	2
Tonus							
	Ashworth-Skala	0 Keine Zunahme des Muskeltonus					
	Adductor Rating Sk.	0 Normtonus					
	Spasmen	0 keine Spasmen					
	Klonus-Skala	0 abwesend					
Stehen und Gehen							
	Walking Index for Spinal Cord Injury (WISCI) – 10 m	0 Stehen und Gehen nicht möglich		5 Gehbarren und 2 Fußheberschienen		16 2 Unterarmgehhilfen und 2 Fußheberschienen	
	6-Minuten-Gehtest (6MWT)	Nicht möglich		Nicht möglich		360 Meter (Hilfsmittel)	
Gleichgewicht							
	Berg Balance Scale (BBS)	0/56 Punkten		Nicht getestet		13/56 Punkten	

T1: 3 Wochen nach Unfall
T2: Nach 10 Wochen Rehabilitation
T3: Nach 5 Monaten Rehabilitation

eines manuellen Rollstuhls empfohlen. Aufgrund der vorhandenen Muskelschwächen ab Rückenmark-Segment L2 geht Herr Lumbo mit deutlichen Kompensationsstrategien, welche längerfristig zu Schmerzen im Rumpf oder den Beinen führen könnten. Ebenfalls erfolgt eine deutliche Gewichtsentlastung auf die Unterarmgehstützen, wodurch die Schulter- und Handgelenke überbelastet werden könnten.

Um längerfristige Komplikationen zu vermeiden und einen weiteren optimalen Verlauf zu gewährleisten, wird Herrn Lumbo empfohlen, regelmäßig ein kräftigendes und mobilisierendes Übungsprogramm für die oberen und unteren Extremitäten sowie für den Rumpf durchzuführen. Dies kann als Heimprogramm, in der ambulanten Physiotherapie oder einer medizinischen Trainingstherapie (MTT) erfolgen.

Ebenfalls wird empfohlen, in Kontakt mit einem spezialisierten medizinischen Zentrum zu bleiben.

WAS WÄRE, WENN …

… chronische und neuropathische Schmerzen auftreten würden?

Der chronische Schmerz ist bei Patienten mit einer Querschnittslähmung mit einer Prävalenz zwischen 74–81 % (Landmann & Lotze 2016) eine häufige und oft sehr belastende Komplikation und eine wichtige Herausforderung in der Behandlung. Vor allem die neuropathischen Schmerzen sind oft verantwortlich für eine deutlich verminderte Lebensqualität. Neuropathische Schmerzen, welche aufgrund von zentralen oder peripheren Nervenläsionen entstehen, werden unterhalb der Läsionshöhe als heftig brennend, pulsierend, elektrisierend empfunden oder durch Berührung verstärkt. Meist ist keine einzelne Behandlung effizient, sondern es benötigt ein selektives, interdisziplinäres und individuell kombiniertes Behandlungsverfahren (multimodal).

Übersicht über die Einteilung von Schmerzen bei traumatischem Querschnittssyndrom nach der Klassifikation der International Spinal Cord Injury Pain Classification (Bryce 2012):

1. **Nozizeptive Schmerzen:**
   - Muskuloskelettal: Schmerzen infolge muskulärer, knöcherner oder gelenkbezogener Pathologien; Spastikschmerzen
   - Viszeral: Erkrankungen oder Funktionsstörungen innerer Organe
   - Andere nozizeptive Schmerzen (z. B. Dekubitus, Kopfschmerzen oder Migräne)
2. **Neuropathischer Schmerz:** Infolge einer Läsion des somatosensorischen Nervensystems. Neuropathische Schmerzen können folgendermaßen auftreten:
   - Auf Höhe des Verletzungsniveaus (at-level): Dermatom inkl. 3 unterhalb
   - Unterhalb des Verletzungsniveaus (below-level): > 3 Dermatome unterhalb
   - Anderer neuropathischer Schmerz

16.6 Evidenzbasierte Zusammenfassung

Das Kraft- und Ausdauertraining konnte Herr Lumbo während der gesamten Rehabilitation gemäß den Empfehlungen von Guidelines durchführen. Diese empfehlen, dass ein Krafttraining dreimal pro Woche mit einer moderat-intensiven Intensität mit jeweils drei Serien durchgeführt werden soll. Zur Verbesserung der kardiorespiratorischen Fitness wird ein moderat-intensives Ausdauertraining während 20 Minuten zweimal wöchentlich empfohlen (Ginis 2017).

Ein konventionelles Gehtraining mit Abbau der Hilfsmittel oder Hilfestellung sowie Steigerungen verschiedener Parameter wie Ausdauer, Geschwindigkeit, Gleichgewicht und Untergrund scheinen am effektivsten zu sein, um die Gehleistung zu verbessern. Ausschlaggebender Faktor, um eine Prognose der Funktionserholung zu geben, ist nebst der Läsionshöhe das Ausmaß der Schädigung auf Läsionshöhe. Patienten, welche eine sensomotorisch inkomplette Rückenmarksläsion erlitten haben und eine sakrale Aussparung (Nadel- und Berührungsempfindlichkeit im sakralen Bereich S4–S5) also AIS B, C, D oder E aufweisen, haben eine deutlich bessere Prognose der Funktionserholung als solche ohne sakrale Aussparung (AIS A) (Zäch & Koch 2006, Burns et al. 2012, Wallesch et al. 2005). Ebenfalls haben Patienten mit einer (Teil-)Sensibilität der unteren Extremitäten bessere Prognosen im Hinblick auf das Gehen als solche ohne Sensibilität (Crozier et al. 1991).

Der Stillstand einer eingetretenen neurologischen Erholung ist in jedem Entwicklungsstand möglich. Es wird angenommen, dass je früher und stärker nach der Schädigung eine neurologische Erholung einsetzt, sich die neurologische Symptomatik umso besser entwickeln wird. Nach Ablauf eines Jahres ist bei einer anfangs kompletten Lähmung der Endzustand in etwa erreicht. Bei inkompletter Lähmung ist jedoch noch eine signifikante Erholung möglich (Zäch & Koch 2006, Burns et al. 2012, Wallesch et al. 2005).

LITERATUR

Ackermann H, Arendt G, Baron R, et al. Leitlinien für Diagnostik und Therapie in der Neurologie. 5. Aufl. Stuttgart: Thieme, 2012.

American Spinal Injury Association (ASIA). International Standards for Neurological Classification of Spinal Cord Injury (ISNCSCI) Worksheet. ASIA 2015. https://asia-spinalinjury.org/wp-content/uploads/2019/10/ASIA-ISCOS-Worksheet_10.2019_PRINT-Page-1-2.pdf (letzter Zugriff: 05.03.2021).

Baunsgaard C, Nissen UV, Brust AK et al.: Exoskeleton Gait Training After Spinal Cord Injury: An Exploratory Study on Secondary Health Conditions. J Rehabil Med 2018; 50(9): 806–813.

Baunsgaard C, Nissen UV, Brust AK, et al. Gait Training after Spinal Cord Injury: Safety, Feasibility and Gait Function following 8 weeks of training with exoskeleton from Ekso

Bionics. University of Copenhagen. Pan-Euro Study, 9 European centers. Spinal Cord 2018; 56(2): 106–116.
Bjornshave Noe B, Mikkelsen EM, Hansen RM, Thygesen M, Hagen EM. Incidence of traumatic spinal cord injury in Denmark, 1990–2012: a hospital-based study. Spinal Cord 2015; 53(6): 436–440.
Bliss TV, Lømo T. Long-lasting potentiation of synaptic transmission in the dentate area of the anaesthetized rabbit following stimulation of the perforant path. The Journal of Physiology 1973; 232(2): 331–356.
Burns AS, Marino RJ, Kalsi-Ryan S, et al. Type and Timing of Rehabilitation Following Acute and Subacute Spinal Cord Injury: A Systematic Review. Global Spine J 2017; 7(3 Suppl): 175S–194S.
Bryce TN, Biering-Sørensen F, Finnerup NB, et al. International spinal cord injury pain classification: part I. Background and description. Spinal cord 2012; 50(6): 413–417.
Carmichael ST, Chesselet MF. Synchronous neuronal activity is a signal for axonal sprouting after cortical lesions in the adult. Journal of Neuroscience 2002; 22(14): 6062–6070.
Chang SH, Afzal T, TIRR SCI Clinical Exoskeleton Group, Berliner J, Francisco GE. Exoskeleton-assisted gait training to improve gait in individuals with spinal cord injury: a pilot randomized study. Pilot and Feasibility Studies 2018; 4: 62.
Crozier KS, Graziani V, Ditunno JF, Jr., Herbison GJ. Spinal cord injury: prognosis for ambulation based on sensory examination in patients who are initially motor complete. Arch Phys Med Rehabil 1991; 72(2): 119–121.
Escalona MJ, Brosseau R, Vermette M, et al. Cardiorespiratory demand and rate of perceived exertion during overground walking with a robotic exoskeleton in long-term manual wheelchair users with chronic spinal cord injury: A cross-sectional study. Ann Phys Rehabil Med 2018; 61(4): 215–223.
Evans R, et al. The effect of robotic walking and exercise activity-based rehabilitation on muscle activity, health-related benefits, functional capacity and psychological well-being in persons with spinal cord injury (SCI). Presented at the 2018 Southern African Spinal Cord Association (SASCA) conference in Johannesburg, Gauteng, South Africa, August 23–25, 2018.
Fehlings MG, Tetreault LA, Wilson JR, et al. A Clinical Practice Guideline for the Management of Acute Spinal Cord Injury: Introduction, Rationale, and Scope. Global Spine J 2017; 7(3 Suppl): 84S–94S.
Forrest G, et al. The Potential of the Ekso Exoskeleton for Affecting Long-Term Health and Well-Being in the SCI Population. Vorgestellt auf der Academy of Spinal Cord Injury Professionals (ASCIP), September 2012.
Gagnon DH, Escalona MJ, Vermette M, et al. Locomotor training using an over ground robotic exoskeleton in long-term manual wheelchair users with a chronic spinal cord injury living in the community: Lessons learned from a feasibility study in terms of recruitment, attendance, learnability, performance, and safety. J Neuroeng Rehabil 2018; 15(1): 12.
Garzorz-Stark N. Basics Neuroanatomie. 2. Auflage. München: Elsevier; 2018.
Ginis KAM, van der Scheer JW, Latimer-Cheung AE, et al. Evidence-based scientific exercise guidelines for adults with spinal cord injury: an update and a new guideline. Spinal cord 2018; 56(4): 308.
Globas C. Hintergrund: Rehabilitation und Plastizität. Neuroreha 2009; 1: 10–18.
Griesbach GS, Hovda DA, Molteni R, Wu A, Gomez-Pinilla F. Voluntary exercise following traumatic brain injury: brain-derived neurotrophic factor upregulation and recovery of function. Neuroscience 2004; 125(1): 129–139.
Guy SD, Mehta S, Harvey D, et al. The CanPain SCI clinical practice guideline for rehabilitation management of neuropathic pain after spinal cord: recommendations for model systems of care. Spinal Cord 2016; 54(S1): S24.
Hales M, Biros E, Reznik JE. Reliability and Validity of the Sensory Component of the International Standards for Neurological Classification of Spinal Cord Injury (ISNCSCI): a systematic review. Spinal Cord Injury Rehabilitation 2015; 21(3): 241–249.
Hebb DO. Drives and the CNS (conceptual nervous system). Psychological review 1955; 62(4): 243.
Hong E, Knezevic S, Asselin P, et al. Patient-reported bladder management improvements after exoskeletal assisted walking. J Spinal Cord Med 2017; 40(5): 579–604.
Kelly A. Novel Psychological Outcomes With Ekso Bionics Technology. Poster presented at the ACRM 2018, Dallas, TX.
Knaepen K, Goekint M, Heyman EM, Meeusen R. Neuroplasticity – exercise-induced response of peripheral brain-derived neurotrophic factor. Sports medicine 2010; 40(9): 765–801.
Kressler J, Thomas CK, Field-Fote EC, et al. Lower Limb Bionic Exoskeleton for Rehabilitation, Exercise or Mobility. Exploratory Case Series in Persons with Chronic, Complete Spinal Cord Injury. Arch Phys Med Rehabil 2014; 95(10): 1878–1887.
Kressler J, Wymer E, Domingo A. Respiratory, Cardiovascular and Metabolic Responses During Different Modes of Overground Bionic Ambulation in Persons with Motor-incomplete Spinal Cord Injury: A Case Series. J Rehabil Med 2018; 50(2): 173–180.
Landmann G, Lotze M. Neuropathische Schmerzen nach Querschnittlähmung. Neuroreha 2016; 8: 117–121.
McIntosh K, Ho C. Exoskeleton assisted walking (EAW) in acute rehab following spinal cord injury. Journal of Spinal Cord Medicine 2017; 40(5). Vorgestellt aus der ASCIP 2017.
Norton L. Spinal Cord Injury, Australia, 2007–08 (No. 52). Canberra: Australian Institute of Health and Welfare, 2010.
Ramanujam A, Spungen A, Asselin P, et al. Training Response to Longitudinal Powered Exoskeleton Training for SCI. In: Wearable Robotics: Challenges and Trends. Berlin: Springer; 2017: S. 361–366.

Schäfers, A. Gehirn und Lernen – Plastizität. https://www.gehirnlernen.de/gehirn/plastizität/ (letzter Zugriff: 05.03.2021).
Shackleton C, et al. The effect of robotic walking and activity-based rehabilitation on secondary complications & psychological well-being in individuals with spinal cord injury (SCI). Presented at the 2018 Southern African Spinal Cord Association (SASCA) conference in Johannesburg, Gauteng, South Africa, August 23–25, 2018.
Stampacchia G, Rustici A, Bigazzi S, Gerini A, Tombini T, Mazzoleni S. Walking With a Powered Exoskeleton: Subjective Experience, Spasticity and Pain in Spinal Cord Injured Persons. Neurorehabilitation 2016; 39(2): 277–283.
Stampacchia, G. et al. Bowel and bladder functions during and after robotic exoskeleton assisted walking overground training in SCI persons. Vorgestellt auf dem ISCoS Meeting 2017, Dublin.
Thomas S, Lehmann R, Mehrholz J. Trainingsmethoden entsprechend der Schwere der Erkrankung. Neuroreha 2016; 8: 134–138.
Trepel M. Neuroanatomie: Struktur und Funktion. 7. Auflage. München: Elsevier; 2017.
Tweedy SM, Beckman EM, Geraghty TJ, et al. Exercise and sports science Australia (ESSA) position statement on exercise and spinal cord injury. J Sci Med Sport 2017; 20(2): 108–115.
Wallesch C, Unterberg A, Dietz V. Neurotraumatologie. Stuttgart: Thieme, 2005.
Zäch GA, Koch HG. Paraplegie: Ganzheitliche Rehabilitation. Basel: Karger, 2006.

FALL

17

Rebecca Schlegel, Pascale Schweizer

Komplette Tetraplegie C6

Leitsymptome: Komplette Querschnittsläsion – Ausfälle von Motorik, Sensorik und Vegetativum

mittel

Definition

Komplette Querschnittsläsion des zervikalen Rückenmarks (Tetraplegie)

Eine zervikale Querschnittsläsion bezeichnet eine **Schädigung des Rückenmarks auf Ebene des Halsmarks** (C1–C8; ➤ Abb. 16.1). Als Folge entstehen motorische, sensorische und autonome Ausfälle auf Ebene aller vier Extremitäten und des Rumpfes. Die Läsionshöhe wird anhand des letzten noch intakten Segments des Rückenmarks definiert.

Eine komplette Querschnittslähmung liegt vor, wenn unterhalb des betroffenen Segments weder Motorik, Sensorik noch vegetative Funktionen vorhanden sind. Laut der ASIA Impairment Scale (➤ Tab. 16.1) liegt eine komplette Querschnittsläsion vor, wenn in den Segmenten S4–S5 weder motorische noch sensible Funktionen vorhanden sind.

Komplette Querschnittslähmungen sind seltener als inkomplette. Mit der immer besseren medizinischen Versorgung, umfassenderem Wissen und fortschreitender Wissenschaft wird in Zukunft noch ein weiterer Rückgang der kompletten Fälle erwartet.

Die weltweite Prävalenz von kompletten Querschnittslähmungen liegt geschätzt bei 1/1.000 und die Inzidenz zwischen 40 und 83/1.000.000, wobei die Inzidenz von traumatischen Querschnittsläsionen minimal höher zu sein scheint als diejenige von nichttraumatischen. Die weltweit häufigsten Ursachen einer Querschnittsläsion stellen Verkehrsunfälle, Stürze und Gewalteinwirkungen dar (Thietje 2016).

17.1 Vorgeschichte

Herr Zervi, ein sportlicher 33-jähriger Mann, stürzte vor drei Monaten beim Mountainbiken in einer engen Kurve vom Rad.

Der Aufprall auf den Kopf führte zu einer Luxationsfraktur der Halswirbelkörper (HWK) 6 und 7, sowie zur Fraktur der Processi spinosi der HWK 5–7 (➤ Abb. 16.1). Direkt am Unfalltag wurde eine geschlossene Reposition durchgeführt und Herr Zervi wurde operativ durch eine Diskektomie der HWK 6/7, eine partielle Korpektomie des HWK 7 und eine ventrale Spondylodese der HWK 6/7 versorgt.

Im verordneten postoperativen Prozedere waren jegliche Stützaktivitäten für 4 Wochen verboten und 6 Wochen lang musste das Aufsetzen und Ablegen rückengerecht über die Seitenlage durchgeführt werden. Vier Wochen lang wurde die Mobilisation in den Rollstuhl mit einem weichen Kragen durchgeführt.

Direkt am ersten postoperativen Tag wurde Herr Zervi in ein spezialisiertes Querschnittszentrum verlegt. Während den ersten 4 Wochen nach Trauma musste Herr Zervi auf der Intensivstation behandelt werden. Während dieser Zeit lag der therapeutische Hauptfokus auf der Stabilisierung des Herz-Kreislauf-Systems und der respiratorischen Situation, wie auch auf dem Beweglichkeitserhalt und der Ausbildung einer Funktionshand rechts und links.

KLINISCHER HINTERGRUND

Tetraplegie auf der Intensivstation

Atemsituation: Je nach Läsionshöhe sind unterschiedliche Muskeln, welche die Atmung beeinflussen, funktionsunfähig. Das Zwerchfell, als Hauptmuskel zur Inspiration, ist von den Segmenten C3–5 innerviert, die inspiratorische Hilfsmuskulatur wird von Höhe C3 bis in die thorakalen Segmente versorgt und die interkostale Muskulatur erhält die Innervation aus den dazugehörigen segmentalen Höhen.

Die Muskulatur zur Exspiration (Bauchmuskulatur), welche für einen starken Hustenstoß wichtig ist, wird aus den thorakalen Segmenten innerviert.

Eine reduzierte Inspiration durch eine verminderte Thoraxexkursion führt zu einer Minderbelüftung der Lunge und ein fehlender Hustenstoß zu einer möglichen Ansammlung von Sekret. Zudem erhöht sich die Sekretmenge aufgrund der reduzierten Aktivität des Sympathikus.

→ Physiotherapie: Sekretmobilisation, Atemvertiefung, Hustenunterstützung, Instruktion von Atemtherapiegeräten, Kräftigung der noch vorhandenen, inspiratorischen Atemmuskeln.

Ist eine ausreichende Ventilation nicht gewährleistet, sind die Atemwege nicht frei oder besteht eine zu hohe Menge an Sekret, welches nicht genügend abtransportiert werden kann, ist eine maschinelle Beatmung, oft zusammen mit einer Intubation oder Tracheotomie Mittel der Wahl.

Erhalt der Beweglichkeit: Für eine optimale Mobilität ist bei Personen mit einer Tetraplegie eine einwandfreie Beweglichkeit unabdingbar. Bereits früh muss insbesondere auf eine freie Schulterbeweglichkeit, eine maximale Ellbogen- und Handgelenksextension geachtet werden, um späteres Stützen zu ermöglichen. Auch in den unteren Extremitäten werden u. a. eine gute Beweglichkeit in Hüftflexion für den Sitz und Langsitz angestrebt und auch die Spitzfußprophylaxe ist von großer Bedeutung.

Funktionshand: Damit ein Faustschluss trotz gelähmter Muskulatur gewährleistet werden kann, wird in der akuten Phase eine Funktionshand ausgebildet, indem man die Fingerflexoren verkürzen lässt. Durch eine aktive oder passive Dorsalextension im Handgelenk wird automatisch eine Faust geballt.

Sobald sich diese lebenswichtigen Systeme stabilisiert hatten, wurde Herr Zervi auf eine andere Station zur Rehabilitation verlegt.

Zum aktuellen Zeitpunkt zeigt sich eine Tetraplegie C6 AIS A. Nun startet der Weg zurück in einen möglichst normalen Alltag im Rahmen eines neunmonatigen Rehabilitationsaufenthaltes.

Im vorliegenden Fallbericht werden folgende Fragen beantwortet:

- Wie sehen die typischen Symptome und Befunde einer kompletten Tetraplegie aus?
- Welche Assessments und Verlaufszeichen werden für die Erstrehabilitation einer Person mit Tetraplegie eingesetzt?
- Wie wichtig sind klare und messbare Zielsetzungen mit Einbezug des Patienten?
- Welches sind die wichtigsten Behandlungsziele und Behandlungsmaßnahmen während der Rehabilitation einer zervikalen Querschnittsläsion?

17.2 Untersuchungsbefunde

17.2.1 Medizinische Befunde

33-jähriger Mann mit kompletter Tetraplegie initial C5 (AIS A), im Verlauf C6 nach Mountainbike-Unfall.

Status nach Intubation am Unfallort und Extubation am 2. postoperativen Tag. Aktuell suffiziente Spontanatmung, insuffizienter Hustenstoß. Initial Atelektasen links, im Verlauf abnehmend.

Reflexe: Achillessehnen-, Patellarsehnen- und Trizepssehnenreflexe bds. fehlend, Bizepssehnenreflexe bds. normal vorhanden

AIS-Score (➤ Tab. 16.1): AIS A C6, mit entsprechend motorischer und sensibler Innervation.

⚠ VORSICHT – AUTONOME DYSREFLEXIE

Bei querschnittsgelähmten Personen, insbesondere Tetraplegikern, ist die Balance zwischen Sympathikus und Parasympathikus gestört, was zu diversen vegetativen Komplikationen führen kann. Eine davon ist die autonome Dysreflexie. Sie kann bei Patienten mit einer Lähmung im Segment höher oder gleich Th6 entstehen. Der Grenzstrang des Sympathikus befindet sich im Bereich der Brustwirbelsäule und ist beim Tetraplegiker folglich nicht mehr unter zerebraler Kontrolle. Verschiedene Reize, die das vegetative Nervensystem aktivieren, können Auslöser dafür sein. Beispiele sind Blasenüberfüllung, Darmprobleme, Infektionen oder Stress. Es kommt zur Vasokonstriktion und einer dadurch ausgelösten Blutdruckerhöhung. Diese führt zu typischen Symptomen wie:

- Kopfschmerzen
- Heiße Ohren
- Schwitzen
- Pupillenerweiterung
- Gänsehaut
- Blässe und darauffolgende Gesichtsrötung.

Durch den erhöhten Blutdruck entsteht das Risiko einer Hirnblutung. Durch Drucksensoren erkennt das Gehirn die Bluthochdruckkrise und reagiert. Da aufgrund der neuralen Unterbrechung eine Reduktion der Sympathikusaktivität unmöglich ist, wird der Parasympathikus via N. vagus aktiviert. Die Herzfrequenz wird also verlangsamt. Geschieht dies zu stark, können Komplikationen wie beispielsweise ein Herzinfarkt auftreten (➤ Abb. 17.1).

WAS WÄRE, WENN …

… Zeichen einer autonomen Dysreflexie auftreten würden?

Zeigt der Patient typische Anzeichen einer autonomen Dysreflexie, muss unbedingt folgendermaßen gehandelt werden:

- Patient aufsetzen und anderes Fachpersonal beiziehen (Arzt, Pflegepersonal)!
- Ursache suchen. Währenddessen regelmäßig Blutdruck messen.
- Sofern bekannt, Medikamente zur Blutdruckregulation (primär Blutdrucksenker)
- Falls Hypotonie entstanden ist, Patient ablegen und Beine hochlagern
- Ursachen eliminieren, wenn nötig durch Einweisung ins Krankenhaus

17

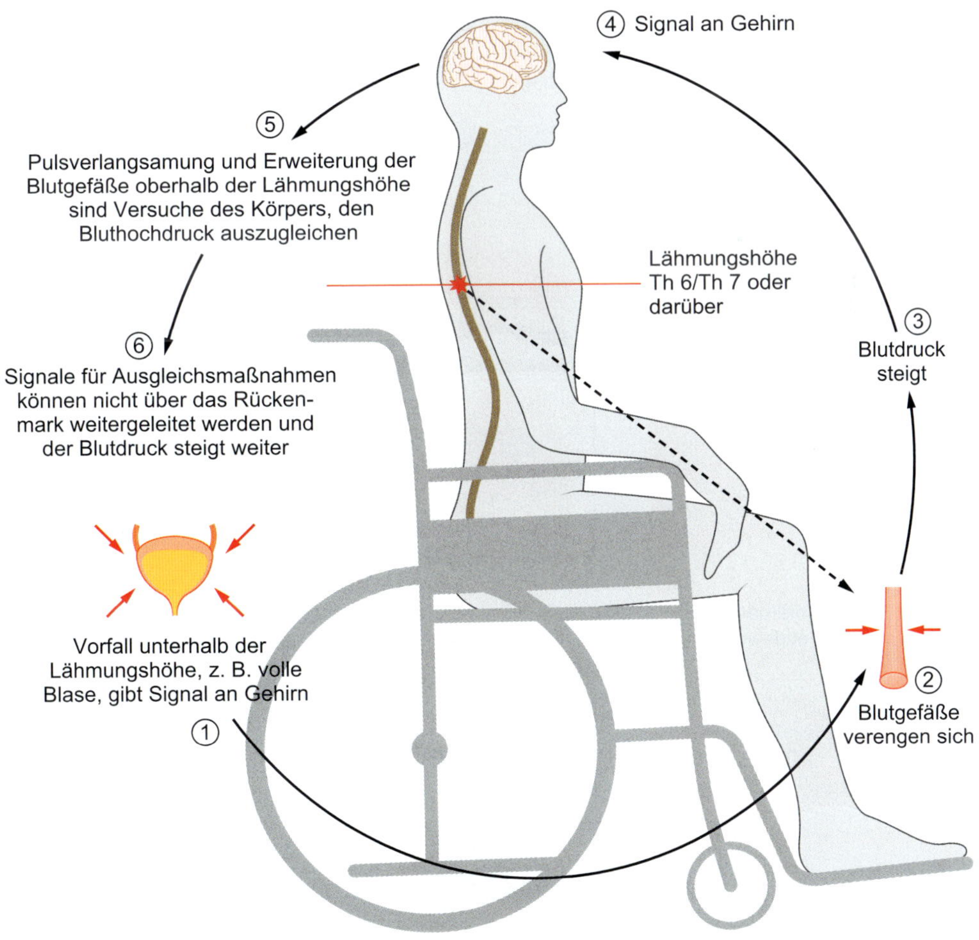

Abb. 17.1 Entstehungsprozess einer autonomen Dysreflexie [L231]

17.2.2 Physiotherapeutische Anamnese

Herr Zervi berichtet, dass er bisher ganz zufrieden sei mit seinem Fortschritt und er froh sei, dass seine Atmung nun stabil sei. Er fühle sich aber sehr unselbstständig, wodurch sich Ungeduld in ihm ausbreite. Den Transfer könne er noch nicht allein und bei allen Bewegungsübergängen fehlen ihm noch die Kraft und Technik, um sie selbst durchzuführen.

In den Beinen und im Rumpf habe er weder Sensibilität noch Motorik, häufig machen sich seine Beine aber „selbstständig".

Beim Stützen verspüre er manchmal Schmerzen in der rechten Schulter und der Nacken sei sehr verspannt. Zudem schwitze er immer so stark im Hals- und Kopfbereich, wenn er in der Physiotherapie anstrengende Übungen mache.

Er erzählt, dass er gerade 3 Tage Bettruhe verordnet hatte, da sich eine Druckstelle am Gesäß entwickelte.

⚠ VORSICHT – DEKUBITUSGEFAHR

Aufgrund der fehlenden Sensorik, der muskulären Atrophie und der veränderten Hauttrophik bei Querschnittsgelähmten ist die Gefahr einer Dekubitusentwicklung massiv erhöht. Daher sollten langanhaltende Druckbelastungen unbedingt vermieden werden. Folgende präventive Maßnahmen werden empfohlen:

- Richtige Sitzkissenausstattung und Sitzposition
- Entlastung des Gesäßes alle 20 min für mindestens 30 s
- Regelmäßige Kontrolle von Prädilektionsstellen (Tuber ischiadicum, Sacrum, Fersen, Wirbelsäule, Trochanter major, Scapula, u. a.)
- Schnelle Reaktion bei beginnenden Druckstellen/Rötungen durch Entlastung
- Vermeidung von Feuchtigkeit, drückenden Gegenständen und harten Unterlagen
- Mehrmaliges Umlagern nachts
- Gute Aufklärung

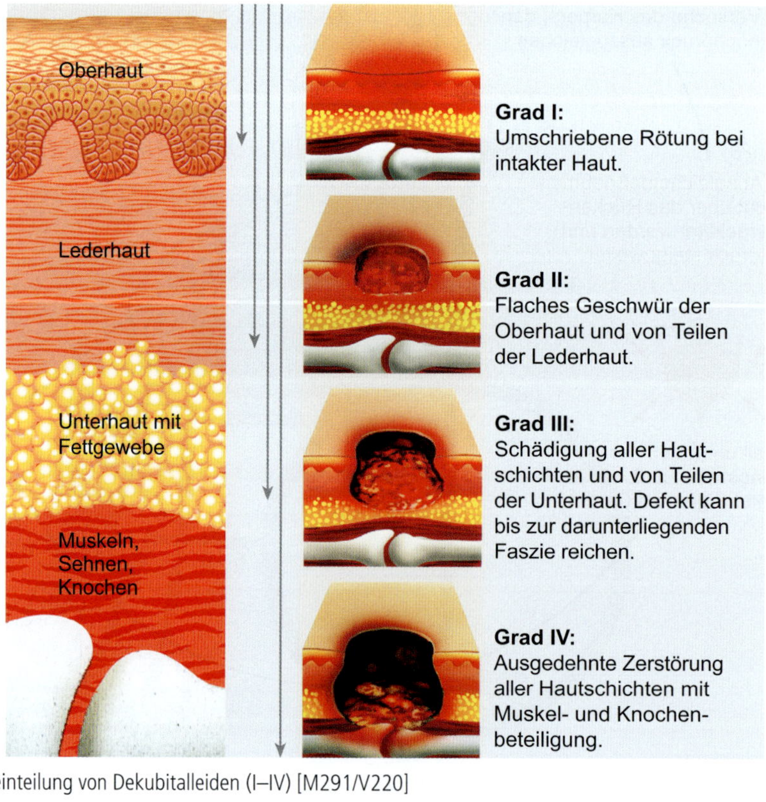

Abb. 17.2 Gradeinteilung von Dekubitalleiden (I–IV) [M291/V220]

WAS WÄRE, WENN …

… ein Dekubitus schon entstanden wäre?

Besteht bereits ein Dekubitus, muss die betroffene Hautstelle unbedingt und sofort entlastet werden. Je nach Stadium und Lokalisation des Dekubitalleidens (➤ Abb. 17.2) geschieht dies durch teilweise oder vollständige Bettruhe bzw. Vermeidung der druckerzeugenden Position.
Besteht ein Dekubitus dritten oder vierten Grades, wird häufig eine plastische Operation durchgeführt. Je nach Art des Eingriffes wird die betroffene Körperposition für mehrere Wochen komplett ruhiggestellt. Wurde beispielsweise eine Lappenplastik am Gesäß durchgeführt, bleibt die betroffene Person 4–6 Wochen mit Spezialmatratze im Bett. Zu Beginn dieser Zeit sind auch das Durchbewegen der Beine und das Trainieren der Arme häufig untersagt, damit die belastete und operierte Stelle keinesfalls unter Zug- oder Druckbelastungen kommt. Nach Ablauf der Bettruhe wird die Zeit im Rollstuhl sukzessive wieder aufgebaut. Die betroffenen Patienten zeigen danach oft eine deutliche Dekonditionierung und die Pneumonie- und Kontrakturgefahr während der Bettruhe ist deutlich erhöht.

17.2.3 Evaluation des Gesundheitszustands nach ICF

Aktivität und Partizipation (Teilhabe)

Zwei Monate nach Unfall fährt Herr Zervi kurze Strecken im manuellen Rollstuhl im Innenbereich der Klinik. Dabei ermüdet er noch stark aufgrund der geschwächten Arme und der reduzierten respiratorischen Belastbarkeit. Längere Strecken als 100 Meter sind nur mit Pause möglich. Deshalb ist er über längere Strecken, bei Steigungen und im Außenbereich selbstständig im Elektrorollstuhl unterwegs.

Für sämtliche Bewegungsübergänge im Alltag ist er auf Hilfe angewiesen. Dazu gehören neben dem Rollstuhltransfer der Übergang vom Kurz- in den Langsitz und zurück, das Ablegen aus dem Langsitz und das Aufsetzen in den Langsitz.

Sitzen im Kurz- und Langsitz ist mit Abstützen der Arme hinter dem Rücken möglich (aktive Außenrotation und Extension in den Schultergelenken und passive Überstreckung der Ellbogengelenke zur Kompensation des nicht innervierten M. triceps brachii), die bestmögliche Sicherheit ist dabei aber noch nicht gänzlich erreicht.

Für die meisten Bereiche der Körperpflege ist die Unterstützung des Pflegepersonals nötig. Daher ist ein Wochenendaufenthalt zuhause bisher noch nicht möglich.

Körperfunktion und -struktur

Funktionen des Muskeltonus (b735)
Das motorische Innervationsgebiet des betroffenen Segments C7 zeigt sich schlaff, alles darunter tendenziell spastisch. Starke Spastik liegt in den Hüftflexoren vor, die primär beim Ablegen in die Rückenlage auftritt. In den unteren Extremitäten und im Rumpf zeigen sich Spasmen bei der Durchführung von Bewegungsübergängen. Ein erschöpfbarer Klonus ist in beiden Füßen auslösbar.

KLINISCHER HINTERGRUND

Spastik – Spasmen – Klonus

Der neurologische Hypertonus bei querschnittsgelähmten Personen entsteht durch eine Enthemmung spinaler Reflexe. Daher gilt es als afferente Störung. Es wird zwischen der Überempfindlichkeit der Dehnungsreflexe via Muskelspindel und der gesteigerten Empfindlichkeit von kutanen und nozizeptiven Reflexen unterschieden:

- Gesteigerte Dehnungsreflexe via Reizung der Muskelspindel:
  - Hyperreflexie und Klonus
  - Spastik
- Gesteigerte Empfindlichkeit kutaner und nozizeptiver Reflexe (z. B. Berührung, Druck, Temperatur oder Schmerz):
  - Flexoren-Extensoren-Spasmen und -Reflexe

Funktionen der Kontrolle von Willkürbewegungen (b760)
Die Willkürmotorik des Rumpfes und der Beine ist entsprechend der Läsionshöhe nicht vorhanden (➤ Abb. 17.3).
Funktionen der Muskelkraft (b730)
Die Kraft in den innervierten und teilinnervierten Muskeln ist größtenteils reduziert. Der rechte Arm ist leicht stärker als der linke (➤ Tab. 17.1).
Die Propriozeption betreffende Funktionen (b260); Funktionen des Tastens (b265); Sinnesfunktionen bezüglich Temperatur und anderer Reize (b270)
Die Beine, der Rumpf und die Innenseite der Arme zeigen keinerlei Sensibilität. Auch von Mittel- bis Kleinfinger kann Herr Zervi nichts spüren. Eine Tiefensensibilität (Lage/Bewegung und Vibration) ist nur im Kopf- und Halsbereich sowie in den oberen Extremitäten vorhanden.
Funktionen der Gelenkbeweglichkeit (b710)
Die Beweglichkeit zeigt sich in beiden Schultergelenken in Flexion, Abduktion und Außenrotation leicht

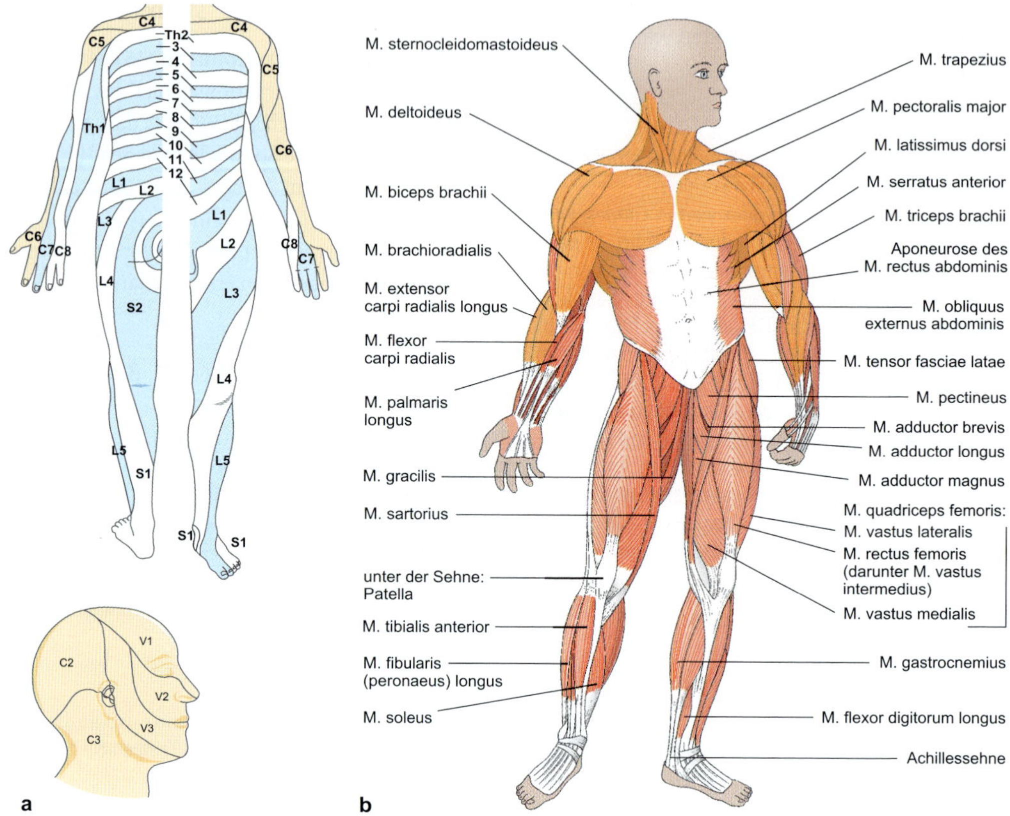

Abb. 17.3 Muskuläre (b) und sensible Innervation (a), welche man klassischerweise bei einer Person mit kompletter Tetraplegie sub C6 erwartet [L157]

eingeschränkt. Dies links stärker als rechts. Auch in der Knieextension bei flektierter Hüfte zeigt sich ein vermindertes Bewegungsausmaß. Die Halswirbelsäule präsentiert sich in Hyperextension und Protraktion, der Rumpf ist generell eher steif.

Andere Funktionen der Haut (b830)

Herr Zervi klagt zudem über vermehrtes Schwitzen am Kopf.

Blutdruckfunktionen (b420)

Teilweise tritt Schwindel bei schnellen Lageveränderungen auf.

Umwelt- und personenbezogene Faktoren

Herr Zervi lebt allein in einer kleinen 1-Zimmer-Wohnung im Zentrum einer Großstadt. Die Wohnung befindet sich im 3. Stock, welcher mit Lift erreichbar ist.

Seine Partnerin wohnt 20 Minuten mit den öffentlichen Verkehrsmitteln von ihm entfernt. Zu seinen Eltern, welche in derselben Stadt leben, pflegt er eine enge Beziehung.

Zur Arbeit als forschender Umweltingenieur fuhr Herr Zervi bisher mit den öffentlichen Verkehrsmitteln. Sein Arbeitsweg beinhaltet eine 20-minütige Trambahnfahrt und eine nachfolgende einstündige Zugfahrt. Beruflich musste er häufiger auch ins Ausland reisen.

Die Freizeit verbringt Herr Zervi am liebsten mit sportlichen Aktivitäten wie biken oder wandern. In den Ferien reist er gerne mit seiner Freundin oder guten Freunden.

Aktuell verwendet er einen geliehenen Elektro- und Aktivrollstuhl und trägt Tetra-Rollstuhlhandschuhe (> Abb. 17.4).

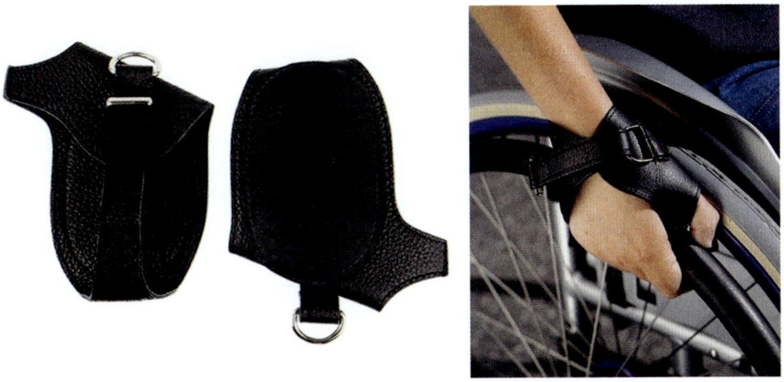

Abb. 17.4 Rollstuhlhandschuhe für Tetraplegiker zum Schutz und für den besseren Halt [V947]

Tab. 17.1 Werte der Muskelfunktionsprüfung 2 Monate nach Unfall

Links			Rechts	
T2	T1	Muskel der OEx (Rückenmarkssegmente)	T1	T2
5	5	M. trapezius pars descendens C1–C3	5	5
4	4	M. serratus anterior C5–C7	4	5
4	3	M. latissimus dorsi C6–C8	4	4
5	4	M. deltoideus C5–C6	4	5
4	3	M. pectoralis major C5–Th1	3	4
5	4	Schulteraußenrotatoren C5–C6	4	5
4	3	Schulterinnenrotatoren C5–C8	3	4
5	5	Ellbogenflexoren (M. biceps brachii) C5–C6 **KENNMUSKULATUR C5**	5	5
2	0	Ellbogenextensoren (M. triceps brachii) C6–C8 **KENNMUSKULATUR C7**	0	3
5	5	Supinatoren C5–C7	5	5
4	3	Pronatoren C5–Th1	3	4
5	3	M. extensor carpi radialis C6–C7 **KENNMUSKULATUR C6**	3	5
0	0	M. extensor carpi ulnaris C7–C8	0	0
0	0	Handgelenksflexoren C6–C7	0	0
0	0	Sämtliche Fingermuskulatur	0	0
0	0	Fingerflexoren (M. flexor digitorum profundus) C7–Th1 **KENNMUSKULATUR C8**	0	0
0	0	Kleinfingerabduktion (M. abductor digiti minimi) C8–Th1 **KENNMUSKULATUR Th1**	0	0

T1: nach der Intensivstation
T2: bei Austritt

Assessments

Um ein klareres Bild der muskulären Ressourcen zu schaffen, wird ergänzend zur ärztlichen Beurteilung der Kennmuskulatur ein ausführlicher physiotherapeutischer Muskelstatus durchgeführt. Eine regelmäßige Evaluation der einzelnen Muskelfunktionen im Übergangsbereich der Lähmung ist wichtig, um das Potenzial für das Erlernen von Alltagsaktivitäten zu beurteilen (➤ Tab. 17.1).

Weiter werden das Ausmaß der Spastik und des Klonus evaluiert. Um das Ausmaß der Selbstständigkeit im Alltag bei querschnittsgelähmten Personen zu erfassen, wird standardmäßig der Spinal Cord Independence Measure (SCIM) interdisziplinär erfasst (➤ Tab. 17.2).

KLINISCHER HINTERGRUND

Assessments: Ashworth-Skala und SCIM III

Ashworth-Skala: Messmethode, um die Spastizität (Widerstand gegen schnelle passive Bewegung) eines Muskels bzw. einer Muskelgruppe in vier Stufen zu erfassen:
- 0: Keine Zunahme des Muskeltonus (bei passiver Bewegung)
- 1: Leichte Erhöhung des Muskeltonus
  - Klappmesser-Phänomen (Catch and Release) und/oder
  - Minimaler Widerstand bei Bewegen in Flexion oder Extension
- 2: Deutliche Erhöhung des Muskeltonus während ganzem Bewegungsumfang (ROM), die betroffene Extremität kann leicht bewegt werden
- 3: Beträchtliche Zunahme des Muskeltonus, passives ROM erschwert
- 4: Betroffene Extremität ist rigide

Der **SCIM III** (Spinal Cord Independence Measure, Version

Tab. 17.2 Assessments

Assessment	T1		T2	
	Links	Rechts	Links	Rechts
Ashworth-Skala	2 (deutliche Erhöhung des Muskeltonus während des gesamten ROM, Bewegung aber leicht möglich)	2 (deutliche Erhöhung des Muskeltonus während des gesamten ROM, Bewegung aber leicht möglich)	1b (leichte Erhöhung des Muskeltonus mit minimalem Widerstand am Bewegungsende)	1b (leichte Erhöhung des Muskeltonus mit minimalem Widerstand am Bewegungsende)
Klonus	1 (erschöpfbar)	1 (erschöpfbar)	1 (erschöpfbar)	1 (erschöpfbar)
SCIM III	21/100		46/100	

T1: nach der Intensivstation
T2: bei Austritt

3) ist ein valides Testinstrument zur Erfassung der Selbstständigkeit im Alltag eines Patienten mit Querschnittslähmung. Es wird interdisziplinär erfasst. Die Messung besteht aus 19 Items und wird in folgende drei Bereiche unterteilt:

- Selbstversorgung (Essen/Trinken, Waschen, An-/Ausziehen, Gesichtspflege)
- Atmung und Sphinkterkontrolle (Atmung, Blasen-/Darmkontrolle, Toilettenhygiene)
- Mobilität (Bettmobilität/Dekubitusprophylaxe, Transfers, Fortbewegung, Treppensteigen).

17.3 Zusammenfassung der wichtigsten Befunde

Die physiotherapeutische Untersuchung zeigt eine komplette Tetraplegie C6. Die Abhängigkeit von Hilfspersonen für jegliche Bewegungsübergänge und eine schnelle Ermüdung beim manuellen Rollstuhlfahren schränken Herrn Zervi in der Teilnahme am Alltag ein.

Alle motorischen und sensorischen Funktionen in den Beinen und im Rumpf sind ausgefallen. In den Beinen und im Rumpf sind Spastik, Klonus und Spasmen vorhanden. Die Kraft in den Armen und Händen ist dem Lähmungsniveau entsprechend eingeschränkt. Aufgrund des motorischen Ausfalls im Rumpf ist das Sitzen im Kurzsitz nur mit Unterstützung der Arme möglich. Die noch verminderte Kraft der innervierten Muskulatur der Arme und die Defizite in der Stütztechnik und Koordination erschwert die Anwendung aller Kompensationsstrategien. Dadurch ist das Stützen deutlich vermindert und der Transfer nur mit Rutschbrett und Hilfsperson möglich.

17.4 Physiotherapeutische Zielsetzung

Gemeinsam mit Herrn Zervi werden zwei Monate nach dem Unfall folgende Ziele in der Physiotherapie vereinbart:

Mittelfristig: Der Rollstuhl-Bett Transfer ist in 6 Wochen mit Rutschbrett komplett selbstständig möglich. Sämtliche Bewegungsübergänge des alltäglichen Lebens sind in 10 Wochen mit Hilfsmittel mindestens einmal durchführbar. Minimale Hilfestellungen an den Beinen (maximal 25 %) sind noch erlaubt.

Langfristig: Sämtliche Bewegungsübergänge und Transfers können bis zum Ende des Rehabilitationsaufenthaltes selbstständig und sicher mindestens 3× nacheinander ausgeführt werden.

Auf Funktions- und Strukturebene sind dazu folgende Ziele zu erreichen:

- Systematische Verbesserung der Kraft und Koordination in der vorhandenen Nacken-, Schultergürtel- und Armmuskulatur. Dies auch als Prophylaxe von vermehrten Schulterschmerzen.
- Sitzbalance im Kurz- und Langsitz ist vorhanden.
- Optimale Stütztechnik (Serratusstütz, ➤ Abb. 17.5) kann im Lang- und Kurzsitz mit Ellbogen-Hyperextensionsblockade angewendet werden.
- Freie Beweglichkeit in allen Gelenken.

Nebenziel: Das Rollstuhlfahren ist im Innen- und Außenbereich selbstständig möglich. Im Außenbereich soll dafür ein motorisiertes Hilfsmittel (z. B. Swiss Track) eingesetzt werden. Das Ankippen zur Überwindung von kleinen Hindernissen wie Türschwellen ist selbstständig möglich.

17.5 Physiotherapeutische Maßnahmen/Therapieplan

Täglich trainiert Herr Zervi in der Physiotherapie während 60 Minuten auf seine Ziele hin. Einmal pro Woche findet die Therapie im Wasser statt. Folgende Maßnahmen werden durchgeführt:

Kraft- und Ausdauertraining der vorhandenen Nacken-, Schulter- und Armmuskulatur

- Kraftübungen für Rotatorenmanschette, M. serratus anterior, M. latissimus dorsi, M. trapezius, M. deltoideus, M. rhomboidei, M. biceps brachii, M. triceps brachii und Handgelenksextensoren: 3 Serien mit moderat-intensiver Intensität, 3× pro Woche und regelmäßige Steigerungen und Anpassungen entsprechend der motorischen Erholung.
  - Funktionelle Übungen in unterschiedlichen Ausgangsstellungen
  - Medizinische Trainingstherapie (MTT) – 5× pro Woche als Gruppentherapie
  - Übungen mit dem Theraband und Hanteln bzw. Gewichtsmanschetten
- Aktive Stabilisierungsübungen der HWS-umgebenden Muskulatur
- Funktionelle Elektrostimulation (FES) – 5× pro Woche als Gruppentherapie: Stimulation des 2. motorischen Neurons zur Stimulation des M. triceps brachii, des M. deltoideus und des M. extensor carpi radialis
- Ausdauertraining mit dem Handergometer, 2–3× pro Woche während 45 min
- Kräftigung der Atemmuskulatur durch Einsatz von Atemkräftigungsgeräten (z. B. Powerbreath): täglich 30 min Atemtherapiegruppe, im Verlauf selbstständig im Eigentraining
- Rollstuhltechnik und -sport: 3× wöchentlich für 60 Minuten in einer Gruppe

Förderung der Beweglichkeit

Aktive Bewegungsübungen, Dehnpositionen und -lagerungen, passive Mobilisationstechniken

- *Obere Extremitäten:* Zur Erarbeitung eines funktionellen Stützes mit passiver Verriegelung des Ellbogens (Kompensation des M. triceps brachii) ist eine freie Beweglichkeit der Schultergelenke, der Ellbogenextension und Dorsalextension der Handgelenke von großer Bedeutung.
- *Wirbelsäule:* Freie Beweglichkeit in alle Bewegungsrichtungen (soweit aufgrund der Spondylodese möglich)
- *Untere Extremitäten:* Vor allem die Hüftflexion mit gestrecktem Bein ist für das Erlangen des Langsitzes (stabile Ausgangsstellung für pflegerische und alltägliche Tätigkeiten) eine wichtige Voraussetzung. Ebenfalls ist eine Spitzfußprophylaxe wichtig und die Hüftextension soll aufgrund des stetigen Sitzens nicht einschränken.

Tonusregulierende Maßnahmen

Regulation der Spastik im Rumpf und der unteren Extremitäten

- Lagerungen/Dehnlagerungen/Drehdehnlagerungen
- Entspannung und Schwimmtraining in der Wassertherapie
- Motomed für die Beine: täglich 30 min
- Stehtraining im Stehtisch

Erarbeiten des funktionellen Stützes (Serratusstütz)

Schulung und motorisches Lernen der Stütztechniken durch Training des Serratusstützes (➤ Abb. 17.5) in verschiedenen Ausgangsstellungen, u. a. unterstützt durch FES.

Als Ausgangsstellungen werden der Langsitz, der Kurzsitz, der Unterarmstütz in Bauchlage und der Seitstütz genutzt.

PRAKTISCHER TIPP

Serratusstütz

Beim Serratusstütz wird der Oberkörper in einer Flexionsstellung gehalten und mit den Händen etwa auf Höhe des Trochanter major gestützt (➤ Abb. 17.5). Dies führt zu einer Verlagerung des Körpergewichts auf die Arme. Das Gleichgewicht kann durch diese Position ohne Aktivierung der Bauchmuskulatur gewährleistet werden, da der Schwerpunkt innerhalb der Unterstützungsfläche bleibt. Durch die Aktivierung des M. serratus anterior kann die Bewegung der Scapula zusätzlich zur Armlänge genutzt werden, um mehr Höhe zu gewinnen. Dieser funktionelle Stütz ist Voraussetzung, um technisch einwandfreie Bewegungsübergänge und Transfers durchführen zu können.

17

Erarbeiten von selbstständigen Bewegungsübergängen und Transfers

Durchführung und Automatisierung der idealen und schulterschonendsten Techniken für die Bewegungsübergänge und Transfers:

- Drehen: Rückenlage (RL) – Seitenlage (SL) – Bauchlage (BL) und zurück (durch Schwungeinsatz der Arme)
- Ablegen und Aufsetzen (Rückenlage – Seitenlage/Seitstütz – Langsitz)
- Kurzsitz – Langsitz und zurück
- Transfer aus dem Rollstuhl, z. B. ins Bett, ins Auto, aufs Sofa, auf die Liege, auch mit leichten Höhendifferenzen.

Dafür werden die Bewegungsübergänge, Transfers und die benötigten Trickbewegungen in Teilschritten geübt und immer weiter zusammengehängt.

Des Weiteren erhält Herr Zervi täglich Ergotherapie zur Hilfsmittelversorgung und der Umsetzung der erlernten Aktivitäten in Alltagssituationen. Ergotherapeutisch und pflegerisch wird zusätzlich der Fokus auf das Erlernen der selbstständigen Körperpflege gelegt. Eine optimale interdisziplinäre Absprache und Zusammenarbeit sind dabei unabdingbar.

Evidenz

Funktionelle Elektrostimulation (FES)

Die Anwendung von FES wird bei Personen mit einer Querschnittsläsion als Therapieoption zur Verbesserung der Funktionen der oberen Extremitäten empfohlen (Fehlings 2017).

Bei FES wird ein über die Haut applizierter elektrischer Stimulus auf den peripheren Nerv oder den Muskel durchgeführt. Dabei wird die Stromanwendung mit einer möglichst aufgabenorientierten Übung verbunden (Martins 2012).

Generell werden mit FES folgende Ziele verfolgt (Chester 2014, Campbell 2002):

- Funktionelle Wiederherstellung der unteren Extremitäten, oberen Extremitäten und des Rumpfes
- Verbesserung der Rumpfkontrolle und Haltung
- Prävention von Dekubitalleiden, Atrophien und Kontrakturen

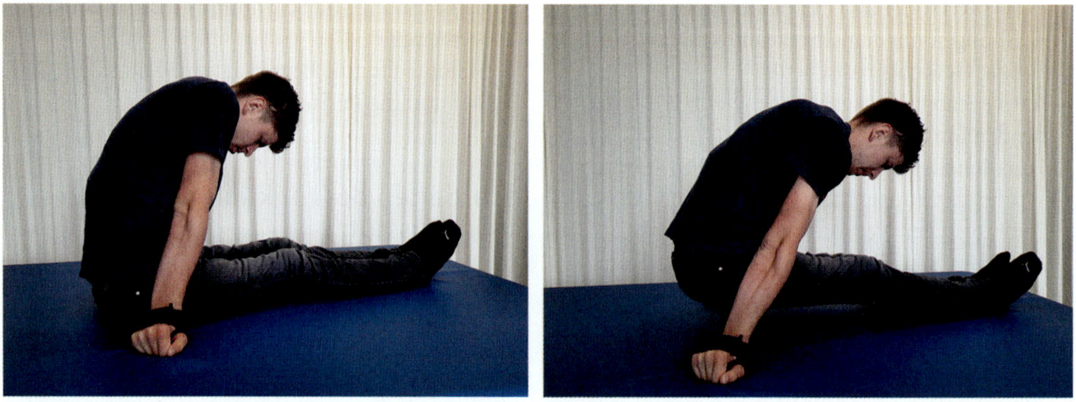

Abb. 17.5 Serratusstütz [P1006]

- Verbesserung der Atemmuskulatur
- Verbesserung der Blasenkontrolle
- Spastikregulation.

Durch intraspinale Mikrostimulation wird auch das Gehen bei querschnittsgelähmten Personen trainiert.

Kurz vor Austritt, neun Monate postoperativ, zeigt Herr Zervi schon eine große Selbstständigkeit. Dank der teilweisen Reinnervation des M. triceps brachii (M2 und M3), fallen Herr Zervi die Bewegungsübergänge generell leichter. Er kann sich problemlos im Bett drehen (RL-SL-BL) und lagert sich nachts selbstständig um. Den Bewegungsübergang aus dem Liegen in den Langsitz kann er auf der Therapieliege und im Bett ohne Unterstützung durchführen. Bis auf die Stützstrümpfe kann er sich im Langsitz selbstständig ankleiden. Vom Langsitz kommt er ohne Hilfe in den Kurzsitz an den Bettrand und den Transfer in den Rollstuhl führt er sicher ohne Rutschbrett durch. Kleine Höhenunterschiede von wenigen Zentimetern sind auch möglich. Wird es mehr, ist er auf Unterstützung angewiesen. Den Transfer ins Auto führt er mit Rutschbrett und einer Hilfsperson durch. Auf den Boden und zurück in den Rollstuhl kommt er nur mit Hilfe einer selbst instruierten Person.

Das Rollstuhlfahren im barrierefreien Innenbereich ist selbstständig möglich, auch wenn minimale Schwellen zu überwinden sind. Draußen fährt Herr Zervi mehrheitlich mit Unterstützung eines elektrisch unterstützten Vorspannbikes. Ohne Antrieb hat er Schwierigkeiten auf längeren Strecken, bei starken Steigungen oder dem Überwinden von Gehsteigrändern.

Er tritt in eine umgebaute 2-Zimmer-Wohnung aus. Dort wird er bei der morgendlichen und abendlichen Pflege von einem Pflegedienst unterstützt. Dies hat mehrfach auch schon am Wochenende gut funktioniert. Die Partnerin, Familie und Freunde unterstützen ihn durch Fahrdienste und bei anfallenden Problemen. Ein eigenes Auto soll aber längerfristig abgeklärt werden. 2 Monate nach Austritt beginnt er die berufliche Wiedereingliederung beim ursprünglichen Arbeitgeber im Teilzeitpensum.

Kurz vor Austritt wurde bei Herrn Zervi eine operative Nerventransplantation durchgeführt. Dadurch wird erhofft, dass in einigen Monaten eine aktive Fingerfunktion möglich ist.

Für einen weiteren optimalen Verlauf wird Herrn Zervi empfohlen, in einem Team für Rollstuhlsport mitzuwirken, regelmäßig ein kräftigendes und mobilisierendes Übungsprogramm für die Schultern durchzuführen und in Kontakt mit einem spezialisierten medizinischen Zentrum zu bleiben.

17.6 Evidenzbasierte Zusammenfassung

Ein früher Beginn der spezialisierten Therapie auf der Intensivstation, mit Berücksichtigung der medizinischen Belastbarkeit, hat einen idealen Grundstein für eine bestmögliche Lebensqualität gelegt. Auch das stabile soziale Netzwerk und hohe Bildungsniveau stellten positive Prädiktoren für das Erlangen einer guten Lebensqualität dar (Burns 2017).

Durch den Einsatz von FES und diversen Kräftigungsübungen im Kraftraum und in funktionellen Situationen konnte eine deutliche Kraftverbesserung der Schulter- und Armmuskulatur erlangt werden. Durch die stärkere Muskulatur und deren Einsatz in den alltäglichen Aktivitäten zeigten sich eine Funktionsverbesserung der oberen Extremitäten und eine immer selbstständigere Durchführung der Bewegungsübergänge und Transfers (Lu 2015; Tweedy et al. 2017). Dies konnte anhand der Muskelfunktionsprüfung bestätigt werden wie auch durch die Beobachtung der Bewegungsübergänge mit Objektivierung im SCIM. Mit Zunahme der Kraft und optimierter Antriebtechnik wurde das Rollstuhlfahren für Herrn Zervi immer weniger anstrengend.

Die Primärrehabilitation konnte somit zufriedenstellend beendet werden.

LITERATUR

Bhimani R, Anderson L. Clinical Understanding of Spasticity: Implications for Practice. Rehabilitation Research and Practice 2014: 279175.

Burns AS, Marino RJ, Kalsi-Ryan S, et al. Type and Timing of Rehabilitation Following Acute and Subacute Spinal Cord Injury: A Systematic Review. Global Spine J 2017; 7(3 Suppl): 175S–194S.

Fehlings MG, Tetreault LA, Wilson JR, et al. A Clinical Practice Guideline for the Management of Acute Spinal Cord

17

Injury: Introduction, Rationale, and Scope. Global Spine J 2017; 7(3 Suppl): 84S–94S.

Campbell JM. Spinal Cord Injury. International Functional Electrical Stimulation Society (IFESS) 2002. https://ifess.org/spinal-cord-injury/ (letzter Zugriff 06.04.2021).

Ho CH, Triolo RJ, Elias AL, et al. Functional electrical stimulation and spinal cord injury. Phys Med Rehabil Clin N Am 2014; 25(3): 631–654, ix.

Jazayeri SB, Beygi S, Shokraneh F, Hagen EM, Rahimi-Movaghar V. Incidence of traumatic spinal cord injury worldwide: a systematic review. European Spine Journal 2015; 24(5): 905–918.

Lee BB, Cripps RA, Fitzharris M, Wing PC. The global map for traumatic spinal cord injury epidemiology: update 2011, global incidence rate. Spinal Cord 2014; 52(2): 110–116.

Leyk G, Hirschfeld S, Böthig R, et al. Die Querschnittlähmung – Intensivmedizinische Aspekte. AINS 2014; 49(09): 506–513.

Lu X, Battistuzzo CR, Zoghi M, Galea MP. Effects of training on upper limb function after cervical spinal cord injury: a systematic review. Clin Rehabil 2015; 29(1): 3–13.

Martin R, Sadowsky C, Obst K, Meyer B, McDonald J. Functional electrical stimulation in spinal cord injury: from theory to practice. Top Spinal Cord Inj Rehabil 2012; 18(1): 28–33.

McKay WB, Sweatman WM, Field-Fote EC. The experience of spasticity after spinal cord injury_ perceived characteristics and impact on daily life. Spinal Cors 2018; 56: 478–486.

McDonald JW, Sadowsky C. Spinal-cord injury. Lancet 2002; 359(9304): 417–425.

Norton L. Spinal Cord Injury, Australia, 2007–08. Canberra: Australian Institute of Health and Welfare, 2010.

Paraplegiker-Forschung Schweiz. Querschnittlähmung – Internationale Perspektiven. Nach: World Health Organization (Hrsg; 2013): International Perspectives on Spinal Cord Injury. 2014. https://apps.who.int/iris/bitstream/handle/10665/94192/WHO_NMH_VIP_13.03_ger.pdf;jsessionid=D3CE4F3BD47A514CC9DDD908D9A841C2?sequence=7 (letzter Zugriff 06.04.2021).

Schädler S, Kool J, Lüthi H, Marks D, et al. Assessments in der Rehabilitation. Band 1: Neurologie. 4., überarbeitete und erweiterte Auflage. Bern: Hogrefe; 2020.

Thietje R. Epidemiologie, Ätiologie und Mortalität bei Querschnittlähmung. Neuroreha 2016; 8: 105–109.

Tweedy SM, Beckman EM, Geraghty TJ, et al. Exercise and sports science Australia (ESSA) position statement on exercise and spinal cord injury. J Sci Med Sport 2017; 20(2): 108–115.

Trompetto C, Marinelli L, Mori L, et al. Pathophysiology of Spasticity: Implications for Neurorehabilitation. BioMed Research International; 2014:354906.

Zäch GA, Koch HG. Paraplegie: Ganzheitliche Rehabilitation. Basel: Karger, 2006.

FALL

Marianne Meyer

18 Ambulante Physiotherapie in der Spätphase bei Guillain-Barré-Syndrom

Leitsymptome: Rasch aufsteigende, symmetrische Paresen – abgeschwächte Reflexe – schmerzhafte Parästhesien – erhöhte Ermüdbarkeit – langsame Erholung der distalen Muskelgruppen

mittel

Definition

Guillain-Barré-Syndrom

Das Guillain-Barré-Syndrom (GBS) ist eine **akute demyelinisierende Polyneuropathie,** die innerhalb von Tagen bis 4 Wochen das Krankheitsmaximum erreicht und typischerweise motorisch betont und überwiegend symmetrisch ist. Es handelt sich um einen autoimmun-entzündlichen Prozess an den Spinalwurzeln und peripheren Nerven ungeklärter Ursache, dem häufig fieberhafte Infekte der Atemwege oder des Magen-Darm-Trakts vorausgehen. Oft wird auch die Abkürzung AIDP für „Akute inflammatorische demyelinisierende Polyradikuloneuropathie" verwendet. Der Begriff Guillain-Barré stammt von den beiden Erstbeschreibern der Erkrankung ab.

Die weltweit jährliche Inzidenz wird auf 1–2 pro 100.000 Personen geschätzt, wobei Männer 1,5-mal häufiger davon betroffen sind als Frauen. Die Sterblichkeit liegt bei etwa 3 % und die Wiederholungsrate bei weniger als 5 %. Die Erkrankung kann in jedem Alter auftreten.

Pathophysiologie

Pathologisch kommt es zu einer Autoimmunreaktion gegen Bestandteile des peripheren Nervensystems. Betroffen sind vor allem die aus dem Rückenmark hervorgehenden Nervenwurzeln (➤ Abb. 18.1; Polyradikulitis) und die dazugehörigen vorderen oder proximalen Nervenabschnitte (➤ Abb. 18.2). Dabei kommt es zu einem Abbau der Myelinscheide bzw. der Schwann-Zellen (sogenannte segmentale Demyelinisierung). Eine Axonschädigung im weiteren Verlauf ist möglich.

Klinisches Bild

Das akute Krankheitsbild des GBS beginnt oft mit (z. T. schmerzhaften) Kribbelparästhesien zuerst an den Beinen, dann an den Armen. Häufig bestehen auch Rücken- oder Muskelschmerzen. Im weiteren Verlauf kommt es innerhalb von wenigen Stunden bis Tagen zu rasch von distal nach proximal aufsteigenden symmetrischen schlaffen Paresen an den unteren Extremitäten. Teilweise sind Arme und Beine gleichzeitig befallen. In einem Drittel der Fälle kann die Schwäche jedoch auch proximal beginnen. Beim GBS handelt es sich um eine motorische Polyneuropathie, das heißt sensible Störungen sind nicht oder nur minimal vorhanden.

Gefährlich und potenziell letal (häufigste Todesursache bei GBS) sind die autonomen Störungen durch Beteiligung afferenter und efferenter autonomer Fasern. Dies kann zu Herzrhythmusstörungen, aber auch zu Blutdruckschwankungen, Schweißsekretionsstörungen, Harnverhalt und Zyanose führen. Bei einer Beteiligung der Atemmuskulatur kann es zu einer Atemstörung mit konsekutiver Beatmungspflichtigkeit kommen.

Die Prognose der Erkrankung ist eher günstig und hängt vom Ausmaß der axonalen Schädigung ab.

Verlaufsformen

Die chronische Verlaufsform des GBS bezeichnet man als **chronische inflammatorische demyelinisierende Neuropathie (CIDP).** Diese Variante tritt meist spontan und ohne vorheriges GBS auf.

In seltenen Fällen können auch Hirnnervenlähmungen im Vordergrund stehen. Diese Variante des akuten GBS wird auch als **Miller-Fischer-Syndrom** bezeichnet. Der Unterschied dieser Autoimmun-Erkrankungen zum GBS ist der langsamere Beginn über mehrere Wochen oder Monate und der schubförmige oder progrediente Verlauf. Selten geht dabei eine Infektion voraus. Aufgrund der axonalen Schädigung besteht eine schlechtere Prognose im Vergleich zum GBS.

Abzugrenzen vom GBS sind weitere Erkrankungen mit primärer axonaler Schädigung, wie z. B. die akute motorische und sensible axonale Neuropathie (AMSAN), die akute motorische axonale Neuropathie (AMAN) oder die multifokale motorische Neuropathie (MMN).

18.1 Vorgeschichte

Bei Herrn Barré, 56 Jahre, traten während der Ferien in den Bergen die ersten Symptome auf. Zuerst eine Schwäche der oberen Extremitäten, welche sich dann auch auf die unteren Extremitäten ausbreitete. Eine Woche zuvor hatte der Patient an einem gastrointestinalen Infekt gelitten, welcher nach 48 Stunden wieder abklang. Da das Hantieren mit Besteck beim Essen sowie das Gehen zunehmend schwerer fielen, begab sich Herr Barré 2 Tage später ins nächstgelegene Regionalkrankenhaus. Dort wurden ein MRT sowie eine Liquorpunktion durchgeführt, worauf er notfallmäßig in das nächste größere Krankenhaus zur weiteren Diagnostik bei progredienter Tetraparese verlegt wurde. Dort fielen die motorischen Ausfälle mit Prädominanz der oberen Extremitäten sowie die seitengleich symmetrisch, aber abgeschwächt auslösbaren Reflexe auf. Bei der unteren Extremität zeigten sich eher proximal betonte motorische Ausfälle. Sensible Defizite waren keine vorhanden. Zur weiteren Abklärung wurde eine Elektroneuromyografie (ENMG, ➤ Kap. 18.2.1) durchgeführt, welche den Verdacht auf eine Polyradikulopathie vom Typ Guillain-Barré ergab. Aufgrund der vermuteten Diagnose erfolgte die Therapie mit intravenösen Immunglobulinen (IVIG). Initial kam es dann zu einer Zunahme der Beinschwäche sowie Abnahme der Rumpfstabilität. Die respiratorische Funktion zeigte keine Beeinträchtigung und es bestand keine Beatmungspflicht. Im Verlauf der nächsten 10 Tage kam es zu einer zunehmenden Verbesserung der Symptomatik und Herr Barré wurde in eine stationäre neurologische Rehabilitation verlegt.

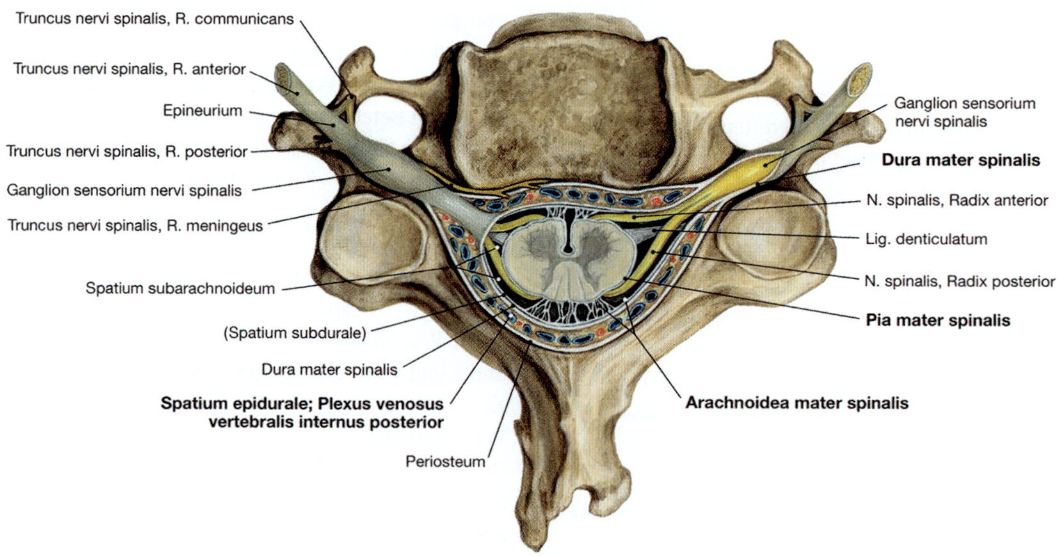

Abb. 18.1 Nervenwurzel [S700]

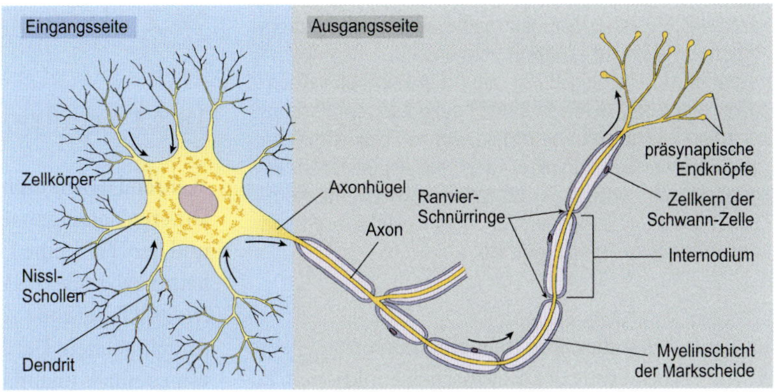

Abb. 18.2 Aufbau des peripheren Nerven [L190]

Evidenz

Akutmedizinische Empfehlung aktueller Leitlinie (2018)

Aufgrund der Gefahr der möglichen autonomen Dysregulation und der respiratorischen Insuffizienz bedürfen Patienten mit GBS in der Phase der Progression engmaschiger Kontrollen der Vitalkapazität und der Muskelkraft. Optimalerweise erfolgt die Behandlung insbesondere bei einer raschen Progression in einer Klinik mit Möglichkeit zur intensivmedizinischen Versorgung.

Die Behandlung wird mit IVIG oder Plasmapherese (Plasmaaustausch) durchgeführt und ist insbesondere bei mäßig schwerem bis schwerem Verlauf (unabhängige Gehstrecke < 5 m, rasche Progression, deutliche respiratorische oder bulbäre Symptome) eines GBS nach maximaler Krankheitsdauer von 4 Wochen indiziert. Ob eine Therapie mit IVIG oder Plasmapheresen gewählt wird, ist dabei abhängig von der Verfügbarkeit, Gesamtsituation des Patienten und den zu erwartenden Nebenwirkungen. Glukokortikosteroide werden nicht empfohlen. Bei leichtem GBS (Gehfähigkeit erhalten) ist eine Behandlung nicht zwingend erforderlich. Eine Studie belegt aber die Wirksamkeit von 2 Plasmapheresen. Durch den Einsatz von Plasmapherese kann das Outcome der Patienten nach 4 Wochen verbessert, das Risiko einer Beatmungspflichtigkeit halbiert und die Anzahl der Patienten mit vollständiger Genesung vergrößert werden.

Des Weiteren erfolgt eine symptomatische Therapie, z. B. analgetische Therapie, Thromboseprophylaxe oder Ernährung über eine nasogastrale oder perkutane Magensonde bei Dysphagie.

WAS WÄRE, WENN …

… es zu einer pulmonalen Verschlechterung kommen würde?

Die Gefahr der Ateminsuffizienz ist bei Patienten mit rascher Progression und Paresen, auch der oberen Extremität, am größten. Etwa 10–30 % der Patienten mit GBS entwickeln Atemwegskomplikationen, wobei ca. 14–25 % beatmungspflichtig werden. Dabei kommt es durch die Beteiligung der Zwerchfellmuskulatur zur akuten Ateminsuffizienz. Die zentrale CO_2-Steuerung ist vermindert und trägt unabhängig von einer gleichzeitigen Schwäche der Atemwege zu Gasaustauschanomalien bei. Der Beginn eines Atemwegsversagens kann sehr akut sein und sich gemäß Studien innerhalb von ca. 4 (+/- 1) Tagen nach Beginn der peripheren Muskelschwäche entwickeln. Eine Intubation und assistierte Beatmung sollten bei Aspiration oder muskulärer Erschöpfung der Atemmuskulatur erfolgen. Warnzeichen sind eine angestrengte Atmung und ein rascher Abfall von Vitalkapazität und O_2-Sättigung. Klinische, pulmonale und elektrophysiologische Parameter wurden umfassend untersucht, um Atemwegsversagen bei Patienten mit GBS vorherzusagen, da sich eine rechtzeitige Beatmung auf den Verlauf und die Prognose günstiger auswirkt. Prädiktoren dafür sind ein schneller Krankheitsverlauf, beidseitige Gesichtslähmung, autonome Dysfunktion, mehr als 7 Tage vom Beginn bis zur Aufnahme, Unfähigkeit, die Arme oder den Kopf zu heben und erhöhte Leberenzyme.

Bei fehlender Besserung der pulmonalen Funktion nach 1 Woche sollte eine Tracheostomie erwogen werden. Ein

18

axonales Muster in der Elektrophysiologie weist auf ein erhöhtes Risiko zur Langzeitbeatmung hin.
Ateminsuffizienz bei GBS ist mit vielen Faktoren verbunden. Neben dem Zwerchfell sind häufig auch die Rachen- und Kehlkopfmuskeln betroffen, was zu Schwierigkeiten beim Auswerfen von Sekret führt und Aspirationen begünstigt, was wiederum das Infektrisiko erhöht. Komplikationen sind Lungenentzündungen, Atelektasen und posttracheostomische Bronchitis.

Im Laufe der stationären Rehabilitation erfolgte eine rasche Verbesserung der motorischen Funktionen. Zu Beginn war der Patient im Rollstuhl mobil und konnte nur mit externer Hilfe stehen oder gehen. Gegen Ende der Rehabilitation konnte er an zwei Walkingstöcken selbstständig gehen sowie die Treppe bewältigen. Im Verlauf war das Tippen am PC wieder zügig möglich und die Handkraft konnte ebenfalls gesteigert werden. Es bestanden jedoch weiterhin eine gesteigerte allgemeine Erschöpfbarkeit und ausgeprägte Muskelschwäche in verschiedenen Muskelgruppen, vor allem der unteren Extremitäten. Zusätzlich traten vor allem nachts Schmerzen in den unteren Extremitäten auf, vermutlich neuropathischer Genese, welche medikamentös behandelt wurden. Betreffend Arbeitsfähigkeit wurde ein stufenweiser Wiedereinstieg mit regelmäßiger Neubeurteilung der Leistungsfähigkeit durch den nachbehandelnden Arzt empfohlen. Die Fahreignung für Automatikfahrzeuge wurde erteilt.

Nach etwas mehr als 2 Monaten stationärer Rehabilitation konnte der Patient nach Hause entlassen werden. Eine weiterführende ambulante Rehabilitation bestehend aus Physiotherapie, Wassertherapie, Ergotherapie und Medizinischer Trainingstherapie (MTT) wurde veranlasst.

Im vorliegenden Fallbericht werden folgende Fragen beantwortet:

- Was ist hinsichtlich der Erholung und der Prognose der Erkrankung aus physiotherapeutischer Sicht zu erwarten?
- Welche Therapiemaßnahmen sind geeignet und mit welcher Intensität? Welche Aspekte müssen bei der Behandlung berücksichtig werden?
- Was sind Besonderheiten einer peripheren Erkrankung des Nervensystems?

18.2 Untersuchungsbefunde

18.2.1 Medizinische Befunde

Während der Akutphase wurden zum Ausschluss von Differenzialdiagnosen ein MRT des Neurokraniums und der HWS, eine Liquorpunktion und eine Elektroneuromyografie (ENMG) zur Diagnostik durchgeführt. Die MRT-Befunde zeigten keine diagnoseweisenden Auffälligkeiten. Der Befund der Liquoruntersuchung war ebenfalls unauffällig mit klarem Liquor ohne Zellzahlerhöhung. Der pathognomonische Befund einer zytoalbuminären Dissoziation im Liquor zeigte sich noch nicht, da die Lumbalpunktion bereits früh im Krankheitsverlauf durchgeführt worden war. Auf eine Wiederholung dieser Diagnostik nach einigen Tagen wurde auf Grund der typischen klinischen Befunde sowie der elektrophysiologischen Befunde in der Elektroneurografie (ENG) verzichtet.

KLINISCHER HINTERGRUND

Liquorpunktion

Die Liquorpunktion (➤ Abb. 12.3) dient u. a. der Diagnostik bei Verdacht auf entzündliche Prozesse des Nervensystems, Subarachnoidalblutungen oder malignen Veränderungen, wie z. B. Tumoren mit Zugang zum Liquorraum. Sie erfolgt beim gebeugt sitzenden oder liegenden Patienten zwischen dem 4. und 5., gelegentlich auch zwischen dem 3. und 4. Lendenwirbeldornfortsatz. Vor der Untersuchung muss ein erhöhter Hirndruck ausgeschlossen werden. Weitere Kontraindikationen sind Blutgerinnungsstörungen (auch medikamentös bedingt, z. B. durch eine Vollheparinisierung) oder eine Infektion im Bereich der Punktionsstelle.
Häufig (ca. 10 %) kommt es innerhalb von 24 Stunden nach der Punktion zu Kopfschmerzen, wobei das Risiko mit zunehmendem Nadeldurchmesser bei Verwendung konventioneller Nadeln ansteigt. Der Kopfschmerz verschwindet in 50–80 % nach 5 Tagen.
Ein normaler Liquor ist klar und farblos, er enthält wenig bzw. keine Zellen. Durch ZNS-Erkrankungen kann sich die Permeabilität der Blut-Liquor-Schranke ändern. Dadurch steigt insbesondere die Konzentration von Proteinen und proteingebundenen Substanzen im Liquor. Bei Entzündungen steigt typischerweise die Zellzahl an. Beim Guillain-Barré-Syndrom kommt es zu der besonderen Konstellation der zytoalbuminären Dissoziation. Dabei steigt bei normaler Zellzahl das Eiweiß durch eine wachsende Liquorabflussbehinderung durch Schwellung im Bereich der Spinalwurzeln massiv an.

KLINISCHER HINTERGRUND

Elektroneuromyografie (ENMG)

Die **Elektroneuromyografie** (ENMG) ist eine elektrophysiologische Untersuchung, die eine große Rolle bei der Diagnostik von Erkrankungen peripherer Nerven, der neuromuskulären Übertragung und der Muskeln spielt.
Bei der **Elektroneurografie** (ENG) kann der Funktionszustand eines Nerven gemessen werden. Hierzu werden insbesondere die Nervenleitgeschwindigkeit und die Amplitude bestimmt. Dabei wird ein Nerv mittels eines kurzen elektrischen Impulses gereizt. Die ausgelöste und weitergeleitete Spannungsänderung kann dann entlang des Nerven gemessen werden. Je nach Aussehen der Reizantwort kann zwischen einer Schädigung der Myelinscheide oder des Axons unterschieden werden. Zudem kann die Untersuchung helfen, die Nervenschädigung zu lokalisieren. Bei primär axonalen Schädigungen kommt es zur Verringerung der Amplitude der Reizantwort, während eine demyelinisierende Erkrankung (wie z. B. beim GBS) mit einer Verringerung der Nervenleitgeschwindigkeit einhergeht. Bei vielen Erkrankungen zeigen sich jedoch beide Phänomene mit Betonung eines Aspektes.
Bei der **Elektromyografie** (EMG) wird die elektrische Muskelaktivität in Ruhe und bei unterschiedlich stark willkürlich kontrahiertem Muskel gemessen. Im gesunden Muskel (bzw. dazugehörigen Nerven) findet sich in Ruhe keine Aktivität. Ca. 3 Wochen nach einem Nervenschaden kann jedoch in einem ruhenden Muskel eine „pathologische Spontanaktivität" nachgewiesen werden.

Ärztliche Untersuchung

Im Rahmen der akutärztlichen Untersuchung wurden die respiratorische Funktion überwacht sowie die Kraft, Sensibilität und Reflextätigkeit überprüft.

Zu Beginn der ambulanten Phase zeigt sich noch eine leichte Tetraparese mit abgeschwächtem Händedruck und Unfähigkeit, auf den Zehenspitzen zu stehen oder zu springen. Die Muskeleigenreflexe sind an den oberen Extremitäten seitengleich mittellebhaft, an den unteren Extremitäten schwach auslösbar, der Babinski-Reflex ist bds. negativ.

18.2.2 Physiotherapeutische Anamnese

Herr Barré berichtet, dass er zu Beginn der stationären Rehabilitation enorme Fortschritte bezüglich der Muskelkraft und der Gehfähigkeit machen konnte. Anfangs sei das Stehen kaum möglich gewesen. In letzter Zeit nun seien die Fortschritte etwas weniger groß gewesen. Aktuell fühlt er sich nur im Innenbereich ohne Walkingstöcke sicher. Bei Ermüdung oder vor allem draußen benutze er diese noch regelmäßig. Beim Treppensteigen ohne Geländer fühle er sich noch sehr unsicher. Zudem berichtet er, dass er selbst mit Festhalten nicht auf den Zehenspitzen stehen könne.

Die Schwäche in den Händen schränke ihn im Alltag ebenfalls ein. So habe er Mühe, z. B. eine volle Bratpfanne oder bei der Arbeit Aktenordner sicher zu transportieren. Er ermüde allgemein noch sehr rasch und die Kraft habe noch lange nicht das alte Niveau erreicht. Auch sei es ihm unmöglich, seinen Hobbys wie Wandern und Fahrradfahren nachzugehen, an Skifahren sei gar nicht zu denken. Ab nächster Woche beginne er versuchsweise mit einem 20-prozentigen Pensum wieder zu arbeiten.

18.2.3 Evaluation des Gesundheitszustands nach ICF

Aktivität und Partizipation (Teilhabe)

Zu Beginn der ambulanten Therapien ist Herr Barré selbstständiger Fußgänger an zwei Nordic-Walking-Stöcken. Ebene kurze Strecken innerhalb des Hauses kann er ohne Hilfsmittel bewältigen (➤ Tab. 18.2). Die maximale Gehstrecke an Stöcken beträgt 1,5 km. Das Treppensteigen ist selbstständig mit Halten am Geländer möglich. Die Gehfähigkeit entspricht einem FAC-Wert von 5. Beim Transfer auf den Boden muss sich der Patient an einem Stuhl festhalten, um wieder hochzukommen. In der Selbstversorgung ist der Patient selbstständig (➤ Tab. 18.2). Da unterdessen die Fahrerlaubnis für Autos mit Schaltung erteilt wurde, fährt Herr Barré mit dem eigenen Auto in die Therapien. Momentan ist er noch zu 100 % arbeitsunfähig.

Körperfunktion und -struktur

Funktionen der Muskelkraft (b730)
Es zeigt sich das klinische Bild einer peripheren schlaffen Parese mit Muskelschwäche der oberen und unteren Extremitäten distal betont (➤ Tab. 18.1):

- Bei der unteren Extremität ist die dorsale Muskelkette am meisten betroffen: Glutäen/ischiokrurale Muskulatur/Wadenmuskeln/Zehenflexoren
- Bei der oberen Extremität ist die Kraft nach distal hin abnehmend. Die Handgelenks- und Fingerkraft ist im Vergleich zu proximal schwächer. Detaillierte Tests für die Hand- und Greifkraft wurden in der Ergotherapie durchgeführt.
- Reduzierte Kraft der rumpf- und hüftstabilisierenden Muskulatur

Funktionen der unwillkürlichen Bewegungsreaktionen (b755)

Reduzierte Koordination und Gleichgewicht

Weitere mit der Bewegung in Zusammenhang stehende muskuloskelettale Strukturen (s770)

Leicht eingeschränkte Muskellängen des M. triceps surae und der ischiokruralen Muskulatur bds.

Die Propriozeption betreffende Funktionen (b260)

Tiefen- und Oberflächensensibilität intakt

Funktionen der Gelenkbeweglichkeit (b710)

Die passive Gelenkbeweglichkeit zeigt keine Einschränkungen.

KLINISCHER HINTERGRUND

Periphere Paresen

Bei einer peripheren schlaffen Parese können folgende Strukturen betroffen sein (➤ Abb. 18.2):

- Vorderhornzelle
- Nervenwurzel
- Plexus
- Peripherer motorischer Nerv
- Neuromuskuläre Synapse
- Muskel

Die Merkmale einer peripheren schlaffen Parese sind:

- Kraftminderung
- Reduzierter Muskeltonus/Hypotonus
- Verminderte oder aufgehobene Eigenreflextätigkeit
- Muskelatrophie

Im Fall des Guillain-Barré-Syndroms sind mehrere benachbarte Nerven der Extremitäten sowie die Nervenwurzeln am Rumpf betroffen.

PRAKTISCHER TIPP

Manuelle Kraftmessung

Der manuelle Muskelfunktionstest (MFT) ist eine Testmethode, welche in der Physiotherapie häufig angewendet wird und Bestandteil der neurologischen Basisuntersuchung ist. Sie kommt ohne zusätzliche Hilfsmittel aus. Mit Hilfe der MFT kann die Fähigkeit eines Muskels, sich zu kontrahieren bis hin zur maximalen Kraft gegen Widerstand geprüft werden. Für diesen Test existieren verschiedene Bezeichnungen wie Muskelfunktionsprüfung (MFP) und manueller Muskeltest (MMT) oder MRC-Test. Verschiedene Skalen können dabei zum Einsatz kommen: 6-stufige Pareseskala des Medical Research Council (MRC):

0	Keine Kontraktion sicht- oder fühlbar
1	Sicht- oder tastbare Kontraktion
2	Bewegung ohne Einfluss der Schwerkraft möglich
3	Bewegung gegen Schwerkraft möglich
4	Bewegung gegen Schwerkraft und Widerstand möglich
5	Normale Muskelkraft

Die Skalierung wurde von diversen Autoren adaptiert und zudem das erforderliche Bewegungsausmaß definiert. Eine Muskelkraft-Skalierung mit Zwischenwerten wurde 1998 von Luc Noreau publiziert:

0	Keine Muskelkontraktion
1	Sicht- oder tastbare Muskelkontraktion
1,5	Bewegung ohne Einfluss der Schwerkraft mit teilweise Bewegungsausmaß
2	Bewegung ohne Einfluss der Schwerkraft mit vollem Bewegungsausmaß
2,5	Bewegung gegen die Schwerkraft mit teilweisem Bewegungsausmaß
3	Bewegung gegen die Schwerkraft mit vollem Bewegungsausmaß
3,5	Bewegung gegen leichten Widerstand mit vollem Bewegungsausmaß
4	Bewegung gegen moderaten Widerstand möglich
4,5	Muskel arbeitet gegen starken Widerstand, aber noch nicht völlig normal
5	Normale Muskelkraft

Diese Messmethode wird in der Neurologie bei progredienten Erkrankungen mit zunehmender Muskelschwäche, peripheren Nervenläsionen und bei der klinischen Klassifizierung einer Querschnittslähmung empfohlen.

In Untersuchungen zeigte sich, dass Veränderungen in der Muskelkraft bei Kraftwerten über 3 nicht zuverlässig erfasst werden. Bei diesen Werten ist die Messung von der subjektiven Einschätzung des Testers über die normale Kraft des Patienten abhängig. Bei Werten von 0–3 ergeben sich zuverlässigere Werte. Daher wird diese Testung nur eingeschränkt als Verlaufskontrolle empfohlen. Eine weitere

Methode stellt die Messung mittels Kraftmesszelle dar. Dabei benutzt der Untersucher ein tragbares Kraftmessgerät. Mit der Kraftmesszelle wird die Zugkraft des Patienten gemessen. Es kann auch die Druckkraft erfasst werden, indem der Patient gegen die Messzelle drückt. Das Problem hier ist jedoch, dass der Untersucher kräftiger sein sollte als der zu untersuchende Muskel. Ansonsten wird die Untersuchung mit einem fest verankerten System empfohlen.

Umwelt- und personenbezogene Faktoren

Herr Barré lebt mit seiner Ehefrau in einem Einfamilienhaus mit 2 Stockwerken. Sie haben 3 erwachsene Kinder, 2 davon leben noch zu Hause. Der Patient ist seit 25 Jahren selbstständiger Vermögensverwalter. Als Hobbys nennt er Fahrradfahren mit einem E-Bike, Skifahren und Spazieren oder Wandern. Die Familie besitzt zudem ein Ferienhaus in den Bergen, wo sie regelmäßig ihre Ferien verbringen.

Assessments

Die Werte der Muskelfunktionsprüfung und Assessments zu Beginn der ambulanten Rehabilitation sind in ➤ Tab. 18.1 und ➤ Tab. 18.2 aufgeführt.

Tab. 18.1 Muskelfunktionsprüfung zu Beginn der ambulanten Rehabilitation

Muskelfunktionsprüfung	Rechts	Links
Hüfte Extension	4	4
Hüfte Flexion	4	4
Hüfte Abduktion	3,5	3,5
Hüfte Adduktion	4	4
Knie Extension	4	4,5
Knie Flexion	2,5	2,5
Oberes Sprunggelenk (OSG) Dorsalextension	3,5	4
OSG Plantarflexion	3	3
Zehen Extension	3,5	3,5
Zehen Flexion	3	3
Schulter Flexion	4	4
Schulter Extension	4	4
Ellbogen Extension	3,5	3,5
Ellbogen Flexion	3,5	3,5

Tab. 18.2 Assessments zu Beginn der ambulanten Rehabilitation

Assessment	Wert
6-Minuten-Gehtest (6MWT)	307 m
Dynamic Gait Index (DGI)	18/24 Punkte
Dynamometer (Handkraft)	Rechts 14 kg/links 5 kg

18.3 Zusammenfassung der wichtigsten Befunde

Bei Herrn Barré besteht eine leichte Tetraparese mit Schwächen in verschiedenen Muskelgruppen. Diese nehmen tendenziell nach distal hin zu, betreffen jedoch auch die proximalen Bereiche wie die Rumpf- und Hüftmuskulatur. Typischerweise sind dabei keine sensiblen Defizite vorhanden. Muskelverkürzungen der Waden- und hinteren Oberschenkelmuskulatur sind nur leicht vorhanden und es zeigen sich keine Einschränkungen der Gelenkbeweglichkeit insbesondere des OSG trotz initial ausgeprägter distaler Schwäche und Immobilität. Die Gehfähigkeit hat sich bereits gut verbessert. Die Gehstrecke und die Geschwindigkeit sind jedoch noch weit vom Normwert entfernt. Aufgrund der abgeschwächten plantaren Muskulatur ist es dem Patienten nicht möglich, auf die Zehenspitzen zu kommen oder zu hüpfen. Am Ende der Standbeinphase ist ein reduziertes Abdrücken durch den Vorfuß zu beobachten. Auch das Treppensteigen und Bergaufgehen sind stark limitiert, da dort die dorsale Muskelkette der unteren Extremität ebenfalls beansprucht wird. Bei zunehmender Ermüdung beim Gehen zeigt sich ein verstärktes Trendelenburg-Hinken beidseits.

Zu Beginn der ambulanten Rehabilitation war das dynamische Gleichgewicht (DGI) reduziert (➤ Tab. 18.2); dies ist der eingeschränkten Koordinationsfähigkeit der geschwächten Muskulatur zuzuschreiben. Aufgrund der vorzeitigen Ermüdbarkeit muss Herr Barré im Alltag immer wieder Pausen einlegen.

WAS WÄRE, WENN ...

... Einschränkungen der Gelenkbeweglichkeit vorhanden wären?

Dabei muss unterschieden werden, ob es sich um eine Gelenkkontraktur oder muskuläre Verkürzung hantelt, wobei GBS-Patienten eher Verkürzungen von zweigelenkigen Muskeln als Gelenkkontrakturen entwickeln.
Vor allem im Frühstadium, wenn Paresen noch ausgeprägt sind, ist die Kontrakturprophylaxe wichtig. Das Therapieprogramm sollte neben passiven bzw. aktiv/assistiven Bewegungsübungen die Vertikalisierung mittels Kipptisch oder Stehgerät beinhalten. Häufig kommt es zu Restschwächen der Fußhebermuskulatur, seltener der Wadenmuskulatur. Eine Versorgung mit Fußheberorthesen kann indiziert sein. Ein regelmäßiges Dehnprogramm, z. B. des Gastrocnemius oder der Hamstrings, sollte durchgeführt werden.

... Schmerzen auftreten würden?

Schmerzen kommen bei GBS-Patienten häufig vor. Diese treten bei 50–80 % der Kinder und Erwachsenen als Erstmanifestation oder im Verlauf der Erkrankung auf. Sie sind häufig entweder muskuloskelettal oder neuropathisch zu erklären. In der Rehabilitation ist eine Schmerzbehandlung oft erforderlich, damit der Patient aktiv am Rehabilitationsprozess teilnehmen kann, was wiederum das funktionelle Ergebnis und die allgemeine Lebensqualität nach der Entlassung verbessert.
Neben der Anwendung von Medikamenten zur Schmerzbehandlung können Patienten mit GBS von Entspannungs- und Desensibilisierungstechniken profitieren.

18

18.4 Physiotherapeutische Zielsetzung

Nahziele (in 3 Monaten):
- Sicheres Gehen im Innenbereich ohne Walkingstöcke, Abbau der Stocknutzung im Außenbereich
- Überwinden von Treppenstufen ohne Geländer
- Transfer Stand-Boden-Stand frei, ohne Abstützen
- Steigerung der max. Gehstrecke/-dauer auf 2–3 km und 1–2 h

Mittelfristige Ziele (in 6 Monaten):
- Sicherheit und Unabhängigkeit von Hilfsmitteln auf allen Terrains
- Sicheres Fahrradfahren
- Leichte Wanderungen von 3–4 h und ca. 400 Höhenmetern sind wieder möglich.

Fernziele (nach 12 Monaten):
- Hüpfen und leichtes Jogging sind wieder möglich.
- Wandern uneingeschränkt wie vor der Erkrankung
- Skifahren

Ziele Ergotherapie: Ohne Hilfestellungen zufriedenstellend und über längeren Zeitraum in Küchenaktivitäten und Schreibaktivitäten am Computer partizipieren.

18.5 Physiotherapeutische Maßnahmen/Therapieplan

Herr Barré hat 3× pro Woche Physiotherapie, Ergotherapie, MTT sowie 1× pro Woche Wassertherapie Einzel und 1–2× pro Woche klassische Massage. Da der Patient zunehmend zu Hause sein Eigentraining durchführen konnte sowie im Laufe der Zeit in ein Fitnesscenter wechselte, wurde die Frequenz auf 2×/ Woche Physiotherapie und Ergotherapie reduziert. Die Wassertherapie wurde in der gleichen Frequenz beibehalten.

Physiotherapie

- **Abbau von Hilfsmitteln:** In der Physiotherapie wird zusammen mit dem Patienten der Gebrauch der Walkingstöcke draußen langsam abgebaut und auf immer anspruchsvollerem Gelände (steile Wege, Wiese, Treppen) trainiert. Es wird mit dem Patienten besprochen, was für ihn sicher ist, auch zu Hause allein zu üben.
- **Kraft und Koordinationstraining:** Dabei wird mit Eigengewicht und geräteunterstützt trainiert:
  - Tiefe Kniebeugen mit Referenz eines Stuhles oder Klotzes
  - Auf einen Stepper hoch- und runtersteigen, Steigerung der Höhe
  - Beinpresse: Für die Kräftigung des M. triceps surae mit gestreckten Beinen. Dabei soll die Rückenlehnen möglichst flach eingestellt sein und die Fußplatte fix. Herr Barré kann maximal mit 25 kg in die Plantarflexion kommen.
  - Stützpositionen/Liegestützen in verschiedenen Varianten

- Training der ventralen Rumpfmuskulatur sowie Hüftmuskulatur
- Training für den M. triceps brachii in Rückenlage mit Freihanteln
- Reaktives Koordinationstraining auf labilen Unterstützungsflächen wie Kreisel oder Balance-Pad, um die Unterschenkel- und Fußmuskulatur zu kräftigen. Hier eignet sich das Minitrampolin, auf dem Hüpf- und Sprungbewegungen, welche auf dem festen Boden nicht möglich sind, erleichtert werden.

• **Ausdauertraining:** Auf dem Veloergometer oder dem Laufband.
• **Alltagsnahes Training:**
  - Herrn Barrés Wunsch ist es, wieder Fahrrad fahren zu können. Er traut sich jedoch nicht, da er aufgrund der Schwäche in den Füßen und Händen verunsichert ist. Im Therapiesetting wird auf einem großen Dreirad ausprobiert, ob er mit den Füßen auf den Pedalen bleiben und die Bremsen aktivieren kann. Da dies gut geht und auch Sicherheit beim Abbiegen und Kopfwenden bestehen, kann das normale Therapiefahrrad ausprobiert werden. Daraufhin beginnt der Patient, zu Hause auf wenig befahrenen Strecken mit dem E-Bike zu fahren.
  - Das Bewältigen von steilen Wegen und Treppenstufen macht noch am meisten Mühe. Es wird ein Intervalltraining auf einem steilen Streckenabschnitt durchgeführt, wobei der Patient anfangs zügig 30 Sekunden lang bergaufgeht und dann langsam wieder zurück. Dies wird 3–4× wiederholt. Im Verlauf kann der Patient im Intervall joggen. Auch das zügige Gehen auf dem Laufband bei maximal eingestellter Steigung (15 %) wird eingesetzt. Der Patient wird aufgefordert, zu Hause viel Treppen zu steigen.

Hydrotherapie

Die Hydrotherapie schätzt Herr Barré sehr, da er durch den Auftrieb des Wassers besser in den Zehenstand kommt und das Hüpfen und Springen erleichtert werden. Insbesondere im früheren Stadium der Erkrankung hatte er im Wasser weniger Angst zu stürzen und genoss es, sich ohne Hilfsmittel fortbewegen zu können.

PRAKTISCHER TIPP

Dosierung

In der Literatur wird von paradoxer Schwäche überbeanspruchter denervierter Muskulatur bei Patienten mit peripherer Nervenbeteiligung gesprochen. Eine zu schnelle Zunahme der Trainingsintensität kann demnach zu einer Umkehrung der Kraft führen. Es wird empfohlen, die Trainingsintensität genau zu überwachen und auf Erschöpfungsanzeichen zu achten, vor allem im früheren Stadium der Erkrankung. Hohe Wiederholungszahlen bei geringem Gewicht und geringer Intensität werden im Allgemeinen gut vertragen. Wenn die Muskulatur kräftiger ist (ab Muskelwerten von 3) können progressivere Kräftigungsübungen angewendet werden.
Das Ergometertraining wurde mehrfach angewendet und untersucht und scheint, neben Kräftigungsübungen, eine geeignete Trainingsform zu sein. Untersuchungen zeigten auf, dass die Ermüdungswerte (gemessen mit der Fatigue Severity Scale, FSS, ➤ Abb. 12.4) um 20 % sanken, wenn Patienten ein 12-wöchiges Fahrradtraining absolvierten. Die Trainingsintensität beträgt 3 Einheiten pro Woche à 20 min + je 5 min Warm-up/Cool-down mit 75–80 % der maximalen Herzfrequenz.

18.6 Evidenzbasierte Zusammenfassung

Die Prognose bei GBS ist im Allgemeinen günstig. Die Erkrankung hinterlässt keine Schäden am zentralen Nervensystem, obwohl GBS-Patienten Dysphagie, Fazialisparesen und andere Defizite der Hirnnerven haben können. Die Therapie beschleunigt nicht die Nervenheilung, unterstützt jedoch beim Erlernen eines optimalen Einsatzes der Muskulatur, um weitere Atrophien zu vermeiden, während sich die Innervation der Muskulatur verbessert.

Was die Trainingsintensität angeht, wird primär intensives Training empfohlen. Vorsicht ist zu Beginn der Erkrankung geboten, wenn die Schwäche noch sehr ausgeprägt ist und auch Schmerzen bestehen. Dann soll auf eine ausreichende Pausenzeit und Erholung zwischen den Therapieeinheiten geachtet werden.

Der Verlauf von Herrn Barré unterstützt die Erkenntnis, dass der Heilungsverlauf und die Regeneration 12 Monate und darüber hinaus andauern kann. So konnte der Patient von einer intensiven ambulanten Rehabilitation über 1 Jahr nach Krankheitsbeginn profitieren(➤ Tab. 18.3). Dabei verbesserten sich die

Tab. 18.3 Übersicht Assessments

Assessment	T1	T2	T3	T4	T5
6MWT	307 m	452 m	492 m	545 m	595 m
DGI	18/24	24/24	---	---	---
Stair Climb Test (SCT)	---	---	10 Sek.	7 Sek.	6 Sek.
30-Sekunden-Aufstehtest	---	---	9x	13x	15x
Dynamometer (Handkraft)	Re.: 14 kg Li.: 5 kg	Re.: 20 kg Li.: 11 kg	Re.: 29 kg Li.: 17	Re.: 32 kg Li.: 20 kg	Re.: 38 kg Li.: 25 kg

Muskelfunktionsprüfung	T1		T3		T5	
	Rechts	Links	Rechts	Links	Rechts	Links
Knie Flexion	2,5	2,5	3,5	4	4,5	5
OSG Plantarflexion	3	3	4	4	4,5	4,5
Zehen Flexion	3	3	4	4	4,5	4,5

T1: Zu Beginn der ambulanten Rehabilitation
T2: Nach 3 Monaten
T3: Nach 6 Monaten
T4: Nach 9 Monaten
T5: Nach 12 Monaten

Muskelkraft und Koordinationsfähigkeit nochmals deutlich. Der Patient kommt nun besser in den Zehenstand und kann auf der Legpress 60 kg Plantarflexion stemmen. Aktivitäten wie steil bergauf gehen oder joggen sind viel dynamischer und weniger schwerfällig. Der Patient hat sich vorgenommen, in einem halben Jahr nochmals ein intensives Therapieintervall zu absolvieren. Sein großes Ziel ist, wieder auf den Skiern zu stehen.

Evidenz

Erholung nach GBS

Die meisten Patienten erreichen eine vollständige oder fast vollständige Genesung. Ein Großteil der Patienten ist drei Monate nach Beginn der Erkrankung ohne Hilfsmittel mobil und weist bis zum Ende des ersten Jahres nur geringe Restsymptome auf. Andererseits kann die Genesung über einen Zeitraum von sechs Monaten bis zu zwei Jahren oder länger dauern. 5–20 % der Patienten haben signifikante Restsymptome, welche zu einer langfristigen Behinderung führen können. In Untersuchungen konnte aufgezeigt werden, dass Patienten trotz guter funktioneller Erholung bis zu 10 Jahre oder länger von moderaten bis extremen Auswirkungen auf Berufs- und Sozialleben berichten. Dabei spielten häufig mangelnde Konditionierung und Müdigkeit eine vordergründige Rolle und nicht die primären, durch die Erkrankung bedingten Beeinträchtigungen.

Erhöhte Müdigkeit wird auch mit axonalem Verlust in Verbindung gebracht. Der Grund wird in unzureichenden Rekrutierungsmechanismen und intramuskulärer Koordination der motorischen Einheiten vermutet.

Als prognostische Faktoren im Hinblick auf einen ungünstigen Outcome werden höheres Lebensalter, Beatmungspflicht, rasche Progression, Merkmale axonaler Schädigungen im ENG oder die Feststellung, dass keine Plasmapherese durchgeführt oder intravenöse Immunglobuline gegeben wurden, genannt. Es wurde festgestellt, dass eine Beeinträchtigung der Atmung in der Akutphase mit einer dauerhaften Funktionsstörung verbunden sein kann. In einer begrenzten Anzahl von Studien haben sich die Werte für die Lungenfunktion jedoch kontinuierlich verbessert, mit nahezu vollständiger Genesung und keiner nachweisbaren Beeinträchtigung nach 2 Jahren.

Die Wirksamkeit von intensiven multidisziplinären ambulanten Rehabilitationsprogrammen bis zu 12 Monate nach Beginn der Erkrankung konnte nachgewiesen werden. Untersuchungen unterstützen ein intensives und längerfristiges Rehabilitationsprogramm für bis zu 24 Monate nach Krankheitsausbruch. Dabei wird empfohlen, nach einer ersten stationären Rehabilitation eine zweite intensive Rehabilitationsphase zu einem späteren Zeitpunkt der Erkrankung durchzuführen. Im Vordergrund stehen vor allem die Rekonditionierung und Förderung von Aktivität und Teilhabe.

Gemäß einer retrospektiven Studie erwies sich längerfristige, intensive Physiotherapie über einen Zeitraum von 6 Monaten bis zu einem Jahr oder länger als wirksam in Bezug auf die Gehfähigkeit von GBS-Patienten.

Eine Review aus dem Jahr 2016 über die Bewertung der Auswirkung von Trainingsmaßnahmen bei Patienten mit GBS zeigt, dass insgesamt verschiedene Arten von Trainingsprogrammen (Kraft, Gehtraining, Ausdauer) die Mobilität, kardiopulmonale Funktion und Muskelkraft verbessern sowie Müdigkeit reduzieren. Zum Zeitpunkt dieser Arbeit war es jedoch nicht möglich, zuverlässige Aussagen über Auswirkungen von einzelnen Trainingsmaßnahmen zu machen, da wenig qualitativ hochwertige Studien vorlagen.

LITERATUR

Bussmann JB, Garssen MP, van Doorn PA, Stam HJ. Analysing the favourable effects of physical exercise: relationships between physical fitness, fatique and functioning in Guillain-Barré syndrome and chronic inflammatory demyelinating polyneuropathy. J Rehabil Med 2007; 39: 121–125.

Drenthen J, Jacobs BC, Maathuis EM, et al. Residual fatigue in Guillain-Barré syndrome is related to axonal loss. Neurology 2013; 81:1827–1831.

El Mhandi F, Calmels P, Camdessanché JP, et al. Muscle strength recovery in treated Guillain-Barré syndrome: a prospective study for the first 18 month after onset. Am J Phys Med Rehabil 2007; 86(9): 716–724.

Garg M. Respiratory Involvement in Guillain-Barré Syndrome: The uncharted Road to recovery. J Neurosci Rural Pract 2017; 8(3): 325–326.

Hengelmolen-Greb A, Jöbges M (Hrsg). Leitfaden Physiotherapie in der Neurologie. München: Elsevier; 2018.

Khan F, Amatya B. Rehabilitation interventions in patients with acute demyelinating inflammatory polyneuropathy: A systematic review. EUR J Phys Rehabil Med 2012; 48: 507–522.

Khan F, Pallant JF, Amatya B, Ng L, Gorelik A, Brand C. Outcomes of high- and low-intensity rehabilitation programme for persons in chronic phase after Guillain-Barré-Syndrome: A randomized controlled trial. J Rehabil Med 2011; 43: 638–646.

Khan F. Rehabilitation in Guillain-Barré Syndrome. Aust Fam Physician 2004; 33(12): 1013–1017.

Leitlinien für Diagnostik und Therapie in der Neurologie. Therapie akuter und chronischer immunvermittelter Neuropathien und Neuritiden. Deutsche Gesellschaft für Neurologie, AWMF-Registernummer: 030/130.

Mayer JE, McNamara CA, Mayer J. Miller Fisher syndrome and Guillain-Barré syndrome: dual intervention rehabilitation of a complex patient case. Physiother Theory Pract 2020; 9: 1–10.

Mullings KR, Alleva JT, Hudgins TH. Rehabilitation of Guillain-Barré-Syndrome. Dis Mon 2010; 56: 288–292.

Noreau L, Vachon J. Comparison of three methods to assess muscular strength in individuals with spinal cord injury. Spinal Cord 1998; 36: 716–723.

Pfeffer A. Manuell Muskelkraft messen. physiopraxis 2007; 5(2): 34–35.

Prada V, Massa F, Salerno A, et al. Importance of intensive and prolonged rehabilitative treatment on the Guillain-Barrè syndrome long-term outcome: a retrospective study. Neurol Sci 2020; 41: 321–327.

Schädler S, Lüthi H, Marks D, et al. Assessments in der Rehabilitation – Band 1: Neurologie. 3. Auflage. Bern: Hans Huber; 2012.

Simatos Arsenault N, Vincent PO. Influence of exercise on patients with Guillain-Barré Syndrome: A systematic review. Physiotherapy Canada 2016; 68(4); 367–376.

Taylor S. The ventilated patient undergoing hydrotherapy: a case study. Aust Crit Care 2003; 16(3): 111–115.

FALL

19

Susanne Gerold

Critical-Illness-Polyneuropathie

Leitsymptome: Sensibilitätsstörungen – Bewegungseinschränkungen – schlaffe Parese

schwer

Definition

Critical-Illness-Polyneuropathie

Unter einer **Polyneuropathie** versteht man die **Schädigung mehrerer peripherer Nerven.** Hierbei ist die Parese bedingt durch eine Läsion des 2. Motorischen Neurons (➤ Abb. 18.2).

Die **Critical-Illness-Polyneuropathie,** auch CIP genannt, bezeichnet eine meist distal betonte, symmetrisch auftretende Polyneuropathie, die als **Komplikation bei schweren intensivmedizinischen Behandlungen** auftreten kann, z. B. im Rahmen einer andauernden Sepsis, eines Multiorganversagens oder einer Langzeitbeatmung. Die Ursache für das Entstehen einer CIP ist unklar. Vermutet werden Entzündungsmediatoren, wie z. B. Zytokine oder Interleukine, die eine toxische Wirkung auf die Axone und hier speziell auf die motorischen Neurone des peripheren Nervensystems ausüben.

Die CIP ist relativ häufig und steigt mit der Dauer der Beatmung an.

Die Schädigung der Neurone führt zu Paresen der betroffenen Muskeln mit weiterführenden Bewegungseinschränkungen. Es können sämtliche Extremitäten davon betroffen sein; in den meisten Fällen betrifft es die untere Extremität. Schwerwiegend kann eine Beteiligung des Zwerchfells werden, da hier das Weaning (Entwöhnung von der Beatmungsmaschine) erschwert werden kann.

Differenzialdiagnostisch ist die CIP von einem Guillain-Barré-Syndrom (➤ Kap. 18) oder einer Myasthenia gravis mittels Aufzeichnung der Nervenleitgeschwindigkeit abzugrenzen. Beim Vorliegen einer CIP ist diese unauffällig.

Eine spezifische Therapie ist nicht bekannt, die Behandlung ist rein unterstützend. Im Vordergrund steht die Behandlung der Grunderkrankung des Patienten. Therapeutisch wird neben Atemtherapie auf eine gute Lagerung mit regelmäßigen Lagewechseln zur Vermeidung von Druckläsionen (Dekubitus) geachtet.

Prognostisch bleiben bei 10–35 % der Patienten neurologische Symptome aufgrund der CIP zurück.

KLINISCHER HINTERGRUND

Nervenleitgeschwindigkeit

Die Nervenleitgeschwindigkeit (NLG) beschreibt die Geschwindigkeit, mit der ein elektrischer Impuls durch den Nerv geleitet wird. Sie ist abhängig von der Beschaffenheit des Nerven. Die durchschnittliche Leitgeschwindigkeit beim menschlichen Nerven liegt bei 1–100 Meter pro Sekunde. Je dicker die Myelinschicht des Nerven, desto schneller leitet er die elektrischen Impulse weiter.
Gemessen wird die NLG mittels der Elektroneurografie (ENG). Zur Messung werden 2 Elektroden an die Oberfläche der Haut angelegt, direkt oberhalb des zu testenden Nerven. Aus der Entfernung der Elektroden und der Zeit, die der elektrische Impuls benötigt, kann dann die Geschwindigkeit der Reizübertragung errechnet werden. Während motorische Nerven eine elektrische Stimulation benötigen, kann die NLG bei sensiblen Nerven ohne eine entsprechende Stimulation ermittelt werden.
Diagnostisch wird die ENG häufig beim Verdacht einer peripheren Reizleitungsstörung, wie z. B. der Polyneuropathie, durchgeführt.

19.1 Vorgeschichte

Mit 10 Jahren wurde bei Frau Herz die Diagnose einer schweren idiopathischen Myopathie gestellt. Es zeigte sich das Bild einer restriktiven Kardiomyopathie mit schwerer diastolischer Funktionsstörung beider Ventrikel bei biventrikulär normaler systolischer Funktion. Im Alter von 21 Jahren wurde Frau Herz herztransplantiert. Im Rahmen der Operation kam es zu zellulären Abstoßungsreaktionen, weshalb Frau Herz immunsuppressiv behandelt wurde. Nach Entlassung musste sie weiterhin Kortison nehmen, um eine Abstoßung des transplantierten Herzens zu verhindern.

1,5 Jahre nach Transplantation kam es aufgrund fehlender Einnahme des Kortisons zu einem schweren kardiogenen Schock. Ursache war einer Abstoßungsreaktion mit Multiorganversagen. Frau Herz wurde intensivmedizinisch betreut und behandelt. Im Rahmen dieser Hospitalisierung und der länger andauernden Beatmung entwickelte Frau Herz eine Critical-Illness-Polyneuropathie mit Hyp- bis Anästhesien beider Fußsohlen und Zehen.

Nach 6-wöchigem Aufenthalt in der Akutklinik und 8-wöchigem Aufenthalt in der stationären Rehabilitation konnte Frau Herz ins häusliche Umfeld entlassen werden und stellt sich zur ambulanten physiotherapeutischen Weiterbetreuung vor.

19

Im vorliegenden Fallbericht werden folgende Fragen beantwortet:

- Wodurch ist das klinische Bild einer Polyneuropathie gekennzeichnet?
- Wie sieht die physiotherapeutische Befundung hierbei aus?
- Welche Maßnahmen stehen auf den unterschiedlichen Ebenen der ICF physiotherapeutisch zur Verfügung?
- Welche ärztlichen/chirurgischen Interventionen sind möglich?

19.2 Untersuchungsbefunde

19.2.1 Medizinische Befunde

Aufgrund der Vorerkrankungen von Frau Herz fand nach Austritt aus der stationären Rehabilitation eine kardiale Nachkontrolle statt.

- EKG: Sinusrhythmus; Frequenz: 106/min; Achse: 47°; Intermediär-Typ; partieller Rechtsschenkelblock
- Doppler-Echokardiografie: normaler Befund, kein Hinweis auf Abstoßung
- Labor: Tacrolimus: 6,1 µg/l.
- Endomyokardbiopsie: ungenügend Myokard. Die Biopsie ist nicht repräsentativ zur Beurteilung der Abstoßung.

KLINISCHER HINTERGRUND

Endomyokardbiopsie

Bei der Endomyokardbiopsie werden durch einen venösen Zugang Gewebeproben aus dem Herzmuskel (Myokard) entnommen. Seit 1982 wird diese Untersuchung routinemäßig nach Herztransplantationen zum Ausschluss von Abstoßungsreaktionen durchgeführt. Auch bei der Diagnostik von Herzmuskelerkrankungen, wie z. B. bei Entzündungen oder Tumoren, wird diese Untersuchung durchgeführt.

Die Endomyokardbiopsie bedarf keiner großen Vorbereitung und wird ambulant durchgeführt. Dem Patienten wird über die rechte Halsvene ein Katheter in die rechte Herzkammer geschoben. Über eine Zange wird Gewebematerial entnommen und dem Pathologen zur histologischen Untersuchung weitergeleitet. Die Einstichstelle an der Halsvene wird anschließend 5 Minuten manuell komprimiert, bevor der Patient wieder aufstehen kann.

Die Patientin präsentiert sich kardiopulmonal kompensiert und annährend beschwerdefrei, insbesondere ohne Hinweise für interkurrente Infekte. Die laborchemischen Kontrollen zeigen eine weiterhin normale Nierenfunktion, ein leicht erhöhtes aNT-proBNP (= Brain Natriuretic Peptide, ein im Herz gebildetes Eiweiß, welches die Niere zur Flüssigkeitsausscheidung anregt und als Marker bei der Diagnostik einer Herzinsuffizienz dient) und unauffällige Entzündungswerte. Auch in der Hämatologie findet sich ein normales Blutbild. In der komplikationslosen inguinal rechts durchgeführten Endomyokardbiopsie konnten sich keine Hinweise auf eine Abstoßung finden, allerdings bei ungenügendem Material. Die transthorakale Echokardiografie zeigte keine Hinweise auf Abstoßung.

Ärztliche Untersuchung

23-jährige Patientin. Größe 157 cm. Gewicht 45 kg. BMI 18,26 kg/m^2. AF 14/min. HF 106/min. RR im Liegen am Oberarm rechts 110/65 mmHg. Keine Zyanose. Reizlose mediane Sternotomienarbe. Thorax symmetrisch. Halsvenen nicht gestaut. HjR negativ (= Hepatojugulärer Reflux: Anstauung der oberflächlichen Halsvene durch Druck auf den oberen Bauchraum, wird in der Diagnostik der Herzinsuffizienz eingesetzt). Keine Beinödeme. Keine Varikosis. Unauffälliger Auskultationsbefund. A. carotis links ohne Geräusch. A. carotis rechts ohne Geräusch. A. tibialis posterior links palpabel. A. tibialis posterior rechts palpabel. A. dorsalis pedis links palpabel. A. dorsalis pedis rechts palpabel. Symmetrische Belüftung der Lunge. Normales Atemgeräusch. Keine Dämpfung. Leber nicht druckdolent. Keine pathologischen Lymphknoten palpabel.

Neurostatus: gehfähige Patientin, Fußheberparese links betont mit begleitender Spitzfußbildung links und Hinweisen auf verkürzte Achillessehne links, Pronation Außenrotation des linken Fußes willkürlich angedeutet, deutliche Atrophie des M. tibialis anterior linksseitig betont, Atrophie des M. gastrocnemius linksbetont. Ansonsten keine manifesten Paresen. Keine Hinweise auf neurologisches Defizit.

Eine durchgeführte Muskelsonografie der Planta pedis links ergibt eine erkennbare Muskelkontraktion der Flexoren ohne sicher erkennbare massive bindegewebige Durchsetzung (➢ Abb. 19.1).

Physiotherapeutische Anamnese

In der Anamnese berichtet Frau Herz, dass sie sich insgesamt sehr gut erholt habe, aber noch merke, dass sie schneller ermüde und nicht allzu weit gehen könne. Das Gehen erfolge mittlerweile ohne Hilfsmittel wie Rollator oder Stock, im Freien gehe sie nur in Begleitung, da Angst vor einem Sturz bestehe. Frau Herz gibt weiter an, dass vor allem ihr linker Fuß sie störe, da sie hier nicht gut abrollen könne und sie das

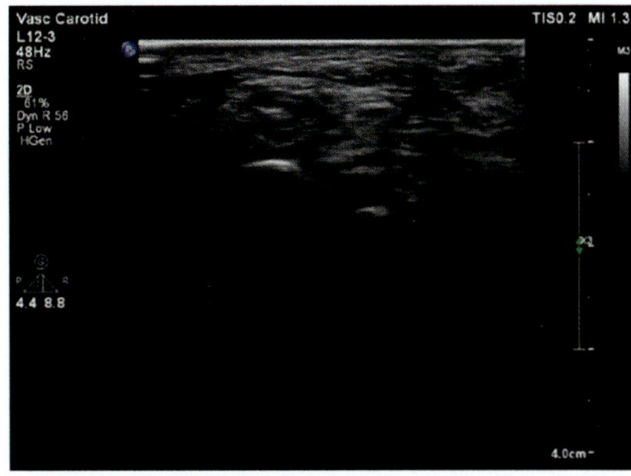

Abb. 19.1 Muskelsonografie der Planta pedis links [XXX]

Gefühl habe, ihn weniger belasten zu können als den rechten. Vor Entlassung aus der Rehabilitation sei eine Orthesenversorgung gestartet worden, die nun ambulant weiterbetreut werden solle.

Die nach Entlassung aus der stationären Rehabilitation durchgeführte Herzkontrolle sei unauffällig gewesen. Frau Herz wolle sich nun voll auf die ambulante Weiterbetreuung konzentrieren und alsbald wieder in ihren Beruf einsteigen.

19.2.2 Evaluation des Gesundheitszustandes nach ICF

Aktivität und Partizipation (Teilhabe)

Frau Herz kommt als selbstständige Fußgängerin zur Therapie. Neben der 3× wöchentlich stattfindenden Physiotherapie besucht Frau Herz aktuell ein Fitnessstudio. Aufgrund von Gangunsicherheiten im Außenbereich wird sie hierbei von einer Freundin oder ihrem Freund begleitet.

Selbstversorgung (d510–560)
In den Aktivitäten des täglichen Lebens ist sie selbstständig und benötigt keine Unterstützung.

Eine elementare Körperposition wechseln (d410)
Frau Herz kann alle Lagewechsel selbstständig durchführen. Aufstehen vom Stuhl erfolgt freihändig, beim Absetzen benötigt sie Armunterstützung.

In einer Körperposition verbleiben (d415)
Im Stand ist Frau Herz sicher, im Einbein- und Tandemstand fallen Unsicherheiten links > rechts auf.

Gehen (d450)
Ebenso fallen Unsicherheiten im Gang auf (Functional Ambulation Categories FAC 4, ➤ Tab. 19.2).
Sich in verschiedenen Umgebungen fortbewegen (d460)
Die Treppe steigt Frau Herz alternierend aufwärts ohne Handlauf, abwärts mit Handlauf. Rennen ist für eine sehr kurze Strecke (< 40 m) unter Supervision möglich, Frau Herz gibt hierbei starke Unsicherheit an.

Körperstruktur und -funktion

Funktionen der Muskelkraft (b730)
Funktionell zeigt sich das Bild einer bilateralen peripheren Parese der unteren Extremitäten (➤ Tab. 19.1). Die obere Extremität zeigt eine seitengleiche Kraftentfaltung.
Funktionen der Gelenkbeweglichkeit (b710)
Die Gelenkbeweglichkeit ist im Bereich des oberen Sprunggelenks (OSG) eingeschränkt, links > rechts (➤ Tab. 19.1). Die Gelenkbeweglichkeit der oberen Extremität zeigt keinerlei Auffälligkeit.
Schmerzen (b280)
Schmerzen gibt Frau Herz im Bereich der Achillessehne links und im Bereich des Vorfußes links bei längerem Stehen und Gehen an.
Sinnesfunktionen bezüglich Temperatur und anderer Reize (b270)
Die Oberflächen- und Tiefensensibilität ist an der unteren Extremität distal eingeschränkt, auch hier links > rechts.
Funktionen der Bewegungsmuster beim Gehen (b770)
Das Gangbild ist gekennzeichnet durch einen beidseitigen Steppergang mit fehlender Dorsalextension in den Schwungbeinphasen. In der linken Standbeinphase zeigt sich im Midstance ein Genu recurvatum (➤ Abb. 3.2). Die Schrittlänge rechts ist kürzer als links.

Umwelt- und personenbezogene Faktoren

Frau Herz lebt gemeinsam mit ihrer Mutter in einer Wohnung im Parterre. Ihr Vater ist im Alter von 32 Jahren an einem plötzlichen Herztod gestorben. Frau Herz ist gelernte Kauffrau und hat zuletzt stundenweise in einem Anwaltsbüro gearbeitet. Aktuell ist sie 100 % arbeitsunfähig geschrieben.

Hobbys: tanzen, sich mit Freunden treffen, Fitness

Assessments

Tab. 19.1 Assessments auf Ebene Körperstruktur und -funktion zu Beginn der ambulanten Physiotherapie

Muskelfunktionsprüfung	Rechts	Links
Hüftextension	4,5	4
Hüftabduktion	4	3,5
Knieextension	4,5	4
Dorsalextension (DE)	2	1,5
Plantarflexion (PF)	4,5	4
Gelenkbeweglichkeit OSG	**Rechts**	**Links**
DE/PF	0/0/45	0/10/45

Tab. 19.2 Aktivitäts-Assessments zu Beginn der ambulanten Physiotherapie

Assessment	Wert
FAC	4
6-Minuten-Gehtest (6MWT)	290 m (ohne Hilfsmittel)
10-Meter-Gehtest (10MWT)	16 Schritte, 11 Sekunden
Einbeinstand	Rechts 9 s/links 3 s
Tandemstand	Rechts vorne 9 s/links vorne > 60 s
Rombergstand auf Airex mit geschlossenen Augen	> 60 s

19.3 Zusammenfassung der wichtigsten Befunde

Frau Herz erlitt im Rahmen eines kardiogenen Schocks bei Multiorganversagen eine Critical-Illness-Polyneuropathie. Nach einer 8-wöchigen stationären Rehabilitation konnte Frau Herz als selbstständige Fußgängerin ins häusliche Umfeld entlassen werden, jedoch zeigen sich im Gangbild neben fehlender Dorsalextension beider Füße in den Schwungbeinphasen auch eine verkürzte Schrittlänge rechts und ein Genu recurvatum links im Midstance (➤ Abb. 3.2).

An der unteren Extremität zeigen sich Muskelschwächen, die betont distal auftreten. Das untere Sprunggelenk links zeigt Bewegungseinschränkungen in Richtung Dorsalextension. Ebenfalls ist die Tiefen- und Oberflächensensibilität distal eingeschränkt. Auch hier mit einem Seitenunterschied, links > rechts.

Funktionell besonders relevant scheinen die massive bilaterale Fußheberschwäche sowie eine Spitzfuß-Symptomatik des linken OSG sowie eine Spitzfuß-Tendenz des rechten OSG (gerade so 0-Stellung) zu sein.

Aufgrund der Schwäche und der Fehlstellung ermüdet Frau Herz beim Gehen und sie fühlt sich schnell unsicher, was sich auch in einer verkürzten Schrittlänge rechts äußert. Vor allem beim Gehen in größeren Menschenmengen oder z. B. beim Benutzen der öffentlichen Verkehrsmittel bemerkt sie die Einschränkungen, weshalb sie sich aktuell beispielsweise beim Training im Fitnessstudio begleiten lässt.

19.4 Physiotherapeutische Zielsetzung

Gemeinsam mit Frau Herz wurden folgende **Partizipationsziele** definiert:

- Wiedereinstieg in ihren angestammten Beruf als Kauffrau
- Ermöglichen einer selbstständigen Mobilität und Teilhabe am öffentlichen Leben: Freizeitaktivitäten wiederaufnehmen, z. B. Ausgehen mit Freunden

Abgeleitet von den vereinbarten Partizipationszielen und der Evaluation des aktuellen Gesundheitszustandes wurden weitere Ziele auf ICF-Ebene festgelegt:

Aktivität:

- In 2 Wochen ohne Begleitung den öffentlichen Verkehr benutzen.
- In 1 Monat ohne Begleitung ins Fitnessstudio gehen.
- Tägliche Spaziergänge von anfangs 20 Minuten bis hin zu 1 Stunde
- Erarbeiten von Gleichgewichtsstrategien, v. a. auf unebenem Untergrund und bei visueller Ablenkung
- Erarbeiten eines symmetrischen Gangbildes

Körperstruktur und -funktion:

- Verbesserung der Beweglichkeit der Dorsalextension bds.; Ziel: links: 0°-Stellung; rechts 5–10° Dorsalextension
- Aktivierung der Dorsalextensoren links
- Verbesserung der Knie- und Hüftstabilität links
- Erarbeiten einer ergonomischen Haltung
  - LWS-Stabilität
  - BWS-Aufrichtung

19.5 Physiotherapeutische Maßnahmen/Therapieplan

Zu Beginn des ambulanten Therapiesettings wird mit Frau Herz an der Beweglichkeit passiv wie aktiv gearbeitet. Hierzu werden sowohl manualtherapeutische als auch funktionelle Ansätze zur Verbesserung der Gelenkbeweglichkeit eingesetzt.

- Passiv/assistives Durchbewegen des OSG bds.
- Dehnung der Wadenmuskulatur unter Gewichtsbelastung (➤ Abb. 19.2, ➤ Abb. 19.3)
- Standbeintraining links
- Kräftigung der unteren Extremität auf der Beinpresse
- Laufbandtraining
- Gangtraining auf dem Boden mit Training von Schutzschritten
- Versorgung mit 2 Heidelberger Winkeln bds.

Das Einüben eines Eigentrainingsprogrammes mit Übungen zur Muskeldehnung und -kräftigung ist ein

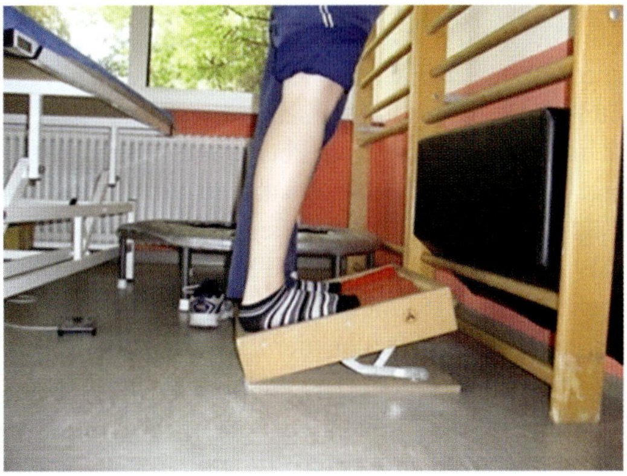

Abb. 19.2 Axiale Dehnung M. gastrocnemius [P1013]

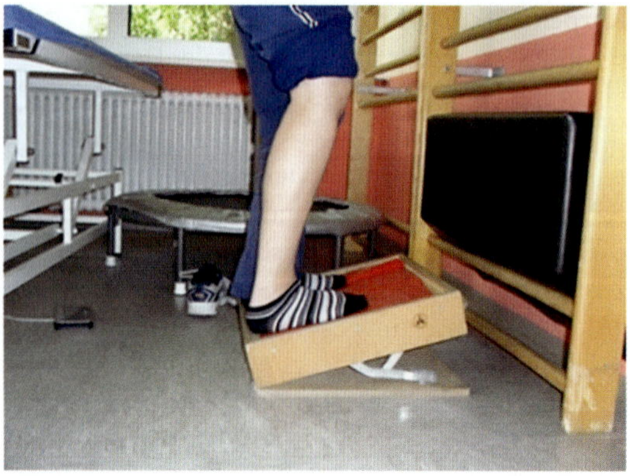

Abb. 19.3 Axiale Dehnung M. soleus [P1013]

weiterer Therapieinhalt. Dieses Programm sieht wie folgt aus:

- Brücke mit Fitnessband
- Lunches (Ausfallschritte); 3×15 Wiederholungen je Seite
- Jumping Lunches über 30 Sekunden, 3×
- Ausfallschritt mit Fitnessband auf einer Strecke von 4 Metern
- Yogaübung Herabschauender Hund zur Dehnung der dorsalen Beinmuskulatur
- Dehnung M. gastrocnemius und M. soleus im Stand an der Treppe, Dehnung halten über sicher jeweils 90 s

Eine Re-Evaluation nach 4 Wochen ergibt Verbesserungen in den funktionellen Assessments. Durch die Versorgung mit 2 Heidelberger Winkeln hat sich für Frau Herz die Sicherheit beim Gehen anfänglich deutlich erhöht, sodass sie sich nun nicht mehr zum Training im Fitnessstudio begleiten lässt. Frau Herz gibt aber ebenfalls an, dass sie beim letzten Spaziergang im Wald mit dem linken Fuß umgeknickt sei und nun unsicher sei, ob sie sich doch weiterhin im Außenbereich begleiten lassen soll.

In der Re-Evaluation auf Ebene der Körperstruktur und -funktion fällt weiter auf, dass sich die Gelenkbeweglichkeit im linken OSG deutlich verschlechtert hat (➤ Tab. 19.3). Durch die Fehlstellung im OSG sind die kurzen Fußmuskeln sowie der Großzeh unter starker Spannung, was bei der Patientin zu stärkeren Schmerzen führt. Frau Herz gibt hier einen Wert von 7 auf der visuellen Analogskala (VAS) an.

Die fehlende Dorsalextension links versucht Frau Herz mit Absatzschuhen zu kompensieren, was allerdings nicht ausreicht. Im Gespräch gibt Frau Herz einen hohen Leidensdruck aufgrund der Schmerzen an.

Tab. 19.3 Assessments nach 4 Wochen ambulanter Therapie

Muskelfunktionsprüfung	Rechts	Links
Hüftextension	4,5	4
Hüftabduktion	4	3,5
Knieextension	4,5	4
Dorsalextension	2	1,5
Plantarflexion	4,5	4
Gelenkbeweglichkeit	**Rechts**	**Links**
DE/PF	0/0/45	**0/15/45**

Aktivitäts-Assessments	Wert
6MWT	320 m (mit Heidelberger Winkel bds.)
10MWT	15 Schritte in 9 Sekunden

Trotz Verbesserungen auf Aktivitäts- und Partizipationsebene wird mit Frau Herz die Möglichkeit einer Redressionsbehandlung des linken OSG angesprochen. Die Redression stellt eine Möglichkeit zur Behandlung bei verkürzten muskulären und bindegewebigen Strukturen dar. Hierbei wird das betroffene Gelenk eingegipst und dieser Gips wöchentlich gewechselt (➤ Abb. 19.5).

KLINISCHER HINTERGRUND

Redressionsbehandlung

Die Redressionsbehandlung wird in der Neurologie häufiger bei einer spastisch bedingten Bewegungseinschränkung eingesetzt, kann aber auch bei peripher bedingten Bewegungseinschränkungen erfolgsversprechend sein. Durch die Redression kommt es zu einer Dehnung der verkürzten Strukturen. Bei der Muskeldehnung erfolgt ein Lösen der „Cross-Bridges" zwischen den Aktin- und Myosinfilamenten der Muskelfasern (➤ Abb. 19.4.) Hierdurch kommt es nachfolgend zu einer Reduktion der Muskelsteifigkeit (sog. Muscle stiffness) und einer Abnahme der Empfindlichkeit der Muskelspindel auf Dehnung. Die eigentliche Länge der Aktin- und Myosinfilamente bleibt bei einer Muskeldehnung gleich. Erfolgt die Dehnung aber länger, wie es auch bei der Redressionsbehandlung der Fall ist, nimmt die Anzahl der Sarkomere zu. Sarkomere sind die kleinste kontraktile Einheit eines Muskels und bestimmen dessen Länge (➤ Abb. 19.4).

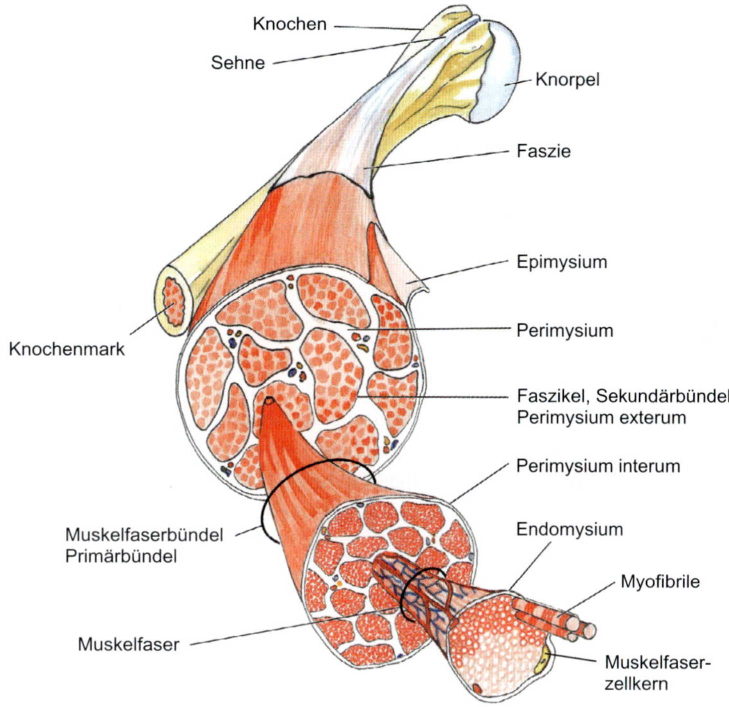

Abb. 19.4 Aufbau eines Muskels [G376]

PRAKTISCHER TIPP

Redressionsbehandlung

Bei der Redressionsbehandlung ist darauf zu achten, dass der Patient eine bequeme Lage einnimmt. Das Alignment vor allem der benachbarten Gelenke sollte ebenfalls wie der Patient selbst gut im Auge behalten werden. Es kann durch die redressierende Position beim Patienten zu Reaktionen wie z. B. Schwitzen, Schmerzen, Unruhe oder Ausweichbewegungen kommen.
Die Verbandsanlage sollte mit mind. 2 Personen stattfinden, und am selben und folgenden Tag sollte der Patient gut überwacht sein. Hierbei wird der Patient befragt und der Gips auf Falten, Einrisse oder ähnlichem kontrolliert. Der Gips/Verband wird wöchentlich gewechselt und am Ende je nach Indikation und Behandlungsergebnis durch eine dauerhafte Sicherung (Orthese) versorgt.
Während bei zentral bedingten Bewegungseinschränkungen die Mobilität nicht eingeschränkt werden muss (hier kann mit einer Abrollhilfe am Gips gearbeitet werden), empfiehlt es sich bei peripher bedingten Bewegungseinschränkungen, keine Belastung auf das betroffene Gelenk zu geben und den Patienten in der Zeit der Redression zu immobilisieren.

Frau Herz äußert aufgrund ihrer vergangenen längeren Aufenthalte in Kliniken den Wunsch, die Redression ambulant durchzuführen. Da werktags eine ärztliche Ansprechperson vor Ort ist und Frau Herz eine sehr gute Compliance zeigt, kann diesem Wunsch stattgegeben und die Redressionsbehandlung ambulant durchgeführt werden.

Während dieser Zeit wird Frau Herz im Rollstuhl immobilisiert. Innerhalb von 4 Wochen kann eine Korrektur der Spitzfußstellung links bis in 0-Stellung erreicht werden.

WAS WÄRE, WENN …

… Frau Herz innerhalb der Redression Schmerzen und/oder ein Taubheitsgefühl am linken OSG angegeben hätte?

In seltenen Fällen kann es nach Anlage eines seriellen Gipses zu Schmerzen und/oder Taubheitsgefühlen kommen. In diesen Fällen ist ein schnelles Handeln gefragt und der Gips sollte nochmals kontrolliert werden. Aussagen der Patienten über die Lokalisation des Schmerzes können weiter Auskunft geben, ob es sich über ein Dehnschmerz aufgrund der Redression handelt oder ob wichtige Strukturen unter erhöhten Druck geraten sind. Kommt es durch eine

neue Lagerung, z. B. im Stufenbett, zu keiner Erleichterung, kann der Gips aufgeschnitten und mit Bandagen wieder verschlossen werden. Durch die elastischeren Binden kann der Druck auf die Strukturen verringert werden.
In jedem Fall setzt die Redressionsbehandlung eine enge Zusammenarbeit zwischen dem Patienten, dem Therapieteam, der Pflege und den Ärzten voraus. Ausgangspunkt sollte hierbei immer eine konkrete Zielformulierung mit alltagsrelevanter Indikation sein. Eine regelmäßige Besprechung mit Reflexion über den Verlauf und die Zielsetzung sind hierbei ebenso wichtig wie eine gute Dokumentation mit Angaben zu Gradzahlen der Gelenkbeweglichkeit, Maßnahmen und Planung.

Im Anschluss daran wird ein hochintensives Dehnungsprogramm zum Erhalt der erreichten Verbesserung begonnen sowie Unterschenkel-Orthesen bds. zur Unterstützung der noch immer geschwächten Fußheber angefertigt.

Innerhalb der Physiotherapie wird weiterhin schwerpunktmäßig an der Verbesserung des Gleichgewichts, der Gewichtsübernahme auf das linke Bein und der Kraftentfaltung der fußhebenden Muskulatur bds. gearbeitet. Zusätzlich erhält Frau Herz Elektrostimulation der fußhebenden Muskeln.

Evidenz

Elektrostimulation

Die Elektrostimulation kann zur Anbahnung von Muskelaktivitäten und zum Aufbau von Muskelkraft physiotherapeutisch eingesetzt werden. Neben der Rehabilitation kommt die Elektrostimulation auch im Spitzen- und Breitensport zum Einsatz.

In Tierexperimenten konnte bereist 1944 belegt werden, dass es durch eine elektrische Stimulation zu einem positiven Effekt auf die phasisch kontrahierenden Typ-II-Fasern kommt, während die Typ-I-Fasern hingegen keinen Effekt auf die Stimulation zeigten.

Unterschiedlichste klinische Studien zeigen unabhängig von der Grunderkrankung einen Aufbau von Muskelmasse durch eine Elektrostimulation, sodass einer möglichen Atrophie des Muskels entgegengewirkt werden kann. Kritisch wird das fehlende Training von Ausdauer und Kondition beurteilt. Auch das Training der Koordination findet bei einem reinen Elektrostimulations-Training nicht statt, sodass kein Transfer in funktionelle Aktivitäten erfolgt. Daher ist die Elektrostimulation innerhalb der Rehabilitation immer als Add-on zu betrachten.

Wichtig in der praktischen Durchführung scheinen ein früher Beginn der Elektrostimulation und ein möglichst aktives Mitbewegen während der Stimulation zu sein.

Nach weiteren 4 Wochen, sprich 3 Monate nach Beginn der ambulanten Physiotherapie, erreicht Frau Herz im 6MWT 385 m mit Unterschenkel-Orthesen. Auch die Muskelkraft konnte gesteigert werden, hier vor allem im Bereich der hüftstabilisierenden Muskeln (➤ Tab. 19.4).

Im Verlauf der nächsten 6 Monate kommt Frau Herz wöchentlich 2× zur Physiotherapie und besucht das Fitnessstudio ebenfalls 2× wöchentlich. Frau Herz ist mittlerweile mit den öffentlichen Verkehrsmitteln

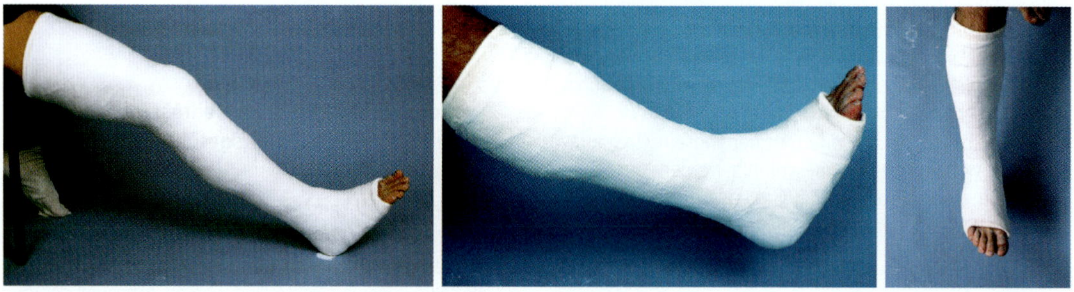

Abb. 19.5 Gipsbehandlung am Fuß [G1025]

Tab. 19.4 Assessments nach 3-monatiger ambulanter Physiotherapie

Assessment	T1	T2	T3
Muskelfunktionsprüfung			
Hüftextension	Rechts 4,5 Links 4	Rechts 4,5 Links 4	Rechts 4,5 Links 4
Hüftabduktion	Rechts 4 Links 3,5	Rechts 4 Links 3,5	**Rechts 4,5** **Links 4**
Knieextension	Rechts 4,5 Links 4	Rechts 4,5 Links 4	Rechts 4,5 Links 4
Dorsalextension	Rechts 2 Links 1,5	Rechts 2 Links 1,5	Rechts 2 Links 1,5
Plantarflexion	Rechts 4,5 Links 4	Rechts 4,5 Links 4	Rechts 4,5 Links 4
Gelenkbeweglichkeit			
DE/PF	Rechts 0/0/45 Links 0/10/45	Rechts 0/0/45 Links 0/15/45	Rechts 0/0/45 Links 0/0/45
Aktivitätsassessments			
6MWT	290 m	320 m	**385 m**
10MWT	16 Schritte, 11 Sekunden	15 Schritte, 9 Sekunden	13 Schritte, 6 Sekunden

T1: Zu Beginn
T2: nach 4 Wochen
T3: nach 12 Wochen

uneingeschränkt unterwegs und beginnt mit einer Wiedereingliederung (20 %) auf ihrer alten Arbeitsstelle.

Trotz aller Bemühungen kommt es erneut zu einer Verschlechterung der Beweglichkeit im linken OSG. Da die erneute Spitzfußposition links die Haltung von Frau Herz negativ beeinflusst, eine erneute Redression nicht vielversprechend ist und die angegebenen Schmerzen von Frau Herz im Bereich der Achillessehne zunehmen, wird im interdisziplinären Team die Möglichkeit einer operativen Korrektur besprochen. Es erfolgen verschiedenste Abklärungen durch den behandelnden Kardiologen, den Neurologen und den Orthopäden. Das junge Alter, die gute Compliance und der hohe Leidensdruck von Frau Herz werden neben allen klinischen Untersuchungen ebenfalls in die Überlegungen miteinbezogen.

KLINISCHER HINTERGRUND

Operative Sehnenverlängerung

Operative Sehnenverlängerungen können bei fehlender Verbesserung durch therapeutische Maßnahmen als weitere Möglichkeit zur Kontrakturbehandlung eingesetzt werden. Indikationen hierbei können sein:

- Funktionsverbesserung hinsichtlich Stehen und Gehen, aber auch hinsichtlich Liegen und Sitzen bei schwerer betroffenen Patienten
- Vermeidung von Sekundärproblemen
- Kontrakturbehandlung
- Erlangen einer Orthesen-Tragfähigkeit
- Schmerzen
- Myo-Ossifikationen

Es kommen je nach Muskelsehne verschiedene Techniken zum Einsatz:

- Sagittal
- Frontal
- Z-förmig
- Aponeurotische Einkerbung

Unter Sedierung wird die Muskelsehne verlängert und während der Rekonvaleszenz mittels Gips ruhiggestellt. Die Patienten können nach der Operation schnell mobilisiert werden. Bei Muskelsehnenverlängerungen an der unteren Extremität ist meist ein Belastungslimit anfangs gesetzt. Hier ist auf das Nachbehandlungsschema des operierenden Arztes zu achten.

Zirka 1 Jahr nach Ereignis wird Frau Herz am Fuß operiert. In einer komplikationslosen Operation wird eine Z-förmige Achillessehnenverlängerung links durchgeführt. Das Prozedere nach der Operation sieht wie folgt aus:

- Mobilisation an zwei Unterarmgehstützen mit Belastung halbes Körpergewicht bis zur Wundheilung
- Nach Wundheilung Aufbelastung nach Maßgabe der Beschwerden
- Gips für insgesamt 6 Wochen
- Klinisch-radiologische Verlaufskontrolle 6 Wochen postoperativ
- Regelmäßige Wundkontrollen und insbesondere Vorsicht vor Druckstellen plantar im Bereich des Metatarsale-I-Köpfchens bei vorbestehender vulnerabler Hautsituation durch die chronische Druckexposition
- Klinische Wund- und Gipskontrolle eine Woche nach Austritt sowie Fadenzug bei gesicherter Wundheilung zwei Wochen postoperativ
- Medikamentöse Thromboembolieprophylaxe bis zur gesicherten Vollmobilisation

Ausblick:
Weitere 3 Monate nach der Operation geht Frau Herz 2× wöchentlich in die Physiotherapie. Hauptschwerpunkte sind weiterhin die Hüft- und Kniestabilität links, der Belastungsaufbau auf den linken Fuß (hier zeigt sich noch ein geringes Vertrauen von Frau Herz in die Stabilität des Fußes) und die Kräftigung vor allem der prätibialen Muskulatur links. Postoperativ zeigte sich bei Frau Herz eine Hypersensibilität an der linken Fußsohle, die aber im Verlauf nun abnimmt. Frau Herz ist in ihren Aktivitäten des täglichen Lebens nicht weiter eingeschränkt, sie benutzt die öffentlichen Verkehrsmittel, geht ihren Hobbys nach und arbeitet weiterhin mit einem Pensum von 20 % beim alten Arbeitgeber. Ihre Gehfähigkeit liegt im 6MWT bei 426 m mit Unterschenkel-Orthesen. Eine durchgeführte ärztliche Herzkontrolle ergibt einen erfreulichen Verlauf ohne Abstoßungszeichen.

19.6 Evidenzbasierte Zusammenfassung

Der vorliegende Fallbericht beschreibt den Verlauf einer jungen Patientin mit einer CIP. Trotz sehr guter Compliance, ausreichender Grundkonstitution und hoher Motivation zum Üben und Trainieren kam es wiederholt zu massiven Bewegungseinschränkungen im OSG links mit zunehmender Schmerzproblematik und Verhaltensänderungen hinsichtlich ihrer Partizipation.

Es zeigt sich anhand dieses Fallberichtes, dass Verbesserungen auf den Ebenen der Aktivität und Partizipation durch Therapie erzielt werden können, dass aber Verschlechterungen im Bereich der Körperstruktur und/oder Körperfunktion einen Einfluss auf die Aktivität und Partizipation haben können.

Im Clinical-Reasoning-Prozess ist es wichtig, alle Ebenen der ICF zu berücksichtigen und zu befunden. Behandlungsinhalte müssen auf allen Ebenen der ICF gewählt werden und Patienten, wenn möglich, zu einem Eigenprogramm instruiert werden.

Im Bereich der Therapie von Körperstrukturen stehen physiotherapeutisch verschiedenste Maßnahmen zur Verfügung, wie z. B. Dehnungen, manuelle Techniken und Kraftübungen. Innerhalb der Behandlung sollten alle Möglichkeiten, Bewegungseinschränkungen zu behandeln, ausprobiert werden, immer im Hinblick auf die Zielsetzungen der Aktivitäts- und Partizipationsebene. Die Wirkung speziell von manualtherapeutischen Techniken wird physiotherapeutisch umstritten diskutiert, da eine Beeinflussbarkeit von außen auf die darunterliegenden Strukturen nicht nachgewiesen werden kann. Nichtsdestotrotz müssen Physiotherapeuten alle Maßnahmen ausreizen, um Strukturen zu beeinflussen. Gelingt dies wie im vorliegenden Fallbericht nicht, ist es wichtig, interdisziplinär die weiteren Möglichkeiten zu besprechen. Bei einer Evaluation chirurgischer Interventionen ist es ebenfalls zwingend notwendig, eine klare Zielsetzung auf Ebene Aktivität und Partizipation zu definieren.

LITERATUR

Dettmers C, Stephan KM, Rintjes M, Fink GR. Reorganisation des motorischen kortikalen Systems nach zentraler oder peripherer Schädigung. Neurol Rehabil 1996; 3: 137–148.

Hacke W. Neurologie. 14. Auflage. Berlin: Springer; 2015.

Heuß D. et al. Diagnostik bei Polyneuropathien, S1-Leitlinie, 2019. In: Deutsche Gesellschaft für Neurologie (Hrsg.), Leitlinien für Diagnostik und Therapie in der Neurologie. www.dgn.org/leitlinien (letzter Zugriff: 13.03.2021).

Hummelsheim H. Neurologische Rehabilitation. Berlin: Springer; 2014.

Jones S, Man WD, Gao W, Higginson IJ, Wilcock A, Maddocks M. Neuromuscular electrical stimulation for muscle weakness in adults with advanced disease. Cochrane Database Syst Rev 2016; 10(10): CD009419.

Kollmar R. Critical-illness-Polyneuropathie und -Myopathie als neurologische Komplikation der Sepsis. Nervenarzt 2016; 87: 236–245.

Mehrholz J, Pohl M, Kugler J, Burridge J, Mückel S, Elsner B. Physical rehabilitation for critical illness myopathy and neuropathy. Eur J Phys Rehabil Med 2015; 51(5): 655–661.

Schädler S. Periphere Polyneuropathie – Stumme Füße. Physiopraxis 2015; 1: 36.

Senger D, Erbguth F. Critical-illness-Myopathie und -Polyneuropathie. Med Klin Intensivmed Notfmed 2017; 112(7): 589–596.

Visser LH. Critical illness polyneuropathy and myopathy: clinical features, risk factors and prognosis. European Journal of Neurology 2006; 13(11): 1203–1212.

Witt NJ, Zochodne DW, Bolton CF, et al. Peripheral nerve function in sepsis and multiple organ failure. Chest 1991; 99: 176–184.

Zhou C, Wu L, Ni F, Ji W, Wu J, Zhang H. Critical illness polyneuropathy and myopathy: a systematic review. Neural Regeneration Research 2014; 9(1), 101.

FALL

Kerstin Ziegler

20 Physiotherapie bei Morbus Parkinson am Krankheitsbeginn

Leitsymptome: Hypo- und Bradykinese – Inaktivität – erhöhter Zeitbedarf

mittel

Definition

Idiopathisches Parkinson-Syndrom mit Kardinalsymptom Hypo- und Bradykinese

Das idiopathische Parkinson-Syndrom (IPS; Synonym: Morbus Parkinson) ist eine häufige, **fortschreitende neurodegenerative Erkrankung des älteren Menschen.** Sie zeigt einen stadienhaften Verlauf, eingeteilt in die Krankheitsstadien nach Hoehn und Yahr (➤ Tab. 22.1). Die Prävalenz nimmt mit ansteigendem Lebensalter zu. In Deutschland variieren die Zahlen der an Parkinson erkrankten Menschen zwischen ca. 220.000 und 420.000 Betroffenen (Deutsche Gesellschaft für Neurologie 2016; Heinzel et al. 2018). Bedingt durch den demografischen Wandel wird bis zum Jahr 2030 eine Verdoppelung der Parkinson-Patienten prognostiziert (Dorsey et al. 2007). Aus bisher unbekannter Ursache degenerieren die Dopamin-produzierenden Zellen der Substantia nigra sukzessive. Ausgelöst wird dies möglicherweise durch eine Wechselwirkung aus genetischer Disposition und bestimmten Umweltfaktoren. Der Zelluntergang bedingt ein niedrigeres Dopaminlevel in den Projektionen aus der Substantia nigra zum Striatum, zum Frontallappen und den limbischen Schaltkreisen. In Folge treten motorische Defizite wie Bradykinese, erkennbar an der Langsamkeit, und Hypokinese, sichtbar als verringertes Bewegungsausmaß, als typische und für die Diagnosestellung zwingende Funktionsbeeinträchtigungen auf. Zusätzlich können Ruhetremor, Rigor, die posturale Instabilität sowie in späteren Stadien auch ausgeprägte Fehlhaltungen und das Freezing des Gehens (➤ Tab. 21.2) die motorischen Alltagsleistungen erheblich behindern. Darüber hinaus führt die Parkinson-Krankheit zu einer Vielzahl nicht motorischer Funktionseinschränkungen, wie etwa Depressionen, Schlafstörungen oder kognitiven Defiziten. Diese verschlechtern die Lebensqualität der Betroffenen nachweislich (Deutsche Gesellschaft für Neurologie 2016; Keus et al. 2014).

KLINISCHER HINTERGRUND

Kardinalsymptome und Diagnosestellung des IPS (Deutsche Gesellschaft für Neurologie 2016)

Die Diagnosestellung eines idiopathischen Parkinson-Syndroms erfolgt im Wesentlichen anhand klinischer Kriterien. Das Vorhandensein folgender **Kardinalsymptome** wird überprüft:

- **Akinese:** Verlangsamung bei der Initiierung und Durchführung willkürlicher Bewegungen (Bradykinese) bzw. progressive Verlangsamung und Abnahme der Amplitude bei repetitiven Bewegungen (Hypokinese)

Ohne **die Feststellung der Akinese als fundamentales Leitsymptom kann die Diagnose nicht gestellt werden!** Zusätzlich muss mindestens eines der folgenden Symptome präsent sein:

- **Ruhetremor:** Tritt mit 4–6 Hz in Ruhe auf und nimmt bei Bewegung ab
- **Rigor:** Von der Geschwindigkeit unabhängige Steigerung des Muskeltonus
- **Posturale Instabilität:** Störung der reaktiven Ausgleichsschritte nach passiver Auslenkung aus dem Gleichgewicht, nicht primär erklärbar durch visuelle,

vestibuläre, zerebelläre oder propriozeptive Störungen; Auftreten bei IPS erst nach einigen Jahren
Als **unterstützende Kriterien** für ein IPS werden hinzugezogen:
- Einseitiger Beginn und persistierende Asymmetrie im Krankheitsverlauf
- Klassischer Ruhetremor
- Eindeutig positives Ansprechen auf Levodopa
- Anhaltendes Ansprechen auf Levodopa über mehr als 5 Jahre
- Auftreten von Levodopa-induzierten Dyskinesien (Überbewegungen) im Krankheitsverlauf
- Langsame klinische Progression mit einem Krankheitsverlauf über mehr als 10 Jahre

Schließlich wird überprüft, ob **Ausschlusskriterien** (wie z. B. strukturelle Veränderungen im ZNS oder eine im ersten Jahr auftretende Demenz) vorliegen, die gegen die Diagnose eines IPS sprechen.

20.1 Vorgeschichte

Frau Park, eine 57-jährige Hotelfachangestellte, hat vor drei Jahren die Diagnose eines idiopathischen Parkinson-Syndroms erhalten. Sie befand sich bis vor zwei Wochen für einen achttägigen akutstationären Aufenthalt in einer Parkinson-Fachklinik. Dabei wurde die medikamentöse Therapie an die bei Aufnahme bestehende klinische Problematik neu angepasst. Laut ärztlichem Bericht fiel zu Beginn ein rechts dominantes brady-/hypokinetisches Parkinson-Syndrom mit Gangstörung, Beeinträchtigung der Feinmotorik und erhöhtem Zeitbedarf bei der Erledigung von Tätigkeiten des täglichen Lebens auf. Diese schränkten auch den beruflichen Alltag ein. Durch die auf den Tagesbedarf abgestimmte punktuelle Höherdosierung von Levodopa verbesserten sich die motorischen Defizite eindeutig. Frau Park. kommt nun mit einer Empfehlung in die ambulante physiotherapeutische Praxis, um die in der Klinik begonnene Physiotherapie fortzuführen.

Im vorliegenden Fallbericht werden folgende Fragen beantwortet:
- Welche Ziele verfolgt die Physiotherapie in der Frühphase der Parkinson-Erkrankung?
- Wie gelingt die Implementierung körperlicher Aktivität in den Alltag der Betroffenen?
- Wie trägt die Physiotherapie zum Selbstmanagement der Parkinson-Erkrankung bei?

20

20.2 Untersuchungsbefunde

20.2.1 Medizinische Befunde

Die stationäre Aufnahme der 57-jährigen Hotelfachangestellten Frau Park erfolgte bei Verschlechterung eines seit drei Jahren bestehenden rechtsbetonten Parkinson-Syndroms vom PIGD-Typ (Postural Imbalance and Gait Disorder) im Krankheitsstadium nach Hoehn und Yahr 2 (➤ Tab. 22.1). Zunehmend kam es zu alltagsrelevanten Beeinträchtigungen aufgrund von Feinmotorikstörungen, verminderter Gangausdauer und schnellerer Erschöpfbarkeit. Wirkungsfluktuationen bestehen nicht. Frau Park nimmt dreimal täglich 100/25 mg eines Levodopa-Benserazid-Präparates ein.

KLINISCHER HINTERGRUND

Typen des idiopathischen Parkinson-Syndroms (Keus et al. 2014)

PIGD-Typ (PIGD = Postural Imbalance and Gait Disorder)
- Vorherrschende Probleme im Gleichgewicht und beim Gehen
- Kein Tremor
- Höhere Prävalenz und Schwere der depressiven Symptome
- Höhere Prävalenz einer Demenz

Tremordominanz-Typ
- Schlechtere Dopa-Response
- Milderer Verlauf
- Geringeres Demenz- und Depressionsrisiko
- Längere Zeitspanne bis Hoehn & Yahr 3 im Vergleich zu PIGD-Typ

Äquivalenz-Typ
- Sowohl durch Brady-/Hypokinese als auch durch Tremor geprägt

Die Patientin ist verheiratet, hat zwei erwachsene Kinder und lebt mit ihrem Ehemann in einem Haus mit Garten. Bei ihren beiden Geschwistern und den Eltern sind bzw. waren keine neurodegenerativen Erkrankungen anamnestizierbar.

Ärztliche Untersuchung

Neurologischer Befund:
Rechtshänderin. Kein Meningismus. Hirnnerven I–XII unauffällig. Motorik: kein Hinweis für manifeste oder latente Paresen, seitengleich schwache Reflexe,

keine Pyramidenbahnzeichen auslösbar. Sensibilität: Schmerz und Temperatur in allen Bereichen sicher abgrenzbar, Vibrationsempfinden: 7/8 an den Extremitäten.

Motorische Untersuchung:

Keine Sprachprobleme. Minimaler maskenhafter Gesichtsausdruck. Rigor: rechtsseitig ohne Bahnungsmanöver, linke obere Extremität mit Bahnungsmanöver. Kein Tremor. Brady-/Hypokinese: rechtsseitiges Amplitudendekrement mitten in der 10er-Tippsequenz und Verlangsamung, linksseitig erst kurz vor dem zehnten Tippen. Angedeutete globale Verlangsamung und Verarmung der Spontanbewegungen. Aufstehen vom Stuhl ohne Armeinsatz und mit normaler Geschwindigkeit. Gang: rechtsseitig kleinschrittig, kein Freezing. Posturale Instabilität: unauffällig, Patientin fängt sich mit zwei Schritten auf.

Psychischer Befund:

Orientierend: Patientin wach und voll orientiert, keine Zeichen für formale oder inhaltliche Denkstörungen. Affekt unauffällig.

KLINISCHER HINTERGRUND

Medikamentöse Therapie

Ziel der medikamentösen Therapie ist es, den durch die Neurodegeneration der Substantia-nigra-Zellen entstandenen Dopaminmangel auszugleichen. Am Krankheitsbeginn werden die motorischen Symptome und Alltagsdefizite meist gut durch die Dopamin-Ersatztherapie verbessert und sogar behoben. Im Verlauf können jedoch Wirkungsschwankungen der Pharmakotherapie auftreten. Das Therapieregime wird komplexer und gleichzeitig kommt es zunehmend zu motorischen Defiziten (z. B. Stürze, Einfrieren des Gehens [FOG = Freezing of gait; ➤ Kap. 21.2.2]), die sich durch die medikamentöse Therapie oft nicht zufriedenstellend behandeln lassen. Die folgende Übersicht fasst die eingesetzten dopaminergen Substanzen kurz zusammen (Ceballos-Baumann et al. 2018).

Levodopa

Als Vorstufe des Dopamins passiert Levodopa die Blut-Hirn-Schranke. In den Nervenendigungen wird es zu Dopamin umgewandelt und in gleicher Weise wie der körpereigene Transmitter freigesetzt. Levodopa gilt auch 50 Jahre nach Einführung als Goldstandard in der Therapie der motorischen Symptome. Verglichen zu anderen dopaminergen Substanzen erzielt es den größten symptomatischen Effekt, der auch im Krankheitsverlauf seine Wirksamkeit nicht verliert. So wirkt Levodopa in allen Stadien sowohl in Monotherapie als auch in Kombination mit anderen Medikamenten.

Dopaminagonisten

Diese synthetischen, dem Dopamin ähnlichen Substanzen können ebenso die Blut-Hirn-Schranke überwinden. Sie wirken direkt am postsynaptischen Dopaminrezeptor. In den späteren Stadien verstärken sie als Zusatzmedikation die Wirkung der Behandlung mit Levodopa. Am Krankheitsbeginn sind sie als Monotherapie zugelassen. Für die heute meist eingesetzten Non-Ergot-Dopaminagonisten ist ein Zusammenhang mit der Auslösung von Impulskontrollstörungen bekannt. Hierunter versteht man zwanghaft-obsessive Verhaltensstörungen wie übermäßiges Glückspiel, impulsives Essen und Einkaufen, Hypersexualität oder Punding. Letzteres zeigt sich als komplexe, nicht zielorientierte Verhaltensauffälligkeit, die häufig einen Zusammenhang mit der früheren beruflichen Tätigkeit aufweist.

COMT-Hemmer

Die COMT-Hemmung (COMT = Catechol-O-Methyl-Transferase) zielt auf einen wichtigen Abbauweg von Levodopa ab. Dadurch erhöht sich die Bioverfügbarkeit von Levodopa, die Halbwertszeit der einzelnen Levodopa-Dosen lässt sich verlängern. COMT-Hemmer werden **eingesetzt, um Wirkungsfluktuationen zu vermindern.**

MAO-Hemmer

Diese Substanz hemmt einen weiteren Abbauweg des Dopamins im synaptischen Spalt durch das Enzym Monoaminooxidase (MAO). Damit erhöht sich die zerebrale Dopaminkonzentration, die Wirkung des verfügbaren Levodopa verstärkt sich.

20.2.2 Physiotherapeutische Anamnese

Frau Park berichtet, dass sie sämtliche Alltagsaktivitäten selbstständig ausführen könne. Problematisch seien der erhöhte Zeitbedarf etwa bei Körperpflege oder Hausarbeit. Auch sei sie nicht mehr so belastbar wie früher und fühle sich beispielsweise am Ende eines Arbeitstages oder auch nach längerer Gartenarbeit erschöpft. Ihren Beruf als Hotelfachangestellte könne sie in Teilzeit ausüben. Sie arbeite am Empfang eines gehobenen Hotels. Sie bemerke jedoch, dass ihr das Tippen auf der Computertastatur schwerer falle. Längere Spaziergänge oder kleinere Wanderungen unternehme sie weiterhin. Maximal schaffe sie aber nur noch eine Distanz von fünf Kilometern und benötige dabei häufiger Pausen. Ihr falle auf, dass der rechte Fuß nach längerem Gehen schleife und sie Schwierigkeiten habe, das Tempo ihrer Begleiter durchzuhalten. An ihrem Arbeitsplatz habe sie jedoch nur selten längere Distanzen zu gehen und das Stehen bereite ihr momentan keine Probleme. Sie sei noch nie gestürzt. Manchmal stolpere sie, wenn ihr rechtes Bein schleife, habe dies aber bisher immer gut ausgleichen können. Feinmotorische Tätigkeiten, wie das Schließen von Knöpfen oder Schneiden von Gemüse, bereiteten ihr Probleme. Die Symptome hätten sich aber durch die Anpassung der Medikation deutlich gebessert. Hobbys seien Gartenarbeit und Singen, das Tanzen habe sie vor einem Jahr aufgegeben.

20.2.3 Evaluation des Gesundheitszustands nach ICF

Aktivität und Partizipation (Teilhabe)

Frau Park geht ohne Hilfsmittel. Das Gangbild zeigt rechtsseitig eine verkürzte Standbein- und Spielbeinphase mit gelegentlichem Schleifen des rechten Fußes sowie ein vermindertes rechtes Armpendel. Die Richtungswechsel gelingen flüssig und ohne Temporeduktion. Festination oder Freezing treten nicht auf und wurden bisher auch nicht erlebt. Zusatzanforderungen während des Gehens, wie etwa Kopfdrehungen oder lautes Rechnen, vermindern die Schrittlänge und das Gangtempo. Einmalig kann ein Stolpern beobachtet werden. Das Screening zur Sturzgefahr nach dem Drei-Schritt-Modell, das für alle Parkinson-Erkrankten empfohlen wird, gibt mit 0 Punkten jedoch keinen Hinweis für drohende Sturzereignisse (➤ Tab. 21.1). Die Transfers vom Sitzen zum Stehen führt Frau B. ohne Hilfe der Arme zügig durch. Das Drehen und Aufstehen aus Rückenlage bereiten keine Schwierigkeiten (➤ Tab. 20.2).

Frau Park übt ihre Berufstätigkeit in Teilzeit aus. Sämtliche Alltagsaktivitäten erledigt sie ohne Hilfe, jedoch mit erhöhtem Zeitbedarf und rascherer Ermüdung als früher. Ihr Hobby, das Tanzen, gab sie vor einem Jahr auf, da ihr rechtes Bein Schwierigkeiten zeigte, schnelle Schrittkombinationen auszuführen.

Körperfunktion und -struktur

Funktionen der Muskelkraft (b730) und Funktionen der Muskelausdauer (b740)
Der Five-Times-Sit-To-Stand-Test (FTSST) wird in den europäischen Leitlinien für Physiotherapie beim Parkinson-Syndrom empfohlen, um eine zu geringe Kraft und Ausdauer v. a. der Knieextensoren zu identifizieren. Frau Park erreicht ohne Armeinsatz einen Wert von 10,3 Sekunden, der deutlich unter der kritischen Grenze zur Sturzgefahr (> 16 s) liegt.
Funktionen der unwillkürlichen Bewegungsreaktionen (b755)
Sämtliche Komponenten der gleichgewichtserhaltenden Funktionen werden mit dem Mini-Balance-Evaluation-System-Test (Mini-BESTest, ➤ Kap. 9.5) überprüft. Mithilfe von 14 Aufgaben bewertet die Untersucherin die antizipatorische posturale Anpassung, die reaktive posturale Kontrolle, die Stabilität bei ruhigem Stehen sowie die dynamische posturale Kontrolle (➤ Kap. 9.5). Frau Park löst Schutzschritte ohne Schwierigkeiten in alle Richtungen aus. Das Stehen auf schrägen bzw. instabilen Unterlagen bereiten keine Probleme. Der Einbeinstand rechts wird nach 22 Sekunden abgebrochen, linksseitig werden die geforderten 30 s erreicht. Beim Gehen mit Kopfdrehungen oder Übersteigen von Hindernissen reduziert Frau Park das Gangtempo. Im Timed-up-and-go-Test wird bei gleichzeitigem Kopfrechnen die Geschwindigkeit deutlich vermindert. Die erreichte Gesamtpunktzahl

Tab. 20.1 Werte Coin-Rotation-Test

Alter	20–29	30–39	40–49	50–59	60–69	70 +
Rechts						
Durchschnitt (s)	13,1	13,5	13,5	13,7	14	17,4
Min/Max (se)	9,7/16,5	9/19	9,2/24,1	8,5/20,9	8,5/22,5	10,8/24,8
Links						
Durchschnitt (s)	14,8	15,7	15	15,2	15,9	19,5
Min/Max (s)	12,1/20,3	10,8/27,3	10,7/26,5	9,8/26,5	9,8/26,5	12,1/29,8

des Mini-BESTest von 25 Punkten liegt jedoch über dem Schwellenwert von 19 Punkten, der eine Sturzgefahr anzeigen würde.

Funktionen der Bewegungsmuster beim Gehen (b770)

Mit dem 6-Minuten-Gehtest (6MWT) werden Gehstrecke und funktionelle Belastung evaluiert. Auf einem flachen, harten Untergrund wird die Distanz gemessen, die Frau Park in sechs Minuten zurücklegt. Als Referenzwert einer gesunden Vergleichsperson ihres Alters (57 Jahre), ihrer Größe (175 cm) und ihres Gewichtes (71 kg) wird eine Gehstrecke von 544 Metern berechnet. Frau Park erzielt einen Wert von 477 Metern, was einer reduzierten Gehstrecke und Gangausdauer entspricht.

KLINISCHER HINTERGRUND

Berechnung der Referenzwerte des 6-Minuten-Gehtests (6MWT)

Die Vorhersageformel zur Berechnung des Referenzwertes für den 6MWT lautet, differenziert nach Geschlecht, wie folgt (Enright and Sherrill 1998):

Männer zwischen 40 und 80 Jahren

6MWT in Metern = (7,57 × Größe in cm) – (5,02 × Alter in Jahren) – (1,76 × Gewicht in kg) – 309 m

Den Mindestwert bei Männern erhält man durch weitere Subtraktion von 153 m.

Frauen zwischen 40 und 80 Jahren

6MWT in Metern = (2,11 × Größe in cm) – (5,78 × Alter in Jahren) – (2,29 × Gewicht in kg) + 667 m

Den Mindestwert bei Frauen erhält man durch weitere Subtraktion von 139 m.

Feinmotorischer Handgebrauch (d440)

Der Nine-Hole-Peg-Test (NHPT), als ein für Parkinson-Erkrankte validierter Test, steht in der physiotherapeutischen Praxis wegen des kostenpflichtigen Testzubehörs nicht zur Verfügung. Aus dem Entlassungsbrief der Klinik wird entnommen, dass die dort durchgeführten NHPT-Testung verlangsamtes Hantieren mit reduzierter Fingerkoordination der rechten Hand zeigte. In der ambulanten Physiotherapie überprüft die Therapeutin die Brady- und Hypokinese der oberen Extremität mit dem Coin-Rotation-Test. Frau Park benötigt rechtsseitig 35,2 Sekunden und linksseitig 31,2 Sekunden und liegt dabei über den altersentsprechenden Normwerten, insbesondere bei der Bewegungsausführung durch die rechte Hand.

KLINISCHER HINTERGRUND

Coin-Rotation-Test

Der Coin-Rotation-Test (CRT) ermöglicht Therapeuten, schnell und zuverlässig die Fingergeschicklichkeit von Patienten mit idiopathischem Parkinson-Syndrom, multipler Sklerose oder Schlaganfall zu evaluieren (Mendoza et al. 2009). Die Validität des Tests zum NHPT und Purdue-Pegboard-Test ist als gut zu bezeichnen. Nach einem Probedurchgang werden die Betroffenen aufgefordert, den Ellbogen auf dem Tisch aufzustützen und zwanzig Mal hintereinander eine Fünf-Cent-Münze möglichst schnell zwischen Daumen, Zeigefinger und Mittelfinger um 180° von sich weg zu drehen. Der Therapeut nimmt dabei die Zeit und vergleicht diese mit den altersentsprechenden Normwerten (➤ Tab. 20.1; Ineichen-Furrer & Vanbellingen 2016).

Umwelt- und personenbezogene Faktoren

Frau Park arbeitet in Teilzeit als Hotelfachangestellte in einem großen Hotel. Sie ist verheiratet, hat zwei erwachsene Kinder und lebt in einem Haus mit Garten.

Förderliche Umweltfaktoren sind Frau Parks unterstützender Ehemann und das hilfsbereite, kollegiale Team am Arbeitsplatz. Im Kontakt zu Freunden und Nachbarn findet sie Halt. Als personenbedingte positive Faktoren wirken sich das Anfangsstadium der Erkrankung, jüngeres Patientenalter und die motivierte Grundhaltung von Frau Park aus. Limitierend sind jedoch die deutlichen Zukunftsängste von Frau Park, die sich auf die Krankheitsentwicklung und den Anforderungsdruck ihrer Berufstätigkeit beziehen.

WAS WÄRE, WENN ...

... Frau Park berichtet hätte, dass sich seit der Entlassung aus der Klinik zwar eine deutliche Verbesserung der Feinmotorik und des Gehens eingestellt hätte, sie gleichzeitig jedoch bemerken würde, dass sie nun plötzlich besonders gründlich ihren Haushalt erledigen wolle, häufig das Gefühl hätte, es sei unordentlich und nicht ausreichend sauber und sich gedrängt fühle, immer wieder putzen und aufräumen zu müssen?

Diese nicht zielorientierten Verhaltensweisen, auch Punding genannt, sind unerwünschte Nebenwirkungen der medikamentösen Therapie mit Dopaminagonisten. Fallen innerhalb der Physiotherapie im regelmäßigen Kontakt zu

den Betroffenen ein Punding oder Impulskontrollstörungen auf, sollten die Patienten unbedingt ihren Neurologen aufsuchen, damit die medikamentöse Therapie verändert werden kann (Weintraub et al. 2006).
Frau Park erhält jedoch aktuell keine Dopaminagonisten, in der Klinik wurde die Levodopa-Dosis punktuell entsprechend dem erforderlichen Tagesbedarf erhöht.

Assessments

Die Assessments zeigen zu Beginn der ambulanten Physiotherapie die in ➤ Tab. 20.2 aufgeführten Werte.

Tab. 20.2 Assessments zu Beginn der ambulanten Physiotherapie

Assessment	Aussage	Wert
Drei-Schritt-Modell	Screening der Sturzgefahr	0 Punkte (keine Stürze in den letzten 12 Monaten = 0 Punkte, kein Freezing im vergangenen Monat = 0 Punkte; Gangtempo schneller als 1,1 m/s = 0 Punkte)
Mini-BESTest	Gleichgewicht (antizipatorische posturale Anpassungen, reaktive posturale Kontrolle, Stabilität bei ruhigem Stehen, dynamische posturale Kontrolle)	25 von 28 Punkten
FTSST	Muskelkraft, Transfer	10,3 s
6MWT	Gehen, Gangausdauer, körperliche Leistungsfähigkeit	477 m (Normwert 544 m)
CRT	Feinmotorik	Rechts 35,2 s bzw. links 31,2 s (Normwerte Min/Max rechts 8,5/20,9 s bzw. links 9,8/26,5 s)

20.3 Zusammenfassung der wichtigsten Befunde

Die bei Frau Park zu beobachtende globale, rechtsseitig betonte Bewegungsverlangsamung führt zu einem erhöhten Zeitbedarf und dem Gefühl größerer Anstrengung bzw. schnellerer Erschöpfung während der Ausführung alltäglicher Aufgaben. Die Testung zeigt eine verminderte Gangausdauer mit beginnenden dynamischen Gleichgewichtsdefiziten bei Dual-Task-Situationen (Gehen mit Kopfdrehung, Rückwärtsgehen). Die Stabilität des ruhigen Stehens ist im Einbeinstand rechts vermindert. Es bestehen noch keine Defizite in der reaktiven posturalen Kontrolle. Eine Sturzgefahr zeigt sich in den aktuellen Testwerten nicht. Richtungswechsel gelingen problemlos. Feinmotorische Tätigkeiten und Hantierfunktionen sind insbesondere rechtsseitig beeinträchtigt und beanspruchen mehr Zeit. Beim mehrsequenziellen Fingertapping und Faustschluss mit Handöffnung herrscht ein rechtsbetontes Dekrement der Amplitude vor. Frau Park gab vor einem Jahr das Tanzen auf, ein systematisches Heimübungsprogramm ist nicht etabliert.

20.4 Physiotherapeutische Zielsetzung

Gemeinsam mit Frau Park werden folgende Ziele in der Physiotherapie vereinbart:

- **Nahziele:**
  - Beibehalten physiologisch großer Schrittlängen während des Lokomotionstrainings in der Physiotherapie
  - Ausführen großamplitudiger Bewegungen insbesondere der rechten Körperseite nach Aufforderung innerhalb der Physiotherapie
  - Verbesserung des ruhigen Stehens im Einbeinstand
  - Ausführen großamplitudiger Hand- und Fingerbewegungen nach Aufforderung innerhalb der Physiotherapie
  - Erarbeiten eines Heimübungsprogramms

- **Fernziele:**
  - Automatisiertes Ausführen physiologischer Schrittlängen insbesondere rechtsseitig während des Gehens in Alltagssituationen
  - Verbesserung der Gangausdauer und Gehgeschwindigkeit über eine Distanz von 7 km sowie darüber hinaus gehende Steigerung der Gehstrecke
  - Verbesserung dynamischer Gleichgewichtsleistungen, um Verminderungen des Gehtempos bei Dual-Task-Aufgaben entgegenzuwirken
  - Steigerung der Bewegungsgeschwindigkeit und -geschicklichkeit bei Hantierfunktionen und feinmotorischen Tätigkeiten
  - Automatisiertes Ausführen großamplitudiger Bewegungen in Alltagsituationen zur Steigerung des Bewegungstempos und Verminderung des Anstrengungsgefühls bei Aktivitäten des täglichen Lebens
  - Implementierung eines regelmäßigen Heimübungsprogramms zum Aufbau bzw. Erhalt eines aktiven Lebensstils
  - Erhalt der physiologischen reaktiven posturalen Ausgleichsschritte
  - Erhalt der Kraftausdauer und Koordination der sturzverhindernden Muskulatur

20.5 Physiotherapeutische Maßnahmen/Therapieplan

Für die Ziele verbesserte Bewegungsgeschwindigkeit, Ausdauersteigerung und Implementierung eines aktiven Lebensstils fokussiert sich die Therapeutin im Rahmen der ersten Heilmittelverordnung auf das Lokomotions- und Feinmotorik-Training sowie die Erarbeitung eines Heimübungsprogramms. Zur Verminderung der globalen rechtsseitig betonten Hypo-/Bradykinese stellt die Behandlerin Frau Park zusätzlich das LSVT-BIG-Konzept vor.

Lokomotionstraining

- **Laufbandtraining** zur Schrittlängenerweiterung rechtsseitig und Verbesserung der Ausdauer

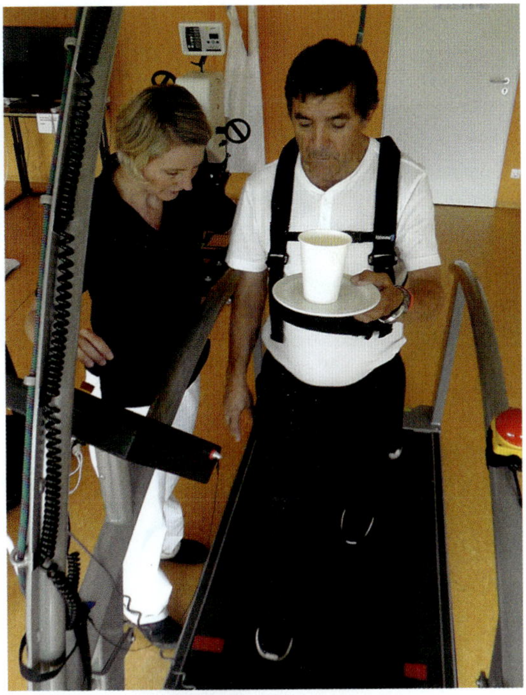

Abb. 20.1 Laufbandtraining [T1140]

(➤ Abb. 20.1): Frau Park erhält den Auftrag, beidseits möglichst große Schritte auszuführen und vor allem rechtsseitig den initialen Fersenkontakt zu Beginn der Standbeinphase zu betonen. Die Anforderung steigt, indem die Schrittlänge auch bei Dual-Task-Aufgaben wie gleichzeitigem Kopfdrehen, Lösen von Rechenaufgaben oder schräg geneigtem Laufband beibehalten werden muss.

- **Gangtraining** auf der Ebene: Beibehalten der großen Schrittlängen bei Dual-Task-Aufgaben, bei Richtungswechseln oder Tempoveränderungen

Training der Feinmotorik

- **Selektive Fingerbeweglichkeit:** z. B. Fingertapping: flache Hand auf Tisch legen → selektiv jeden Finger möglichst schnell und möglichst weit hochheben; Fingerschließen und -spreizen; gezieltes schnelles Tapping auf der Computertastatur
- **Großamplitudige Handbewegungen:** repetitiver Faustschluss und anschließende Handöffnung mit

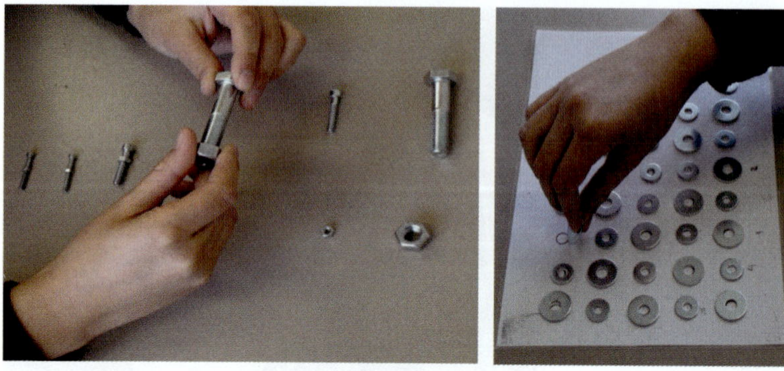

Abb. 20.2 Training der Feinmotorik [H215–001]

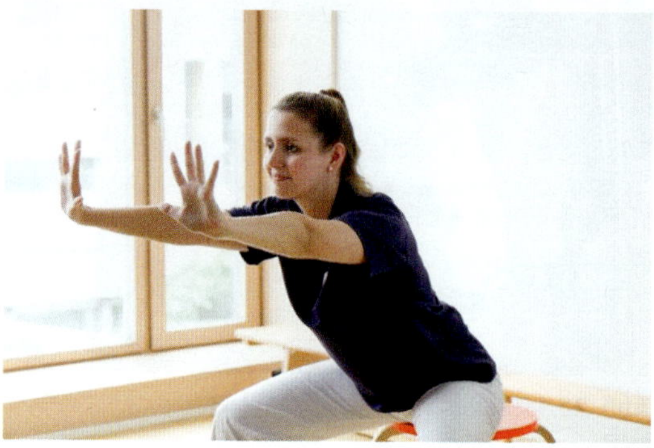

Abb. 20.3 LSVT BIG [T1138]

größtmöglicher Amplitude bis zur letzten Wiederholung; Steigerung durch Tempoerhöhung, reziprokem Wechsel beider Hände, Ablenkung, gleichzeitigem Greifen eines Stabes etc.
- **Aufnehmen und Drehen flacher Gegenstände:** z. B. schnelles Umdrehen von Metallscheiben (➤ Abb. 20.2), schnelles Blättern in einem Buch
- **Schraubbewegungen:** z. B. Aufdrehen von Schraubenmuttern unterschiedlicher Größe (➤ Abb. 20.2) oder Flaschenverschlüssen

Training großamplitudiger Bewegungen – LSVT BIG

Dieses von der Sprechtherapie als sogenanntes Lee Silverman Voice Treatment (LSVT) auf die Körpermotorik übertragene intensive Übungsprogramm trainiert die Amplitudengröße (big = groß) spezifisch und standardisiert (➤ Abb. 20.3). Das Therapieprotokoll erfordert 60-minütige Einzeltherapieeinheiten, ausgeführt an vier Behandlungstagen über vier Wochen. Sie beinhalten Basisübungen zum Wiedererlernen der großen Bewegungsamplitude (tägliche Maximalübungen), funktionelle Bewegungskomponenten, um die neu justierte Bewegungsgröße in einfachen Alltagsbewegungen anzuwenden, ein Gehtraining und das Training individuell gewählter komplexer Alltagshandlungen (hierarchische Aufgaben). Einzelne Elemente der Therapieeinheit werden zusätzlich als 20-minütiges Hausaufgabenprogramm von den Betroffenen eigenständig wiederholt. Übergeordnetes Therapieziel ist es, die selbstinitiierte und repetitiv trainierte normale Bewegungsgröße auch bei Alltagsaktivitäten automatisiert anzuwenden (Farley & Koshland 2005).

Frau Park profitiert von der Probebehandlung. Sie korrigiert die Amplituden auf die Aufforderung der Therapeutin hin, sich so groß zu bewegen, wie diese es ihr vormacht. Nach der Testbehandlung gelingt das Knöpfeschließen schneller. Sie geht zügiger und zeigt dabei größere Schrittlängen. Eine für Frau Park im Alltag bedeutsame Aktivität stellt die Gartenarbeit dar. Als hierarchische Aufgabe möchte sie diesen Themenkomplex durch das LSVT-BIG-Training verbessern. Frau Park und ihre Therapeutin vereinbaren, dass nach Beendigung der ersten Heilmittelverordnung eine vierwöchige LSVT-BIG-Therapie begonnen werden soll.

Gleichgewichtstraining

- **Dynamische Gleichgewichtsleistungen:** Gehen mit Kopfdrehungen, Gehen und Hindernisse übersteigen, Gehen (vorwärts, rückwärts, seitwärts) auf dem Laufband ohne Festhalten mit Tempowechsel; Steigerung durch zusätzliche motorische oder kognitive Aufgaben
- **Stabilität während ruhigen Stehens:** Kontrolle des Körperschwerpunktes auf kleinen Unterstützungsflächen (Schmal-, Linien-, Einbein-, Zehen-

spitzenstand) oder labilem Untergrund (Balance Pad, Kreisel, Trampolin); Steigerungen durch an den Rand der Unterstützungsfläche verlagerten Körperschwerpunkt oder motorische Dual-Task-Aufgaben (Greifen naher und ferner Ziele, Anheben von [schweren] Gegenständen vom Boden oder über Kopfhöhe, Augenschluss)

Heimübungsprogramm

- **Nordic Walking:** dreimal wöchentlich für 30 min zur Steigerung der Gangausdauer, Gehgeschwindigkeit und Schrittlängen mit Betonung der Handöffnung bzw. -schließung bei jedem Stockeinsatz, um die brady-/hypokinetische Beeinträchtigung der oberen Extremität zu verbessern
- **Krafttraining:** dreimal wöchentlich für 30 min mit Training der sturzverhindernden Muskulatur (Hüftextensoren, -abduktoren, Knieextensoren, Plantarflexoren und Dorsalextensoren) gegen das Körpereigengewicht bzw. Schwerkraft; z. B. repetitiver Einbein-Zehenspitzenstand, Transfer Hocke – Stand oder repetitive Hüftabduktion im Stand bzw. in Seitlage
- **Feinmotoriktraining:** dreimal wöchentlich die in der Therapie geübten Sequenzen für insgesamt 15–20 min
- **Tanzen:** dreimal wöchentlich ca. 5–10 min Drehungen mit und ohne Musik zur Verbesserung des dynamischen Gleichgewichts und präventivem Training von Richtungswechseln mit dem Ziel, das Tanzen bei größerer Sicherheit wieder aufzunehmen

PRAKTISCHER TIPP

Wie gelingt die Implementierung körperlicher Aktivität in den Alltag?

Die Motivation für körperliches Training kann meist leichter aufgebracht werden, wenn dies auch Freude bereitet. Bei der Auswahl von (sportlichen) Aktivitäten ist es sinnvoll, an frühere Vorlieben anzuknüpfen. Viele Betroffene führen ihre Aktivitäten in Gesellschaft mit Freunden, einer Sportgruppe oder innerhalb eines Vereins konstanter aus. Zu körperlicher Aktivität zählen auch in den Tagesablauf leichter zu integrierende Tätigkeiten wie etwa Gartenarbeit, Erledigungen im Haushalt, handwerkliche Tätigkeiten oder die Mobilität per Fahrrad oder zu Fuß. Konsequenter Verzicht auf Rolltreppen oder Aufzüge hilft zusätzlich, die von der WHO geforderten wöchentlichen 150 Minuten körperlicher Aktivität bei moderater Intensität schneller zu erreichen (Keus et al. 2014).

Die Therapeutin empfiehlt Frau Park, das Walking mit dem Krafttraining zu kombinieren und im Wechsel dazu an den anderen Tagen die Feinmotorik mit den Tanzschritten zu üben. Für eine leichtere Etablierung der Übungsroutine händigt sie Frau Park ein Übungstagebuch aus und empfiehlt, immer zur gleichen Tageszeit zu trainieren. Darüber hinaus könnten als Erinnerungen eingestellte Termine auf dem Smartphone oder die Durchführung des Trainings zu begleitender Musik hilfreich sein.

⚠ VORSICHT

Vor dem Ausdauertraining ist abzuklären, ob internistische Kontraindikationen bzw. Einschränkungen bestehen. Sind Vorerkrankungen bekannt, müssen die Belastungsgrenzen für das Training über einen Leistungstest, beispielsweise ein Belastungs-EKG, ermittelt werden. Das Training ist dann in jedem Fall unter kontinuierlicher Puls- und Blutdruckkontrolle durchzuführen.

Im Bereich der Gesundheitszone wird mit einem Trainingspuls von 50–60 % der maximalen Herzfrequenz trainiert. Soll das Training in der aeroben Zone stattfinden, entspricht der zu wählende Trainingspuls 70–80 % der maximalen Herzfrequenz.

20.6 Evidenzbasierte Zusammenfassung

Für den Krankheitsbeginn gibt die europäische Physiotherapieleitlinie beim Parkinson-Syndrom als wichtigsten Fokus die Aktivierung an, um Inaktivität und Bewegungsmangel vorzubeugen. Eine verbesserte körperliche Leistungsfähigkeit vermindert die Bewegungs- und Sturzangst (Keus et al. 2014). Die aktuelle Datenlage zeigt zudem, dass Training und Ausdaueraktivität in der frühen Phase den Krankheitsverlauf abmildern oder gar verzögern können (Frazzitta et al. 2015; Petzinger et al. 2013; Schenkman et al. 2018; van der Kolk et al. 2019). Dazu leiten Physiotherapeuten die Erkrankten zu regelmäßigem Kraft-, Gleichgewichts- und Ausdauertraining im Rahmen von Ausdauersportarten wie z. B. Joggen, Fahrradfahren oder anspruchsvollen Bewegungsformen wie etwa Tai-Chi-Chuan und Tanz an. Als zwei- bis dreimaliges Training über mehrere Monate regelmäßig ausgeführt, verbessern diese Aktivitäten nachweisbar motorische Symptome und Beeinträchtigungen (Conradsson et al. 2015; Corcos et al. 2013;

Li et al. 2012; Schenkman et al. 2018; van der Kolk et al. 2019). Die gemessenen Effekte sind mit medikamentös induzierten Veränderungen vergleichbar. Diskutiert wird, dass körperliche Aktivität die Durchblutung des Gehirns steigert, den zentralen Stoffwechsel anregt und die Ausschüttung neurotropher Wachstumsfaktoren stimuliert. Gerade zu Krankheitsbeginn scheint gezieltes Training die synaptische Übertragung zu verstärken und motorische Lernprozesse anzuregen (Petzinger et al. 2013). Physiotherapeuten kommt die Rolle von Coaches zu, indem sie Betroffene motivieren und unterstützen, einen aktiven Lebensstil beizubehalten oder mit dem körperlichen Training zu beginnen (Keus et al. 2014). Denn trotz oft eindrücklicher Verbesserung der Krankheitssymptome, welche die medikamentöse Therapie am Krankheitsbeginn bewirken kann, schreitet der neurodegenerative Prozess fort.

Daneben wirkt ein krankheitsspezifisches Training großer Amplituden der brady-/hypokinetischen Symptome entgegen. Im Rahmen der Physiotherapie wird dies möglich durch Anwendung des standardisierten LSVT-BIG-Konzeptes. Das intensive Training großer Bewegungsamplituden zielt darauf ab, die physiologische Bewegungsgröße so weit zu automatisieren, dass diese auch in ablenkenden Alltagsituationen beibehalten werden kann. In der Berliner BIG-Studie verbesserte die Therapie nach dem LSVT-BIG-Konzept verglichen zu Nordic Walking oder einem Heimübungsprogramm die brady-/hypokinetischen Symptome und ihre funktionellen Auswirkungen signifikant (Ebersbach et al. 2010). Aber auch intensives Training des Gehens oder der Feinmotorik kann die Bewegungsamplitude vergrößern und so das Bewegungstempo steigern. Die Empfehlungen zum Lokomotionstherapie auf dem Laufband beruhen beim idiopathischen Parkinson-Syndrom auf einer breiten Datengrundlage. Systematisches Training verbessert die Gangparameter Schrittlänge und Gehtempo (Mehrholz et al. 2015). Das Laufband begünstigt die Initiierung von Schritten und ermöglicht eine hohe Repetition der Gangzyklen. Doch auch ein Gehtraining auf der Ebene, mit Dual-Task-Aufgaben kombiniert oder als Nordic Walking im Freien durchgeführt, war bei Parkinson-Patienten effektiv und steigerte etwa die Geschwindigkeit (Strouwen et al. 2017; van Eijkeren et al. 2008). Ein mit den im Fallbeispiel beschriebenen Elementen durchgeführtes Training der Feinmotorik erhöhte bei den Studienteilnehmern die Bewegungsgeschwindigkeit im NHPT, wenn diese über vier Wochen lang fünfmal wöchentlich jeweils 30 Minuten übten (Vanbellingen et al. 2017).

Schließlich ist es gerade in der frühen Krankheitsphase wichtig, ein geeignetes individuelles Heimübungsprogramm zu implementieren (Keus et al. 2014). Am Krankheitsbeginn sind Betroffene meist ohne Einschränkungen in der Lage, sicher und selbstständig ihre Übungen durchzuführen. Neben Elementen zum Ausdauer-, Gleichgewichts- und Krafttraining für einen den Krankheitsverlauf modifizierenden Effekt sollten auch Aktivitäten enthalten sein, die helfen, Alltagleistungen möglichst lange zu erhalten (Keus et al. 2014).

LITERATUR

Ceballos-Baumann AO, Ebersbach G, George S, et al. Aktivierende Therapien bei Parkinson-Syndromen. 3. A. Stuttgart: Thieme, 2018.

Conradsson D, Löfgren N, Nero H, et al. The Effects of Highly Challenging Balance Training in Elderly With Parkinson's Disease: A Randomized Controlled Trial. Neurorehabil Neural Repair 2015; 29: 827–836.

Corcos DM, Robichaud JA, David FJ, et al. A two-year randomized controlled trial of progressive resistance exercise for Parkinson's disease: Progressive Resistance Exercise in PD. Mov Disord 2013; 28: 1230–1240.

Deutsche Gesellschaft für Neurologie 2016. S3 Leitlinie Idiopathisches Parkinsonsyndrom. 2016. http://www.awmf.org/leitlinien/detail/ll/030-010.html (letzter Zugriff 08.03.2021).

Dorsey ER, Constantinescu R, Thompson JP, et al. Projected number of people with Parkinson disease in the most populous nations, 2005 through 2030. Neurology 2007; 68: 384–386.

Ebersbach G, Ebersbach A, Edler D, et al. Comparing exercise in Parkinson's disease--the Berlin LSVT®BIG study. Mov Disord 2010; 25: 1902–1908.

Enright PL, Sherrill DL. Reference Equations for the Six-Minute Walk in Healthy Adults. Am J. Respir Crit Care Med 1998; 158: 1384–1387.

Farley BG, Koshland GF. Training BIG to move faster: the application of the speed-amplitude relation as a rehabilitation strategy for people with Parkinson's disease. Exp Brain Res 2005; 67: 462–467.

Franchignoni F, Horak F, Godi M, Nardone A, Giordano A. Using psychometric techniques to improve the Balance Evaluation Systems Test: the mini-BESTest. J Rehabil Med 2010; 42: 323–331.

Frazzitta G, Maestri R, Bertotti G, et al. Intensive rehabilitation treatment in early Parkinson's disease: a randomized pilot study with a 2-year follow-up. Neurorehabil Neural Repair 2015; 29: 123–131.

Heinzel S, Berg D, Binder S, et al. Do We Need to Rethink the Epidemiology and Healthcare Utilization of Parkinson's Disease in Germany? Front Neurol 2018; 9: 500.

Ineichen-Furrer K, Vanbellingen T. Screening für die Fingergeschicklichkeit – Coin Rotation Test. Physiopraxis 2016; 14: 48–49.

Keus S, Munneke M, Graziano M. Europäische Physiotherapie-Leitlinie beim idiopathischen Parkinson-Syndrom. 2014. www.parkinsonnet.nl/app/uploads/sites/3/2019/11/Parkinson_Leitlinie_Physiotherapeuten_2015.pdf (letzter Zugriff 27.04.2021).

Li F, Harmer P, Fitzgerald K, et al. Tai chi and postural stability in patients with Parkinson's disease. N Engl J Med 2012; 366: 511–519.

Mehrholz J, Kugler J, Storch A, Pohl M, Hirsch K, Elsner B. Treadmill training for patients with Parkinson's disease. Cochrane Database Syst Rev 2015; 8: CD007830.

Mendoza JE, Apostolos GT, Humphreys JD, Hanna-Pladdy B, O'Bryant SE. Coin rotation task (CRT): a new test of motor dexterity. Arch Clin Neuropsychol 2009; 24: 287–292.

Paul SS, Canning CG, Sherrington C, Lord SR, Close JCT, Fung VSC. Three simple clinical tests to accurately predict falls in people with Parkinson's disease. Mov Disord 2013; 28: 655–662.

Petzinger GM, Fisher BE, McEwen S, Beeler JA, Walsh JP, Jakowec MW. Exercise-enhanced Neuroplasticity Targeting Motor and Cognitive Circuitry in Parkinson's Disease. Lancet Neurol 2013; 12: 716–726.

Schenkman M, Moore CG, Kohrt WM, et al. Effect of High-Intensity Treadmill Exercise on Motor Symptoms in Patients With De Novo Parkinson Disease: A Phase 2 Randomized Clinical Trial. JAMA Neurol 2018; 75: 219.

Strouwen C, Molenaar EALM, Münks L, et al. Training dual tasks together or apart in Parkinson's disease: Results from the DUALITY trial. Mov Disord 2017; 32: 1201–1210.

van der Kolk NM, de Vries NM, Kessels RPC, et al. Effectiveness of home-based and remotely supervised aerobic exercise in Parkinson's disease: a double-blind, randomised controlled trial. Lancet Neurol 2019; 18: 998–1008.

van Eijkeren FJM, Reijmers RSJ, Kleinveld MJ, Minten A, Bruggen JPT, Bloem BR. Nordic walking improves mobility in Parkinson's disease. Mov Disord 2008; 23: 2239–2243.

Vanbellingen T, Nyffeler T, Nigg J, et al. Home based training for dexterity in Parkinson's disease: A randomized controlled trial. Parkinsonism Relat Disord 2017; 41: 92–98.

Weintraub D, Morales KH, Duda JE, Moberg PJ, Stern MB. Frequency and correlates of co-morbid psychosis and depression in Parkinson's disease. Parkinsonism Relat Disord 2006; 12: 427–431.

FALL

21 Physiotherapie bei Morbus Parkinson im mittleren Krankheitsstadium

Kerstin Ziegler

Leitsymptome: Sturzgefahr und Stürze – Freezing des Gehens – Beeinträchtigung der Lebensqualität

mittel

Definition

Freezing des Gehens

Das Einfrieren des Gehens, im Englischen als „Freezing of Gait" (FOG) bezeichnet, behindert die Fortbewegung von Patienten mit idiopathischem Parkinson-Syndrom (IPS) zusätzlich zur typischen Kleinschrittigkeit und Temposverminderung (Giladi & Nieuwboer 2008). FOG wird als **kurzes, episodisches Fehlen oder als deutliche Reduzierung der Vorwärtsbewegung der Beine, trotz der Absicht zu gehen,** definiert. Die ineffektive Schrittgenerierung kann mehrere Sekunden andauern. Am häufigsten wird FOG bei Richtungswechseln oder am Beginn des Gehens ausgelöst. Räumliche Enge, Stress oder Ablenkung provozieren FOG ebenfalls. Fokussierte Aufmerksamkeit oder äußere Hinweisreize, auch als „Cues" bezeichnet, helfen, die Gangblockaden zu überwinden (➤ Tab. 21.4). Die Pathophysiologie umfasst motorische, kognitive und limbische Prozesse (Ehgoetz Martens et al. 2018). In den frühen Stadien sind etwa ein Fünftel und nach 20 Jahren bis zu 80 % der Parkinson-Patienten von FOG-Phänomenen betroffen (Giladi & Nieuwboer 2008). FOG gilt als gesicherter Prädiktor einer hohen Sturzgefahr. Nahezu 70 % aller Stürze werden bei Parkinson-Erkrankten durch FOG verursacht, mit Verletzungen für mehr als die Hälfte der Gestürzten. Unabhängig von Krankheitsdauer und -schwere beeinträchtigt FOG die gesundheitsbezogene Lebensqualität, schränkt Alltagsaktivitäten ein und stellt ein frühes Zeichen erhöhter Mortalität dar (Nutt et al. 2011).

21.1 Vorgeschichte

Herr Block, ein 65-jähriger berenteter Ingenieur, leidet seit sechs Jahren an einem linksbetonten IPS vom Typ der Postural Instability Gait Disorder (PIGD). Dieser ist durch dominierende brady- bzw. hypokinetische Bewegungen, Gangstörungen und Gleichgewichtsstörungen bei fehlendem Tremor charakterisiert. Im vergangenen Jahr stürzte Herr Block häufiger und zog sich infolge des letzten Ereignisses vor vier Wochen eine Platzwunde am Kopf mit Prellungen zu. Er kommt nun in die Klinik für Parkinson und Bewegungsstörungen, da seit sechs Monaten immer wieder Freezing des Gehens (FOG) auftritt. Im Rahmen der multimodalen Komplextherapie wird er zwei Wochen stationär behandelt. Dabei erhält er parallel zur ärztlichen Behandlung ein interdisziplinäres, hochfrequentes Angebot der Logopädie, Ergotherapie, Neuropsychologie und Physiotherapie.

Im vorliegenden Fallbericht werden folgende Fragen beantwortet:

- Welche Ziele verfolgt die Physiotherapie in der mittleren Phase der Parkinson-Erkrankung?
- Wie werden Freezing des Gehens und dadurch bedingte Stürze evaluiert?
- Welche Strategien sind hilfreich, um das Freezing des Gehens zu vermindern?

- Wie wirkt sich Freezing des Gehens auf den Alltag der Betroffenen und ihrer Angehörigen aus?

21.2 Untersuchungsbefunde

21.2.1 Medizinische Befunde

Die stationäre Aufnahme des 65-jährigen berenteten Ingenieurs erfolgt bei Verschlechterung eines seit sechs Jahren bestehenden, linksbetonten IPS, da seit einem halben Jahr vor allem beim Starten und bei Richtungswechseln zu unterschiedlichen Tageszeiten FOG auftritt. Herr Block nimmt fünfmal täglich 100/25 mg eines kombinierten Levodopa-/Benserazidpräparates ein. Zur Vermeidung von Wirkungsfluktuationen ist Herr Block mit einem Catechol-O-Methyl-Transferase-(COMT-)Hemmer therapiert. Er sei mehrfach gestürzt. Die Ehefrau beschreibt ihre Sorge vor weiteren Stürzen, insbesondere wenn ihr Mann allein zu Hause sei. Zur Verbesserung der vom Patienten angegebenen Hauptprobleme einer abnehmenden Beweglichkeit und der erhöhten Sturzgefahr soll während des stationären Aufenthalts die medikamentöse Therapie an den Krankheitsverlauf angepasst werden. Im Fokus steht dabei die Höherdosierung von Levodopa mit zusätzlicher Umverteilung im Tagesverlauf.

Ärztliche Untersuchung

Neurologischer Befund:
Kein Meningismus, globale Bradykinese linksbetont, leichte Hypomimie. Hirnnerven: Pupillen isokor, direkte und konsensuelle Lichtreaktion prompt, keine Blickparese, keine faziale Parese, sonstige kaudale Hirnnerven o. B. Motorik: Kraftgrad 4–5/5 an allen Extremitäten, kein Tremor, Rigor beidseits. Reflexe: Muskeleigenreflexe seitengleich mittellebhaft auslösbar, Babinski negativ beidseits. Koordination: Finger-Nase-Versuch eumetrisch und verlangsamt, Feinmotorikstörung im Sinne einer Bradydysdiadochokinese beidseits, links jedoch stärker ausgeprägt. Sensibilität: keine Hyposensibilität feststellbar. Stand und Gang: Patient kann ohne Hilfe aus dem Stuhl aufstehen, Gang linksbetont kleinschrittig mit Freezing, würde bei starkem Zug an den Schultern stürzen.

Psychischer Befund:
Der Patient ist wach, zu allen Qualitäten gut orientiert und bewusstseinsklar. Er ist im Affekt freundlich und zugewandt, gut schwingungsfähig, formal gedanklich geordnet, keine inhaltlichen Denkstörungen, keine kognitiven Defizite, kein Anhalt für halluzinatorisches oder psychotisches Erleben.

21.2.2 Physiotherapeutische Anamnese

Herr Block gibt an, in den letzten sechs Monaten ungefähr dreimal gestürzt zu sein, meist wenn er schnell die Richtung wechseln wollte. Häufig käme es vor, dass er auch beim Losgehen fast nach vorne falle. Er habe sich aber immer noch rechtzeitig festhalten können und sich zum Glück bisher nie ernsthaft verletzt. Dagegen sei er noch nie gestürzt, wenn er während der Gartenarbeit rückwärtsgehe oder über Hindernisse steige.

Das Gefühl, mit den Füßen auf Boden festgeklebt zu sein, bejaht Herr Block. Diese Problematik beobachte er jedoch erst seit sechs Monaten und unabhängig vom Zeitpunkt der Medikamenteneinnahme. Im Zeitraum davor seien auch keine Stürze aufgetreten. Das Treppensteigen, Aufstehen vom Stuhl oder sehr kurzzeitiges Stehen auf einem Bein bereite ihm keine Probleme.

Herr Block erzählt, dass seine Frau ihre ehrenamtliche Tätigkeit als Lesepatin in der Grundschule nicht mehr unbesorgt wahrnehmen könne. Grund dafür sei die Angst vor weiteren Stürzen mit der drohenden Gefahr von Verletzungen. Nach dem letzten Sturz sei es zudem schwierig für ihn gewesen, allein aufzustehen. FOG sei so unberechenbar und behindere ihn in seiner Selbstständigkeit, was ihn belaste. Besorgungen erledige er momentan ungern allein, aus Sorge, dass FOG auftreten oder er stürzen könne. Im Restaurant habe er vor Kurzem plötzlich nicht mehr losgehen können, als er vom Tisch aufstand. Durch andere Gäste beobachtet zu werden, sei ihm sehr unangenehm gewesen, berichtet Herr Block. Nun schränke das Ehepaar die regelmäßigen Lokalbesuche mit Freunden ein, obwohl sie diese Abende immer sehr genossen hätten.

Erste Hypothesen

Die bisherigen Hinweise legen nach Einschätzung der Therapeutin die Hypothese nahe, dass die Sturzgefahr durch ein FOG ausgelöst wird. Dies hängt nicht von der Wirkung der Medikamente ab und kommt auch in gut beweglichen Phasen vor. Die Therapeutin sieht in den Startsituationen während gleichzeitiger Ablenkung und den Drehungen ohne zusätzliche Tätigkeiten die verantwortlichen FOG-Auslöser. Als alternative Hypothese für die Sturzursache zieht die Therapeutin noch Gleichgewichtsdefizite in Betracht, die zwar anamnestisch von Herrn Block verneint wurden, jedoch einer weiteren Testung bedürfen.

KLINISCHER HINTERGRUND

Stürze und Sturzrisiko beim Parkinson-Syndrom

Stürze sind definiert als Ereignisse, bei denen der Betroffene unfreiwillig auf einer tiefer liegenden Unterstützungsfläche aufkommt. Sie sind markante klinische Meilensteine der Parkinson-Erkrankung und treten hauptsächlich in fortgeschrittenen Phasen auf. Doch auch zu Beginn gibt es ein Sturzrisiko, das häufig unterschätzt wird. Verglichen zur gesunden, altersentsprechenden Bevölkerung ist das Sturzrisiko von Parkinson-Patienten mindestens verdreifacht und mit einer großen Gefahr von Frakturen, insbesondere des Femurhalses, verknüpft. Hohe Kosten durch Krankenhauseinweisungen sowie Beeinträchtigungen der Lebensqualität von Patienten und Angehörigen sind die Folge (Fasano et al. 2017; ➤ Tab. 21.1).

21.2.3 Evaluation des Gesundheitszustands nach ICF

Aktivität und Partizipation (Teilhabe)

Herr Block geht bisher ohne Hilfsmittel. Die selbstständige Fortbewegung ist jedoch durch eine seit sechs Monaten bestehende Sturzgefahr beeinträchtigt. Eigenständig ausgeführte Besorgungen und Sozialkontakte in der Öffentlichkeit werden seitdem eingeschränkt. Die Körperpflege und das Ankleiden sind ohne Hilfe möglich, jedoch tritt auch hier eine Sturzgefahr auf. Transfers vom Sitzen zum Stehen gelingen ohne Armeinsatz. Dabei ist keine Fallneigung zu beobachten.

Ein erstes Screening zur Sturzgefahr nach dem Drei-Schritt-Modell ergibt mit einem Wert von 9 Punkten eine hohe Sturzgefahr. Bewertet werden das Auftreten von Stürzen in den letzten 12 Monaten, das anamnestisch berichtete Vorkommen von FOG sowie das Gangtempo (➤ Tab. 21.2).

KLINISCHER HINTERGRUND

Drei-Schritt-Modell zum Screening der Sturzgefahr

Dieses rasch durchzuführende Screening erlaubt eine sehr zuverlässige Prognose der Sturzgefahr (Paul et al. 2013). Die ersten beiden Schritte können im Rahmen des Anamnesegespräches beantwortet werden.

1. Schritt: Sind Stürze oder Beinahestürze in den letzten zwölf Monaten aufgetreten?
ja = 6 Punkte; nein = 0 Punkte

2. Schritt: Kam es in den vergangenen vier Wochen zu Freezing?
ja = 3 Punkte; nein = 0 Punkte

3. Schritt: Wie hoch ist die von den Betroffenen bevorzugte Gehgeschwindigkeit?
< 1,1 m/s = 2 Punkte; > 1,1 m/s = 0 Punkte

- 0 Punkte = niedrige Sturzgefahr
- 2–6 Punkte = moderate Sturzgefahr
- 8–11 Punkte = hohe Sturzgefahr

Körperfunktion und -struktur

Funktionen der Muskelkraft (b730) und Funktionen der Muskelausdauer (b740)

Die europäischen Leitlinien für Physiotherapie beim Parkinson-Syndrom empfehlen den Five-Times-Sit-To-Stand-Test (FTSST), um eine zu geringe Kraft und Ausdauer v. a. der Knieextensoren zu identifizieren. Herr Block erreicht einen Wert von 13,05 Sekunden. Benötigen Patienten länger als 16 Sekunden, werden sie als sturzgefährdet beurteilt.

Funktionen der unwillkürlichen Bewegungsreaktionen (b755)

Ob Gleichgewichtsdefizite als Sturzauslöser vorliegen, wird mit dem Mini-Balance-Evaluation-System-Test (Mini-BESTest) überprüft (➤ Kap. 9.5). Herrn Blocks reaktive posturale Anpassungen zeigen deutliche Auffälligkeiten. Die Gesamtpunktzahl von 21 Punkten liegt jedoch höher als der für eine Sturzgefahr beim IPS sprechende Schwellenwert von 19 Punkten.

Funktionen der Bewegungsmuster beim Gehen (b770)

Das Gangbild zeigt eine linksbetonte brady-/hypokinetisch verkürzte Stand- und Spielbeinphase. Bei einigen Richtungswechseln kommt es zu FOG. Die

Tab. 21.1 Faktoren für ein erhöhtes Sturzrisiko

Generische Risikofaktoren	Parkinsonspezifische Risikofaktoren
• Angst • Arthrose • Kardiale Arrhythmie • Täglicher Alkoholkonsum • Depression • Umweltbedingte Gefahren • Weibliches Geschlecht • Hohes Lebensalter • Orthostatische Hypotension (abrupter Blutdruckabfall bei Lagewechseln) • Osteoporose • Andere Komorbiditäten (Schwindel, periphere Neuropathie) • Polypharmazie • Sedativa, v. a. Benzodiazepine • Hilfsmittelgebrauch • Beeinträchtigung der Sehfähigkeit und Augenmotorik • Schwäche durch Inaktivität	• Axialer Rigor • Kognitive (frontale) Beeinträchtigung • Krankheitsschwere • Dual-Tasking • Dyskinesien (medikamenteninduzierte Überbewegungen) • Positive Sturzanamnese • **Freezing des Gehens (FOG)** • Zustand nach tiefer Hirnstimulation • Hohe Levodopa-Gesamtdosis • Therapie mit Dopamin-Agonisten oder Anticholinergika • Ausgeprägte Fehlhaltungen • Posturale Instabilität • Schlurfendes und sehr kleinschrittiges Gangbild • Vermindertes Bewegungstempo • Transfers • Harninkontinenz

Tab. 21.2 Bewertungsskala des FOG-Scores der vier Situationen mit je drei Durchgängen

Wert	Beschreibung
Keine Festination oder FOG (0 Punkte)	Unauffälliges Gehen im gesamten Parcours
Festination (1 Punkt)	Schnelle und kleine Schritte bei noch vorhandenem Weggewinn in der beurteilten Situation
Freezing (2 Punkte)	Stopp des Gehens ohne erkennbaren Weggewinn mit gleichzeitig zitternden Beinbewegungen oder absoluter Bewegungslosigkeit in der beurteilten Situation
Freezing mit Abbruch (3 Punkte)	Unüberwindbare Blockade des Gehens, die ein äußeres Signal bzw. Hilfe erfordert, auch zur Prävention von Stürzen

Gangausdauer wird mit dem 6-Minuten-Gehtest (6-MWT; ➤ Kap. 20.2.3) evaluiert. Herr Block erzielt dabei einen Wert von 340 Metern. Die für das FOG verantwortlichen Auslösesituationen und die Schwere des FOG werden mithilfe des FOG-Scores beurteilt (➤ Abb. 21.1; ➤ Tab. 21.2).

KLINISCHER HINTERGRUND

FOG-Score

Der FOG-Score ermöglicht die untersucherbasierte Evaluation von FOG mithilfe von vier standardisierten Situationen im Rahmen eines festgelegten Parcours (Ziegler et al. 2010; ➤ Abb. 21.1). Diese umfassen das Aufstehen

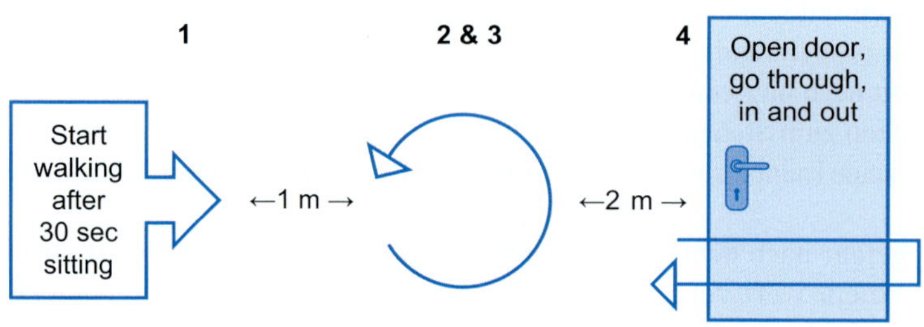

Abb. 21.1 Ablauf des FOG-Score-Parcours [H219-001/L231]

von einem Stuhl und Starten des Gehens nach 30 Sekunden Sitzpause, einmalige 360°-Drehungen im bzw. gegen den Uhrzeigersinn in einem 40×40 cm großen Quadrat und das Öffnen und Hindurchgehen durch eine Türe. In den drei Durchgängen nimmt der Schwierigkeitsgrad des FOG-Scores sukzessive zu. Zunächst gehen Betroffene ohne Zusatzaufgaben durch den Parcours. Während des zweiten Durchlaufs balancieren sie einen mit Wasser gefüllten Becher auf einem Teller. Im dritten Durchgang werden zusätzliche laute Subtraktionen (100–7–7 usw.) bei gleichzeitigem Tragen von Teller und darauf abgestelltem Wasserbecher gefordert. Die kognitive Zusatzaufgabe kann durch lautes Rückwärtszählen vereinfacht werden. Die Bewertungsskala variiert von 0–36 Punkten, wobei 0 Punkte einem unauffälligen Ergebnis und 36 Punkte maximalen Schwierigkeiten entsprechen. Eine klinisch relevante Verbesserung wird durch eine Verbesserung von 3 Punkten auf dem Gesamtscore erreicht (Fietzek et al. 2019; ➤ Tab. 21.1).

⚠ **VORSICHT**

Mithilfe des FOG-Scores werden motorische Blockaden im Rahmen der Testsituationen provoziert, um FOG zu evaluieren. Eine Begleitung der Therapeutin ist zur sturzvermeidenden Sicherung während der gesamten FOG-Score-Durchführung unbedingt notwendig.
Gleiches gilt für das repetitive Training von Cues und Einschleifen von Strategien zur Vermeidung von FOG.

Umwelt- und personenbezogene Faktoren

Herr Block ist verheiratet, seine Frau engagiert sich ehrenamtlich. Das Ehepaar bewohnt ein Haus mit Garten außerhalb Münchens, ist kulturell interessiert und sozial gut im Freundeskreis eingebunden. Bisher waren Herr und Frau Block sehr aktiv, unternahmen gerne Ausflüge und teilten sich anfallende Arbeiten auf.

Herr Block wirkt sehr interessiert, nicht ängstlich, aber aufgrund der FOG-Problematik in der Stimmung gedrückt. Im Gespräch fallen keine kognitiven Schwierigkeiten auf.

Assessments

Die Assessments zu Beginn der stationären Komplextherapie zeigen die in ➤ Tab. 21.3 aufgeführten Werte.

Tab. 21.3 Assessments zu Beginn der stationären Komplextherapie

Assessment	Wert
Drei-Schritt-Modell	9 Punkte (Stürze in den letzten 12 Monaten = 6 Punkte, FOG im vergangenen Monat = 3 Punkte; Gangtempo schneller als 1,1 m/s = 0 Punkte)
Mini-BESTest	21 von 28 Punkten
FTSST	13,05 sec.
6MWT	340 m
FOG-Score	13 von 36 Punkten

21.3 Zusammenfassung der wichtigsten Befunde

Entsprechend Herrn Blocks Testergebnissen sieht die Therapeutin als Sturzauslöser ein FOG an, welches nicht mit dem Zeitpunkt der Medikamenteneinnahme in Verbindung steht. Trigger sind Startsituationen mit gleichzeitiger Ablenkung und Drehungen ohne gleichzeitige Aufgaben. Defizite bei reaktiven posturalen Ausgleichsschritten sind vorhanden, aber noch nicht so ausgeprägt, dass sie als Hauptursache für die Stürze gelten können. Dennoch verstärken sie die Sturzgefahr und können zum Auftreten von Sturzereignissen beitragen. Die selbstständige Mobilität wird durch das FOG erheblich behindert und durch eine verminderte maximale Gehstrecke zusätzlich eingeschränkt.

Sowohl Herr Block als auch seine Ehefrau sind durch die Folgen des FOG in ihren Alltagsaktivitäten und ihrer Lebensqualität beeinträchtigt und ziehen sich von sozialen Aktivitäten zurück. Darüber hinaus fehlt die Etablierung eines Notfallmanagements für Stürze.

WAS WÄRE, WENN …

… Herr Block berichten würde, dass die motorischen Blockaden in Abhängigkeit zur Medikamenteneinnahme auftreten?

Es handelt sich dann um das sogenannte Dopa-sensitive FOG. Diese Art des FOG wird auch als OFF-Freezing bezeichnet. Es tritt während der Phase schlechter Mobilität, im sogenannten OFF auf, wenn die Wirkung der dopaminergen Medikation abklingt. Charakteristisch für das OFF-FOG ist, dass es in zeitlichem Zusammenhang mit der Einnahme der nächstfolgenden Levodopa-Dosis

steht. Wird bei den betreffenden Patienten das zugrundeliegende dopaminerge Defizit durch eine Optimierung der Medikation behandelt, kommt es meist zum vollständigen Verschwinden des FOG (Nutt et al. 2011).
Wenn Patienten, wie Herr Block, die motorischen Blockaden dagegen ebenfalls bei guter Beweglichkeit im sogenannten ON erleben, spricht man von nicht-Dopasensitivem FOG. Die motorischen Blockaden sprechen dann meist nicht mehr auf die dopaminerge Therapie an. Dieses ON-Freezing lässt sich in Teilen mit dem Fortschreiten des neurodegenerativen Prozesses erklären. Es stellt eine weitaus größere therapeutische Herausforderung als die Behandlung des OFF-FOG dar, die von der Höherdosierung der dopaminergen Medikation häufig eindrücklich profitiert (Nutt et al. 2011).

21.4 Physiotherapeutische Zielsetzung

Gemeinsam mit Herrn Block und seiner Ehefrau werden folgende Ziele in der Physiotherapie vereinbart:

- **Nahziele:**
  - Vermeiden bzw. leichteres Überwinden von FOG durch synchronisierte Schrittsetzung zu einem individuell gewählten, geeigneten, äußeren Cue (Metronom oder Laserpointer; ➤ Tab. 21.4) sowie Anwenden von motorischen Strategien (➤ Tab. 21.5) bei Richtungswechseln und Startsituationen im Rahmen der Physiotherapie und im Patientenzimmer bis zum Ende des Klinikaufenthalts
  - Erarbeiten einer Strategie, wie bei zukünftigen Sturzereignissen gehandelt werden soll
  - Ausreichend große und zügige Schutzschrittauslösung nach hinten und zur Seite, um den Körper nach plötzlichen, im Rahmen der Physiotherapie ausgeführten, externen destabilisierenden Reizen wieder in das Gleichgewicht zu bringen
  - Verbesserung der Kraftausdauer und Koordination der sturzverhindernden Muskulatur
- **Fernziele:**
  - Automatisierte Anwendung der Cues (➤ Tab. 21.4) und motorischer Strategien (➤ Tab. 21.5) zur Vermeidung von FOG bei Alltagsaktivitäten auch außerhalb des Hauses
  - Implementierung der Notfallstrategie bei Stürzen
  - Automatisiertes Auslösen von Schutzschritten in Alltagssituationen
  - Verbesserung der Kraftausdauer und Koordination der sturzverhindernden Muskulatur

21.5 Physiotherapeutische Maßnahmen/Therapieplan

Während des 14-tägigen Klinikaufenthalts werden in der Physiotherapie für Herrn Block pro Woche vier Einheiten Einzeltherapie und zwei Einheiten medizinische Trainingstherapie (MTT) in der Gruppe geplant.

Für das Ziel einer geringeren Sturzgefahr wird in der Physiotherapie mit Herrn Block an der Minimierung des FOG und Verbesserung des Gleichgewichts gearbeitet.

Tab. 21.4 Übersicht äußerer Hinweisreize (engl. Cues) zur Vermeidung oder Überwindung von FOG, die als permanente oder intermittierende Signale eingesetzt werden können

Akustische Cues	Visuelle Cues	Taktile Cues
• Metronom • Musik • Rhythmisches, verbales Signal (z. B. rechts – links, zählen) • „Kommando" zum Starten • Händeklatschen	• Laserpointer • Anti-Freezing-Stock • Bodenmarkierungen (Streifen, Bodenstruktur) • Objekte übersteigen	• Rhythmische Vibrationen am Handgelenk • Klopfen auf den Oberschenkel

Tab. 21.5 Strategien zur Vermeidung oder Überwindung von FOG mit Beispielen

Strategie	Beispiel
Motorische Strategie	• Großer Schritt am Bewegungsbeginn • Drehungen mit begrenzter Schrittzahl (180° mit 2–3 und 360° mit 4–6 Schritten)
Vermittlung von Bewegungs-bildern	• Im Takt die Knie wie am Jo-Jo hochziehen • Bei Richtungswechseln die Beine wie beim Walzer drehen

Cueing und Strategietraining gegen Freezing

Im Münchner Anti-Freezing-Training (MAFT) werden individuelle FOG auslösende Situationen standardisiert und intensiv trainiert. Dazu führt Herr Block seine Schritte während der Richtungswechsel synchronisiert zum Takt eines Metronoms aus (➤ Abb. 21.2). Von diesem permanenten akustischen Cue profitierte Herr Block am meisten, als er zu Beginn des MAFT mit seiner Therapeutin verschiedene äußere Hinweisreize erprobte (➤ Tab. 21.4). Vor dem Beginn des Gehens setzt er als motorische Sequenz die deutliche Gewichtsverlagerung zur Standbeinseite ein und beginnt mit einem bewusst initiierten, großen Schritt (➤ Tab. 21.5). Sollte sich die Blockade dadurch nicht überwinden lassen, kann er zusätzlich noch das akustische Signal des Metronoms wählen. Dreimal wöchentlich werden ausschließlich die beschriebenen Inhalte 30 Minuten lang hochrepetitiv trainiert. Der Schwierigkeitsgrad steigt dabei an, beispielsweise durch ablenkende Zusatzaufgaben.

PRAKTISCHER TIPP

Betroffene nach selbst erprobten Cues oder Strategien gegen FOG befragen

Häufig sind von FOG betroffene Patienten sehr kreativ, wie sie sich selbst gegen das FOG helfen können. Empfehlenswert ist es, Erkrankte nach bisher im Alltag verwendeten Cues zu fragen und sich diese zeigen zu lassen. In der Therapie werden die vorgeschlagenen Lösungen oder Strategien nach der Art des Cueings kategorisiert und überlegt, ob Alternativen notwendig sind. So kann beispielsweise das an ein Seil gebundene Stöckchen, welches als visueller Cue während der blockierten Vorwärtsbewegung direkt vor die Füße geworfen wird, durch einen Laserpointer ersetzt werden. Dieser projiziert eine Linie auf den Boden, die bei FOG als Signal zur Schrittinitiierung dient.

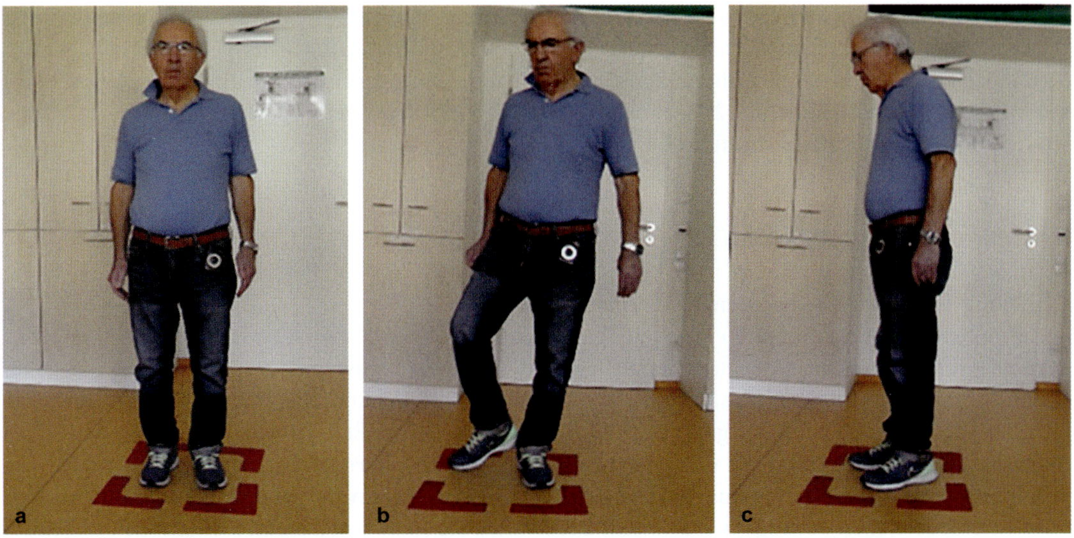

Abb. 21.2 Training von Richtungswechseln durch das MAFT. Die 180°-Drehung wird zum permanenten Cueing des an der Hosentasche befestigten Metronoms mit vier Schritten ausgeführt. Dabei wird der erste Schritt annähernd 90° zur Ausgangsposition gesetzt. [P1013]

Tab. 21.6 Assessments am Ende der stationären Komplextherapie

Assessment	T1	T2
Drei-Schritt-Modell	9 Punkte (Stürze in den letzten 12 Monaten = 6 Punkte, FOG im vergangenen Monat = 3 Punkte; Gangtempo schneller als 1,1 m/s = 0 Punkte)	9 Punkte
Mini-BESTest	21 von 28 Punkte	25 von 28 Punkte
FTSST	13,05 s	12 s
6MWT	340 m	405 m
FOG-Score	13 von 36 Punkte	7 von 36 Punkten

T1: zu Beginn der Komplextherapie
T2: Am Ende der Komplextherapie

Gleichgewichtstraining

Zum Training kompensatorischer Schutzschritte steht die Therapeutin hinter Herrn Block und zieht ihn wiederholt und unvermittelt am Becken nach dorsal bzw. nach lateral-dorsal. Er ist aufgefordert, so große Schutzschritte zu machen, dass er dabei seine Standsicherheit wiedergewinnt. Gelingt dies nicht, wird er von der Therapeutin aufgefangen. Das Training wird vor einer Behandlungsbank ausgeführt, die eine zusätzliche Absicherung bietet.

Krafttraining

An den Geräten der MTT werden die Hüftextensoren, Knieextensoren und -flexoren, die Plantarflexoren und Dorsalextensoren mit systematisch steigenden Widerständen im Kraftausdauerbereich trainiert. Dafür werden 20–30 Wiederholungen und 2–3 Serien bei ca. 50–75 % der Maximalkraft durchgeführt.

Notfallmanagement für Stürze

- Training des Transfers vom Boden in den Stand
- Hilfsmittelversorgung: Initiieren eines Notfallknopfes für Abwesenheitszeiten der Ehefrau und Bestellung eines Rollators für Ausflüge

Herr Block lernt während des 14-tägigen stationären Aufenthalts, die Richtungswechsel und Drehungen synchron zum Takt des Metronoms innerhalb des physiotherapeutischen Settings auszuführen. Die motorische Strategie eines bewusst groß initiierten Schrittes beim Gehbeginn wendet er nach Erinnerung durch die Therapeutin an. Der FOG-Score hat sich um 5 Punkte verbessert, was einer klinisch bedeutsamen Veränderung entspricht. Die Trainingseinheiten an den Geräten zum Aufbau der Kraftausdauer nimmt Herr Block gerne in Anspruch und findet Freude daran. Auch gelingt es ihm, nach zwei Wochen zuverlässig große Schutzschritte nach hinten und zur Seite auszuführen, wenn er durch die Therapeutin aus dem Gleichgewicht gebracht wird. Diese Beobachtungen spiegeln sich zum Teil in verbesserten Punktwerten des Abschlusstestung wider (➤ Tab. 21.6).

Herr Block berichtet außerdem, dass er sich nun nicht mehr so hilflos fühle, wenn sein Gehen plötzlich durch motorische Blockaden gestört werde. Dennoch bemerke er, dass er außerhalb der Physiotherapie immer wieder vergesse, das Metronom zu benützen oder gedachte akustische Signale als Hilfe zur Vermeidung von FOG einzusetzen. Er sei zwar während des Klinikaufenthalts nicht mehr gestürzt, dennoch habe es einige kritische Situationen gegeben, die beinahe zu Stürzen geführt hätten.

21.6 Evidenzbasierte Zusammenfassung

Ein von den Medikamenten unabhängiges FOG kann durch den Einsatz äußerer Hinweisreize vermindert werden. Als äußere Hinweisreize angebotene Cues aktivieren alternative Strukturen, die nicht vom neurodegenerativen Prozess betroffen sind. Dadurch wird die sonst automatisierte Kontrolle des Gehens in einen Modus verschoben, bei dem die Fortbewegung über eine bewusste, durch die Aufmerksamkeit gelenkte Kontrolle erfolgt (Heremans et al. 2013). Als

Modalitäten stehen akustische, visuelle oder taktile Signale zur Verfügung. Sie können intermittierend zur Überwindung von aufgetretenen Blockaden eingesetzt werden oder permanent einen FOG vermeidenden Bewegungsablauf unterstützen (➤ Tab. 21.4). Diese kompensatorische Strategie bessert FOG dann, wenn die Schritte in den kritischen Auslösesituationen beispielsweise zum Takt eines Metronoms ausgeführt werden (Nieuwboer 2008). Herr Block kann die motorischen Blockaden durch das Cueing mit konzentrierter, synchroner Schrittausführung innerhalb der Therapie überwinden. Auch der FOG-Score hat sich um 5 Punkte verbessert (➤ Tab. 21.6). In ablenkenden Alltagsituationen besteht jedoch weiterhin ein Risiko für das Auftreten von FOG mit anhaltender Sturzgefahr. Die aktuelle Literatur deutet darauf hin, dass Cues für die Reduktion von FOG zwar hilfreich sind, aber keine langfristigen Effekte, insbesondere hinsichtlich der Sturzgefahr, zu erwarten sind (Chivers Seymour et al. 2019; Fietzek et al. 2014). So ist es notwendig, dass Herr Block das Münchner Anti-Freezing-Training in der ambulanten Physiotherapie konsequent fortführt (Fietzek et al. 2014, Schroeteler & Ceballos-Baumann 2016).

Darüber hinaus zeigte eine Untersuchung zum Zusammenhang von FOG und posturaler Kontrolle, dass sich das Gleichgewicht bei Patienten mit FOG innerhalb eines Jahres um fast 5 Punkte im Mini-BESTest verschlechterte (Vervoort et al. 2013). Spätestens nach 12 Monaten ist deshalb bei Herrn Block eine Überprüfung der Balance notwendig.

Die posturale Kontrolle lässt sich durch ein kombiniertes Training aus gleichgewichtserhaltenden Mechanismen und der Muskelkraft kurz- und langfristig verbessern (Shen et al. 2016). Im Fokus des Krafttrainings steht die sturzverhindernde Muskulatur, also Plantarflexoren, Knieextensoren und -flexoren, Hüftextensoren und -abduktoren. Die Kraftausdauer kann entweder klassisch an Geräten wie der Funktionsstemme oder dem Hüftextensor verbessert werden. Bewegungen gegen die Schwerkraft wie Kniebeugen im Einbeinstand, Zehenspitzenstand oder Vorwärts- und Seitwärtsschritte auf eine Stufe trainieren die ausdauernde Kraft ebenfalls. Alternativ verbessern auch repetitiv ausgeführte Alltagsaktivitäten wie der Transfer vom Sitzen zum Stehen die Kraftausdauer. Ein ansteigender Widerstand durch Gewichtsscheiben, Gewichtswesten oder niedrige Sitzhöhen steigern die Anforderung (Chivers Seymour et al. 2019). Bei Herrn Block zielt das Gleichgewichtstraining darauf ab, die reaktiven posturalen Ausgleichsreaktionen zu verbessern. Dazu setzt die Therapeutin Störreize unterschiedlicher Intensität. Ein leichter Zug am Schultergürtel oder Schub am Sternum des Patienten bewirkt, dass sich die Anspannung der Sprunggelenks- oder Hüftmuskulatur erhöht, um den Körperschwerpunkt zu stabilisieren. Die Auslösung kompensatorischer Schutzschritte wird durch stärkere Störreize effektiv trainiert. Schutzschritte werden auch provoziert, wenn sich Patienten nach vorne, hinten oder zur Seite lehnen und durch die Hände der Therapeutin stabilisiert werden. Fällt die manuelle Unterstützung weg, erfolgt ein Ausgleichsschritt. Außerdem eignet sich auch ein Laufbandtraining mit plötzlichen Stopps, um bei gurtgesicherten Patienten posturale Ausgleichsreaktionen auszulösen (Chivers Seymour et al. 2019; Shen et al. 2016).

Aus Studien ist bekannt, dass multimodale Programme zur Sturzprophylaxe mit Elementen zum Gleichgewichts- und Krafttraining und, je nach Bedarf, systematischem Üben von Cues gegen FOG vor allem bei beginnender Sturzgefahr effektiv sind. Erkrankte, die selten stürzen oder ausschließlich von Beinahestürzen berichten, vermindern durch intensives, mehrmonatiges und spezifisches Training die Häufigkeit der Ereignisse. Stürzen Patienten und Patientinnen jedoch häufig, vermögen es auch darauf ausgerichtete Trainingsprogramme nicht, die Frequenz der Ereignisse signifikant zu senken. Dennoch hilft jeder verhinderte Sturz, die Mobilität und Lebensqualität zu erhalten, Belastungen und Ängste der Angehörigen zu vermeiden und Kosten einzusparen (Chivers Seymour et al. 2019).

LITERATUR

Chivers Seymour K, Pickering R, Rochester L, et al. Multicentre, randomised controlled trial of PDSAFE, a physiotherapist-delivered fall prevention programme for people with Parkinson's. J Neurol Neurosurg Psychiatry 2019; 90: 774–782.

Ehgoetz Martens KA, Hall JM, Georgiades MJ, et al. The functional network signature of heterogeneity in freezing of gait. Brain J Neurol 2018; 141, 1145–1160.

Fasano A, Canning CG, Hausdorff JM, Lord S, Rochester L. Falls in Parkinson's disease: A complex and evolving picture. Mov Disord 2017; 32: 1524–1536.

Fietzek UM, Schroeteler FE, Ziegler K, Zwosta J, Ceballos-Baumann AO. Randomized cross-over trial to investigate the efficacy of a two-week physiotherapy programme with repetitive exercises of cueing to reduce the severity of freezing of gait in patients with Parkinson's disease. Clin Rehabil 2014; 28: 902–911.

Fietzek UM, Schulz SJ, Ziegler K, Ceballos-Baumann AO. The Minimal Clinically Relevant Change of the FOG Score. J Park Dis 2020; 10(1): 325–332.

Franchignoni F, Horak F, Godi M, Nardone A, Giordano A. Using psychometric techniques to improve the Balance Evaluation Systems Test: the mini-BESTest. J Rehabil Med 2010; 42: 323–331.

Giladi N, Nieuwboer A. Understanding and treating freezing of gait in parkinsonism, proposed working definition, and setting the stage. Mov Disord 2008; 23 (Suppl 2): S423–S425.

Heremans E, Nieuwboer A, Vercruysse S. Freezing of gait in Parkinson's disease: where are we now? Curr Neurol Neurosci Rep 2013; 13: 350.

Keus S, Munneke M, Graziano M. Europäische Physiotherapie-Leitlinie beim idiopathischen Parkinson-Syndrom. 2014. www.parkinsonnet.nl/app/uploads/sites/3/2019/11/Parkinson_Leitlinie_Physiotherapeuten_2015.pdf (letzter Zugriff 27.04.2021).

Nieuwboer A. Cueing for freezing of gait in patients with Parkinson's disease: a rehabilitation perspective. Mov Disord 2008; 23 (Suppl 2): S475–S481.

Nutt JG, Bloem BR, Giladi N, Hallett M, Horak FB, Nieuwboer A. Freezing of gait: moving forward on a mysterious clinical phenomenon. Lancet Neurol 2011; 10: 734–744.

Okuma Y, Silva de Lima AL, Fukae J, Bloem BR, Snijders AH A prospective study of falls in relation to freezing of gait and response fluctuations in Parkinson's disease. Parkinsonism Relat Disord 2018; 46: 30–35.

Paul SS, Canning CG, Sherrington C, Lord SR, Close JCT, Fung VSC. Three simple clinical tests to accurately predict falls in people with Parkinson's disease. Mov Disord 2013; 28: 655–662.

Schroeteler F, Ceballos-Baumann A. Münchner Anti Freezing Training (MAFT). Nervenheilkunde 2016; 34: 198–204.

Shen X, Wong-Yu ISK, Mak MKY. Effects of Exercise on Falls, Balance, and Gait Ability in Parkinson's Disease: A Meta-analysis. Neurorehabil Neural Repair 2016; 30: 512–527.

Vervoort G, Nackaerts E, Mohammadi F, et al. Which Aspects of Postural Control Differentiate between Patients with Parkinson's Disease with and without Freezing of Gait? Park Dis 2013: 971480.

Ziegler K, Schroeteler F, Ceballos-Baumann AO, Fietzek UM. A new rating instrument to assess festination and freezing gait in Parkinsonian patients. Mov Disord 2010; 25: 1012–1018.

FALL

22 Physiotherapie bei Morbus Parkinson in der chronischen Phase (Hoehn & Yahr 4)

Marcel Kluge

Leitsymptome: Schwankende, aber starke akinetisch-rigide Symptomatik bei besonders rechtsseitig ausgeprägtem Tremor der Hand – Immobilität – Dysphagie – Dysarthrophonie

schwer

Definition

Parkinson-Klassifikation nach Hoehn & Yahr

Die Hoehn-und-Yahr-Skala dient der standardisierten, globalen Schweregradeinstufung von Patienten mit Parkinson und ist international zu diesem Zwecke anerkannt. Eine Stärke dieses Beurteilungsinstrumentes ist die durchweg hohe Korrelation zwischen den Scores für motorische Symptome und den Scores der Lebensqualität. Die Schwäche der Hoehn-Yahr-Skala besteht in der Vermischung von Aspekten der funktionellen Beeinträchtigung mit globalen Behinderungsmerkmalen. Die ursprünglich 5-stufige numerische Beurteilungsskala wurde im Laufe der Zeit um zwei weitere Kategorien erweitert (modifizierte Klassifikation, ➤ Tab. 22.1). Grundsätzlich muss bei diesem Messinstrument angemerkt werden, dass es nicht dazu geeignet ist, eine Aussage darüber zu treffen, wie schwer die erkrankte Peron in anderen motorischen, psycho-emotionalen, neurokognitiven oder sonstigen autonom-vegetativen Funktionen oder der Partizipation im Alltag eingeschränkt ist.

Tab. 22.1 Modifizierte Parkinson-Klassifikation nach Hoehn & Yahr

Stadium	Beschreibung
1	Anfangsstadium mit geringen, einseitig ausgeprägten Symptomen
1,5	Einseitig ausgeprägte Symptome mit beginnenden axialen Problemen
2	Beidseitig ausgeprägte Symptome mit einer allgemeinen Verlangsamung und Sprechschwierigkeiten; eine beginnende kyphotische Haltung ist möglich
2,5	Die Symptomatik ist mäßig ausgeprägt; es werden mehr als 2 Schritte beim Retropulsionstest benötigt
3	Die Gleichgewichtsfähigkeit ist eingeschränkt; die Haltung deutlich kyphosiert; die Gehfähigkeit wird zunehmend eingeschränkter, obgleich der Betroffene noch ohne Hilfsmittel gehen kann
4	Es liegt eine starke Behinderung vor; der Betroffene kann nur noch unter Verwendung eines Hilfsmittels und/oder mit einer Begleitperson gehen
5	Völlige Invalidität; Rollstuhlabhängigkeit und Pflegebedarf

Definition

Parkinson's Disease Questionnaire 39 (PDQ-39)

Der PDQ-39 ist ein Selbstevaluationsfragebogen, der auch in Interviewform mit dem Patienten ausgefüllt werden kann. Das Ziel ist die Messung der subjektiv empfundenen Lebensqualität von Menschen mit Parkinson. Hierbei wird in acht Fragenkategorien mit insgesamt 39 Einzelfragen versucht zu ermitteln, wie der Parkinson-Betroffene seine Krankheit, die damit verbundenen Symptome und die daraus resultierenden Behinderungen im Alltag wahrnimmt bzw. für sich einschätzt (➤ Tab. 22.2). Zur Bewertung dient eine 5-stufige Skala, wobei 0 keine Beeinträchtigung bedeutet und 4 die maximale. Am Ende berechnet die erhebende Person einen Gesamtpunktwert aus allen möglichen abgegebenen Antworten. Der ermittelte Zahlenwert (wird in Prozent angegeben) ermöglicht es dem Healthcare Professional (HCP) einzuschätzen, wie stark sich der Patient durch seine bestehende Parkinson-Erkrankung tatsächlich krank fühlt bzw. in seiner Lebensqualität eingeschränkt ist. Bei der Analyse der Subskalenwerte der unterschiedlichen Items können Tendenzen zu etwaigen symptomatischen Schwerpunktbeeinträchtigungen identifiziert werden.

Mobilität	Fragen 1–10
Alltagsaktivitäten	Fragen 11–16
Psychisches Wohlbefinden	Fragen 17–22
Stigma	Fragen 23–26
Soziale Unterstützung	Fragen 27–29
Kognition	Fragen 30–33
Kommunikation	Fragen 34–36
Physisches Unbehagen	Fragen 37–39

Insgesamt ist der PDQ-39 im klinischen Alltag als sehr praktikabel, valide und besonders patientenzentriert anzusehen. Die Empfindlichkeit des PDQ-39 auf Veränderung ist hoch und die Reliabilität ist als sehr gut zu erachten. Aufgrund der sehr einfachen und dennoch vielschichtigen Abbildung alltagsrelevanter Teilbereiche sollte eine klare Zielformulierung mit einer optimalen Interventionsableitung mit diesem Fragebogen sehr leichtfallen.

Tab. 22.2 Auszug aus der validierten Version des PDQ-39 [F718-002]

Wie oft haben Sie im letzten Monat wegen Ihrer Parkinson-Erkrankung …	Niemals	Selten	Manchmal	Häufig	Immer oder kann ich überhaupt nicht mehr
… Schwierigkeiten gehabt, Freizeitaktivitäten, die Sie gerne machen würden, auszuüben?					
… Schwierigkeiten gehabt, Ihren Haushalt zu versorgen (z. B. handwerkliche Tätigkeiten, Hausarbeiten, kochen)?					
… Schwierigkeiten gehabt, Einkaufstaschen zu tragen?					
… Schwierigkeiten gehabt, ungefähr 1 km zu gehen?					
… Probleme gehabt, ungefähr 100 m zu gehen?					

Auszug aus der validierten deutschen Version des PDQ-39 https://cdn.website-editor.net/384a59d085b047a4a50196d68efd3a2f/files/uploaded/supmat-10-1055-s-0031-1273183.pdf

22.1 Vorgeschichte

Frau Tremora ist 77 Jahre alt, lebt mit ihrem Mann in einem Einfamilienhaus mit Garten und leidet seit 30 Jahren am idiopathischen Parkinson-Syndrom (IPS). Im Alltag ist sie kaum noch in der Lage, ohne Hilfsmittel oder Hilfspersonen allein vom Stuhl oder aus dem Bett aufzustehen. Die Gehfähigkeit variiert im Tagesverlauf. Innerhalb des letzten Jahres stürzte Frau Tremora vermehrt, ohne sich dabei allerdings ernsthaft zu verletzen. Ähnlich wie mit der stark fluktuierenden Gehfähigkeit verhält es sich mit der Körperpflege. Manchmal kann sich Frau Tremora völlig selbstständig waschen oder duschen, überwiegend benötigt sie jedoch Unterstützung durch einen ambulanten Pflegedienst. Die Mittagsmahlzeiten werden sowohl für Frau Tremora als auch für ihren völlig selbstständigen Ehmann vom Mahlzeitendienst täglich gebracht. Aufgrund der deutlich reduzierten Gehfähigkeit und des erhöhten Pflegebedarfs besteht nun die Überlegung, Frau Tremora in einer Pflegeeinrichtung unterzubringen. Frau Tremora, ihr Ehemann und die beiden erwachsenen Kinder sehen in der stationären Rehabilitation die letzte Möglichkeit, diesen Übertritt in eine Pflegeinstitution vorerst abzuwenden.

Im vorliegenden Fallbericht werden folgende Fragen beantwortet:

- Welche Ziele verfolgt die Physiotherapie innerhalb der stationären Neurorehabilitation bei dieser Ausprägung?
- Warum ist insbesondere ein körperliches intensives Training notwendig?
- Welche Symptome und Professionen stehen hierbei im Fokus?

22.2 Untersuchungsbefunde

22.2.1 Medizinische Befunde

Die Aufnahme zur stationären Neurorehabilitation erfolgte aufgrund der rasant zunehmenden motorischen Verschlechterung. Innerhalb der letzten 24 Monate wurde Frau Tremora im Rahmen der Hoehn-und-Yahr-Klassifikation von Stufe III auf Stufe IV hochgesetzt. Neben diversen grob- und feinmotorischen Störungen und der deutlichen Einschränkung der autonomen Mobilität kamen nun noch eine massiv ausgeprägte Schluckstörung (Dysphagie) und Dysarthrophonie hinzu, die den Leidensdruck der Patientin signifikant erhöhte. Gerade die neu entwickelte Dysphagie führte bereits zu mehreren Aspirationsereignissen mit einer einmaligen Verlegung der Atemwege (Notfallsituation bei akutem Erstickungssyndrom) und rezidivierenden, antibiotikapflichtigen Aspirationspneumonien. Aufgrund der starken Dysarthrophonie fällt es Frau Tremora immer schwerer, sich und ihre Bedürfnisse mitzuteilen.

KLINISCHER HINTERGRUND

Dysphagie (Schluckstörung)

Bei Patienten mit einem IPS treten Schluckstörungen mit einer Häufigkeit von etwa 70–80 % auf. Je weiter die Erkrankung voranschreitet, desto größer wird die Wahrscheinlichkeit der Entwicklung einer Schluckstörung. Da das IPS zumeist erst diagnostiziert wird, nachdem die typischen Symptome deutlich ausgeprägt sind, kann nicht genau eingegrenzt werden, nach welcher Krankheitsdauer sich eine Schluckstörung manifestiert. In der Literatur wird zwar ein Mittelwert von 10 Jahren Krankheitsdauer angegeben, dieser ist aber mit enormer Vorsicht zu genießen, da in der Regel die Krankheitsdauer ab dem Zeitpunkt der Diagnosestellung berechnet wird und nicht mit dem eigentlichen Beginn der Erkrankung, der zumeist viele Jahre oder gar Jahrzehnte vor der eigentlichen Diagnosestellung liegt. Mit der Entstehung und Manifestation einer Schluckstörung kann davon ausgegangen werden, dass die mittlere Lebenserwartung der betroffenen Person bei 1–2 Jahren liegt. Ursächlich für diese hohe Sterberate sind häufig Aspirationspneumonien, die aufgrund ihrer fatalen Ausbildung nicht mehr medizinischen behandelbar sind. Zudem führen Schluckstörungen zu einer Mangelernährung (Malnutrition) und auch Medikamente können nur noch erschwert eingenommen werden. Da Essen nicht nur ein überlebensnotwendiger Prozess, sondern auch eng mit Genuss und Lebensqualität verknüpft ist, steigt der Leidensdruck der Betroffenen umso mehr an, wenn diese, vielleicht letzte Bastion der Genuss-Autonomie gefallen ist. Grundsätzlich muss zwischen einer ösophagealen und einer oropharyngealen Dysphagie unterschieden werden. Während sich eine oropharyngeale Schluckstörung durch die völlige Unfähigkeit oder zumindest eine starke Verzögerung, den Schluckakt einzuleiten, wiederkehrende Bolusaspirationen, repetitive nasale Regurgitationen (pathologischer Rückfluss des Inhalts aus Hohlorganen, z. B. Rückstrom des Speisebreis oder von sonstigen Flüssigkeiten aus dem Ösophagus in die Mundhöhle – in diesem Zusammenhang nicht mit dem Reflux verwechseln!) und dem unvollständigem Abtransport des Mundhöhleninhalts in den Ösophagus kennzeichnet, wird dies bei der ösophagealen Schluckstörung noch durch eine zusätzlich herabgesetzte Pharynx-Sensibilität ergänzt. Letzteres führt bei den Betroffenen häufig zu einem Gefühl des „Steckenbleibens" oder „zähen Herabgleitens" ohne gleichzeitige Erstickungsangst.

Pathophysiologie

Bis heute ist nicht abschließend explizit geklärt, welcher pathophysiologische Prozess hinter der Entwicklung einer Schluckstörung steckt. Mutmaßlich könnten Störungen von dopaminergen und nicht-dopaminergen Abläufen ursächlich sein. Für eine Beteiligung dopaminerger Prozesse spricht die Tatsache, dass das Putamen und der Globus pallidus beidseitig beim willkürlichen Schluckvorgang aktiviert werden, also auf Basalganglienebene interagieren. Andererseits muss auch beachtet werden, dass sich eine Schluckstörung häufig erst im fortgeschrittenen Stadium der Parkinson-Erkrankung entwickelt, wobei die Ausprägung der Schwere der Schluckstörung nicht linear mit der

Ausprägung der Schwere anderer motorischer Symptome assoziiert werden kann. Diese Erkenntnis lässt den Schluss zu, dass insbesondere nicht-dopaminerge Transmittersysteme in einem ursächlichen Zusammenhang stehen.

KLINISCHER HINTERGRUND

Dysarthrophonie

Die Dysarthrophonie macht sich insbesondere durch eine sehr leise/heisere, aber hohe und unpräzise klingende Aussprache bemerkbar. Häufig kommt es im Verlauf der verbalisierten Satzbildung zu einem einheitlichen Summen, also zu einer durchgängigen „Verschmelzung" einzelner Buchstaben und Worte zu einem grundständigen leisen Ton, der bewusst unterbrochen werden muss, um das Wort oder den Satz wieder neu initiieren zu können. Einflussgrößen bei der Entstehung einer Dysarthrophonie im Zusammenhang mit dem IPS sind eine reduzierte allgemeine Vitalkapazität, unregelmäßige und flache Atemmuster, die reduzierte Variabilität des Lautstärkevermögens, der sog. Stimmtremor, die gestörte Koordination von Phonation und Artikulation bei vorliegender muskulärer Koordinationsstörung der agonistischen und antagonistischen lautbildenden Muskeln usw. Betroffene Personen sind dadurch immer seltener in die Lage, sich gut verständlich ausrücken zu können, was nicht selten zu sozialem Rückzug und Resignation führt, die Frustration steigen lässt und die Verschlechterung des Allgemeinzustandes begünstigt.

Ärztliche Diagnosen

Neurologisch: akinetisch-rigides IPS (Hoehn & Yahr 4) mit rechtsdominantem Handtremor und einhergehender Dysphagie und Dysarthrophonie; DD Ausschluss anderer neurologischer bzw. parkinsonähnlicher Erkrankungen
Orthopädisch: globales muskuloskelettales Schmerzsyndrom, besonders lumbal ausgeprägt
Medizinisch: Typ-2-Diabetes
Onkologisch: 2013 ED metastasiertes, wenig differenziertes, invasiv duktales inflammatorisches Mammakarzinom links

22.2.2 Physiotherapeutische Anamnese

Die physiotherapeutische Anamnese ist im Folgenden anhand der Evaluation des Gesundheitszustandes nach ICF strukturiert zu entnehmen.

Im Rahmen der Verschlechterung ihrer Diagnose, kam es zu signifikanten Einschränkungen auf diversen Ebenen des ICF-Modells. Einerseits waren diese Limitationen auf motorische und organische Ursachen zurückzuführen, andererseits auch auf mehr oder weniger selbst gewählte Entscheidungen von Seiten Frau Tremoras. Insbesondere litten die Aktivitäten des täglichen Lebens und die Partizipation an unterschiedlichen Teilbereichen des sozialen Lebens.

22.2.3 Evaluation des Gesundheitszustandes nach ICF

Aktivität und Partizipation (Teilhabe)

Partizipation

- Gemeinschaftsleben **(d910):** Keine Teilnahme an familiären Anlässen
- Erholung **und Freizeit (d920):** Keine Besuche in Museen, Theater, Kino, Tanzveranstaltungen, Vereinsleben
- Allgemeine **Aufgaben und Anforderungen (d299):** Keine Rollenerfüllung als Ehefrau, Mutter, Großmutter, Tante, Vereinsaktive, bürgerliche Pflichten (Wählen etc.)
- Leben **in der Gemeinschaft, soziales und staatsbürgerliches Leben (d999):** Deutliche Einschränkungen bei notwendigen Arztbesuchen oder Behördengängen

Aktivität

- **Beschaffung von Lebensnotwendigkeiten (d610–d629):** Einkaufen ist nicht mehr möglich
- **Haushaltsaufgaben (d630–d649):**
  - Küchenaktivitäten (Kochen, Backen etc.) nicht mehr möglich
  - Haushalt erledigen (Wäsche waschen, aufräumen etc.) nicht mehr möglich
- **Häusliches Leben (d699):** Gartenarbeiten nicht mehr möglich
- **Auf seine Gesundheit achten (d570):**
  - Sport treiben, Tennis, Joggen, Fitness nicht mehr möglich
  - Wandern nicht mehr möglich
- **Gehen und sich fortbewegen (d450–d469):** Spazieren nur noch an guten Tagen und nur bis zu 500 Meter in 30 Minuten möglich

22

- **Essen und Trinken (d550–d560):** Genussaktivitäten wie essen und trinken nur noch mit stetiger Angst möglich (subjektiv größtes Problem)
- **Genital- und reproduktive Funktionen (d640):** Sexualleben völlig erlegen
- **Sich waschen (d510–d530):** Selbstständige Körperpflege und Toilettengang größtenteils von einer Hilfsperson abhängig
- **Gehen und sich fortbewegen (d450–d469):** Deutliche Einschränkung der autonomen Gehfähigkeit – Freezing Of Gait (FOG; ca. alle 4 Schritte; ➢ Kap. 21.2.3), kleinschrittiges, ataktisches hypokinetisches/rigides Gangbild
- **Die Körperposition ändern und aufrechterhalten (d410–d429):** Deutliche Einschränkung der Fähigkeit, selbstbestimmt die Körperposition zu wechseln oder abzusichern – keine eigenmächtigen Transfers im Bett, aus dem Bett, vom Sitz in den Stand und umgekehrt mehr möglich
- **Mit Stress und anderen psychischen Anforderungen umgehen (d2409):** Der stetige Zwang zur Medikamenteneinnahme nach stündlichem Schema ist belastend

Körperfunktion und -struktur

Körperfunktion

- **Speichelfluss (b5104):** Stetiger Speichelfluss aus dem Mund
- **Schlucken (b5105):** Massiv ausgeprägte Schluckstörung
- **Stimm- und Sprechfunktionen (b399):** Deutlich ausgeprägte Dysarthrophonie
- **Funktionen der Kontrolle von Willkürbewegungen (b760):**
  - Rechtsbetonter Handtremor verunmöglicht neben der Dysphagie ein adäquates Essverhalten
  - Globale Kontrolle der Willkürmotorik deutlich herabgesetzt
  - Reduzierte posturale Kontrolle – bei Sturzneigung nach dorsal
- **Funktionen der Muskeln (b730–b749):**
  - Deutliche Reduktion aller konditionellen Fähigkeiten
  - Deutliche Reduktion aller koordinativen Fähigkeiten
- **Funktionen des Urogenitalsystems und der Reproduktion (b699):** Harn- und partielle Stuhlinkontinenz
- **Funktionen des Schlafes (b134):** Störungen des Ein- und Durchschlafens – Wechsel des Tag-/Nachtrhythmus
- **Funktionen des kardiovaskulären Systems (b410–b429):** Autonome Dysregulation des Blutdrucks mit starken hypotonen Phasen und einhergehendem Bewusstseinsverlust
- **Verdauungsfunktion (b5159):** Vermehrte Neigung zur Obstipation
- **Schmerz (b280–b289):** Globalisiertes, chronisches Schmerzsyndrom
- **Körpertemperatur (b5500):** Dysregulation der autonomen Regelung der Körpertemperatur – stetiges Schwitzen
- **Funktionen des Schmeckens (b250):** Präferierte Lebensmittel (Nüsse, Trockenobst, Gemüse und Getränke) können nicht mehr in gewohnter Form dargeboten und verzehrt werden; eine Weichkost wird aufgrund der substanziellen Assoziation und der teilweise deutlichen geschmacklichen Abweichung kaum akzeptiert

Umwelt- und personenbezogene Faktoren

Umweltfaktoren

- **Hilfsprodukte und unterstützende Technologien zur persönlichen Mobilität drinnen und draußen und zum Transport (e1201):** Die Hilfsmittelversorgung ist bereits vollkommen ausgeschöpft (Walkingstöcke mit Laser, akustischer Taktgeber, Rollator, Rollstuhl, Notrufknopf).
- **Engster Familienkreis (e310):** Die Familienangehörigen sind mit der aktuellen Krankheitsphase physisch und psychisch überfordert – eine weitere häusliche Fürsorge bei gleichbleibendem oder schlechterem Zustand wird kategorisch ausgeschlossen.

Personenbezogene Faktoren

Die stetige Zunahme der Abhängigkeit von anderen Personen und der schleichende Verlust der Autonomie und Selbstbestimmtheit stellen eine enorme psychische Belastung dar – vor allem stellen sich die Schluckstörung und die Dysarthrophonie für die einst leidenschaftliche Köchin und Sprachwissenschaftlerin als besondere Qual heraus – Essen zuzubereiten und im Anschluss mit der Familie oder Freunden bei ausgedehnten Gesprächen zu verzehren war einst das soziale Fundament.

Risikofaktoren

- Dysphagie: Erstickung, Aspirationspneumonie, Mangelernährung
- Dysarthrophonie: Zunehmende Verringerung der Selbstmitteilung und sozialen-verbalen Interaktion
- Körperliche Inaktivität: Thrombosen; Dekubitus; Osteoporose; Sarkopenie; Schlaganfall; Herzinfarkt; kanzerogene Erkrankungen; Beschleunigung des globalen Katabolismus des Organismus → Verlust Kraft/Ausdauer/Beweglichkeit; weiterer sozialer und kognitiver Rückzug
- Krankheits- oder medikamentenbedingte Koordinationsstörungen und Kraftverlust: Sturzrisiko; Frakturrisiko
- Typ-2-Diabetes: Risiko für alle vaskulären Erkrankungen; Wundheilungsstörungen etc.
- Neurogene Blutdruckdysregulation: Sturzereignisse

KLINISCHER HINTERGRUND

Berg Balance Scale

Die Berg Balance Scale (BBS) ist ein Test zur Einschätzung des Sturzrisikos und kann Aufschluss darüber geben, in welchen einzelnen (wenig dynamischen) Aktionen ein erhöhtes Sturzrisiko besteht. 56 Punkte können maximal erreicht werden, was die Interpretation eines geringen Sturzrisikos zulässt. Allerdings muss an dieser Stelle angemerkt werden, dass die BBS ein wenig dynamischer Test ist und nur kaum bis gar nicht empfindlich für Veränderungen bei höherem motorischem Niveau. Überwiegend erfasst die BBS Transfers und deren Übergänge. Wie bei allen Tests, hat das ermittelte Testergebnis auch nur für den Zeitpunkt der Testung Gültigkeit. Ein generelles Sturzrisiko kann allerdings nicht durch die BBS ermittelt werden, da sie über keinerlei Items verfügt, die andere relevante Kontextfaktoren (Alter, Muskelstatus, Kraftfähigkeit, Reaktionsgeschwindigkeit, Medikation, vegetative Reaktionen etc.) erfasst. Wie sicher die Testperson zum Beispiel im Terrain oder auf öffentlichem Verkehrsgrund mit und ohne sensorische Ablenkung ist, kann nicht aus dem Score abgeleitet werden. Dennoch eignet sich dieser klinische Test für eine erste Grobeinschätzung der Balancefähigkeit und des ungefähren Sturzrisikos von Patienten mit Parkinson.

22

Assessments

Bei Eintritt zur stationären Rehabilitation lag der BBS-Wert von Frau Tremora bei 21 von 56 möglichen Punkten. Alles in allem kann mit hoher Wahrscheinlichkeit festgehalten werden, dass das Sturzrisiko beim Transfer Sitz zu Stand und umgekehrt als auch beim Gehen signifikant erhöht ist, wenn sie nicht durch eine Begleitperson betreut wird, die rechtzeitig interveniert.

WAS WÄRE, WENN …

… sich die Krankheitsentwicklung von Frau Tremora binnen 1–3 Jahren rasant verschlechtern würde und die typische Parkinson-Medikation nicht oder nur wenig wirksam wäre?

In einer solchen Situation ist umgehend Rücksprache mit dem behandelnden Facharzt zu halten, wobei diesem der professionelle Eindruck geschildert und etwaige Bedenken angegeben werden sollten. Gerade bei schnell progressiv verlaufenden parkinsonähnlichen Erkrankungen liegt das Entscheidende oftmals im Detail. So wäre in einer solchen „Was wäre, wenn …"-Situation dringend differenzialdiagnostisch abzuklären, ob nicht eine Multisystematrophie (MSA) oder eine progressive supranukleäre Blickparese (Progressive Supranuclear Palsy, PSP) vorliegen könnte. Obgleich beide Erkrankungen bis dato nicht wirksam behandelbar sind und häufig rasch einen progredienten Verlauf nehmen, bietet eine rasche und sichere Diagnosestellung für den Betroffenen die Chance auf eine adäquate Krankheitsverarbeitung und einen weitestgehend selbstbestimmten Verlauf der restlichen Lebenszeit.

Fazit: Auch wenn Symptomatiken auf den ersten Blick auf die Parkinson-Erkrankung hinweisen mögen, so muss man sich dennoch bei entsprechenden Ausprägungen immer des Leitspruches „Parkinson ist nicht gleich Parkinson!" bewusst sein.

22.3 Zusammenfassung der wichtigsten Befunde

Das Gesamtbild von Frau Tremora zeigt eine schwer betroffene, immobile und hochgradig sturzgefährdete Frau mit einem hohen Verlust an empfundener Lebensqualität durch eine mittlerweile stark ausgeprägte Dysphagie und Dysarthrophonie. Grob- und feinmotorische Einschränkungen sowie die ständige Abhängigkeit von Hilfspersonen und Hilfsmitteln sowie auch alle anderen Nebendiagnosen sind zwar ebenfalls psychisch belastend, stehen aber nicht derart

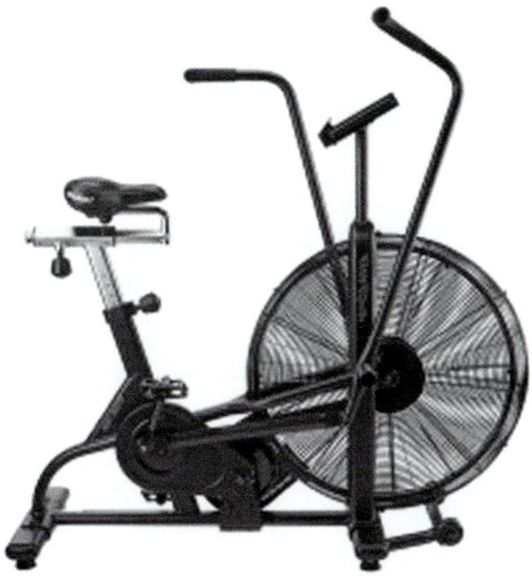

Abb. 22.1 AirBike [V937]

im Fokus wie die Tatsache, nicht mehr ohne Angst vor dem Verschlucken essen und trinken zu können und sich nicht mehr hinreichend mitteilen zu können.

22.4 Physiotherapeutische Zielsetzung

Bis zum Austritt aus der stationären Neurorehabilitation vereinbart die Patientin mit dem zuständigen Therapeuten folgende Ziele:

- Reduktion der an körperliche Inaktivität gebundenen Risikofaktoren durch ein tägliches, intensives (mod. Borg-Skala 8–10/10), 60-minütiges körperliches Basistraining (HIIT, LZA II, Kraft etc.)
- Verbesserung des BBS auf 30 Punkte
- Transferübergänge Sitz zu Stand und umgekehrt werden sicher und selbstständig unter Verwendung erlernter Strategien umgesetzt.
- Erweiterung der Gehstrecke auf einen Kilometer innerhalb von 30 Minuten
- Es werden 3 Etagen ohne Pause überwunden.

22.5 Physiotherapeutische Maßnahmen/Therapieplan

In diesem Fallbeispiel ist die Physiotherapie an sich nicht der Hauptfokus des Rehabilitationsplans. Der Schwerpunkt liegt hier auf der Verbesserung der Schluckfähigkeit und der verbalen Kommunikation. Nichtsdestotrotz können physiotherapeutische Trainingsprogramme den weiteren Verlauf, auch den der Logopädie und Dysphagie-Behandlung, positiv beeinflussen. Je besser die allgemeine Vitalkapazität von Frau Tremora wird, desto regelmäßiger wird die Atemfrequenz und desto größer das Atemzugvolumen. Ein zeitgleiches globales Krafttraining schafft energetische Kapazität zum Sprechen.

Zur Erreichung der relevanten Ziele werden folgende Interventionen in die tägliche Routine bzw. den täglichen Therapieplan eingeplant:

- Alle Wege, auch außerhalb der Therapien, werden zu Fuß unter Supervision der Patientenbegleitung absolviert.
- 1 × 30 Minuten Einzelphysiotherapie pro Tag
- 1 × 30 Minuten Ausdauertraining pro Tag (Ergometer, Airbike [➤ Abb. 22.1], NuStep [➤ Abb. 4.2], Rudergerät)

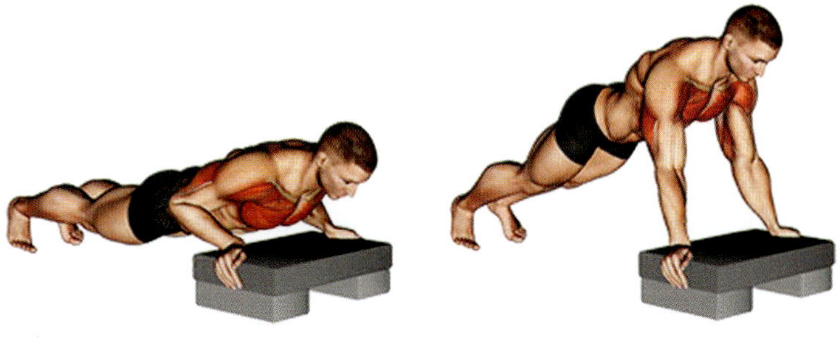

Abb. 22.2 Positiv-Liegestütz [V945]

Tab. 22.3 Intensives Krafttraining im Split-Verfahren

Zeitpunkt	Bereich	Maßnahme
Tag 1	Untere Extremität	• Sitz zu Stand: Box Squat • Knieextension im Sitz an der Bankkante: Leg Extension • Beinpresse • Ausfallschritte: Lunges • Treppensteigen/Stepper • Einbeinkniebeugen
Tag 2	Obere Extremität	• Kräftigung der Ellenbogenflexoren: Bizepscurl beid- oder einarmig • Schulterpresse • Kräftigung Schulterabduktoren: Lateral Rise • Kräftigung der Ellenbogenextensoren: Tricepspush • Airbike (➤ Abb. 22.1) • Nackendrücken • Stütz- und Zugübungen am Schlingentrainer: TRX-Pull stehend
Tag 3	Oberkörper	• Klimmzüge: Pull Up/Pull Down • Kreuzheben: Deadlift • Langhanteltraining: Muscle Clean • Rudern • Positiv-Liegestütz (➤ Abb. 22.2) • Bankdrücken

- 1 × 30 Minuten Sporttherapie pro Tag
- 1 × 45–60 Minuten Gruppentraining (Ganggruppe, Mattengruppe, Medizinische Trainingstherapie MTT, Treppengruppe, Balancegruppe) pro Tag

Die angeführten Therapieeinheiten stellen das Fundament für die Schwerpunkttherapien, die Logopädie und Dysphagie-Behandlung.

Intensives Krafttraining im Split-Verfahren

Hierbei wird der gesamte Körper, je nach Trainingshäufigkeit pro Woche, in entsprechende Körperpartien aufgeteilt (➤ Tab. 22.3). Der Zweck besteht darin, nicht jeden Tag alles zu trainieren und den gesamten Organismus global stetig zu erschöpfen, sondern die maximale Leistungsfähigkeit (im Sinne von Kraftleistung) einer bestimmten Körperpartie an einem bestimmten Tag maximal herauszufordern. Während ein Körperabschnitt austrainiert wird, kann sich der andere bis zum nächsten Training erholen. Ziel ist es nicht nur, Kraftwerte zu verbessern, sondern auch den Organismus resilient gegen Ermüdung zu machen.

High Intensity Interval Training (HIIT, ➤ Kap. 14.5)

Eine solches Training ist systematisch so arrangiert, dass die Zeit der Trainingsbelastung und die Pausenzeit klar definiert sind. Innerhalb der Belastungsphase soll sich der Trainierende maximal verausgaben, um sich in der Pausenzeit wieder erholen zu können. Allerdings wird es nicht zu einer vollkommenen Erholung kommen. Die Intervalle können im Grunde beliebig definiert werden. Dies ist zu empfehlen, da es sich um eine evidenzbasierte Methode handelt. Bei Patienten, die nach einer Belastung vasovagal mit einem plötzlichen Blutdruckabfall reagieren, bietet sich immer eine bewegte Pause an – in langsamem Tempo in Bewegung bleiben. Idealerweise würde sich eine solche Einheit über bis zu 40 Minuten erstrecken, da man dann eine Netto-Trainingszeit von 20 Minuten erzielt hätte. Diese Herangehensweise ist zurzeit wissenschaftlich am besten untersucht und zeigt gesicherte Effekte auf die kognitive und physische Leistungsfähigkeit

Ausdauertraining

Idealerweise wird hier eine Bewegungsform oder ein Trainingsgerät gewählt, das den gesamten Körper beansprucht (Crosstrainer, Laufband, Airbike [➤ Abb. 22.1], Rudergerät). Ein Zeitrahmen von 30 Minuten mit einer gleichbleibenden Intensität wäre optimal. Hierbei sollte der Trainierende sich vom subjektiven Belastungsempfinden so belasten, dass die anvisierte Zeit gerade noch gut durchgehalten werden kann (modifizierte Borg-Skala 5–7/10).

Koordinationstraining

Obgleich jede Art von zielgesteuerter Bewegung nur unter der Ausnutzung koordinativer Fähigkeiten funktioniert, so ist es empfehlenswert, auch Patienten wie Frau Tremora im Rahmen ihrer Möglichkeiten einem anspruchsvollen Training z. B. auf der Koordinationsleiter auszusetzen. Das Trainieren verschiedener Schrittkombinationen schafft eine hohe Variabilität im Gangbild, und diese wiederum reduziert das Sturzrisiko nachweislich signifikant. Das Koordinationstraining lebt von Abwechslung und hohen, aber lösbaren Schwierigkeitsgraden innerhalb einer Einheit. Unter Umständen steigt die kognitive Ermüdung hierbei rasant an, was dann entweder einer verlängerten Intersetpausenzeit oder einer Anpassung des Schwierigkeitsgrades bedarf.

PRAKTISCHER TIPP

Gerade im Krafttraining ranken sich viele Mythen und Legenden um Satz- und Wiederholungszahlen, die richtige Ausführung der Bewegung und die korrekte Länge der Pausenzeit.
Grundsätzlich gibt es dazu nur eine Antwort: „Alles hängt vom Ziel des Trainierenden ab!"
Soll nur die maximale Kraftfähigkeit verbessert werden, dann bietet es sich an, mit einer Gewichtsbelastung von 85–100 % des 1-Repetition-Maximum (1RM) zu trainieren. Soll die Muskulatur metabolisch vollkommen ausbelastet werden, dann funktioniert das bereits mit 40–50 % vom 1RM bei hoher Geschwindigkeit.
Ist das Trainingsziel eher die Steigerung der lokalen Muskelausdauer, dann kann man auch mit 30–40 % des 1RM trainieren. Letztendlich ist es wichtig, dass sich der Trainierende an seine Leistungsgrenze bringt bzw. zur letztmöglichen Wiederholung kommt (modifizierte Borg-Skala 9–10/10), sich innerhalb des Trainings und von Einheit zu Einheit optimal erholen kann und das Trainingsziel erreicht. Die optimale Pausenzeit ist die, in der sich der Patient wieder physisch und psychisch dazu in der Lage fühlt, den geforderten Trainingsauftrag erfüllen zu können.
Es gilt, dass keine Übung perfekt aussehen muss, sie muss lediglich wirksam sein! Es gibt keine „falsche", „gefährliche" oder „schädliche" Bewegung!
„Keep it simple & go hard!"

22.6 Evidenzbasierte Zusammenfassung

Frau Tremora erreichte mit dem Ende ihres stationären Aufenthalts die definierten Ziele. Dysphagie und Dysarthrophonie konnten zwar nicht eliminiert, die allgemeinen Funktionen aber durch die Umsetzung bewusster Kompensationsstrategien verbessert werden. Eine Kostanpassung und die Eindickung aller Flüssigkeiten waren unumgänglich. Der Übertritt in ein Pflegeheim könnte auch unter Hinzuziehung eines ambulanten Pflegedienstes vorerst abgewandt werden.

Im vorliegenden Fallbeispiel steht, wie schon angedeutet, die Physiotherapie nicht im Fokus, sondern dient Frau Tremora flankierend, um ihre definierten Nebenziele zu erreichen. Die hier vorgestellten Interventionen dienen nicht nur der Erreichung von Aktivitätszielen, vielmehr dienen sie der Reduktion vorliegender Risikofaktoren und der Steigerung der allgemeinen biophysischen und biopsychischen Kapazität. „Die" spezifische Übung gibt es nicht, aber die Kombination aus verschiedenen Trainingsinhalten macht am Ende den Rehabilitationserfolg aus. Kraft- und Ausdauertraining bilden für alle motorischen und auch neurokognitiven Funktionen die Grundlage zur Verbesserung. Hierbei wird auf biochemische Regelkreise der endokrinen, parakrinen und autokrinen Sekretion der Skelettmuskulatur abgezielt. Heute wissen wir, dass ein regelmäßiges und intensives muskuläres Training zur Sekretion von hormonähnlichen Botenstoffen (Myokinen) führt, die nicht nur immunmodulatorisch wirken, sondern auch direkt auf Zielgebiete im Gehirn (z. B. Formatio hippocampi – Gyrus dentatus) einen relevanten Einfluss nehmen (Stichwort Neuroneogenese, Synaptogenese, Apoptose etc.).

LITERATUR

Bollinger LM, Cowan CE, LaFontaine TP. Exercise Programming for Parkinson's Disease. Strength and Conditioning Journal 2012; 34(2): 55–59.

Brugger F, Walch J. Dysphagie beim Morbus Parkinson. Klinik für Neurologie Kantonsspital St. Gallen, 2016. www.universimed.com/ch/fachthemen/dysphagie-beim-morbus-parkinson-2097487 (letzter Zugriff 28.04.2021).

Byunghun S, Hee-Jae K, Jinsoo K, Wook S. Exercise-induced myokines in health and metabolic diseases. Integrative Medicine Research 2014; 3(4): 172–179.

Delezie J, Handschin C. Endocrine Crosstalk Between Skeletal Muscle and the Brain. Front Neurol 2018; 9: 698.

Fayyaz M, Jaffery SS, Anwer F, Zil-E-Ali A, Anjum I. The Effect of Physical Activity in Parkinson's Disease: A Mini-Review. Cureus 2018; 10(7): e2995.

Hagell P, Nilsson MH. The 39-Item Parkinson's Disease Questionnaire (PDQ-39): Is it a Unidimensional Construct? Ther Adv Neurol Disord 2009; 2(4): 205–214.

Hoehn MM, Yahr MD. Parkinsonism: onset, progression, and mortality. Neurology 1998; 50(2): 318-–334.

Marks D. Die Gehfähigkeit beurteilen. physiopraxis 2014; 12(01): 34–35.

Mavrommati F, Collett J, Franssen M, et al. Exercise response in Parkinson's disease: insights from a cross-sectional comparison with sedentary controls and a per-protocol analysis of a randomised controlled trial. BMJ Open 2017; 7: e017194.

Oertel WH, Deuschl G, Poewe W. Parkinson-Syndrome und andere Bewegungsstörungen. Stuttgart: Thieme, 2012.

Oliveira de Carvalho A, Filho ASS, Murillo-Rodriguez E, Rocha NB, Carta MG, Machado S. Physical Exercise For Parkinson's Disease: Clinical And Experimental Evidence. Clin Pract Epidemiol Ment Health 2018; 14: 89–98.

Pedersen BK, Akerström TCA, Nielsen AR, Fischer CP. Role of Myokines in Exercise and Metabolism. Journal of Applied Physiology 2007; 103(3): 1093–1098.

Pedersen BK. Physical activity and muscle–brain crosstalk. Nat Rev Endocrinol 2019; 15: 383–392.

Piccirillo R. Exercise-Induced Myokines With Therapeutic Potential for Muscle Wasting. Front Physiol 2019; 10: 287.

Ramazzina I, Bernazzoli B, Costantino C. Systematic review on strength training in Parkinson's disease: an unsolved question. Clin Interv Aging 2017; 12: 619–628.

Schädler S. Assessment: Berg Balance Scale Ein aufschlussreicher Test fürs Gleichgewicht. physiopraxis 2007; 5(11/12): 40–41.

Schädler S. Assessments für Sturzrisiko: Grenzwerte (Cutoff), Sensitivität und Spezifität. PTR-Tagung, 18.09.2010 www.stefan-schaedler.ch/wp-content/uploads/2014/11/Sturzrisikoassessments.pdf (letzter Zugriff 28.04.2021).

Schädler S. Parkinson's Disease Questionnaire (PDQ-39). Das Leben zu Hause im Blick. physiopraxis 2011; 9(2): 34–35.

Schenkman M, Moore CG, Kohrt WM, et al. Effect of High-Intensity Treadmill Exercise on Motor Symptoms in Patients With De Novo Parkinson Disease: A Phase 2 Randomized Clinical Trial. JAMA Neurol 2018; 75(2): 219–226.

Witek N P, Comella C L. The Role of Exercise in Treating Parkinson's Disease There is growing evidence that high-intensity exercise is neuroprotective. Practical Neurology, web content. https://practicalneurology.com/articles/2018-may/the-role-of-exercise-in-treating-parkinsons-disease (letzter Zugriff 28.04.2021).

Leitlinie Dystonie https://dgn.org/leitlinien/ll-030-039-dystonie-2021/; https://dgn.org/wp-content/uploads/2021/04/030039_LL_Dystonie_2021.pdf (letzter Zugriff 28.04.2021).

ABC. 2000. www.klinikum.uni-muenchen.de/Medizinische-Klinik-und-Poliklinik-II/download/inhalt/downloads/klinikleitfaden/kapitel_01_dysphagie.pdf (letzter Zugriff 28.04.2021).

FALL

23 Lewy-Body-Demenz

Martin Schupp

Leitsymptome: zunehmende Parkinson Symptomatik – Sturzgefahr – Dekonditionierung – Pflegebedürftigkeit

mittel

Definition

Lewy-Body-Demenz

Die **Lewy-Körper-Demenz** (oder aus dem Englischen **Lewy-Body-Demenz,** kurz **LBD**) gehört zum Formenkreis der **Parkinson-Syndrome.** Die Symptome einer Lewy-Körper-Demenz sind denen der Alzheimer-Demenz oft sehr ähnlich. Die Diagnosestellung erfolgt anhand der Symptome. Die medikamentöse Therapie dieser Art von Demenz ist komplex, da die Betroffenen auf Medikamente sehr unterschiedlich reagieren.

Neben der Demenz werden Bewegungsstörungen und psychotische Episoden berücksichtigt und deren Ausmaß beurteilt und behandelt. Im Verlauf werden Menschen mit dieser Erkrankung oftmals zunehmend pflegebedürftig und bettlägerig.

Die Lewy-Body-Demenz führt im Verlauf meist zu einer progredienten subkortikalen und kortikalen Demenz. Die subkortikale Demenz äußert sich dabei vor allem durch eine Störung der Konzentration, der Vigilanz und des Antriebs, wohingegen eine Störung der Merkfähigkeit das Charakteristikum der kortikalen Demenz ist.

Im Laufe der Zeit entwickelt sich häufig ein hypokinetisch-rigides Parkinson-Syndrom. Ein weiteres Symptom, das bei der LBD auftreten kann, sind REM-Schlafstörungen.

Wichtig in der Befundaufnahme sind zunächst die Anamnese und die klinische Untersuchung. Zu den diagnostischen Kriterien gehören die Demenz sowie mindestens eines der folgenden Symptome:

- Optische Halluzinationen
- Parkinson-Syndrom
- Fluktuation der Aufmerksamkeit und Vigilanz
- Rezidivierende Stürze

23.1 Vorgeschichte

Der 72-Jährige Patient Herr Wunderlich lebt mit seiner Ehefrau in einem Haushalt. Im Zusammenleben hat sich in den letzten Jahren eine zunehmende Verschlechterung der Mithilfe bei den alltäglichen Aufgaben gezeigt. Der Unterstützungsbedarf geht so weit, dass sich Herr Wunderlich nicht mehr vollständig alleine ankleiden kann. So steckt er manchmal im Pullover fest, auch kann er sich die Schuhe nicht mehr selbstständig binden oder trägt die Mütze verkehrt auf dem Kopf.

Bei der Körperpflege benötigt er ebenfalls zunehmend Hilfe: Er rasiert sich nur stellenweise und vergisst beim Zähneputzen die Zahnpasta. Um den Haushalt, die Wäsche, die Einkäufe, das Kochen sowie die finanziellen und administrativen Aufgaben kümmert sich seine Ehefrau. Es besteht eine kontinuierlich graduelle Verschlechterung der kognitiven Funktionen, vor allem das Gedächtnis betreffend. Orientierung, Planung und Organisation sind zunehmend erschwert. Dadurch ist Herr Wunderlich schnell frustriert und reizbar, immer häufiger apathisch und antriebslos. Besonders belastend sind für ihn und seine Ehefrau vor allem die neu aufgetretenen nächtlichen angstauslösenden visuellen Halluzinationen.

Sobald sich Herr Wunderlich zum Schlafen hinlegt, sieht er Personen, die ihm Böses wollen, manchmal in Begleitung von Hunden. Die Personen wollen ihn frieren lassen und beschimpfen ihn. Dies führt dazu, dass er nachts sehr aktiv ist, Gegenstände versteckt, Möbel verstellt oder zu packen beginnt. Die Ehefrau ist sehr besorgt, dass er nachts die Wohnung verlassen könnte. Tagsüber ist er sehr müde und schläft immer wieder ein. Hält er einen Mittagsschlaf, leidet er immer häufiger ebenfalls unter den beschriebenen Halluzinationen. Das Gehen hat sich laut der Ehefrau ebenfalls zunehmend verschlechtert; so weicht er plötzlich nach links oder rechts aus. Nach ca. 30 Minuten Spaziergang ist Herr Wunderlich so müde, dass er zu stürzen droht. Weiter berichtet die Ehefrau von stark erhöhtem Speichelfluss aus dem Mund bei vorgeneigtem Kopf. Zudem verschluckt er sich immer öfter, insbesondere beim Trinken.

Im vorliegenden Fallbericht werden folgende Fragen beantwortet:

- Welches interdisziplinäre Management kann rund um eine an Lewy-Body-Demenz erkrankte Person nötig sein?
- Welche Ziele verfolgt die Physiotherapie bei der Behandlung von an Lewy-Body-Demenz erkrankten Personen?

23.2 Untersuchungsbefunde

23.2.1 Ärztliche Untersuchung

In der ärztlichen Diagnostik zeigt sich eine Lewy-Body-Demenz mit

- kognitiven Störungen (Informationsverarbeitung, Verarbeitungsgeschwindigkeit, Gedächtnis, Visuokonstruktion, örtliche Orientierung),
- einer akinetisch-rigiden, asymmetrischen Symptomatik,
- einer linksseitigen Schwäche,
- erhöhter Sturzneigung,
- einer Augenmotilitätsstörung,
- passageren REM-Parasomnien sowie mit
- visuellen Halluzinationen.

Das MRT des Neurokraniums zeigt eine parietale Atrophie beidseits sowie im Verlauf neu aufgetretene Atrophien des entorhinalen Kortex' bei noch normalem Hippocampusvolumen.

Die Hirnnervenbeteiligung ergibt symptomatisch eine Hypomimie mit verminderter Lidschlagfrequenz wie auch eine Blickparese nach oben.

Der Mund ist meistens geöffnet mit leichtem Speichelfluss.

In der Halswirbelsäule präsentiert sich streckenweise eine Dystonie mit Inklination und leichter Linksdrehung.

Die oberen Extremitäten zeigen eine deutlich gestörte Diadochokinese v. a. links, der Finger-Nase-Versuch hingegen ist zielsicher. Allgemein zeigt sich kein Tremor, Muskeleigenreflexe bds. sind lebhaft, die Sensibilität für Berührung und Vibration ist normal.

Die unteren Extremitäten sind im Knie-Hacke-Versuch zielsicher, im Positionsversuch werden sie knapp gehalten. Es besteht kein Tremor, die Muskeleigenreflexe sind deutlich gesteigert. Der Babinski-Reflex (➤ Abb. 2.2) ist negativ, die Sensibilität und das Vibrationsempfinden sind normal. Der Gang ist kleinschrittig mit zunehmender Neigung nach vorne und links. Der Romberg-Versuch ist normal.

In der Kognition zeigt Herr Wunderlich im Mini-Mental-Status-Test (MMST) 25 von 30 Punkten. Ein spontanes Ablesen und Wiedergeben der Uhrzeit ist nur schwer möglich, dabei erreicht er 2 von 7 Punkten.

23.2.2 Physiotherapeutische Anamnese

Aufgrund der zunehmenden körperlichen Komponenten der Erkrankung wird Herr Wunderlich während einer stationären, psychiatrischen Rehabilitationshospitalisierung zur Physiotherapie angemeldet. Das Anamnesegespräch stellt sich als eine Herausforderung dar, da Herr Wunderlich sich nur kurz konzentrieren kann und mitten im Satz oftmals abschweift. Auch ist zu bemerken, dass sich die Wachheit (Vigilanz) zunehmend während der Befundung verschlechtert. Herr Wunderlich berichtet, dass es ihm soweit körperlich gut gehe, er kaum Schmerzen habe, außer gelegentlich ein leichtes Ziehen im LWS-Bereich, jedoch ohne Ausstrahlungen oder andere neurologische Anzeichen. Darüber hinaus berichtet er, dass er zunehmend schwächer werde und das Laufen sowie die Aufrichtung nicht mehr so sicher und zuverlässig funktionierten.

Während der Befundung kann Herr Wunderlich frei und selbstständig stehen, jedoch mit viel Vorlage des Oberkörpers. Auf Grund der Sturzgefahr und der raschen Ermüdbarkeit wird eine grobe Beweglichkeitsprüfung im Sitzen durchgeführt. Im Sitzen kann sich der Patient voll aufrichten (mit vermehrter, vermutlich altersbedingter Kyphose) und mit den Händen den Boden berühren. Die Halswirbelextension zeigt sich bei fixierter BWS-Kyphose deutlich vermehrt auf den Segmenten C4–C6, während die Flexion gut durchführbar ist und schmerzfrei funktioniert. In den Hüften kann der Patient schmerzfrei 120° flektieren und schmerzfrei sitzen. Die Knie können im Sitzen voll extendiert und bis mind. 120° flektiert werden. Die Schultern zeigen eine verminderte Flexion bis auf 120°, die Innenrotation und Extension sind schmerzfrei und frei beweglich.

Herr Wunderlich ist nach der Befundung sehr erschöpft, daher wird die weitere Behandlung vertagt.

Erste Hypothesen

Aufgrund der progredienten neurodegenerativen Erkrankung zeigen sich zunehmende kognitive und motorische Beeinträchtigungen. Im Verlauf der LBD zeigt Herr Wunderlich zunehmend parkinsonähnliche Symptome wie flektierte Oberkörperhaltung (posturale Instabilität), ein kleinschrittiges/schlurfendes Gangbild mit linkseitig wenig ausgeprägtem Armpendel sowie kurze Standbeinphasen vor allem links. Eine allgemein ausgeprägte Betonung der Symptomatiken auf der linken Körperhälfte ist deutlich erkennbar.

Herr Wunderlich zeigt eine gute altersgerechte Beweglichkeit der Extremitäten und der Wirbelsäule im Sitzen, da dort die Anforderungen an die Kraft und motorische Kontrolle reduziert sind.

23.2.3 Evaluation des Gesundheitszustands nach ICF

Aktivität und Partizipation (Teilhabe)

Der Patient Herr Wunderlich kann aufgrund seiner Erkrankung immer weniger am Alltagsleben teilnehmen. Der Pflegebedarf wird prognostisch auf absehbare Zeit steigen, während momentan das Management der Erkrankung im Vordergrund steht. Das zielt auf ein „Hinauszögern" der Defizite auf der Aktivitätsebene ab.

Körperfunktion und -struktur

Funktionen der Intelligenz (b117)
Herr Wunderlich zeigt Funktionseinschränkungen des Gedächtnisses, der Aufmerksamkeit sowie der Konzentration.
Mentale Funktionen, die die Durchführung komplexer Bewegungshandlungen betreffen (b176)
Komplexe Handlungszusammenhänge wie zum Beispiel das Ankleiden sind stark erschwert und benötigen Unterstützung.
Funktionen der Bewegungsmuster beim Gehen (b770)
Kleinschrittiges Gangbild mit gebückter Haltung sowie erhöhter Sturzgefahr
Kraft der Muskeln einer Körperhälfte (b7302)
Die linksbetonte Schwäche wird motorisch zunehmend deutlicher.
Kraft aller Muskeln des Körpers (b7306)
Allgemein ist der Herr Wunderlich deutlich dekonditioniert.

Umwelt- und personenbezogene Faktoren

Fördernde Faktoren

- Als Ressource gilt sein soziales Umfeld mit Familie, Ehefrau und seinen zwei erwachsenen Kindern.
- Zudem gelten sein sportlicher Hintergrund (Langlauf, Wandern) wie auch sein Interesse, seine Beweglichkeit und Mobilität aufrechtzuerhalten, als unterstützend im Krankheitsverlauf.

Hemmende Faktoren

- Hemmend sind Herrn Wunderlichs progredientes Krankheitsbild, die bereits deutlich erkennbaren motorischen Symptomatiken sowie die fehlende Körperwahrnehmung für die Körperaufrichtung.
- Die Wohnverhältnisse des Patienten im vierten Stock (mit Lift und sechs Treppenstufen) in einer

kleinen Wohnung mit seiner Ehefrau zusammen limitieren deutlich die Bewegungsfreiheit und erhöhen die Sturzgefahr.

Assessments

KLINISCHER HINTERGRUND

Functional Independence Measure (FIM)

Hauptziele einer stationären, psychiatrischen Rehabilitation sind Funktionsverbesserungen und die Wiedererlangung der Selbstständigkeit im Alltag. Um zu prüfen, ob man die Ziele erreicht hat, verwendet man standardisierte Assessments. Das meistverwendete Instrument zur Erfassung der Alltagsselbstständigkeit ist der Functional Independence Measure (FIM).

Mit dem FIM werden 18 Aktivitäten des täglichen Lebens geprüft. 13 dieser Punkte bezeichnet man als motorische Items. Sie umfassen vier Subskalen: Selbstversorgung, Kontinenz, Transfers und Fortbewegung. Den Grad der Selbstständigkeit schätzt man mit dem FIM auf einer Skala von 1–7 ein (➤ Tab. 23.2). Je mehr Hilfe der Patient benötigt, desto niedriger wird er eingestuft. Können Patienten die Aktivität selbstständig ohne Unterstützung anderer Personen ausführen, bewertet man sie mit 6 oder 7. Alle Items des FIM sind in ➤ Tab. 23.3 abgebildet.

23.3 Zusammenfassung der wichtigsten Befunde

Auf struktureller Ebene liegt eine demenzielle Entwicklung vor, welche psychische und physische Symptome zeigt. Motorisch zeigen sich eine linksseitige Schwäche und eine parkinsonähnliche, akinetisch rigide Symptomatik mit erhöhter Sturzneigung und einer ausgeprägten posturalen Instabilität. Aufgrund der psychischen Symptome ist der Patient in seinem Aktionsradius sehr eingeschränkt und täglich auf Hilfe angewiesen.

23.4 Physiotherapeutische Zielsetzung

Kurzfristig (innerhalb einer Woche):
Verbesserung der Wahrnehmung bezüglich der Oberkörper-Haltung

Tab. 23.1 Assessments zu Beginn der stationären Rehabilitation

Assessment	T1
Tinetti	23/28
FIM, Treppe hoch und runter alternierend ohne Geländer	7/7
Einbeinstand re.	8 s, links nicht möglich
Tandemstand	Re. vorne 8 s, mit li. 2 s
1 Min. Sit-to-stand	25x jedoch mit viel Oberkörper-Vorlage, fehlender Oberkörper-Aufrichtung und unvollständigem Absitzen
Reaktives Gleichgewicht	Schutzschritte nach hinten und vorne eingeschränkt, muss sich dabei mit Hand halten
Ergometer 70 W für 10 Min.	Borg 6/10

Tab. 23.2 FIM-Bewertungsskala [F1048-002]

Keine Hilfsperson erforderlich	Hilfsperson erforderlich
7 Völlige Selbstständigkeit	5 Supervision
6 Eingeschränkte Selbstständigkeit (Hilfsvorrichtung oder Sicherheitsbedenken)	4 Kontakthilfe
	3 Mäßige Hilfestellung
	2 Ausgeprägte Hilfestellung
	1 Totale Hilfestellung

23

Tab. 23.3 FIM-Items [F1048-002]

		Bewertung
Motorische Items		
Selbstversorgung	Essen/Trinken	
	Körperpflege	
	Baden/Duschen/Waschen	
	Ankleiden oben	
	Ankleiden unten	
	Intimhygiene	
Kontinenz	Blasenkontrolle	
	Darmkontrolle	
Transfers	Bett/Stuhl/Rollstuhl	
	Toilettensitz	
	Dusche/Badewanne	
Fortbewegung	Gehen (G)/Rollstuhl (R)	
	Treppensteigen	
Zwischensumme Motorik (maximal 91 Punkte)		
Kognitive Items		
Kommunikation	Verstehen akustisch (A)/Verstehen visuell (V)	
	Ausdruck verbal (V)/ Ausdruck nonverbal (N)	
Kognitive Fähigkeiten	Soziales Verhalten	
	Problemlösungsfähigkeit	
	Gedächtnis	
Zwischensumme Kognition (maximal 35 Punkte)		
Gesamtsumme (maximal 126 Punkte)		

Mittelfristig (innerhalb eines Monats):
Weiterführung von Kraft-, Ausdauer- und Koordinationstraining sowie Förderung der allgemeinen Bewegung mit Einbezug und Schulung der Angehörigen
Langfristig (nach zwei Monaten):
Eine langfristige Planung gestaltet sich sehr komplex, da die Krankheit progredient ist und die Zielsetzungen immer an die aktuellen Verhältnisse angepasst werden müssen. Aber als grobe Zielsetzung bleiben folgende Punkte zentral:

- Beibehaltung der aktuellen motorischen Situation
- Verbesserung der linksseitigen Kraftverhältnisse
- Bewegungsarmut vorbeugen
- Förderung der Bewegungsfreude.

23.5 Physiotherapeutische Maßnahmen/Therapieplan

Herr Wunderlich erhält zu Beginn seiner Rehabilitation täglich zwei Einzelphysiotherapie-Einheiten à 45 Minuten jeweils vormittags, morgendliche Stationsspaziergänge à ca. 20 Minuten, zwei Stunden Gang- und Gleichgewichtsgruppe pro Woche sowie zweimal wöchentlich ein begleitetes 45-minütiges Training im Kraftraum. Hinzu kommt das Angebot, selbstständig auf dem Hometrainer auf der Station zu trainieren.

WAS WÄRE, WENN ...

... der Patient wenig compliant oder überfordert wäre?

An erster Stelle sollte eine gute interdisziplinäre Zusammenarbeit zwischen den verschiedenen Professionen stehen und Veränderungen des Patienten klar kommuniziert werden. So kann man den Tag oder die Woche des Patienten zielgerichteter organisieren, damit der Patient möglichst optimal von allen Angeboten profitieren kann. Medikamentengaben müssen angepasst werden, sollte sich der Tag-Nacht-Rhythmus verbessern oder verschlechtern. Die interdisziplinäre Zusammenarbeit ist daher ein Schlüsselfaktor, um mit dem Patienten Erfolge verzeichnen zu können.

In ➤ Tab. 23.4 sind die physiotherapeutischen Maßnahmen mit den entsprechenden Zielen und der Verlaufskontrolle aufgelistet.

Der Trainingsplan im Kraftraum verfolgte folgende Inhalte:

- Kreuzheben (Deadlifts) von einer kniehohen Kiste zuerst mit einem Stab 0,5 kg
- Training an der Beinpressen (Legpress) mit Steigerung in Richtung Körpergewicht
- Sitzend am Gerät mit horizontaler Schulterabduktion und Extension der Brustwirbelsäule (Rear Flys), Beginn mit 14 kg
- Sitzender Klimmzug am Gerät, Beginn mit 25 kg

Alle Übungen werden 2× pro Woche mit 3×12 Wiederholungen für Kraftaufbau und Hypertrophie trainiert. Das Trainingsgewicht wird anhand der möglichen Wiederholungszahlen angepasst und variiert.

Sind 15 Wiederholungen mit 20 kg möglich, dann entspricht das laut der Epley-Formel zur Berechnung des Maximalgewichts einer maximalen Kraftleistung von 30 kg.

Wenn man also 70 % des One-Repetition-Maximums (1-RM) als Trainingsgewicht für Herrn Wunderlich bestimmt, muss er mit 21 kg 12 Wiederholungen machen, um ein optimales Kraftaufbau-/Hypertrophie-Training zu betreiben (➤ Tab. 23.5).

Natürlich ist das theoretische Trainingsgewicht abhängig von vielen, u. a. täglich variierenden Faktoren und sollte nur als Orientierung dienen. Oberste Priorität hat die Bewegungsqualität jeder Übung als limitierender Faktor.

➤ Tab. 23.6 zeigt eine Referenztabelle für das Training an der Beinpresse bezogen auf Geschlecht, Gewicht und Alter. Diese ermöglicht es, sich mit anderen Trainierenden zu vergleichen.

Anhand der ➤ Tab. 23.7 erkennt man die Entwicklung von Herrn Wunderlich während des stationären Aufenthaltes.

Tab. 23.4 Physiotherapeutische Maßnahmen

Ziel	Maßnahmen	Verlaufskontrolle
Verbesserung v. a. der linksseitigen Kraft in der unteren Extremität	• Symmetrische Kniebeugen auf ca. 90° Knieflexion mit Kiste als Anschlag, • Step up und down auf 23 cm hohen Step • Legpress Alle Übungen 3×15 Wiederholungen mit angepasstem Gewicht und Gleichgewichtshilfen	• Tinetti • 1 Min. Sit-to-stand • Einbeinstand
Verbesserung des Gleichgewichts	• Gewichtsverlagerungen Sagittalebene re.-li. mit Faszilitation am zentralen Schlüsselpunkt • Gangtraining auf verschiedenen Untergründen und mit kleinen Hindernissen wie Hütchen oder Koordinationsleiter (aufgezeichnet am Boden) • Schrittauslösung vor/zurück/seitlich mit farbigen Deckeln (Reaktion, Gewichtsverlagerung, Dual Task) bei aufgerichtetem Oberkörper	Reaktives Gleichgewicht
Verbesserung der Ausdauer	• Hometrainer • Gehtraining in der Gruppe	• Tinetti • Gehstrecke
Förderung der allgemeinen körperlichen Betätigung (ADL, etc.)	• Einbindung in Gruppenaktivitäten von Morgenspaziergang über Kochen und Backen bis Aktivierung auf der Station • Infomaterial abgeben (an Ehefrau) zu Bewegungsangeboten für Parkinson- und/oder Demenzerkrankte	FIM

23

Tab. 23.5 Berechnung des One-Repetition-Maximums (1-RM)

Prozent des 1-RM (%)	Gewicht (kg)	Wiederholungen
100	30	1
95	28,5	2
90	27	4
85	25,5	6
80	24	8
75	22,5	10
70	21	12
65	19,5	16
60	18	20
55	16,5	24
50	15	30

23.6 Evidenzbasierte Zusammenfassung

Die psychiatrische Rehabilitation der Lewy-Body-Demenz beeinflusste in diesem Fall die Mobilität und Lebensqualität des Patienten im positiven Sinne. Aus Erfahrung weiß man, dass man bei der Therapieplanung flexibel bleiben und sich vor allem an den Symptomen und am Umfeld orientieren sollte. Dabei ist es wichtig, den Patienten täglich neu ins Training einzubinden.

Die Studienlage für Interventionen der Physiotherapie in der psychiatrischen Rehabilitation, spezifisch für die Lewy-Körper-Demenz, ist sehr schwach. Daher bedarf es dort weiterer Forschungsarbeit. Wie das vorliegende Fallbeispiel hingegen zeigt, kann man sich

Tab. 23.6 Referenztabelle Beinpresse Männer 1-RM (alle Angaben in kg)

Körpergewicht	Anfänger	Einsteiger	Fortgeschrittener Anfänger	Fortgeschrittener	Profi
50	19	39	67	103	144
55	23	45	74	112	155
60	27	50	82	121	165
65	31	56	89	130	175
70	35	61	95	137	185
75	39	66	102	145	193
80	43	71	108	152	202
85	47	76	114	159	210
90	51	80	120	166	218
95	54	85	125	173	225
100	58	90	131	179	233
105	61	94	136	186	240
110	65	99	141	191	247
115	68	103	146	197	253
120	72	107	151	203	260
125	75	111	156	208	266
130	78	115	160	214	272
135	81	118	165	219	278
140	84	122	169	224	283

Anfänger: Stärker als 5 % der Trainierenden; kann die Bewegung korrekt ausführen und hat sie mindestens einen Monat lang trainiert.
Einsteiger: Stärker als 20 % der Trainierenden; hat diese Technik mindestens 6 Monate trainiert.
Fortgeschrittener Anfänger: Stärker als 50 % der Trainierenden, hat diese Technik regelmäßig mindestens 2 Jahre trainiert.
Fortgeschrittener: Stärker als 80 % der Trainierenden; hat mehr als 5 Jahre trainiert.
Profi: Stärker als 95 % der Trainierenden; hat mehr als 5 Jahre intensiv trainiert, um Wettbewerbsniveau zu erreichen.

Tab. 23.7 Assessments im Verlauf

Assessment	T1	T2
Tinetti	23/28	26/28
Einbeinstand re./li.	Re. 8 s, li. 0 s	Re. 8 s, li 2 s
1 Min. Sit-to-stand	25× mit viel Oberkörpervorlage	30× mit mäßiger Oberkörpervorlage
Ergometer 70 W für 10 Min.	Borg 6/10	Borg 2/10
T1: Zu Beginn der stationären Rehabilitation T2: Am Ende der stationären Rehabilitation		

bei den Trainingsinhalten auch an Erkenntnissen der neurologischen oder muskuloskelettalen Rehabilitation orientieren und somit Erfolge erzielen.

LITERATUR

Gomperts SN. Lewy Body Dementias: Dementia With Lewy Bodies and Parkinson Disease Dementia. Continuum (Minneap Minn) 2016; 22(2 Dementia): 435–463.

Knutzen, K, Brilla L, Caine, D. Validity of 1RM Prediction Equations for Older Adults. Journal of Strength and Conditioning Research 1999; 13(3): 242–246.

Lüthi, H. Assessment: Functional Independence Measure. Alltagsfähigkeiten zuverlässig messen. physiopraxis 2006; 4(3): 32–33.

Morrin H, Fang T, Servant D, Aarsland D, Rajkumar AP. Systematic review of the efficacy of non-pharmacological interventions in people with Lewy body dementia. Int Psychogeriatr 2018; 30(3): 395–407.

Mosimann UP. Management und Therapie von Lewy-Körper-Demenz und Parkinson-Demenz. Schweiz Med Forum 2005; 5: 919–924.

Strengthlevel. Horizontal Leg Press Standards. https://strengthlevel.com/strength-standards/horizontal-leg-press#standardsMale (letzter Zugriff 28.06.2021).

Strengthlevel. One Rep Max Calculator. https://strength-level.com/one-rep-max-calculator (letzter Zugriff 28.06.2021).

Register

Die Fallbuchreihe in der Physiotherapie

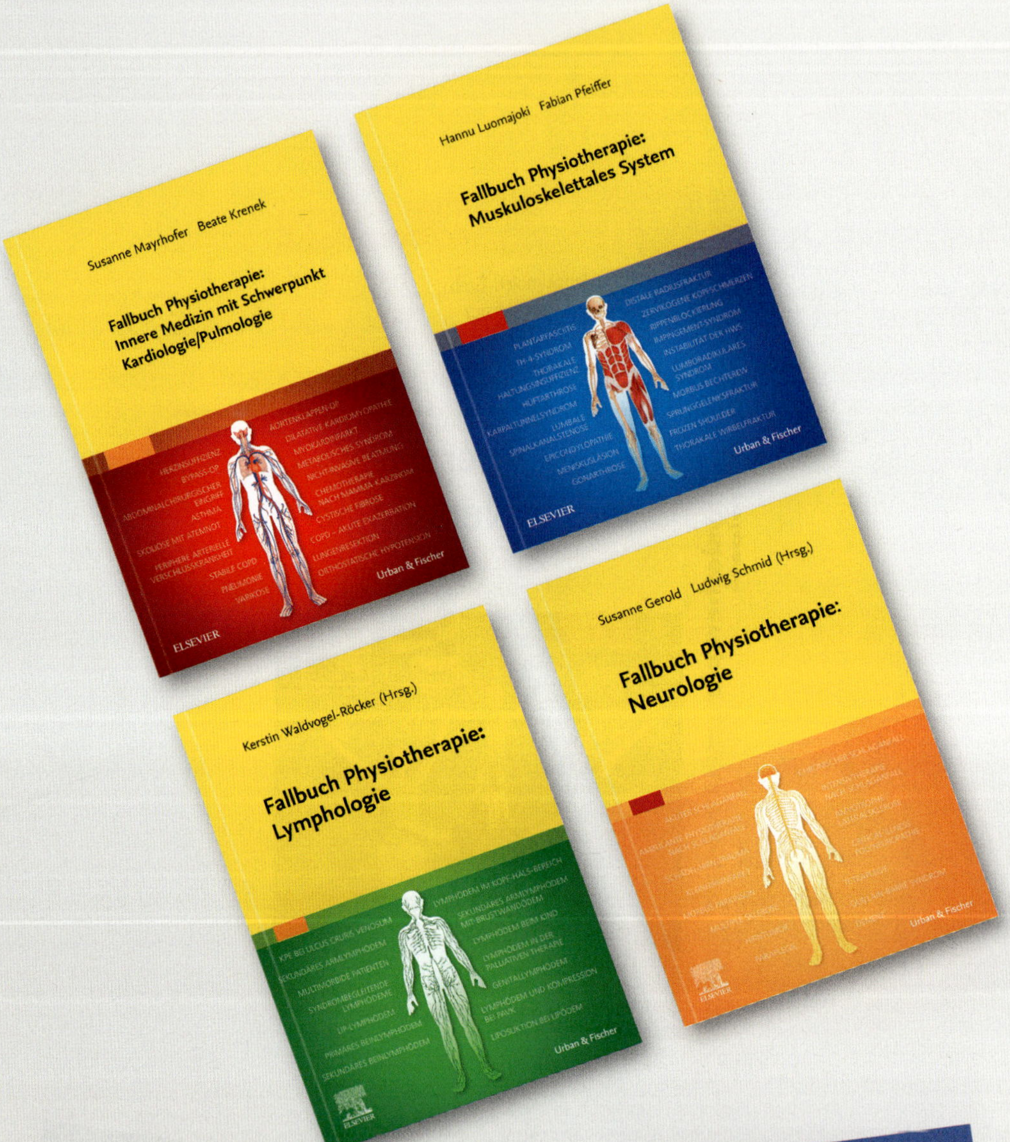

Melden Sie sich für unseren Newsletter an unter www.elsevier.de/newsletter

ELSEVIER

Diese und viele weitere Titel sowie die aktuellen Preise finden Sie in Ihrer Buchhandlung vor Ort und unter **shop.elsevier.de**

20210921m2 Irrtümer vorbehalten. Stand 09/2021